Peter Mersch

Migräne - Heilung ist möglich

Meiner Mutter und Dr. Wolfgang Lutz gewidmet

Peter Mersch

Migräne

Heilung ist möglich

- Was Migräne ist
- Wie sie entsteht
- Wie sie gebessert, geheilt oder verhindert werden kann

Bibliografische Information der Deutschen Bibliothek:
Die Deutsche Bibliothek verzeichnet diese Publikation in der Deutschen Nationalbibliographie; detaillierte bibliographische Daten sind im Internet über http://dnb.ddb.de abrufbar.

© 2006 Peter Mersch

Herstellung und Verlag: Books on Demand GmbH, Norderstedt

Printed in Germany

ISBN 3-8334-4638-2

Inhaltsverzeichnis

1 Migräne ist heilbar	**1**
Körper und Psyche	2
Migräne in der Schulmedizin	3
Die vergessene dritte Ebene	8
Der Sinn von Schmerzen	11
Migräne und Insulin	14
Insulin und Serotonin	28
Reizverarbeitungsstörung und Hypoglykämie	32
Gehirn und Fettstoffwechsel	35
Was uns die Anthropologie lehrt	40
Adipositas und Fettstoffwechsel	55
Energetische/funktionelle Migräne-Theorie	63
Überprüfung der Hypothese	66
Reicht dies als Beweis?	71
Lebensstilmaßnahmen	72
2 Was Migräne ist	**73**
Beschreibung der Migräne	73
Leiden Sie unter Migräne?	75
Diagnose	77
Formen der Migräne	78
Medizinische Erklärungen	84
Migränegenerator	93
Epidemiologie	102
Komorbidität	111
Verwandte Krankheiten	114
Ist Migräne heilbar?	130
Hinterlässt Migräne Spuren?	133
3 Ursachen	**137**
Die Ernährungsrevolution	137
Unterzuckerung	144
Was ist Hypoglykämie?	148
Woran erkennt man Hypoglykämie?	155
Sie sind leistungsfähiger als Sie glauben	160

Inhaltsverzeichnis

Unterzuckerung und Angst/Stress	203
Unterzuckerung und Aggressivität	213
Migräne in der Entspannungsphase	215
Therapie der Hypoglykämie	220
Syndrom X und Syndrom Y	222
Erbliche Faktoren	225
Hormonelle Faktoren	230
Trigger	254
Stress	257
Unverträglichkeiten	269
Störungen im Elektrolythaushalt (Salzhaushalt)	288
Befall mit Mikroorganismen	293
Sonstige Umweltbelastungen	297
Psychische Faktoren	298
Medikamenten-induzierter Kopfschmerz	302
Sonstige Ursachen	305

4 Maßnahmen	**307**
Die Bedeutung der Prophylaxe	307
Lebensstiländerungen	308
Einfache Verhaltensmaßnahmen	310
Ernährung	314
Kohlenhydratarme Diäten	317
Das böse Fett	330
Das gute Fett	333
Kohlenhydratarme Diäten in der Migräneprophylaxe	336
Kohlenhydratreiche Diäten	338
Auslassdiäten	345
Bio-Diäten	348
Vegetarische Diäten	351
Basenbildende Diäten	355
Die Mersch-Diät	368
Heilfasten	381
Darmsanierungen	386
Sport	387
Änderung der Verhütungsmethode	390
Rauchverzicht	392
Entspannungstechniken	393
Sonstige Maßnahmen	394

5 Fragen und Antworten	**397**

Inhaltsverzeichnis

6 Statistiken **411**
Kohlenhydrat-Intoleranz-Test 411
Migräne bei Stress und Entspannung 415

7 Literatur **417**

Abbildungsverzeichnis

Abbildung 1: Tatsächliches und erwartetes Organgewicht _____ 42
Abbildung 2: Abnahme des Leber-Glykogengehaltes nach Nahrungsentzug _____ 51
Abbildung 3: Asymmetrien bei den Energieträgern _____ 58
Abbildung 4: Abnorme Blutzuckerentwicklung bei GTT _____ 157
Abbildung 5: Jährlicher Zuckerkonsum USA _____ 169
Abbildung 6: Ein geregelter Schallplattenspieler _____ 173
Abbildung 7: Ketonkörperkonzentrationen während Glucose-Toleranz-Test _____ 199
Abbildung 8: Ausschüttung von Adrenalin auf diverse Ereignisse _____ 260
Abbildung 9: Zwei unabhängige Hormonspiegel _____ 267
Abbildung 10: Summierte Hormonspiegel _____ 267
Abbildung 11: Modifizierter Hormonfahrplan _____ 268
Abbildung 12: Gesamtstressbelastung nach Hormonberuhigung _____ 268
Abbildung 13: Mersch-Diät-Pyramide _____ 378
Abbildung 14: Migräne bei Stress und Entspannung _____ 415

Danksagung

Mein besonderer Dank gilt Lenore Steller für die kritische Durchsicht des Manuskripts und zahlreiche Anregungen, ohne die das Buch in dieser Form nicht hätte entstehen können.

Peter Mersch

Vorwort

Zwischen dem 15. und 35. Lebensjahr erkrankte ich schwer an Migräne. In vielen Jahren musste ich mehr als 100 schwere Migräne-Attacken pro Jahr durchstehen[1], und das alles ohne die modernen Triptane zur Migräne-Akut-Behandlung.

Seit 20 Jahren bin ich geheilt. Dennoch hat diese Krankheit dafür gesorgt, dass ich die besten Jahre meines Lebens nicht so genießen konnte, wie ich es mir gewünscht hätte, dass ich meinen Beruf nicht so planen konnte, wie es beabsichtigt war.

In diesem Buch geht es also um Migräne.

Es geht aber auch um die Medizin und deren Umgang mit chronischen Erkrankungen.

6 – 8 Millionen Menschen sollen nach Angaben der Medizin in Deutschland regelmäßig unter Migräne leiden[2,3], bei den erwachsenen Frauen soll jede 6. betroffen sein. In den USA sprechen Schätzungen gar von ca. 30 Millionen Migränekranken[4].

Eine finnische Studie[5] unter 7-jährigen Schulkindern konnte nachweisen, dass sich Migräne in dieser Altersgruppe zwischen 1974 und 1992 verdreifacht hat.

Migräne: Nicht nachweisbar und doch unheilbar

Trotzdem vergeht kaum ein Tag, an dem die Schulmedizin nicht behauptet, dass es sich bei Migräne um eine Erbkrankheit handelt, die nicht heilbar, sondern bestenfalls behandelbar sei.

Man fragt sich unwillkürlich:

- Ist jede 6. erwachsene Frau von einer Erbkrankheit betroffen, die sie zwingt, regelmäßig ganze Tage vor Schmerz gekrümmt im Bett zu verbringen und schwere Medikamente einzunehmen?

---

[1] Mersch, P: Eine Migräne-Geschichte, http://www.miginfo.de/molmain/main.php?docid=46
[2] Migräneliga: Unsere Ziele, http://www.migraeneliga.de/ziele.htm
[3] Göbel, Hartmut et al.: Schlüssel zum Migräne-Erbgut entdeckt, http://www.schmerzklinik.de/Microsoft_Word_-_PI_Migraenegen_gefunden_31-08-05__02_.doc_DiKonietzko_182.pdf
[4] Lipton RB, Stewart WF, Reed M, Diamond S: Migraine's impact today – Burden of illness, patterns of care, Vol 109 / No 1 / January 2001 / Postgraduate Medicine
[5] Sillanpaa M, Anttila P: Increasing prevalence of headache in 7-year-old schoolchildren, Headache. 1996 Sep;36(8):466-70

Vorwort

- Kann sich die Migräne-Prävalenz[6] unter 7-jährigen Schulkindern in 30 Jahren verdreifachen und die Migräneursache trotzdem genetisch bedingt sein?

Bei solchen Aussagen der Schulmedizin geht es aber nicht nur um theoretische Spitzfindigkeiten, sondern um handfeste Auswirkungen für alle Betroffenen: Wenn eine Krankheit genetisch bedingt ist, dann spielen der eigene Lebensstil und viele andere äußere Rahmenbedingungen so gut wie keine Rolle mehr, dann ist es egal, ob man zum Mittagessen Cola oder Wasser trinkt, man kann sowieso nicht viel ändern.

Leider ist in der Schulmedizin die Verhinderung von Krankheiten nur noch von untergeordneter Bedeutung. Ihre Haltung zu solchen Fragen entspricht – überspitzt ausgedrückt – der einer Feuerwehr, die gerne kommt, wenn das Kind in den Brunnen gefallen ist, sich aber für die Absicherung des Brunnens nicht wirklich zuständig fühlt.

Dies wirkt sich bin in die Forschung aus: Es werden erhebliche Summen in die genetische Forschung gesteckt, damit irgendwann einmal Medikamente entwickelt werden können, die irgendeinen genetischen Schalter aktivieren oder deaktivieren können, so dass man damit ein bestimmtes innerkörperliches Verhalten ändern kann – auch auf die Gefahr hin, damit andere Erkrankungen zu aktivieren, die dieser Schalter bisher verhindert hat.

Im Prinzip kann man das niemandem verübeln. Jeder will letztendlich Geld verdienen. Warum sollte eine Industrie Mittel in eine Forschung stecken, aus der kein Gewinn zu erwarten ist bzw. deren Ergebnisse sogar die eigenen Margen langfristig schmälern könnten?

Allerdings sind die Verhältnisse dabei mittlerweile sehr weit aus dem Ruder gelaufen. Bei Migräne wurde nun eine Erkrankung von den führenden Experten als genetisch bedingt und unheilbar deklariert, die sich medizin-technisch nicht einmal nachweisen lässt und bei der eine Diagnose auch heute noch ausschließlich auf Basis der Symptombeschreibungen des Patienten erfolgt[7].

Da die Missverhältnisse so offensichtlich sind, könnte sich der Verdacht aufdrängen, dass sich in der Medizin und medizinischen Versorgung neben dem

- Erfinden neuer Krankheiten[8],
- Durchführen unnötiger Untersuchungen,
- Verordnen nicht indizierter oder überteuerter Therapien[9],

---

[6] Prävalenz = Häufigkeit einer Krankheit oder eines Symptoms in der Bevölkerung zu einem bestimmten Zeitpunkt
[7] Diener, Hans-Christoph: Migräne – Taschenatlas spezial, 2002, Seite 22
[8] Blech, Jörg: Die Krankheitserfinder, 2005

Vorwort

- Nichtgewähren sinnvoller Behandlungen aus Kostengründen[10]

noch ein weiteres Problem auftut:

- das zunehmende Erklären von chronischen Leiden zu unheilbaren, genetisch bedingten Erkrankungen zwecks langfristiger Kundenbindung, oder anders ausgedrückt: Das zunehmende Verfolgen untauglicher und in die Irre führender Hypothesen, und dies alles vollständig evidenzbasiert.

Krankheit und Heilung

In der Medizin setzt sich immer mehr der Gedanke durch, dass der Mensch eine genetische Grundausstattung hat, die idealerweise ein beliebig flexibles Leben ermöglicht. Insoweit kennt nicht nur die Menschheit keine Grenzen, sondern der einzelne Mensch ebenso wenig.

In diesem Rahmen ist es dann, bis auf einige wenige Ausnahmen (zum Beispiel Tabak, Alkohol, Drogen), ziemlich egal, ob Sie täglich mehrere Liter Limonade trinken oder versuchen, einen halbwegs gesunden und überlegten Lebensstil zu führen. Üblicherweise werden Sie in Arztpraxen nicht einmal danach gefragt, weil dies als zu persönlich gilt und der Arzt ja sowieso keine Zeit hat.

Wenn es dann Probleme gibt, dann heißt es meist nach ganz kurzer Zeit etwa:

> *Sie haben die Krankheit Migräne und diese ist genetisch bedingt. Nun bekommen Sie mal keinen Schreck, wir haben sehr leistungsfähige Medikamente, die die Krankheit lindern können.*

Mit anderen Worten:

- *Ihr Lebensstil ist normal, Ihre Gene sind es aber nicht.*

Ich habe dazu eine ganz andere Vorstellung:

Der Mensch wird krank, wenn er ein Leben führt, das nicht seinem genetischen Erbe entspricht.

Mit anderen Worten:

- *Ihre Gene sind normal, Ihr Lebensstil entspricht diesen aber nicht.*

Natürlich gibt es Menschen, die mit einer genetischen Erkrankung auf die Welt kommen, und die unter normalen Bedingungen kein gesundes Leben führen können.

---

[9] Blech, Jörg: Heillose Medizin, 2005
[10] Vollborn, Marita und Georgescu, Vlad: Die Gesundheitsmafia, 2005

Vorwort

Hierbei handelt es sich aber um relativ seltene Ausnahmen. Keineswegs geht es dabei um Zahlen, wie sie zum Beispiel bei Migräne genannt werden.

Und sicherlich versuchen viele Menschen einmal an ihre „Grenzen" zu gehen, auszuloten, was ihre Gene zulassen. Aber auch darum geht es hier nicht. Es geht darum, dass wir uns alle üblicherweise einen Lebensstil zu Eigen gemacht haben, der sehr häufig mit unserer genetischen Grundausstattung in Konflikt steht.

Da jeder Mensch leicht unterschiedliche Gene besitzt, gibt es keine allgemeine Regel, welcher Lebensstil denn für alle Menschen optimalerweise einzuhalten wäre. Allerdings kann man speziell bei Migräne auf Basis einiger vorliegender Untersuchungen doch gewisse Empfehlungen aussprechen, die für eine ganze Reihe Menschen Sinn machen können.

Die Medizin überträgt völlig unzulässig den aus der Akutmedizin bekannten Begriff der Heilung auf chronische Erkrankungen. Wenn Sie sich einen Arm gebrochen haben, dann wird der Chirurg dieses Problem beheben und einige Wochen später sind Sie gesund und geheilt.

Bei chronischen Erkrankungen, die nicht auf Infekten basieren, ist das meist nicht möglich, weil es sich hierbei um Anpassungsstörungen, um so genannte Zivilisationserkrankungen handelt. Sie müssen herausfinden, woran Sie nicht angepasst sind, was Sie ändern müssen, was Sie benötigen, wie viel Sie benötigen usw. und das kann manchmal sehr schwierig und zeitaufwendig sein.

Wenn Sie nach Afrika umziehen und es sich dort angewöhnen, den ganzen Tag unbekleidet in der Sonne herumzulaufen, dann werden Sie nach kurzer Zeit feststellen: Dafür bin ich genetisch nicht gebaut, da muss ich etwas ändern.

Nehmen wir einmal an, Sie betanken Ihr Normal-Benzin-Fahrzeug irrtümlich mit Diesel. Nach dem Sie den Schaden bemerkt haben, lassen Sie das Fahrzeug von einer Vertragswerkstatt aufwendig reparieren. Anschließend betanken Sie es wieder mit Diesel und stellen fest, dass das Fahrzeug erneut liegen bleibt. Empört wenden Sie sich an Ihre Werkstatt:

> *Was soll das? Nach dem ich das Fahrzeug wieder mit Diesel betankt habe, ist es wieder liegen geblieben. Sie haben mir gesagt, Sie hätten es repariert. Davon kann ich nichts feststellen. Ich möchte mein Geld zurück!*

Würden Sie von einer Autowerkstatt eine solche *Heilung* erwarten? Nein? Warum erwarten Sie diese dann in einer ähnlichen Situation von ihrem Arzt?

In diesem Sinne sind Sie nach meiner Auffassung von einer chronischen Erkrankung wie Migräne geheilt, wenn Sie einen akzeptablen Lebensstil finden, der sich innerhalb des Spielraumes bewegt, der gemäß Ihrer genetischen Grundausstattung möglich ist. Bei technischen Geräten würde man sagen: Sie müssen sich innerhalb

Vorwort

der Spezifikation bewegen, wenn dort steht: „Benötigt Normal- oder Superbenzin", dann können Sie das Gerät nicht mit Diesel betanken, ohne dass schwerste Schäden zu erwarten sind. Und wenn in Ihrer Betriebsspezifikation steht:

> *Er/Sie darf nicht täglich mit größeren Mengen Zucker oder Stärke betankt werden.*

dann sollten Sie sich, wenn Sie vermeiden wollen, lebenslänglich unter einer oder mehreren chronischen Erkrankungen zu leiden, besser daran halten.

Insgesamt haben wir also bezüglich dem medizinischen Heilungsbegriff folgende unterschiedliche Auffassungen:

Medizin:

- *Ihr Lebensstil ist ok, Ihre Gene sind krank.*
- *Wenn wir Ihre Gene ändern, können Sie geheilt werden, vorher nicht.*

Dagegen meine Ansicht:

- *Ihre Gene sind ok, Ihr Lebensstil macht sie krank.*
- *Wenn Sie Ihren Lebensstil mit Ihren genetischen Voraussetzungen in Einklang bringen, können Sie geheilt werden.*

Lebensstilfaktoren sind nicht bekannt

Über den Einfluss von Lebensstilfaktoren auf Migräne weiß man so gut wie nichts. Man weiß unter anderem auch deshalb nichts, weil darüber nicht geforscht wird. Und wenn dann jemand mal eine Empfehlung ausspricht, heißt es gleich, dass es dafür keine Evidenz gibt.

Natürlich gibt es keine Evidenz, in diesem Bereich gibt es praktisch für Nichts eine Evidenz, da es keine Resultate gibt.

Ein häufig anzutreffendes Argument ist, dass Kinder heute deshalb mehr unter Migräne leiden als noch vor 30 Jahren, weil sie einer ständigen Reizüberflutung durch Fernsehen und Spielekonsole ausgesetzt sind und sich gleichzeitig viel zu wenig bewegen. Damit ist der schwarze Peter bei den Eltern, jedenfalls hat man keiner Industrie auf die Füße getreten, mit der man sich nicht anlegen möchte.

Wenn dann aber tatsächlich mal ein wenig Forschung bezüglich Migräne und Lebensstil betrieben wird, stellt sich schnell heraus, dass die Wirklichkeit ganz anders aussieht. Beispielsweise ergab eine weitere finnische Studie[11], dass intensive

---

[11] Oksanen, A. et al.: Leisure activities in adolescents with headache, Acta Paediatrica, Volume 94, Number 5, May 2005, pp. 609-615(7)

Vorwort

Sportaktivitäten geradezu charakteristisch für Migräniker sind, sich diese Personengruppe also häufig eher zu viel denn zu wenig bewegt und sich möglicherweise hierdurch energetisch leichter erschöpft.

Auch scheint Migräne in sozial schwachen Schichten häufiger aufzutreten als in besser gestellten Bevölkerungskreisen, also dort, wo man eher eine stärkere Reizüberflutung durch neue und vielfältige Medien vermuten dürfte, scheint sie eher weniger präsent zu sein[12][13].

In einem Test zur Kohlenhydrat-Toleranz auf meiner Website www.miginfo.de gaben fast 68% von über 850 Teilnehmern an, dass sie gerne und oft Süßigkeiten und generell viele Kohlenhydrate essen. Dieses Ergebnis ist besorgniserregend, da Forschungsergebnisse andeuten, dass Migräniker Süßigkeiten und schnell resorbierbare Kohlenhydrate und möglicherweise sogar Kohlenhydrate insgesamt genau so meiden sollten wie Diabetiker[14].

Das hindert aber viele Neurologen nicht daran, Ihren Migräne-Patienten zu empfehlen, sich kohlenhydratreich zu ernähren[15][16]. Und dies, obwohl gleichzeitig längst bekannt ist, dass

- man epileptische Kinder durch Kohlenhydratverzicht genauso gut behandeln kann wie etwa durch Antiepileptika (zum Beispiel Valproinsäure, Topiramat)[17][18][19][20],

- Epilepsie und Migräne sehr stark verwandt sind[21][22],

---

[12] MerckMedicus Modules: Migraine – Epidemiology, http://www.merckmedicus.com/pp/us/hcp/diseasemodules/migraine/epidemiology.jsp

[13] Queiroz LP, Barea LM, Blank N: An epidemiological study of headache in Florianopolis, Brazil, Cephalalgia. 2006 Feb;26(2):122-7

[14] Rainero I et al., Insulin sensitivity is impaired in patients with migraine, Cephalalgia, 2005 Aug;25(8):593-7

[15] Göbel, Hartmut: Kursbuch Migräne, 2003, Seite 160

[16] Göbel, Hartmut et al.: Schlüssel zum Migräne-Erbgut entdeckt, http://www.schmerzklinik.de/Microsoft_Word_-_PI_Migraenegen_gefunden_31-08-05__02_.doc_DiKonietzko_182.pdf

[17] Sinha SR, Kossoff EH: The ketogenic diet. Neurologist. 2005;11: 161-170

[18] Mady MA, et al.: The ketogenic diet: adolescents can do it, too. Epilepsia. 2003;44: 847-851

[19] Sirven J, et al.: The ketogenic diet for intractable epilepsy in adults: preliminary results. Epilepsia. 1999;40: 1721-726

[20] Kossoff EH, Krauss GL, McGrogan JR, Freeman JM: Efficacy of the Atkins diet as therapy for intractable epilepsy. Neurology. 2003;61: 1789-1791

Vorwort

- zahlreiche moderne Antiepileptika (zum Beispiel Valproinsäure, Topiramat) zu den leistungsstärksten Migräneprophylaktika gehören[23].

Sollte sich in der ärztlichen Praxis herausstellen, dass Patienten leicht Migräne bekommen, wenn sie mal eine Mahlzeit auslassen oder später aufstehen, dann geht man diesen Phänomen nicht auf den Grund, sondern empfiehlt den betroffenen Personen einen regelmäßigen Tagesrhythmus einzuhalten, stets zur gleichen Zeit aufzustehen, auch am Wochenende, und stets zur gleichen Zeit zu essen[24].

Über viele Millionen Jahre hat sich der menschliche Stoffwechsel aus dem Tierreich heraus entwickelt, trotzdem sollen nach Vorstellung der meisten Neurologen viele Menschen nur dann ordentlich funktionieren können, wenn sie regelmäßig zur gleichen Uhrzeit aufstehen und essen!

Eine japanische Studie ergab, dass die Migräne-Prävalenz in Japan signifikant niedriger ist als in Europa oder den USA. Gleichzeitig stellte sich heraus, dass Japaner mit Migräne weniger Fisch essen als Nicht-Betroffene[25].

Eine Studie mit Daten aus Holland brachte hervor, dass Migräniker häufiger rauchen, weniger Alkohol trinken und dass die weiblichen Betroffenen fast doppelt so häufig orale Kontrazeptiva einnehmen wie andere[26].

Das ist dann aber auch schon fast alles, was wir über das Verhalten von Migränikern wissen. Dagegen kennen wir bald jedes einzelne Gen, welches in irgendeiner Weise mit Migräne in Zusammenhang stehen könnte.

Die unheilvolle Ernährungsberatung

Mediziner neigen dazu, sich um das eigene Fachgebiet zu kümmern und Probleme, die in einen anderen Kompetenzbereich zu fallen scheinen, an andere Experten weiter zu geben.

---

[21] Mumenthaler M.: Epilepsie und Migräne, http://www.medicalforum.ch/pdf/pdf_d/2002/2002-07/2002-07-297.PDF
[22] Haut SR, Bigal ME, Lipton RB: Chronic disorders with episodic manifestations: focus on epilepsy and migraine, Lancet Neurol. 2006 Feb;5(2):148-57
[23] Deutsche Gesellschaft für Neurologie (DGN): Therapie der Migräne, http://www.dgn.org/97.0.html
[24] Göbel, Hartmut: Kursbuch Migräne, 2003, Seite 99
[25] Koba H. et al.: Migraine Update, Nippon Rinsho. 2005 Oct;63(10):1733-41
[26] Scher AI et al.: Cardiovascular risk factors and migraine – The GEM population-based study, NEUROLOGY 2005;64:614-620

Vorwort

Dies hat dazu geführt, dass für alles, was mit Ernährung zu tun hat, Ernährungswissenschaft und -beratung verantwortlich sind. Diese verstehen nun aber wiederum von den meisten Krankheiten so gut wie nichts.

In der Folge wird – egal welcher Typ Sie sind und ob Sie unter Übergewicht, Diabetes, Migräne, Rheuma oder was auch immer leiden – stets die gleiche Einheits-Diät, die im Wesentlichen auf theoretischen Überlegungen basiert und zum Beispiel anthropologische Ergebnisse und damit genetische Faktoren unberücksichtigt lässt, empfohlen:

- Viele Kohlenhydrate, möglichst ballaststoffreich, zum Beispiel Vollkorn
- Viel Obst und Gemüse
- Wenig Fett, pflanzliche Fette sind zu bevorzugen
- Wenig tierische Proteine

Ich werde in diesem Buch zeigen, dass sehr viele Gründe dafür sprechen, dass solche Diäten unter den heutigen Lebensbedingungen eher migränefördernd denn -verhindernd sind.

Wer ist Schuld?

Leider muss man feststellen, dass sich niemand ernsthaft für Lebensstilfaktoren bei chronischen Erkrankungen interessiert, weder Medizin, Medien noch Patienten.

Patienten haben oft aus 3 Gründen eine abwehrende Haltung:

- *„Ich will meinen Lebensstil nicht ändern. Wenn es ein Problem gibt, dann sollen die Ärzte dieses beheben. Dafür zahle ich Beiträge zur Krankenkasse. Ich weiß, dass man von Süßigkeiten Karies bekommen kann, dann muss der Zahnarzt eben meine Zähne reparieren."*

- *„Wenn ich meinen Lebensstil ändere, muss ich mich von vielen lieb gewonnenen Dingen trennen. Am Ende helfen mir die vorgeschlagenen Maßnahmen aber gar nicht und dann habe ich neben meiner Krankheit auch noch auf vieles andere verzichtet. Meinen Lebensstil ändere ich nur, wenn es eine Garantie gibt, dass das auch hilft."*

- *„Wenn mein Lebensstil meine Erkrankung entscheidend beeinflussen kann, dann heißt das ja, dass ich selber Schuld bin."*

Gerade bezüglich dem letzten Punkt reagieren viele Patienten sehr empfindlich: Sie wollen nicht Schuld an ihrer eigenen Erkrankung sein. Und deshalb findet man gerade unter Betroffenen häufig die stärksten Befürworter der Genetikhypothese: *„Meine Krankheit ist vererbt, und deshalb konnte ich nichts dafür."*

Vorwort

Dies ist aber absurd. Schuld ist man nur dann, wenn man es besser hätte wissen können. War ich Schuld, als ich mit 15 an Migräne erkrankte? War gar meine Mutter Schuld? Nein, natürlich nicht, wir haben einfach nicht gewusst, was mein Körper benötigt, um optimal funktionieren zu können. Und die Sache war auch alles andere als einfach oder gar offensichtlich. Erst über zahlreiche Umwege und mehr oder weniger zufällig bin ich auf die Lösung gestoßen[27].

Schuld haben dagegen Medizin und Ernährungswissenschaft. Denn diese hätten es besser wissen können und müssen: Zu viele Fakten liegen zum Teil seit Jahrzehnten auf dem Tisch.

Die Zukunft des Gesundheitssystems

Wenn Sie nun den Eindruck bekommen haben, dass ich etwas gegen Ärzte und Medikamente habe, dann ist das weit gefehlt. Im Gegenteil: Ich bin überzeugt, dass die meisten Krankenhausärzte und praktizierenden Mediziner ihre Arbeit sehr gewissenhaft machen. Allerdings befinden sie sich mehr und mehr in der Klemme zwischen

- Patienten, die eine Lösung und die bestmögliche Behandlung für jegliches Problem und unabhängig vom Lebensstil erwarten,
- zeitlichen und finanziellen Rahmenbedingungen, die die „bestmögliche" Behandlung längst nicht mehr zulassen und
- einer Pharmaindustrie, die im Wesentlichen den Gegebenheiten der internationalen Finanzmärkte unterliegt und die auf Grund ihrer Finanzmacht weitestgehend die Forschung dominiert.

All das hat dazu geführt, dass unser Gesundheitssystem längst heillos übertsuert ist und gleichzeitig doch keine optimale Versorgung – speziell bei chronischen Erkrankungen – liefert, so dass sich mittlerweile im Internet eine Schattenmedizin in Form von tausenden Selbsthilfegruppen etabliert hat, deren Arbeitswert auf mehrere Milliarden EUR pro Jahr geschätzt werden darf, die im Prinzip den Gesamtkosten für die gesundheitliche Versorgung zugerechnet werden müssen.

Ich bin davon überzeugt, dass wir die aktuellen Probleme unseres Gesundheitssystems nur dann langfristig in den Griff bekommen werden, wenn die Krankheitsprävention (Verhinderung von Erkrankungen) vor die eigentliche Behandlung gestellt wird. Dabei sind Modelle bezüglich einer Kommerzialisierung solcher Dienstleistungen und gleichzeitig monetäre Anreize für einen gesünderen Lebensstil noch zu entwickeln.

---

[27] Mersch, P: Eine Migräne-Geschichte, http://www.miginfo.de/molmain/main.php?docid=46

Vorwort

Bevor aber damit begonnen werden kann, muss viel stärker in eine entsprechende Forschung investiert werden. Diese ist allein schon für die Optimierung der staatlichen Steuerung erforderlich, denn ein Staat muss wissen, ob und wodurch seine Bürger zunehmend krank werden.

Solange man nicht weiß, welche Faktoren eine Erkrankung begünstigen oder ihr gar entgegenwirken können, kann man keine Empfehlungen aussprechen. Und so lange wird weiterhin manche Mutter mit Sorge auf ihre größer werdenden Kinder schauen und sich fragen, wer von ihnen denn wohl ihre Migräne geerbt haben mag. Und leider kann sie ihren Kindern keinen Rat geben, was sie denn vielleicht besser machen könnten.

Ziel dieses Buches ist es, für Migräne dazu einen Anfang zu machen. Deshalb stehen Verhaltensänderungen und Lebensstilmaßnahmen, das heißt Ihre eigenen Maßnahmen zur Behandlung oder zur Prävention der Migräne im Vordergrund. Dabei werden Sie in diesem Buch häufig ganz andere Empfehlungen finden, als dies in den meisten anderen – speziell von Medizinern verfassten – Migräne-Büchern der Fall ist. Erhebliche Teile der Ausführungen sind damit beschäftigt, die vorgeschlagenen Maßnahmen auf Basis vorhandener Forschungsergebnisse zu begründen.

Sollten Sie sich darüber hinaus dafür interessieren, welche medikamentösen oder sonstigen medizinischen Maßnahmen zur Behandlung einer Migräne zur Verfügung stehen, dann empfehle ich Ihnen den Besuch meiner Website www.miginfo.de.

Frankfurt, im Februar 2006

Peter Mersch

1 Migräne ist heilbar

Sie werden wahrscheinlich genauso wenig Zeit haben wie ich. Und deshalb möchte ich es Ihnen ersparen, sich erst einmal durch viele und zum Teil recht schwierige Seiten dieses Buches zu mühen, bevor Sie verstehen, worum es überhaupt geht und ob die Inhalte für Sie relevant sind. Denn dieses Buch versucht ja nicht nur Anleitung zur Selbsthilfe zu geben, sondern auch zu begründen,

- was Migräne ist,
- wie sie entsteht,
- warum eine bestimmte Maßnahme Sinn machen kann oder nicht und
- warum die aktuelle neurologische Theorie der Migräne ungeeignet ist, diese zu erklären.

Dies ist naturgemäß dann kein ganz einfaches Thema mehr.

Und: Wer liest in den Zeiten des Internets noch ganze Sachbücher?

Das vorliegende Buch ist deshalb so strukturiert, dass seine Kernaussagen – und diese enthalten einigen Zündstoff – bereits in diesem ersten Kapitel vorgestellt und kurz begründet werden. Wenn Sie dann Interesse auf „mehr" bekommen und alles ganz genau wissen wollen, sollten Sie auch die restlichen Kapitel lesen.

Diese sind dann aber so geschrieben, dass Sie relativ leicht an einer beliebigen Stelle einsteigen können, ohne alle vorherigen Seiten gelesen haben zu müssen. Dies hat für Leser, die das Buch ganz herkömmlich von der ersten bis zur letzten Seite lesen, den Nachteil, und ich bitte deshalb um Nachsicht, dass sich manche Informationen und Gedankengänge wiederholen.

Wenn Sie das Buch mehr aus praktischen Gesichtspunkten zur Hand nehmen und Ihnen langatmige Begründungen zuwider sind, dann sollten Sie dennoch zumindest das Vorwort, dieses einleitende Kapitel, ausgewählte Abschnitte aus dem Ursachen-Kapitel und den Maßnahmen-Teil lesen.

Körper und Psyche

Die Schulmedizin teilt den Menschen grob gesprochen in Körper und Psyche. Der Körper selbst besteht gemäß dieser Vorstellung aus einer ganzen Reihe von Organen und Körperteilen, zum Beispiel Herz, Magen, Gehirn, Wirbelsäule, Geschlechtsorgane, wofür jeweils eine andere medizinische Fachdisziplin verantwortlich ist.

Wenn Sie ein gesundheitliches Problem haben, dann wird die Schulmedizin zunächst untersuchen, ob dieses organischer Natur ist. „Organisch" heißt in erster Linie „körperlich", konkret steht dahinter aber praktisch immer die Zuordnung des Problems zu konkreten Organen. Mit anderen Worten: Die Schulmedizin wird versuchen, Ihr Problem der medizinischen Fachdisziplin zuzuweisen, die für das erkrankte Organ verantwortlich ist.

Dieser Ansatz hat der Schulmedizin den Vorwurf eingebracht, nicht ganzheitlich zu denken und Probleme nicht in größeren Zusammenhängen zu sehen.

Wird von der Schulmedizin mit den aktuellen Analysemethoden keine Ursache Ihrer Symptome gefunden, dann wird meist angenommen, dass Ihre Beschwerden eine psychische Ursache haben. Sind Ihre Symptome primär körperlicher Art, dann wird folglich vermutet, dass Ihre Erkrankung psychosomatisch bedingt sein könnte. Hier verliert sich dann meist das Denken in kleinen Kästchen, und das Problem landet im großen Bauchladen der Psychosomatik, wobei Sie sich auf eine jahrzehntelange psychotherapeutische Behandlung einstellen dürfen.

Migräne ist heilbar

Migräne in der Schulmedizin

Neurologische Erkrankung

Migräne ist gemäß der mehrheitlichen Auffassung der Schulmedizin eine selbständige (idiopathische) organische Erkrankung des Gehirns.

Oder etwas präziser:

- Migräne ist eine genetisch bedingte Reizverarbeitungsstörung[28] des Gehirns.
- Migräne ist eine Erbkrankheit[29] und damit nicht heilbar. Es ist lediglich möglich, akute Migräneattacken zu behandeln und bei häufigen Attacken eine wirksame Prophylaxe zu betreiben[30].
- Migräne ist eine idiopathische (ohne erkennbare Ursache) Erkrankung, der Migräne-Kopfschmerz ist ein primärer Kopfschmerz.

Eine unmittelbare Konsequenz dieser Auffassung der Schulmedizin ist, dass die für Migräne verantwortliche medizinische Fachdisziplin die Neurologie ist.

Ich werde in diesem Buch den Nachweis führen, dass die Auffassung der Schulmedizin falsch ist, und zwar in allen Punkten. Stattdessen werde ich aufzeigen:

- Migräne ist keine neurologische Erkrankung.
- Migräne ist keine Reizverarbeitungsstörung.
- Migräne ist keine Erbkrankheit.
- Migräne ist kein primärer Kopfschmerz.
- Migräne ist heilbar.
- Migräne ist eine energetische/funktionelle Störung, in vielen Fällen maßgeblich angestoßen durch Störungen im Insulinstoffwechsel.

Ferner werde ich zeigen, dass Migräne alles andere als ein Leiden ist, welches sich klar lokalisieren und einem einzelnen Körperorgan zuweisen lässt. Migräne ist – als energetische/funktionelle Störung – ein Teil einer Erkrankung, die den ganzen Körper erfasst, mit zahlreichen Komorbiditäten und Begleitsymptomen, auch wenn dies zu

---

[28] Göbel, Hartmut: Kursbuch Migräne, 2003, S. 54
[29] Diener, Hans-Christoph: Migräne – Taschenatlas spezial, 2002, Seite 12
[30] DMKG: Therapie der Migräneattacke und Migräneprophylaxe, 2000, http://www.dmkg.org/thera/konse.htm

Beginn der Erkrankung häufig noch nicht deutlich wird. Nicht wenige Betroffene leiden im Laufe der Zeit zusätzlich unter Magenbeschwerden, Reizdarm, Depressionen, Angststörungen, Panikattacken, Allergien, Endometriose, Fibromyalgie, Epilepsie, Erschöpfung und vieles andere mehr, und diese begleitenden Symptome und Beschwerden lassen sich nicht als Folge der Schmerzerkrankung erklären.

Schulmedizinischer Erklärungsnotstand

Das Wichtigste an einer guten Theorie ist, dass sie mit gesicherten Beobachtungen in Einklang steht und gegebenenfalls neue Beobachtungen vorhersagen kann: Eine gute Theorie muss falsifizierbar (widerlegbar) sein. Die gesamte Physik basiert auf diesem Prinzip.

Außerdem sollte eine gute Theorie einfach sein.

Ein Dilemma der Schulmedizin (und der meisten alternativen Ansätze ebenso) ist, dass sie mit ihrer Migränetheorie viele Erscheinungen rund um die Migräne nicht schlüssig erklären kann, zum Beispiel:

- Die meisten Migräneanfälle beginnen in der Entspannungsphase (etwa mitten in der Nacht) bei relativer Reizarmut und nicht bei erhöhter Reizaussetzung.

- Mehr als 70% aller Migräniker behaupten, dass bei ihnen Migräne durch Wetterwechsel entstehen kann.

- Viele Betroffene bekommen Migräneattacken, wenn sie Mahlzeiten auslassen oder gar fasten.

- Ganz häufig bekommen Betroffene Migräne einige Zeit nach außergewöhnlichen Anstrengungen, zum Beispiel nach dem Sport, der Sauna, einer Bergwanderung oder anderen Anlässen.

- Zahlreiche Frauen bekommen Migräne vor, während oder unmittelbar nach der Menstruation (menstruelle bzw. Menstruations-assoziierte Migräne).

- Bis zur Pubertät leiden ungefähr gleich viele Jungen wie Mädchen unter Migräne, ab der Pubertät und synchron zur Entwicklung der geschlechtlichen Reife steigt dann aber die Migräne-Prävalenz bei Mädchen rapide an. Frauen leiden 2- bis 3-mal so häufig unter Migräne wie Männer[31].

---

[31] LeResche L et al.: Relationship of pain and symptoms to pubertal development in adolescents, Pain. 2005 Nov;118(1-2):201-9. Epub 2005 Oct 5

Migräne ist heilbar

- In den letzten 4 Monaten einer Schwangerschaft bleibt bei 70% aller Migränikerinnen die Migräne aus[32]. Ähnliches gilt für die Menopause.

- Zahlreiche Medikamente wirken bei Migräne prophylaktisch, obwohl sie zum Teil (etwa einige migränewirksame Beta-Blocker) nicht einmal die Blut-Hirn-Schranke überwinden können, im Gehirn direkt also gar nicht wirksam werden können.

- Praktisch allen Migräneprophylaktika (= vorbeugend einzunehmenden Migränemedikamenten) ist gemeinsam, dass die Schulmedizin ihre Wirkungsweise nicht schlüssig erklären kann. Man weiß durch zufälliges Ausprobieren und anschließende evidenzbasierte Studien lediglich, dass diese Medikamente wirken, nicht aber warum[33].

- Migräne breitet sich in den westlichen Industrieländern epidemisch aus. Ernst zu nehmende Studien gehen von einer Zunahme der Migräne-Prävalenz um mindestens den Faktor 2 bis 3 in den letzten 40 Jahren aus[34] [35] [36]. Dies ist umso bedenklicher, als der Zuwachs bei Migräne – anders als bei vielen anderen Erkrankungen – nicht mit der zunehmenden Überalterung der Gesellschaft erklärt werden kann, denn Migräne ist üblicherweise in hohem Alter rückläufig.

- Migräne ist zwar angeblich nicht heilbar, gleichzeitig schulmedizinisch aber noch nicht nachweisbar. In der Regel erfolgt die Diagnose auf Grund einer gezielten Befragung der Patienten[37].

Folgt man der Auffassung der Schulmedizin, dann wäre Migräne eine sich epidemisch ausbreitende, genetisch bedingte, unheilbare, aber nicht diagnostizierbare Reizverarbeitungsstörung, die vorzugsweise während reizarmen, entspannenden Phasen in Erscheinung tritt, in erster Linie Frauen befällt, dies aber auch erst nach der Pubertät, und während der Schwangerschaft verschwindet die vererbte Reizverarbeitungsstörung ganz häufig wieder: Dies klingt wenig plausibel. Und dies ist viel zu kompliziert.

---

[32] Melhado E, Maciel Jr JA, Guerreiro CA. Headaches during pregnancy in women with a prior history of menstrual headaches. Arq Neuropsiquiatr. 2005 Dec;63(4):934-940. Epub 2005 Dec 15

[33] GlaxoSmithKline: Mit Medikamenten vorbeugen, http://www.migraene-info.de/behandlung/vorbeugen.html

[34] CDC: Current Trends Prevalence of Chronic Migraine Headaches, 1991, http://www.cdc.gov/mmwr/preview/mmwrhtml/00001982.htm

[35] Sillanpaa M, Anttila P: Increasing prevalence of headache in 7-year-old schoolchildren, Headache. 1996 Sep;36(8):466-70

[36] Pothmann, R et al.: Kopfschmerzbehandlung bei Kindern, http://kinderschmerz.org/?action=download&id=3

[37] Diener, Hans-Christoph: Migräne – Taschenatlas spezial, 2002, Seite 22

Migräne ist heilbar

Die Kombination aus Unheilbarkeit und Nicht-Diagnostizierbarkeit klingt dabei fast wie ein Scherz, denn woran will man denn Heilung ausmachen, wenn man den Status der Krankheit nicht an messbaren Größen überprüfen kann, sondern ausschließlich auf die Angaben des Betroffenen angewiesen ist[38]? Wenn allein der Patient durch seine Antworten entscheidet, ob er nun Migräne hat oder nicht, dann entscheidet auch allein der Patient, ob er geheilt ist oder nicht.

Nimmt man also gesicherte Beobachtungen als Maßstab, dann kann nur der Schluss gezogen werden, dass die vorherrschende Migränetheorie der Schulmedizin wenig plausibel bzw. gar widerlegt ist.

Ich werde in diesem Buch eine alternative Migränetheorie vorstellen, die alle obigen Phänomene fast zwanglos erklärt und darüber hinaus sogar Erklärungen dafür liefert, warum viele Beta-Blocker bei Migräne wirksam sind, oder warum die meisten Migräneprophylaktika zu einer substanziellen Gewichtszunahme führen.

Die Theorie wird zusätzlich auch viel einfacher sein und auf Grund der Vielzahl an einfachen Erklärungen für beobachtete Migräne-Phänomene über einen viel höheren empirischen Gehalt als die neurologische Theorie der Schulmedizin verfügen.

Auslöser (Trigger)

Auslöser (Trigger) sind ein weiterer Kernbestandteil der vorherrschenden Migränetheorie der Schulmedizin. Da Migräne zwar angeblich eine genetisch bedingte, permanent vorhandene Erkrankung ist, die sich aber nur gelegentlich in so genannten Attacken äußert[39], benötigt man das Konzept der Auslöser, um das anfallsartige Auftreten der Symptomatik erklären zu können.

Auslöser sind individuelle Einflussfaktoren, die einzeln oder zusammen mit anderen Triggern eine Migräneattacke auslösen können.

Um Ihre persönlichen Trigger ausfindig zu machen, werden die meisten Migräneärzte Sie auffordern, einen Migränekalender zu führen, in welchem Sie Ihre Migräneattacken und wichtige vorausgehende Ereignisse eintragen (zum Beispiel ob Sie Ihre Menstruation hatten, was Sie gegessen haben, ob Sie Sport gemacht haben usw.).

Sehr häufig werden die folgenden Auslöser genannt:

- Ausgelassene Mahlzeiten
- Zuviel oder zu wenig Schlaf

---

[38] Göbel, Hartmut: Die Kopfschmerzen, 2003, Seite 267
[39] Robert, Teri: Living Well With Migraine Disease and Headaches, 2005, Seite 37

Migräne ist heilbar

- Bestimmte Nahrungsmittel wie Alkohol (insbesondere Rotwein), Hartkäse, Zitrusfrüchte, Schokolade, Nüsse usw. oder auch Nahrungsmittelzusätze wie Glutamat oder Aspartam.
- Entspannung nach dem Stress oder dem Sport
- Wetterwechsel
- Umwelteinflüsse wie Zigarettenrauch, Lärm, Licht
- Menstruation, Eisprung

Und ebenso häufig wird Ihnen dann ärztlicherseits geraten, ein regelmäßiges Leben zu führen, möglichst stets zur gleichen Zeit aufzustehen (auch an Sonn- und Feiertagen) und regelmäßig (5 – 7 kleine Mahlzeiten pro Tag) zu essen[40], wobei die einzelnen Mahlzeiten kohlenhydratreich sein sollten[41] [42].

Es mag diese Trigger in Einzelfällen geben. Ich werde aber im Laufe dieses Buches zeigen, dass auch das Konzept der Trigger im Rahmen von Migräne problematisch und zur Erklärung der Auslösung von Migräne-Attacken ungeeignet ist, da in den meisten Fällen eine der Migräne zu Grunde liegende Basisstörung vieles zu Triggern werden lässt, was eigentlich problemlos verarbeitbar sein sollte. Wenn Sie zum Beispiel feststellen, dass Ihre Migräne sehr stark auf Wetterwechsel reagiert, dann kann die Folgerung nicht lauten, dass etwa ein aufkommendes Sturmtief ein Migräneauslöser für Sie ist, sondern nur, dass Sie erschöpft sind und zwar so sehr, dass Sie einen einfachen Wetterwechsel nicht mehr verkraften können: Sie wären in der Natur nicht überlebensfähig, wenn Sie einen Wetterwechsel nicht halbwegs reibungslos verarbeiten könnten.

Ich werde zeigen, dass Trigger in der Regel nicht wirklich Migräne auslösen, sondern stattdessen einen Grad für die der Migräne zu Grunde liegende Basisstörung darstellen.

---

1. These:

- *Migräne reagiert nicht auf Trigger, sondern Migräne produziert ihre Trigger.*

Mit anderen Worten: Bei der Suche nach individuellen Migräne-Triggern konzentriert sich die Migränemedizin auf Bäume und übersieht dabei den Wald.

---

[40] Göbel, Hartmut: Kursbuch Migräne, 2003, Seite 99
[41] Göbel, Hartmut et al.: Schlüssel zum Migräne-Erbgut entdeckt, http://www.schmerzklinik.de/Microsoft_Word_-_PI_Migraenegen_gefunden_31-08-05__02_.doc_DiKonietzko_182.pdf, Seite 3
[42] Göbel, Hartmut: Kursbuch Migräne, 2003, Seite 160

Die vergessene dritte Ebene

Was wir von Computern lernen können

Wie bereits dargelegt wurde, unterteilt die Medizin den Menschen in Körper und Psyche.

Wenn Sie mit einem Computer kommunizieren, zum Beispiel einen Text in ein Textverarbeitungsprogramm eingeben, dann gibt es hier zunächst eine ähnliche Aufteilung:

- Der sichtbare Computer ist der Körper,
- Festplatte, Tastatur, CD-ROM-Laufwerk, Soundkarte, Bildschirm usw. sind die Organe (Komponenten) des Körpers und
- das Textverarbeitungsprogramm ist seine Psyche bzw. sein Geist.

Ein solcher Computer könnte leider nicht funktionieren, denn es fehlt etwas Drittes: eine verbindende Steuerung, die die Kommunikation zwischen den einzelnen Organen (Festplatte, Tastatur usw.) und der Psyche (Textverarbeitung) herstellt. Diese dritte Ebene nennt man bei Computern das Betriebssystem, auf ihrem PC konkret zum Beispiel Windows oder Linux.

Stellen Sie sich einmal vor, das Betriebssystem würde die von Ihnen über das „Organ" Tastatur eingegebenen Zeichen entgegennehmen, leicht durcheinander werfen oder auch verändern und dann auf das „Organ" Festplatte schreiben. Sie können sich leicht vorstellen, dass auf einem solchen Computer so gut wie nichts mehr funktionieren würde.

Auch der Mensch hat wie jedes komplexe System, welches sich aus zahlreichen Teilen (Organen) zusammensetzt, die miteinander kommunizieren müssen, um optimal zusammen wirken zu können, ein Betriebssystem. Sehr vereinfacht dargestellt besteht das menschliche Betriebssystem aus mindestens den folgenden Komponenten:

- vegetatives (autonomes) Nervensystem
- Hormonsystem (endokrines System)
- Immunsystem

Dabei gliedert sich das vegetative Nervensystem in eine vorwiegend aktivierende und anspannende Komponente, den Sympathicus, eine vorwiegend entspannende Komponente, den Parasympathicus, und weitere, die Verdauungsorgane betreffende

Migräne ist heilbar

Funktionen. Wird im weiteren Text etwa von einer sympathischen Aktivierung gesprochen, dann ist damit eine Aktivierung des Sympathicus des vegetativen Nervensystems gemeint.

Die 3 Kernkomponenten des menschlichen Betriebssystems – vegetatives Nervensystem, Hormonsystem, Immunsystem – arbeiten eng zusammen. So haben sowohl das vegetative Nervensystem als auch das Hormonsystem eine gemeinsame höchste Kontrollinstanz: den Hypothalamus im Gehirn. Eine sympathische Aktivierung hat beispielsweise gleichzeitig eine verstärkte Ausschüttung der Stresshormone Adrenalin und Cortisol zur Folge, betrifft also nicht nur das vegetative Nervensystem, sondern auch das Hormonsystem.

Zwar bestehen auch Teile der Komponenten des menschlichen Betriebssystems aus konkreten Organen (insbesondere Hormondrüsen), um die sich dann weitere Disziplinen der Schulmedizin kümmern (zum Beispiel die Endokrinologie), allerdings ist der bedeutendste Teil reine Logik, denn die eigentliche Aufgabe dieser Systeme ist die Steuerung.

Und obwohl die wichtigsten Teile reine Logik und damit nicht-organischer Art sind, können diese nicht der Psyche zugeordnet werden, denn die obigen Systeme müssen auch – und gerade dann – reibungslos funktionieren, wenn ein Mensch schwer krank ist und beispielsweise bereits das Bewusstsein verloren hat.

Das Betriebssystem des Menschen hat unter anderem die Aufgabe, dessen Überlebensfähigkeit selbst unter widrigsten Bedingungen zu optimieren. Dazu gehört auch die gesamtkörperliche Stressbewältigung.

Ein Schulmediziner geht bei Erkrankungen üblicherweise wie ein Computertechniker vor, der sich auf Hardware-Probleme spezialisiert hat: Es wird überprüft, ob alle Kabel noch stecken, die Festplatte getestet, kritische Systemparameter gecheckt. Wenn der Computertechniker nichts findet, dann hat er eine so genannte Ausschlussdiagnose gestellt und die äußert er dann üblicherweise so: „Das muss wohl an der Software liegen!". Mediziner sind da nicht anders. Nach dem Ausschluss einer organischen Ursache folgt ganz häufig die Diagnose: „Das wird wohl psychisch sein!".

Eine Ausnahme bildet mittlerweile die Migräne selbst, dies aber auch erst, seit dem die Pharmaindustrie mit den modernen Migräne-Akut-Medikamenten – den Triptanen – sich einen Milliardenmarkt erschlossen hat. Migräne gilt heute, obwohl medizintechnisch nicht nachweisbar, als organische Erkrankung.

Was bei dieser Vorgehensweise nicht gefunden werden kann, sind Probleme im Bereich des Betriebssystems selbst.

Und dies wird umso häufiger der Fall sein, je mehr es Usus wird, Symptome einzelnen Organen zuzuordnen und nicht in einen Gesamtkontext zu stellen, der auch nicht-organische Störungen in der Kommunikation zwischen den Organen berücksichtigt. Solche Störungen werden im Folgenden „funktionelle" oder zum Teil auch „energetische" Störungen genannt[43].

Deshalb ist nicht selten von Fällen zu berichten[44], wo eine Frau beispielsweise

- zunächst an Migräne erkrankt,
- dann Fibromyalgie bekommt,
- später an Epilepsie erkrankt,
- dann Endometriose hat,
- dann Depressionen bekommt und
- schließlich Diabetes.

Alle diese Erkrankungen werden seitens der Schulmedizin als unabhängige Krankheiten aufgefasst, deren Behandlungen zwar optimalerweise aufeinander abzustimmen sind, dennoch in erster Linie individuell als Einzelkrankheiten angegangen werden, wobei die Tendenz dahin geht, immer neue Krankheiten zu definieren, die einer separaten Behandlung bedürfen[45].

Ich werde zeigen, dass dies ein Fehler ist. Denn fast immer liegt hinter solchen Fällen eine einzige Störung – eine energetische/funktionelle Störung – im Bereich des Betriebssystems des Menschen, und so lange diese nicht erkannt und durch entsprechende Maßnahmen behoben wird, wird sich die Störung gnadenlos ihren Weg durch den gesamten Körper und letztendlich auch die Psyche bahnen.

Leider mangelt es zurzeit diesbezüglich an der ärztlichen Versorgung, denn es gibt kaum Ärzte, die für komplexe Probleme dieser Art ausreichend ausgebildet sind oder gar zuständig wären. Eine Patientin, die zum Beispiel unter Migräne, Epilepsie, Fibromyalgie, Endometriose und Reizdarm leidet und dann vom Neurologen die klassische Migränebehandlung erfährt, wird jedenfalls definitiv falsch behandelt.

---

2. These:

- *Migräne ist keine neurologische Erkrankung.*

---

[43] Thomas Weiss: Funktionelle Störungen, http://www.weiss.de/32.0.html
[44] Robert, Teri: Living Well With Migraine Disease and Headaches, 2005, S. 223 ff
[45] Blech, Jörg: Die Krankheitserfinder, 2005

Der Sinn von Schmerzen

Schmerzen sind Signale

Die in diesem Buch dargestellte Migränetheorie geht zunächst davon aus, dass massenhaft in der Natur auftretende Erscheinungen einen Sinn haben. Sollten Menschen massenhaft unter bestimmten Symptomen leiden, dann ist die Ursache nicht in genetischen Besonderheiten dieser Menschen zu suchen, sondern in inadäquaten Lebensbedingungen, an die diese Menschen nicht ausreichend angepasst sind. Die Annahme, dass mehr als 15% aller erwachsenen Frauen auf Grund von genetischen Besonderheiten regelmäßig unter schrecklichen und sinnlosen[46] Schmerzen leiden müssen, dürfte für gläubige Menschen gar an Gotteslästerung grenzen.

Darüber hinaus geht die hier vorgestellte Theorie davon aus, dass Schmerzen ein Signal darstellen, einen Versuch von niederen Ebenen (zum Beispiel des Betriebssystems des Menschen oder seiner Organe), sich bei den höheren kognitiven, also der Wahrnehmung zugänglicheren Ebenen, Aufmerksamkeit zu verschaffen, damit dort – zum Beispiel mittels einer Änderung des Verhaltens – gegengesteuert werden kann, wobei die niederen Ebenen üblicherweise besonders robust ausgestaltet sind, denn sie erfüllen die wichtigsten Aufgaben[47].

Schmerz bedeutet in der Regel nicht, dass der Schmerz selbst das Problem ist (etwa ein genetisch bedingtes Schmerzleiden), welches es nur möglichst rasch medikamentös zu unterdrücken gilt. Es mag solche Fälle geben, speziell bei einer Chronifizierung von Schmerzen, aber *normalerweise ist Schmerz nicht selbst das Problem, sondern ein Hinweis auf ein Problem.* Der Schulmedizin ist es im Rahmen ihrer Migränetheorie gelungen, dieses einfache körperliche Prinzip außer Kraft zu setzen, und folgerichtig nennt sie den Migräneschmerz einen idiopathischen, primären und neuerdings sogar sinnlosen[48] Kopfschmerz.

Die in diesem Buch präsentierte Theorie interessiert sich deshalb auch nicht dafür, durch welche Ausschüttungen von welchen Neurotransmittern und welche sonstigen

---

[46] Schaible, Hans-Georg: Migräne – ein sinnloser Kopfschmerz? http://idw-online.de/pages/de/news147546
[47] Branston NM, Ladds A, Symon L, Wang AD: Comparison of the effects of ischaemia on early components of the somato-sensory evoked potential in brainstem, thalamus, and cerebral cortex. J Cereb Blood Flow Metab, 1984, 4; 68-81
[48] Schaible, Hans-Georg: Migräne – ein sinnloser Kopfschmerz? http://idw-online.de/pages/de/news147546

Migräne ist heilbar

Maßnahmen es dem Körper schließlich gelingt, den Migräneschmerz in Gang zu setzen. Solche Erkenntnisse mögen relevant sein, um hochleistungsfähige Schmerzmittel entwickeln und den Pathomechanismus[49] einer Migräneattacke vollständig verstehen zu können, sie haben aber für das „Warum?" des Schmerzes, für die Ursachen der Ursachen keine Bedeutung.

Energetisches Problem im Gehirn

Eine Migräneattacke ist nach meiner Auffassung ein Hinweis des Gehirns auf ein gravierendes Problem, welches den gesamten Betrieb des Organs dauerhaft gefährdet. In der Regel dürfte es sich dabei um ein massives energetisches Problem handeln, also zum Beispiel um einen Mangel oder gegebenenfalls auch ein unzulässiges Überangebot bei der Versorgung mit Sauerstoff[50], Glucose (Zucker) oder anderen Energieträgern. Daneben sind erhebliche Abweichungen bei kritischen Parametern wie Blut-pH-Wert, Elektrolyten usw. denkbar. Sollte dieser Zustand fortbestehen, dann drohen schwerste irreparable Schäden zu entstehen. Eine Migräneattacke ist deshalb in etwa zu vergleichen mit einer Angina-Pectoris-Attacke des Herzens.

Anders als beim Herzen, wo durch weniger Aufregung und Bewegung eine deutliche Reduzierung der energetischen Anforderungen erreicht werden kann, ist der Energieverbrauch des Gehirns stets relativ konstant. Ein energetisches Problem im Gehirn dürfte deshalb aus Sicht des Gehirns in der Regel durch außerhalb des Gehirns liegende Prozesse verursacht werden. Da es selbst über keine ausreichende eigene Energieversorgung verfügt und einen relativ konstanten Energiestrom von außen erwartet, muss irgendetwas außerhalb des Gehirns im Argen sein. Darauf möchte es aufmerksam machen.

Man könnte die Situation mit einem Haus vergleichen, welches von außen durch Fernwärme beheizt wird, wobei die Bewohner des Hauses den Gehirnzellen entsprechen. Wird die Verbindung zwischen Heizwerk und Haus geschwächt oder gar unterbrochen, dann werden die Bewohner nicht nur frieren, sondern sich auch bald beim Hausmeister (vegetatives Nervensystem) beklagen, worauf sich dieser bemerkbar macht. Nichts anderes macht das Gehirn bei einer Migräneattacke auch.

---

[49] Krankheitsablauf, Ablauf der körperlichen Prozesse bei einer Attacke
[50] Caers IL, Amery WK: Migräne: eine klinische Erscheinungsform zerebraler Hypoxie? In: Hofferberth B, Brune G (Hrsg.): Calcium-Antagonisten in der Neurologie, Berlin, 1988

Migräne ist heilbar

> **3. These:**
> - *Eine Migräneattacke ist Ausdruck einer energetischen Krise des Gehirns.*

Als denkbare Ursachen für die energetischen Probleme kommen unter anderem in Frage:

- Schwere Verspannungen bzw. Blockierungen im Bereich der Halswirbelsäule bis hin zu Bandscheibenvorfällen.
- Unzureichende oder fehlerhafte Herz- bzw. Lungentätigkeit, zum Beispiel PFO (Patent Foramen Ovale = Loch in der Herzscheidewand)
- Abnorme Blutzuckerschwankungen
- Sauerstoffmangel (Hypoxie)
- Mangelnde Blutzufuhr (Ischämie)
- Allergische Reaktionen

In den Folgekapiteln werde ich auf diese Ursachen und einige weitere näher eingehen.

Migräne und Insulin

Haupturache Blutzuckerschwankungen

Ich bin davon überzeugt, dass es unter den im letzten Abschnitt aufgeführten möglichen Ursachen eine Hauptursache gibt: Blutzuckerschwankungen, wobei – wie Sie gleich feststellen werden – das Thema auf Grund der unterschiedlichen vom Gehirn verwertbaren Energieträger und der beteiligten Hormone komplexer ist, als es sich zunächst anhören mag. Im Prinzip müssen die für das Gehirn relevanten Energieträger Glucose, Laktat und Ketonkörper zusammenhängend betrachtet werden und Blutzuckerschwankungen folgerichtig allgemeiner als Energieschwankungen bezeichnet werden. Da die einschlägige Literatur zur Biochemie des Menschen aber in der Regel behauptet, dass das Gehirn bevorzugt Glucose zur Energiegewinnung verwertet, soll hier weiterhin der Begriff Blutzuckerschwankungen verwendet werden, auch wenn allgemeiner Energieschwankungen gemeint sind[51].

Mit der Fokussierung auf Blutzuckerschwankungen sind die anderen denkbaren Ursachen nicht hinfällig, diese mögen in Einzelfällen durchaus dominieren. Allerdings sollen sie hier in ihrer Bedeutung bewusst relativiert werden: Die Annahme, dass Menschen plötzlich massenhaft unter einem Loch in der Herzscheidewand und in der Folge unter Migräne leiden, ist genauso unwahrscheinlich wie die Annahme, dass Menschen zunehmend unter einer genetisch bedingten Reizverarbeitungsstörung leiden.

Die Rolle des Insulins

Im Rahmen der für Migräne so kritischen Blutzuckerschwankungen spielt Insulin[52] eine entscheidende Rolle (siehe dazu auch die detaillierteren Ausführungen im Abschnitt *Hormonelle Faktoren* auf Seite 230):

- Eine Untersuchung konnte zeigen, dass Migräniker mehrheitlich über eine schlechtere Glucose-Toleranz bzw. verringerte Insulin-Sensitivität verfügen[53].

---

[51] Löffler, Georg und Petrides, Petro E.: Biochemie und Pathobiochemie, 7. Auflage, 2003, Seite 1054

[52] Ein von der Bauchspeicheldrüse ausgeschüttetes Hormon, welches den Blutzuckerspiegel senkt.

[53] Rainero I et al., Insulin sensitivity is impaired in patients with migraine, Cephalalgia, 2005 Aug;25(8):593-7

Migräne ist heilbar

In 3-stündigen Glucose-Toleranz-Tests stieg der Blutzuckerspiegel nach dem Trunk einer standardisierten Zuckerlösung bei Migräne-Kranken deutlich stärker an als bei gesunden nicht-diabetischen Kontrollpersonen. Der medizinische Fachbegriff für diese Erscheinung ist postprandiale Hyperglykämie[54].

Dabei wurde offenkundig, dass die Migräniker zwar verzögert, dann aber über den gesamten Beobachtungszeitraum deutlich mehr Insulin ausschütteten als die Personen der Kontrollgruppe (latenter Hyperinsulinismus), trotzdem blieb ihr Blutzuckerspiegel im Mittel stets höher als bei den Vergleichspersonen. Mit anderen Worten: Die Insulin-Rezeptoren hatten ihre Sensitivität gegenüber Insulin heruntergeregelt.

Experten machen diese Erscheinungen dafür verantwortlich, dass Migräne-Kranke ein erhöhtes Risiko für koronare Herzkreislauferkrankungen haben[55].

Die verringerte Insulin-Sensitivität bedeutet, dass Migräniker mehr Insulin ausschütten müssen, um eine bestimmte Menge an Kohlenhydraten zu verstoffwechseln. Die erhöhte Insulinmenge führt nach Verarbeitung der Mahlzeit üblicherweise zu einer zu starken Absenkung des Blutzuckerspiegels.

- Zahlreiche andere und zum Teil schon länger zurückliegende Untersuchungen konnten nachweisen, dass Migräne-Betroffene verstärkt unter Hypoglykämien, das heißt Unterzuckerungen, leiden[56][57].

Roberts schlug 1967 gar vor, Migräne in "hypoglykämische Kopfschmerzen" umzubenennen.

- Genetische Untersuchungen an Migräne-Betroffenen konnten Unterschiede an Insulin-Rezeptor-Genen aufzeigen[58].

- Eine andere Studie wies nach, dass nach Einnahme der beiden bekannten Migräne-Prophylaktika Flunarizin und Amitriptylin unter anderem die Insulinspiegel ansteigen[59], was die zum Teil beträchtlichen Gewichtszunahmen dieser bei-

---

[54] Postprandiale Hyperglykämie = hoher Blutzucker nach den Mahlzeiten
[55] Ceriello A. Impaired glucose tolerance and cardiovascular disease: the possible role of post-prandial hyperglycemia. Am Heart J. 2004;147:803-807
[56] Roberts HJ Migraine and Related Vascular Headaches Due to Diabetogenic Hyperinsulinism Headache 1967, July,41-62
[57] Dexter JD, Roberts J, Byer JA. The five hour glucose tolerance test and effect of low sucrose diet in migraine. Headache 1978;18:91–4
[58] McCarthy LC et al., Single-nucleotide polymorphism alleles in the insulin receptor gene are associated with typical migraine, Genomics 2001 Dec;78(3):135-49
[59] Berilgen M et al., Comparison of the effects of amitriptyline and flunarizine on weight gain and serum leptin, C peptide and insulin levels when used as migraine preventive treatment, Cephalalgia. 2005 Nov;25(11):1048-53

den Medikamente miterklären könnte. Langfristig besteht die Gefahr, dass die Anwendung solcher Medikamente auf Grund des durch sie verursachten Übergewichts zu Insulin-Resistenz führt.

Daneben leiden andere Migräniker – wie gelegentlich bereits vermutet wurde[60] – unter Hyperinsulinismus, das heißt unter einer zu starken Insulin-Ausschüttung, die den latenten Hyperinsulinismus aus der Studie zur Insulin-Sensitivität von Migränikern noch übertrifft. Hyperinsulinismus führt bei kohlenhydratreicher Ernährung zwangsläufig zu häufigen Hypoglykämien.

Dieses Problem wird sich möglicherweise in Zukunft verstärken, da immer mehr Mütter auf Grund der zuckerreichen westlichen Diät unter Schwangerschaftsdiabetes leiden. Der Blutzucker ist also während der Schwangerschaft zu hoch und dem Fötus bleibt nichts anderes übrig, als die eigene Insulin-Produktion anzuheben. Die dann geborenen Kinder sind meist bei der Geburt bereits zu schwer und leiden unter Hyperinsulinismus[61].

Auch andere Probleme im Bereich der Verdauungsorgane können regelmäßige Hypoglykämien begünstigen, zum Beispiel ein zu schwacher oder auch operierter Magen, der die Nahrung zu schnell an den Dünndarm weiterreicht. Dabei ist zu berücksichtigen, dass eine satte Mehrheit der Migräne-Betroffenen ohnehin unter idiopathischen Magen-Problemen leidet[62][63].

Die bei Migränikern festgestellte inadäquate Insulin-Reaktion sollte in ihrer Bedeutung nicht unterschätzt werden, denn sie kann sich auf Dauer verstärken und eine ganze Reihe an Folgereaktionen nach sich ziehen, worauf insbesondere im Abschnitt *Hormonelle Faktoren* auf Seite 230 näher eingegangen wird.

Migräniker sollten hochglykämische Kohlenhydrate meiden

Die genannten Untersuchungen legen nahe, dass Migräne-Betroffene ein Problem mit hochglykämischen Kohlenhydraten – für eine Begriffspräzisierung siehe Abschnitt *Diäten mit Lebensmitteln mit niedrigem glykämischen Index (niedriger glykämischer Last)* auf Seite 323 – haben: Essen sie eine Mahlzeit mit vielen leicht resorbierbaren

---

[60] Low, Rodolfo: Migraine – The Breakthrough Study That Explains What Causes it and How it Can be Completely Prevented Through Diet, 1987, S. 42 ff

[61] Ärzte-Zeitung: Untersuchung auf Schwangerschafts-Diabetes gefordert, 08.12.2004, http://www.aerztezeitung.de/docs/2004/12/08/224a1901.asp?cat=/medizin

[62] Kurth T, Holtmann G, Neufang-Hüber J, Gerken G & Diener H-C. Prevalence of unexplained upper abdominal symptoms in patients with migraine. Cephalalgia 2005. London

[63] Aurora, Sheena K., Kori, Shashidhar H., Barrodale, Pat, McDonald, Susan A. & Haseley, David (2006). Gastric Stasis in Migraine: More Than Just a Paroxysmal Abnormality During a Migraine Attack. Headache: The Journal of Head and Face Pain 46 (1), 57-63. doi: 10.1111/j.1526-4610.2006.00311.x

Kohlenhydraten, dann steigt ihr Blutzuckerspiegel zunächst zu stark an (postprandiale Hyperglykämie), da das angebotene Insulin nicht ausreichend verwertet wird. Auf Grund der sich bei Ausbleiben von Mahlzeiten verbessernden Insulin-Sensitivität bei gleichzeitig erhöhtem Insulin-Angebot fällt der Blutzuckerspiegel anschließend zu stark ab[64].

Man könnte die Situation auch so interpretieren: Die Bauchspeicheldrüse von vielen Migräne-Kranken verhält sich nach dem Verzehr von schnell resorbierbaren Kohlenhydraten ungefähr so wie bei einem Diabetiker, der sich zu spät Insulin gespritzt hat. Die Folge: Der Blutzuckerspiegel steigt zunächst zu stark an, um anschließend zu stark abzufallen.

Dies ist weder eine Störung noch etwas Krankhaftes: Hochglykämische Kohlenhydrate sind in Form von Getreide erst seit ca. 5.000 Jahren (in unserer Gegend vermutlich sogar deutlich später) nennenswerter Bestandteil der menschlichen Ernährung. Die Dominanz der leicht resorbierbaren Kohlenhydrate in der menschlichen Diät existiert erst seit dem Siegeszug des Zuckers seit maximal 100 bis 200 Jahren. Migräne-Kranke sind an diese Verhältnisse schlicht und ergreifend nicht ausreichend angepasst und sollten sich deshalb anders ernähren.

Man könnte sogar vermuten, dass eine solche Veranlagung in früheren Zeiten einmal einen genetischen Vorteil darstellte. Denn wer beispielsweise in der Lage war, in kritischen Zeiten durch die Zufuhr von einigen Beeren den Blutzuckerspiegel gezielt in die Höhe zu bringen, konnte damit auch mehr Leistung aus seinem Körper herausholen (so wie wir das heute mit einer Tasse Kaffee machen), ohne gleich eine zu starke Ausschüttung der Stresshormone zu provozieren (konnte also auch in der Krise „cool" bleiben). Eine zu schnelle Insulin-Reaktion nach Zufuhr der Kohlenhydrate hätte diese Wirkung verhindert.

Ich werde im Laufe des Buches deutlich machen, dass der Blutzucker systemtechnisch gesprochen nur eine innere Betriebsversorgung des Körpers darstellt, die nichts direkt mit der energetischen Versorgung von außen zu tun hat und sogar vor deren Schwankungen geschützt werden muss. Dies macht man bei praktisch allen technischen Geräten (zum Beispiel Computern) und anderen komplexen Systemen nicht anders. Der Körper hat als Schutz vor äußeren Energieschwankungen die einfachen Mechanismen Insulin und Glucagon, die normalerweise ausreichen, um die innere Betriebsversorgung auf einem konstanten Niveau zu halten.

Der Mensch hat über Millionen Jahre versucht, seine Nahrungsversorgung immer effizienter zu gestalten. Dabei wurden unter anderem weite Teile der Nahrungsaufschlüsselung außerhalb der eigenen Verdauungsorgane verlegt.

---

[64] Marsters JB, Mortimer MJ, Hay KM: Glucose and diet in the fasting migraineur, Headache 1986; 26: 243–7

Bei dieser Entwicklung konnte es aber nicht ausbleiben, dass einzelne Menschen mit Beschwerden reagieren. So verfügen viele Menschen über keine ausreichenden Mechanismen, um auf die direkt ins Blut gehende Wirkung der heute üblichen sehr kohlenhydratreichen Ernährung mit ihrem hohen Anteil hochglykämischer Kohlenhydrate adäquat reagieren zu können, bei ihnen funktioniert dann der Insulin-Glucagon-Mechanismus nicht mehr einwandfrei. Der Stoffwechsel des Menschen war ja nie vorher mit einer entsprechenden Ernährung konfrontiert worden, nie dafür ausreichend während seiner Entwicklung adaptiert bzw. „getestet" worden.

Nehmen wir einmal an, Sie arbeiten an einem PC, dessen Hersteller diesen nur unter der Bedingung getestet hat, dass Sie maximal gleichzeitig Word, Excel und PowerPoint ausführen. Nun müssen Sie aber an Ihrem Arbeitsplatz zusätzlich noch eine Datenbank bearbeiten. Sie stellen fest, dass der Computer dann regelmäßig abstürzt und sie ihn wieder „rebooten" müssen. Mit anderen Worten: Ihr Computer bekommt leicht Migräne, wenn er es mit Anforderungen zu tun bekommt, für die er nicht ausgelegt und getestet wurde.

Bei Computern können Sie darauf hoffen, dass der Hersteller das Problem demnächst abstellt. Sie als Person haben dagegen nur ein Leben. Wenn in Ihrem Körper ein Betriebssystem steckt, welches nicht ausreichend an bestimmte Bedingungen angepasst ist, dann können Sie das zur Zeit nur akzeptieren und versuchen, die Bedingungen so zu ändern, dass Sie Ihnen entsprechen oder sich alternativ mit Medikamenten voll stopfen. Wenn Ihre Kollegin scheinbar problemlos jeden Tag eine Tafel Schokolade essen kann (und einen guten Zahnarzt hat), dann heißt das noch lange nicht, dass Sie das auch können.

---

4. These:

- *Die energetischen Krisen im Gehirn des Migränikers werden maßgeblich durch ungeeignete Ernährung verursacht.*

Die Beschädigung des Stress-Systems

Die obigen Fakten allein reichen noch nicht aus, um Migräne und die zahlreichen begleitenden Erkrankungen des typischen Migräne-Betroffenen erklären zu können.

Durch die ständigen abnormen Blutzuckerschwankungen des Migräne-Kranken entsteht ein anderes Problem: Die dauerhafte Beschädigung des Stress-Systems.

Wie wir gesehen haben, löst eine ungeeignete Ernährung (die heute typische kohlenhydratbetonte westliche Diät) bei Migräne-Betroffenen zu starke Blutzuckerschwankungen aus. Wenn der Blutzuckerspiegel dabei zu stark fällt, muss er vom Betriebssystem (vegetatives Nervensystem, Hormonsystem) des Menschen wieder gestützt werden. Der menschliche Organismus ist nämlich in der Lage, den Blutzuckerspiegel auch dann in engen Grenzen zu halten, wenn über längere Zeit keine

Nahrung aufgenommen wird. Dies geschieht normalerweise über die beiden Hormon-Kontrahenten Insulin und Glucagon.

Zusätzlich gibt es die sympathische Aktivierung mit der Adrenalin-Reaktion. Mit diesem Mechanismus ist der Körper in der Lage, auf sehr schnelle Weise zusätzliche Glucose aus Speichern abzurufen oder mittels der Glukoneogenese gar zu erzeugen. Die Erzeugung geschieht zum Teil mit Unterstützung des Stresshormons Cortisol im Rahmen der so genannten Eiweißverzuckerung. Dabei werden bei Bedarf körpereigene Proteine aus Haut, Haaren, Bindegewebe, Muskeln usw. geopfert und für die Glucoseproduktion zur Verfügung gestellt.

Der Blutzuckerspiegel gesunder Menschen wird in Ruhe überwiegend durch die Hormone Insulin und Glucagon – also ohne Stress und ohne massiven Zugriff auf körpereigene Proteine – reguliert, während Migräniker bei ungeeigneter Ernährung dazu entweder noch die Unterstützung der Stresshormone oder zusätzliche Mahlzeiten benötigen. Sie leiden dann unter chronischer Hypoglykämie.

> **5. These:**
> - *Chronische Hypoglykämie ist ein Phänomen, bei dem der Blutzuckerspiegel auch in Ruhe nur mit massiver Unterstützung sympathischer Aktivierungen (körperliche Stressreaktionen) oder gegebenenfalls durch weitere Nahrungsaufnahmen in engen Grenzen gehalten werden kann.*
> - *Chronische Hypoglykämie muss sich nicht in niedrigen Blutzuckerspiegeln ausdrücken.*

Anfordernde, Angst machende oder gefährliche Situationen führen auf Dauer dazu, dass der Körper sich selbst verzehrt. In Anlehnung an einen Film von Rainer Werner Fassbinder könnte man deshalb auch sagen: Angst essen Körper auf. Doch der eigentliche Filmtitel gilt genau so: Angst essen Seele auf[65].

Findet der oben beschriebene Vorgang der stressbedingten Eiweißverzuckerung sehr häufig statt, dann wird sich mit der Zeit eine Dünnhäutigkeit einstellen, und zwar sowohl wirklich, als auch im übertragenen Sinn.

Denn Cortisol ist eines der wesentlichen Stresshormone. Wie im Ursachen-Teil näher erläutert wird, ist die Standard-Reaktion des Körpers auf Unterzuckerung eine massive sympathische Aktivierung mit der verstärkten Ausschüttung der Stresshormone Adrenalin und Cortisol. Man könnte es auch so ausdrücken: Als Gegenreaktion auf eine Unterzuckerung, setzt der Körper sich selbst massiv unter Stress (für eine feinere Unterscheidung fehlt den zentralen Steuerungsorganen die Intelligenz). Stellen sich regelmäßig mehrmals am Tag auf Grund einer bestimmten Ernährungs-

---

[65] Wikipedia: Angst essen Seele auf: http://de.wikipedia.org/wiki/Angst_essen_Seele_auf

weise Unterzuckerungen ein, dann leidet man auf lange Sicht unter chronischem Stress und das, ohne externem Stress ausgesetzt zu sein.

Unser Organismus ist zwar auf Stress eingestellt, aber nicht auf chronischen Stress. Chronischer Stress führt zwangsläufig zu einer dauerhaften Beschädigung des vegetativen Nervensystems und des Hormonsystems.

Bitte beachten Sie: Für den Organismus ist nur das Stress, was zu einer verstärkten Ausschüttung der Stresshormone führt. Dies erklärt, warum etwa das Hören von Mozarts „Eine kleine Nachtmusik" Sie beruhigen mag, das gleich laute Bohrmaschinengeräusch aus einer nachbarlichen Wohnung aber nervös macht. *Ein Blutzuckerabfall wird vom Organismus nicht nur durch die Stresshormone abgefangen, sondern stresst Sie!*

Geht man mit dem Verdacht auf Hypoglykämie zum Arzt, um seinen Blutzuckerspiegel überprüfen zu lassen, dann wird dieser in aller Regel nur ganz normale Werte vorfinden, da Adrenalin und Cortisol den Blutzuckerspiegel längst angehoben haben. Sogar der Vorgang des Abzapfens des Blutes kann über die Stressreaktion den Blutzuckerspiegel bereits ansteigen lassen.

In chronischen Fällen kann die Situation so ernst werden, dass der Cortisol-Spiegel permanent erhöht bleibt. So konnte etwa eine brasilianische Studie zeigen, dass Personen mit chronischer Migräne in der Regel erhöhte Cortsol-Spiegel haben[66].

Eine andere Studie lieferte das Ergebnis, dass Migräniker mehrheitlich über abnorme Cortisol-Spiegel oder -Reaktionen verfügen[67]. Eine weitere Studie sieht eine maßgebliche Beteiligung des Hypothalamus (oberste Instanz des vegetativen und hormonellen Systems) bei allen episodischen Gehirnstörungen[68].

Erleidet ein Migräne-Patient einen verlängerten Migräne-Anfall, einen so genannten Status migraenosus, aus dem er allein und mit seinen üblichen Medikamenten nicht mehr herauskommt, oder leidet er unter täglichen bzw. episodischen Migräneattacken, dann wird vom Arzt oft eine Kortisonkur verordnet. Meist wird die Wirksamkeit dieser Kuren mit der entzündungshemmenden Eigenschaft von Kortison begründet. Viel nahe liegender ist es aber, dass hier die Eiweiß-verzuckernde und damit Blutzucker-stabilisierende Wirkung des Kortisons entscheidend zum Tragen kommt.

Dafür spricht auch, dass sich selbst ein Alkoholkater – der sehr viel Ähnlichkeit mit einer Migräneattacke besitzt – verhindern lässt, wenn man vor einem alkoholisierten

---

[66] Peres MFP et al., Hypothalamic involvement in chronic migraine, J Neurol Neurosurg Psychiatry 2001;71:747-751

[67] Ziegler DK et al.: Circadian rhythms of plasma cortisol in migraine, J Neurol Neurosurg Psychiatry. 1979 Aug;42(8):741-8

[68] Overeem S, van Vliet JA, Lammers GJ, Zitman FG, Swaab DF, Ferrari MD: The hypothalamus in episodic brain disorders, Lancet Neurol. 2002 Nov;1(7):437-44

Migräne ist heilbar

Abend noch etwas Kortison einnimmt. Denn Alkohol wird in der Leber verarbeitet und behindert damit die ebenfalls in der Leber ablaufende Glukoneogenese, was entscheidend zum Alkoholkater beitragen kann[69].

Stresshormone während einer Migräneattacke

Wie bereits dargestellt wurde, geht einer Migräneattacke in der Regel eine substanzielle Energiekrise im Gehirn voraus. Die Energiekrise wird von den niederen Hirnfunktionen wie Hirnstamm und Hypothalamus erkannt, worauf es zu einer massiven sympathischen Aktivierung und der Ausschüttung von Adrenalin und Cortisol kommt.

Die niederen Hirnfunktionen sind unter anderem für die Steuerung der lebensnotwendigen Körperfunktionen verantwortlich und müssen alles daran setzen, dass mindestens ihre eigene energetische Versorgung gesichert bleibt. Dabei werden sie gegebenenfalls eine Reduzierung anderer Funktionen in Kauf nehmen. Bei schweren Erkrankungen kann die Aktivität des Großhirns soweit herunter gefahren werden, dass das Bewusstsein verloren geht. Vergleichbare Phänomene werden gelegentlich auch zu Beginn einer Migräneattacke beobachtet.

Die sympathische Aktivierung und die Ausschüttung der Stresshormone haben den Sinn, den Körper kurzfristig auf Höchstleistung zu trimmen. Dazu gehören:

- Steigerung des Herzschlags
- Steigerung des Blutdrucks
- Erweiterung der Blutgefäße der arbeitenden Muskulatur
- Verengung der Blutgefäße der Haut und der inneren Organe (kalte Hände, kalte Füße)
- Anspannung der Skelettmuskulatur
- Verstärkte Schweißbildung
- Erhöhung der Gerinnungsfähigkeit des Blutes und Ausschüttung von Prostaglandinen (Entzündungsmediatoren)
- Beschleunigung des Stoffwechsels
- Erweiterung der Bronchien
- Hemmung der Verdauungsfunktionen
- Hemmung der Ausscheidungsorgane

---

[69] Lutz, Wolfgang: Leben ohne Brot, 14. Auflage, 1998, S. 45

- Reduzierung der Durchblutung in den Geschlechtsorganen
- Vermehrte Freisetzung von Glucose und Fettsäuren
- Hemmung von Insulin in der Bauchspeicheldrüse
- Pupillenerweiterung
- Massive Freisetzung von Serotonin aus bestimmten Gehirnbereichen (bei gleichzeitiger Anhebung des Serotonin-Spiegels in anderen Gehirnbereichen), um möglichst rasche, spontane Entscheidungen fällen zu können.

Diese Maßnahmen wirken wie eine konzertierte Aktion, mit dem Ziel, einer Gefahr möglichst effektiv zu begegnen oder auszuweichen („Fight or Flight"). Dabei werden aktuell relativ unwichtige Funktionen temporär heruntergefahren (zum Beispiel Verdauung, Ausscheidung, Sexualtrieb) und wichtige Funktionen verstärkt. Einige Funktionen wie die Erhöhung der Gerinnungsfähigkeit des Blutes bzw. die Ausschüttung von Prostaglandinen dienen gar dazu, eventuelle Wunden möglichst rasch zu schließen und die Folgen einer kämpferischen Auseinandersetzung klein zu halten. Andere Funktionen, wie die Anspannung der Wirbelsäulenmuskulatur, sollen für einen festeren Stand oder eine bessere Abwehr von Schlägen sorgen.

Genau die obigen Symptome sind es denn auch, die Migräne-Patienten zu Beginn und während einer Attacke beobachten:

- Die Schmerztabletten wirken nicht effizient, da sie nicht verdaut werden.
- Der Blutdruck steigt.
- Die Wirbelsäulen- und Nackenmuskulatur verspannen sich.
- Die Hände werden kalt.
- Es stellt sich ein zeitweiliges Harnverhalten ein.

Bei vielen Betroffenen stellen sich parallel dazu Angstzustände oder gar Panikattacken ein, bei denen sie über die erweiterten Bronchien bei gleichzeitig fehlender Bewegung zum Teil zu viel Sauerstoff aufnehmen und dann überatmen. Manche Ärzte empfehlen in solchen Situationen eine Tütenatmung, um das Blut nicht zu alkalisch werden zu lassen und um möglichen Verkrampfungen entgegenzuwirken.

Die zwecks Gefahrenabwehr verstärkte Wahrnehmung (Erweiterung der Pupillen, Verbesserung von Gehör und Geruch) wird von den Migränebetroffenen als äußerst unangenehm empfunden, weswegen sie einen dunklen, ruhigen und geruchsarmen Raum benötigen. Manche Personen nehmen in solchen Situationen Gerüche wahr, die sie sonst nicht registrieren würden.

Viele der gelisteten Stress-Symptome werden von zahlreichen Migränikern auch außerhalb einer konkreten Migräneattacke festgestellt. Denn mit dem Fortschreiten der Migräneerkrankung stellt sich häufig chronischer Stress – festzumachen an chronisch erhöhten Cortisol-Spiegeln[70] [71] – ein, der unter anderem für eine chronische Verspannung der Wirbelsäulenmuskulatur sorgt, denn der Körper befindet sich ja jetzt quasi in permanenter Alarmbereitschaft. Die hohe innere Stressbelastung sorgt gleichzeitig für eine Hemmung der Verdauungsorgane. Tatsächlich konnte nachgewiesen werden, dass Migräniker sowohl während als auch außerhalb von Attacken eine deutlich verlangsamte Magenentleerung besitzen[72], welche direkt auf die hohe chronische Stressbelastung zurückgeführt werden kann.

Daneben führt die permanente Alarmbereitschaft zu einer fehlenden Gewöhnung an äußere sich wiederholende Reize. Der Migräniker leidet dann zusätzlich unter einer Reizverarbeitungsstörung mit fehlender Habituation (Gewöhnung), die in Experimenten nachgewiesen werden konnte. Diese ist aber – anders als es die Neurologie vermutet – Folge und nicht Ursache des Geschehens.

> **6. These:**
> - *Ungeeignete Ernährung und die dadurch verursachten zerebralen Mangelzustände versetzen den Migräniker in einen chronischen Stresszustand.*
> - *Der chronische Stress wiederum führt zu einer Beschädigung des vegetativen und hormonellen Systems.*

Stress-Reaktion zur Unzeit

Es ist vorstellbar, dass es in erster Linie nicht die Unterzuckerung ist, die Migräne auslöst, sondern die durch sie veranlasste massive sympathische Aktivierung mit Ausschüttung der Stresshormone.

Und dabei ist es durchaus möglich, dass die Steuerungsorgane im Gehirn unangemessen reagieren. Denn Sie sollten sich immer vor Auge halten, dass die zu Grunde liegenden Mechanismen über Millionen Jahre durch das gesamte Tierreich entwickelt wurden. Die Mechanismen arbeiten in anderen Säugetieren ganz ähnlich. War das Gehirn eines Lebewesens in der Natur unvermittelt (also nicht krankheitsbedingt) unzureichend mit Energie versorgt, dann lag immer eine Gefahrensituation vor (zum Beispiel ein schwerer Blutverlust auf Grund einer

---

[70] Peres MFP et al., Hypothalamic involvement in chronic migraine, J Neurol Neurosurg Psychiatry 2001;71:747-751

[71] Ziegler DK et al.: Circadian rhythms of plasma cortisol in migraine, J Neurol Neurosurg Psychiatry. 1979 Aug;42(8):741-8

[72] Aurora, Sheena K., Kori, Shashidhar H., Barrodale, Pat, McDonald, Susan A. & Haseley, David (2006). Gastric Stasis in Migraine: More Than Just a Paroxysmal Abnormality During a Migraine Attack. Headache: The Journal of Head and Face Pain 46 (1), 57-63. doi: 10.1111/j.1526-4610.2006.00311.x

Migräne ist heilbar

Beispiel ein schwerer Blutverlust auf Grund einer Verletzung), so dass das Lebewesen rennen oder kämpfen oder sich verletzt zur Ruhe legen musste.

Stellen Sie sich dagegen die folgende Situation vor:

Sie hatten den ganzen Tag einen stressreichen Tag, bei dem Sie sich mit Kaffee und Keksen über Wasser gehalten haben. Nach Feierabend wollen Sie noch unbedingt etwas für die Gesundheit tun und rennen noch ein paar Runden im Park. Danach essen Sie nichts mehr, denn Sie sind am Abend noch in einem guten Restaurant eingeladen und wollen nicht zu satt sein. Nach dem Joggen müssen Sie sich noch zurechtmachen, denn Sie wollen in dem guten Restaurant eine gute Figur machen. Nun haben Sie alles erledigt, haben alles geschafft, was Sie sich vorgenommen haben und können sich nun langsam auf den Weg machen.

Unmerklich für Sie beginnt sich der Körper zu entspannen. Körperlich hat das zur Konsequenz, dass die Stresshormone langsam heruntergefahren werden. Sie spüren, wie ihre angespannte Wirbelsäule weicher wird, während sich gleichzeitig Ihr Appetit regt. Sie freuen sich auf das Essen, doch plötzlich sehen Sie zu Ihrem Entsetzen erste Blitze vor Ihren Augen.

Was ist passiert?

Sie haben den ganzen Tag im Stress gelebt und dieser Stress hat über die Ausschüttung der Stresshormone dafür gesorgt, dass Sie stets leistungsfähig waren. Sollte nicht ausreichend Glucose über die Verdauungsorgane geliefert werden, haben Adrenalin und Cortisol und zum Teil vielleicht auch die Schilddrüsenhormone diesen Mangel sofort ausgeglichen. Sie haben dabei von der Substanz gelebt. Doch nun war endlich Feierabend und Sie konnten sich entspannen und damit wurde Ihnen durch das Herunterfahren der Stresshormone die wichtigste Glucosequelle entzogen: Ihre eigene Substanz, zumal Sie vorher auch noch Sport betrieben und weitere Glucosereserven aufgebraucht und lange nichts mehr gegessen hatten.

Ihr Blutzuckerspiegel sinkt für Sie unbemerkt sehr schnell und es droht eine Hypoglykämie. In dieser Phase müssen dann die Stresshormone aktiviert werden, obwohl Sie gerade beginnen, sich zu entspannen.

Auf eine solche Situation müssen die Steuerungsorgane im Gehirn nicht zwangsläufig eingestellt sein, denn in der Natur ist so etwas unbekannt. Folglich versuchen die Steuerungsorgane so zu reagieren, wie sie es immer tun: Mit einer Aktivierung des Stresssystems. Und das kann in einer solchen Situation regelrecht zu Fehlern führen.

Es gibt nämlich in Ihrem inneren Steuerungssystem niemanden der sagt:

> *Lieber Sympathicus, bitte bleib cool! Es ist kein Löwe in Sicht, verwundet sind wir auch nicht, es dreht uns auch keiner die Gurgel ab, die Lady hat nur einfach mal*

Migräne ist heilbar

> *wieder vergessen, rechtzeitig für Nachschub zu sorgen. Ist aber alles schon in Planung.*

Eine solche coole Reaktion würden Sie sich vielleicht wünschen und Ihr Großhirn weiß das ja auch alles, allein die niederen Gehirnfunktionen wissen es nicht und haben für solche Spezialsituationen auch kein Programm. Ein solches mag vielleicht in ein paar tausend Jahren existieren, aber leider jetzt bei Ihnen nicht. Jetzt führt eine solche Situation zu einem Konflikt zwischen den beiden Kontrahenten des vegetativen Nervensystems: Sympathicus und Parasympathicus, und sollte so etwas regelmäßig passieren, dann kann sich hieraus eine vegetative Dystonie oder auch eine sympathische Erschöpfung entwickeln.

Kurz: Sie sind an den von Ihnen zelebrierten Lebensstil nicht angepasst, auch wenn Sie sich das noch so sehr wünschen würden, Sie haben die spezifischen hohen und konstanten Energieanforderungen Ihres großen Gehirns nicht ausreichend berücksichtigt.

Es mag Menschen geben, für die vergleichbare Situationen kein Problem darstellen, weil sie zum Beispiel über eine bessere Glucose-Toleranz verfügen. Diese Menschen sollten aber für Sie kein Maßstab sein. Der Maßstab für Sie sind Sie.

Migräne und Menstruation

Mediziner gehen heute mehrheitlich davon aus, dass fallende Östrogenspiegel für das Auslösen der menstruellen Migräne verantwortlich sind. Dies wird aber allein nicht ausreichen, da die Östrogenspiegel nur zu Beginn der Menstruation fallen, viele Frauen in dieser Zeit jedoch ganz häufig über mehrere Tage mit Migräne flachliegen.

Es ist deshalb zu vermuten, dass hier noch zusätzliche Faktoren eine Rolle spielen.

Berücksichtigt man, dass das Hormonsystem des Menschen als eine Einheit funktioniert, so dass jedes Hormon auf jedes andere Hormon Einfluss nehmen kann, dann ergeben sich sehr schnell weitere Gesichtspunkte.

Beispielsweise führen Jost und Selbach zur Pathogenese[73] der menstruellen Migräne aus[74]:

> *Klinische und experimentelle Studien legen nahe, dass der ursächliche Zusammenhang von Menstruation und Migräne vermutlich in dem physiologischen, prämenstruellen Abfall der Östrogenspiegel liegt. ... Die pathophysiologische*

---

[73] Die Pathogenese beschreibt die Entstehung einer Erkrankung oder den Verlauf eines krankhaften Prozesses bis zu einer Erkrankung.
[74] Wolfgang H. Jost, Oliver Selbach: Migräne bei Frauen, http://www.stiftung-kopfschmerz.de/article.php?sid=148

> *Bedeutung der sinkenden Östradiolspiegel bei Migräne ist noch nicht definitiv geklärt. Mit den Östradiolspiegeln sinken während der Menstruation auch die Katecholamin- und Magnesiumkonzentrationen im Blut und Thrombozyten bzw. Leukozyten. Ein entsprechend gestörter Katecholamin- und Energiemetabolismus im ZNS, insbesondere im Bereich des prospektiven Migränegenerators im Hirnstamm, könnte zur veränderten Verarbeitung schmerzhafter Reize beitragen und auch die psychischen Veränderungen i.R. des prämenstruellen Syndroms miterklären...*

Zu den Katecholaminen[75] gehören insbesondere Adrenalin und Noradrenalin. Diese sind für die Aufrechterhaltung der Energieversorgung des Gehirns (speziell bei den heutigen Ernährungsgewohnheiten) – wie die Autoren richtig anmerken – von entscheidender Bedeutung.

Während der Menstruation kommt es also zu einem Abfall der Blutzuckerspiegel-stabilisierenden Katecholamine und damit ist das weibliche Gehirn in dieser Phase noch gefährdeter für spontane Energiemangelsituationen.

Das weibliche Sexualhormon Progesteron ist ein Basis-Hormon für zahlreiche andere Hormone. Unter anderem kann es über diverse Stoffwechselprozesse in Cortisol umgewandelt werden[76]. Steht der Körper unter Stress, dann werden wie dargestellt die Sexualfunktionen geschwächt, da sie in einer Gefahrensituation nicht erforderlich sind. Dabei wird dann Progesteron in Cortisol umgewandelt, um die hohen Cortisol-Anforderungen zu befriedigen. Hohe Cortisol-Spiegel ziehen also eine Schwächung des Progesteron-Spiegels nach sich[77].

Bei Frauen mit sehr schweren und über mehrere Tage andauernden menstruellen Migräneanfällen (Status migraenosus) konnte im Gegensatz zu Frauen mit kurzen menstruellen Attacken eine fehlende Cortisol-Reaktion auf Blutzuckeranforderungen festgestellt werden[78]. Diesen Frauen fehlt folglich in dieser Phase die hormonelle Reaktionsfähigkeit, um etwa mit spontanen Hypoglykämien oder auch anderen Stressfaktoren (zum Beispiel Beruf, Wetter) zurechtzukommen.

Durch hormonelle Verhütung können während des gesamten weiblichen Zyklus weitere erhebliche Veränderungen im Hormonhaushalt und Energiestoffwechsel

---

[75] Wikipedia: Katecholamin, http://de.wikipedia.org/wiki/Katecholamine
[76] Wikipedia: Cortisol, http://en.wikipedia.org/wiki/Cortisol (Englisch)
[77] Pick, Marcelle: Estrogen dominance — Is it real?, http://www.womentowomen.com/menopause/estrogendominance.asp
[78] Nappi RE, Sances G, Brundu B, Ghiotto N, Detaddei S, Biancardi C, Polatti F, Nappi G: Neuroendocrine response to the serotonin agonist M-chlorophenylpiperazine in women with menstrual status migrainosus, Neuroendocrinology. 2003;78:52-60

entstehen, die ebenfalls zu berücksichtigen sind. Insbesondere sind Veränderungen bei der Insulin-Ausschüttung und Insulin-Sensitivität beobachtet worden[79 80].

Zusammenfassend:

- Hypoglykämien führen zu einer vermehrten Ausschüttung von Cortisol und dies führt zu einem verstärkten Verbrauch von Progesteron.
- Umgekehrt fallen während der Menstruation die Progesteron-Spiegel, so dass bei außerordentlichen Anforderungen weniger Progesteron in Cortisol umgewandelt werden kann. Hierduch wird die Cortisol-Bereitstellung im Rahmen der Stressreaktion des Organismus geschwächt.
- Zu Beginn der Menstruation sinken neben dem Östrogenspiegel auch die Adrenalin- und gleichzeitig die Cortisol-Konzentrationen, was die Ursache für die dann häufig berichteten Heißhungerattacken sein könnte.
- Bei besonders stark betroffenen Frauen ist während der Menstruation die Cortisol-Reaktion abgestumpft.

Daraus folgt zwangsläufig: Frauen sind auf Grund des Menstruationszyklus anfälliger für Migräne als Männer und leiden gerade während der Menstruation stärker unter den Folgen eines fluktuierenden Blutzuckerspiegels, da ihnen dann nicht die volle Leistungsfähigkeit des Stresssystems zur Verfügung steht. Eine möglicherweise bereits vorhandene sympathische Schwächung oder gar Erschöpfung wird sich bei Ihnen in dieser Phase noch stärker auswirken als bei Männern.

> **7. These:**
> - *Die menstruelle Migräne der Frau wird maßgeblich durch ungeeignete Diäten und damit verbundene chronische Hypoglykämien gefördert.*

---

[79] Ryan AS, Nicklas BF, Berman DM: Hormone Replacement Therapy, Insulin Sensitivity, and Abdominal Obesity in Postmenopausal Women, Diabetes Care 25:127-133, 2002

[80] Hilal M, Oral contraception and carbohydrate metabolism--the physiopathological explanation, Contracept Fertil Sex (Paris). 1985 Dec;13(12):1213-7

Insulin und Serotonin

Kohlenhydratreiche Mahlzeiten nehmen einen direkten positiven Einfluss auf den Serotonin-Spiegel im Gehirn[81] [82]:

- Kohlenhydratreiche Nahrung wird in Glucose umgewandelt,
- Glucose stimuliert die Bauchspeicheldrüse zur Produktion von Insulin,
- Insulin erhöht den Tryptophanspiegel im Gehirn,
- Tryptophan ist ein Vorläufer von Serotonin (5-HT)[83] und
- die Umwandlung von Tryptophan in Serotonin hebt den Serotonin-Spiegel im Gehirn[84].

Die Beschreibung erklärt (detaillierte Informationen dazu finden sich im Abschnitt *Serotonin und Melatonin* auf Seite 246), warum kohlenhydratreiche Mahlzeiten unmittelbar eine Stimmungsaufhellung bewirken können.

Allerdings werden wesentliche Vorgänge im Rahmen des Serotonin-Stoffwechsels durch die Medizin noch immer nicht endgültig verstanden und zahlreiche Ergebnisse und Thesen sind sogar ausgesprochen widersprüchlich.

Beispielsweise wird meist behauptet, dass Depressionen mit einem zu niedrigen Serotonin-Spiegel einhergehen[85], und dass dieser – wie dargestellt – durch eine kohlenhydratreiche Ernährung, welche den Tryptophan-Transport ins Gehirn erhöht, angehoben werden kann[86]. Dagegen behaupten andere Autoren, dass bei älteren Personen, depressiven Patienten und einigen anderen Erkrankungen ein erhöhter

---

[81] Fernstrom JD: Acute and chronic effects of protein and carbohydrate ingestion on brain tryptophan levels and serotonin synthesis, Nutr Rev 1986; 44: 25-36

[82] Fernstrom JD and Wurtman RJ: Brain serotonin content: increase following ingestion of a carbohydrate diet, Science 1971; 174: 1023-1025

[83] Schaechter JD, Wurtman RJ: Serotonin release varies with brain tryptophan levels, brain Res 1990; 532: 203-210

[84] Pollmer U, Fock A, Gonder U, Haug K: Prost Mahlzeit! Krank durch gesunde Ernährung, Köln, 1. Auflage, 2001, Seite 204 f

[85] Wikipedia: Selective serotonin reuptake inhibitor, http://en.wikipedia.org/wiki/Selective_serotonin_reuptake_inhibitor

[86] Fernstrom JD and Wurtman RJ: Brain serotonin content: increase following ingestion of a carbohydrate diet, Science 1971; 174: 1023-1025

Migräne ist heilbar

Tryptophan-Transport ins Gehirn beobachtet werden kann[87]. Andere Studien wiederum konnten zeigen, dass Verliebte einen niedrigen Serotonin-Spiegel haben[88].

Daneben kann auch die Lipolyse (Fettabbau) den Tryptophan-Transport ins Gehirn erhöhen. Das meiste Tryptophan im Blut ist an das Protein Albumin gebunden. Werden durch die Lipolyse mehr freie Fettsäuren ins Blut abgegeben, dann erhöht sich der Anteil des ungebundenen (freien) Tryptophans im Blut, denn die freien Fettsäuren können die Tryptophan-Albumin-Bindungen lösen. Freies Tryptophan kann über bestimmte Transporter die Blut-Hirn-Schranke überwinden[89].

Die obigen Zusammenhänge zwischen Kohlenhydraten und Serotonin hat ganze Generationen von Migräneforschern (und so finden sich heute immer noch offizielle Empfehlungen in diese Richtung) zu der irrigen Ansicht verleiten lassen, bei Migräne solle man sich vor allem kohlenhydratreich ernähren, denn dies hebe den Serotonin-Spiegel im Gehirn.

Allerdings wird dabei übersehen, dass dieser Prozess nur eine kurze Zeit andauert. Denn einige Zeit nach dem Verzehr der Süßigkeit setzt bei vielen Personen eine Unterzuckerung ein, die eine deutlich verringerte Serotonin-Synthese bewirkt.

In der Folge tritt dann nämlich der gegenteilige Effekt mit einer eher depressiven Stimmung ein, eventuell gepaart mit Heißhunger, wodurch erneut nach einer kohlenhydratreichen Nahrung verlangt wird[90] [91]. Als Endergebnis ergeben sich dann keine konstant hohen, sondern stark fluktuierende Serotonin-Spiegel. Dies deckt sich auch mit der Erkenntnis, dass die fast kohlenhydratfreie ketogene Diät antidepressive Effekte haben kann[92].

Auf die beschriebene Weise kann schnell ein ausgeprägtes Suchtverhalten[93] entstehen, gepaart mit der schon bei Kindern bekannten labilen Persönlichkeit des

---

[87] Davis JM, Alderson NL, Welsh RS: Serotonin and central nervous system fatigue: nutritional considerations, American Journal of Clinical Nutrition, Vol. 72, No. 2, 573S-578s, August 2000

[88] AOK: Die biochemische Beziehungskiste, http://www.aok.de/bund/monats_spezial/spezial0603/chemie.php

[89] Davis JM, Alderson NL, Welsh RS: Serotonin and central nervous system fatigue: nutritional considerations, American Journal of Clinical Nutrition, Vol. 72, No. 2, 573S-578s, August 2000

[90] Wurtman RJ, Wurtman JJ: Carbohydrates and depression, Scientific American 1989 Jan 68–75

[91] Wurtman RJ, Wurtman JJ: Brain serotonin, carbohydrate-craving, obesity and depression, Obes Res. 1995 Nov;3 Suppl 4:477S-480S

[92] Murphy P, Likhodii S, Nylen K, Burnham WM: The antidepressant properties of the ketogenic diet. Biol Psychiatry. 2004;56: 981-983

[93] Jochims, Inke: Zucker und Bulimie, 2003

Kohlenhydratkonsumenten: Himmelhoch jauchzend, zu Tode betrübt, im Fachjargon auch bipolare Störung genannt. Bipolare Störungen gehören zu den bekannten Migräne-Komorbiditäten[94] [95].

Einige Autoren diskutieren die Möglichkeit, dass solche drogenähnlichen Eigenschaften der Grund waren, dass der Mensch überhaupt zum stark kohlenhydrathaltigen Getreide gefunden hat[96], denn immerhin stellten sich sehr bald nach der Einführung des Getreides Zeichen der Selbstüberhöhung (siehe Pyramiden, Babylon, Propheten) ein.

Hartmut Göbel führt zur Rolle des Serotonins (5-HT) im Rahmen der Migräne aus[97]:

> *Seit Beginn der 90er Jahre ergeben sich Hinweise, dass eine erhöhte 5-HT-Aktivität für die Initiierung der Migräneattacke verantwortlich ist.*

Und weiter[98]:

> *Möglicherweise ist nicht die absolute Höhe des 5-HT-Spiegels, sondern die plötzliche relative Konzentrationsänderung zu Beginn der Migräneattacke entscheidender pathogenetischer Faktor.*

Dies spricht dafür, dass im Rahmen von Migräne der Serotonin-Spiegel im Gehirn eher konstant niedrig gehalten werden sollte[99]. Auch aus diesem Grund könnten sich kohlenhydratreiche Mahlzeiten als bedenklich erweisen.

Und es gibt in der Tat eine ganze Reihe von Fakten, die diese Auffassung stützen:

- Niedrige Serotonin-Spiegel im Gehirn heben den Appetit an, hohe dagegen senken ihn, weswegen Medikamente, die den Serotonin-Spiegel im Gehirn anheben, in der Regel zu einer Gewichtsabnahme führen, Medikamente, die den Serotonin-Spiegel senken, dagegen zu einer Gewichtszunahme.

- Fast alle Migräne-Prophylaktika führen zu einer Gewichtszunahme, was allein schon darauf hindeutet, dass diese in der Regel den Serotonin-Spiegel im Gehirn nicht heben, sondern eher senken.

---

[94] Mahmood T, Romans S, Silverstone T.: Prevalence of migraine in bipolar disorder, J Affect Disord. 1999 Jan-Mar;52(1-3):239-41
[95] Komorbidität = überzufällig häufig gemeinsam auftretende Erkrankung
[96] Wadley G, Martin A: The origins of agriculture – a biological perspective and a new hypothesis, Journal of Australasian College of Nutrional and Environmental Medicine Vol 19 No. 1; April 2000; pages 3 – 12
[97] Göbel, Hartmut: Die Kopfschmerzen, 2003, Seite 221
[98] Göbel, Hartmut: Die Kopfschmerzen, 2003, Seite 225
[99] Karl C. Mayer, Kopfschmerzen S. 6, http://www.neuro24.de/migraenetabell.htm

- Zu den wirkungsstärksten Migräne-Prophylaktika gehören Serotonin-Antagonisten (zum Beispiel Pizotifen, Methysergid, Oxetorone Fumarate), die die serotoninerge Aktivität im Gehirn senken. Auch Beta-Blocker sollen unter anderem als Serotonin-Antagonisten wirken.

- Direkte Sonnenstrahlung erhöht die 5-HT-Aktivität im Gehirn. Aus diesem Grund verstärkt sich bei vielen Menschen ein Verlangen nach Süßigkeiten und anderen Kohlenhydraten vor allem in den Wintermonaten. Viele Migränepatienten empfinden direkte Sonneneinstrahlung als unangenehm, tragen zum Schutz starke Sonnenbrillen und sind der Auffassung, dass sie bei verstärkter Sonneneinstrahlung zunehmend gefährdet sind. Offenbar scheinen sie sich vor einer Steigerung der Serotonin-Aktivität im Gehirn schützen zu wollen.

- Eine Studie in arktischer Umgebung ergab, dass Migräniker im Sommer bei regelmäßiger Sonneneinstrahlung deutlich häufiger unter Migräne leiden als im Winter[100].

   Bei vielen Betroffenen verstärkt sich die Migräne im Frühjahr, wenn die Tage länger werden und sich verstärkt nach draußen orientiert wird.

- Kohlenhydratreiche Diäten können langfristig stark fluktuierende Serotonin-Aktivitäten mit temporären Zuständen der Übererregung im Gehirn bewirken. Kohlenhydratarme Diäten scheinen dagegen den Serotonin-Spiegel im Gehirn auf einem relativ konstanten Niveau zu halten. Dies deutet auch schon die Tatsache an, dass sich üblicherweise wenige Tage nach Aufnahme einer kohlenhydratarmen Diät der Appetit reguliert und dann deutlich weniger gegessen wird: Mit der Nivellierung des Blutzuckerspiegels scheint sich auch der Serotonin-Spiegel im Gehirn zu stabilisieren.

> **8. These:**
>
> - *Ernährungsweisen mit vielen hochglykämischen Kohlenhydraten führen zu stark schwankenden Serotoninaktivitäten im Gehirn und sind deshalb bei Migräne ungeeignet.*

---

[100] Alstadhaug, KB, Salvesen, R & Bekkelund, SI: Seasonal variation in migraine. Cephalalgia 25 (10), 811-816. doi: 10.1111/j.1468-2982.2005.01018.x

Reizverarbeitungsstörung und Hypoglykämie

Zur Reizverarbeitungsstörung von Migräne-Betroffenen führt Hartmut Göbel aus[101]:

> Besonders wirkungsvolle Auslöser von Migräneattacken sind plötzliche Veränderungen des normalen Lebensrhythmus. Es scheint so, als ob diese Veränderungen eine kurzzeitige Störung des normalen Informationsflusses bewirken. Es ist ein besonderer Verdienst des belgischen Migräneforschers Jean Schoenen und seiner Mitarbeiter, diese besondere Bereitschaft zu einer veränderten Reizverarbeitung durch Labormessungen im Jahre 1984 sichtbar gemacht zu haben. Es handelt sich dabei um eine spezielle Ableitung der Hirnströme, eine Elektro-Encephalographie (EEG), während der die Patienten auf bestimmte Reize achten und reagieren müssen.
>
> ...
>
> Es zeigt sich dabei, dass das Gehirn von Migränepatienten anders auf solche Aufgaben reagiert als das Gehirn von Gesunden oder von Menschen mit anderen Kopfschmerztypen. Es bestehen zwei Auffälligkeiten:
>
> - Die Spannungsverschiebung im EEG – also die Zickzacklinien auf dem Papier oder Monitor – ist deutlich größer als bei anderen Menschen.
> - Während bei Gesunden die Spannungsverschiebung nach mehreren Messungen zunehmend kleiner wird, bleibt sie bei Migränepatienten hoch.
>
> Diese Messungen sind ein wichtiger Beleg dafür, dass das Gehirn von Migränepatienten offensichtlich besonders aktiv auf Reize reagiert. Aber nicht nur das: Während bei gesunden Menschen die Aufmerksamkeit bei mehrmaliger Reizwiederholung mehr und mehr nachlässt, bleibt das Gehirn des Migränepatienten ständig in maximaler Bereitschaft. Das Gehirn kann anscheinend nicht „abschalten" und steht im wahrsten Sinne des Wortes ständig unter „Hochspannung". Interessanterweise kann eine erfolgreiche Behandlung der Patienten mit Medikamenten zur Migränevorbeugung – so genannten Betarezeptorenblockern – dieses veränderte elektrische Verhalten des Gehirns normalisieren.

Interessant ist hierbei besonders der Schlusssatz über die Betarezeptorenblocker. Denn diese wirken auf Migräne durch die Hemmung überschießender sympathischer Aktivierungen. Also scheint die zerebrale „Hochspannung" eher ein Ausdruck

---

[101] Göbel, Hartmut: Kursbuch Migräne, 2003, S. 50 ff

stressbedingter Hochspannung zu sein. Darauf weist auch der Psychologe Hans Morschitzky hin[102]:

> *Bei Angst- und Panikpatienten ist das Phänomen der Unterzuckerung mit anschließender Ankurbelung des Sympathikus eine Erklärung dafür, dass nach einer längeren Konfrontationstherapie keine Gewöhnung (Habituation) an die angstmachenden Situationen eintritt.*

Mit anderen Worten: Was die Migräneforschung als Besonderheit von Migränikern ansieht, ist für Hans Morschitzky ein typisches Anzeichen von Hypoglykämie (Unterzuckerung) bzw. einer zu starken Aktivierung der Stresshormone.

Und dies ist auch nachvollziehbar.

- Denn nehmen wir einmal an, Sie sind völlig entspannt und schauen sich ein Modemagazin an. Plötzlich erklingt neben Ihnen ein Geräusch. Dies löst zunächst eine kleine Stressreaktion aus, denn es könnte ja etwas Schlimmes passiert sein. Sie wenden den Kopf, und sehen, wie Ihre kleine Tochter mit einem Bauklotz auf den Boden schlägt. Sie entspannen sich wieder und langsam ignorieren Sie das Geräusch, es entsteht eine Gewöhnung (Habituation), bis Sie es zum Schluss gar nicht mehr wahrnehmen.

Soweit der Normalfall. Doch nun eine andere Situation.

- Sie arbeiten zu Hause für Ihren Arbeitgeber. Sie haben einen schweren Fehler gemacht und müssen diesen unbedingt binnen einer halben Stunde beheben, sonst fällt es auf und das könnte Konsequenzen für Sie haben. Sie befinden sich in äußerster Anspannung. Da erklingt neben Ihnen ein Geräusch. Sie schrecken auf und sehen, wie Ihre kleine Tochter mit einem Bauklotz auf den Boden schlägt. Sie bitten sie genervt damit aufzuhören. Als das nicht erfolgt, schreien Sie die Kleine an und die Katastrophe nimmt ihren Gang.

Wie Sie sehen, ist eine Reizgewöhnung unter Stress kaum möglich. Wenn Ihnen so etwas öfters passiert, wird Ihnen Ihr Arzt möglicherweise erklären:

> *Sie stehen zu sehr unter Stress, Sie müssen sich beruhigen, ich denke, ich sollte Ihnen Beta-Blocker verschreiben.*

Höhere Reizerwartungen und fehlende Reizgewöhnungen sind ganz normale Phänomene einer hohen Stressbelastung. Und tatsächlich konnte für Migräniker in verschiedenen Studien nachgewiesen werden, dass diese über erhöhte Cortisol-

---

[102] Morschitzky H: Vegetatives Nervensystem – Stoffwechsel, http://www.panik-attacken.de/angst/veg-stoff.html

Spiegel oder abnorme Cortisol-Reaktionen verfügen[103 104], mit anderen Worten, unter chronischem Stress leiden. Verordnet man ihnen dann Beta-Blocker, reduziert sich die Stressbelastung und die „genetisch bedingte Reizverarbeitungsstörung" lässt sich nicht mehr feststellen, so jedenfalls die Folgerungen von Hartmut Göbel.

> **9. These:**
>
> - *Das Gehirn eines Migränikers leidet nicht unter einer endogenen Reizverarbeitungsstörung, sondern die Reizverarbeitungsstörung ist Folge einer erhöhten Stressbelastung.*

Unabhängig davon konnte die Reizverarbeitungsstörungs-Hypothese in verschiedenen Untersuchungen in dieser Form nicht bestätigt werden[105].

---

[103] Peres MFP et al., Hypothalamic involvement in chronic migraine, J Neurol Neurosurg Psychiatry 2001;71:747-751

[104] Ziegler DK et al.: Circadian rhythms of plasma cortisol in migraine, J Neurol Neurosurg Psychiatry. 1979 Aug;42(8):741-8

[105] Kröner-Herwig B et al.: Are migraineurs hypersensitive? – A test of the stimuls processing disorder hypothesis, European Journal of Pain (2005)

Gehirn und Fettstoffwechsel

Die Medizin geht allgemein davon aus, dass das Gehirn bevorzugt Glucose (oder alternativ Laktat[106]) zur Energiegewinnung verwertet[107]. Grundlage dieser Überlegung ist unter anderem die Tatsache, dass freie Fettsäuren die Blut-Hirn-Schranke nicht überwinden können.

Da das Gehirn nur über begrenzte Glykogenspeicher verfügt, es aber auch in Ruhe (zum Beispiel während des Schlafs) eine hohe Stoffwechselaktivität hat, muss eine konstante Glucosezufuhr über das Blut ins Gehirn gewährleistet sein.

Das Gehirn kann alternativ zur Glucose auch Ketonkörper – diese werden in der Leber aus Fettsäuren hergestellt – zur Energiegewinnung verwerten. Diesen Vorgang nennt man Ketolyse. Nach Auffassung der Medizin geschieht dies aber nur in Ausnahmefällen, und zwar dann, wenn über längere Zeit keine ausreichenden Mengen an Kohlenhydraten über die Nahrung aufgenommen werden. In diesem Fall muss das Gehirn zunächst entsprechende Mengen eines bestimmten Enzyms herstellen, wozu es unter den Bedingungen der heute üblichen kohlenhydrat- und kalorienreichen Ernährungsweise in der Regel erst nach einigen Tagen in der Lage ist.

Leider scheint unter den Stoffwechselexperten der Medizin kaum jemand die Frage zu stellen, ob es sich bei der fehlenden Bereitschaft zur Ketolyse des Gehirns um einen Normalzustand oder eher um einen Mangel handelt.

Denn immerhin kann festgestellt werden, dass die Ketolyse für das Gehirn des Säuglings noch von entscheidender Bedeutung ist. Löffler und Petrides führen dazu aus[108]:

> *Im Gehirnstoffwechsel eines Säuglings werden zu einem weitaus höheren Anteil Ketonkörper verarbeitet als beim Erwachsenen. Infolgedessen können Säuglinge wesentlich geringere Blutglucosekonzentrationen (20 – 30 mg/dl = 1,2 – 1,8 mmol/l) ohne neurologische Ausfälle tolerieren als Erwachsene. Kurz nach der Geburt steigen die Aktivitäten der Ketonkörper verwertenden Enzyme ... deutlich an, wodurch eine optimale Ausnutzung des hohen Fettanteils der Muttermilch*

---

[106] Schurr, Avital: Lactate: the ultimate cerebral oxidative energy substrate? Journal of Cerebral Blood Flow & Metabolism (2006) 26, 142–152. doi:10.1038/sj.jcbfm.9600174; published online 22 June 2005

[107] Löffler, Georg und Petrides, Petro E.: Biochemie und Pathobiochemie, 7. Auflage, 2003, Seite 1054

[108] Löffler, Georg und Petrides, Petro E.: Biochemie und Pathobiochemie, 7. Auflage, 2003, Seite 1055

> möglich wird. Glucose kann jedoch auch beim Säugling nicht vollständig durch Ketonkörper ersetzt werden. Nach dem Abstillen und der Umstellung des Kleinkindes auf kohlenhydratreiche Nahrung fallen die Ketonkörper metabolisierenden Enzymaktivitäten wieder ab.

Daneben sind die Ketonkörper sogar für die Entwicklung der kleinkindlichen Gehirnsubstanz erforderlich[109].

Es ist bedauerlich, dass in der medizinischen Fachliteratur die Umstellung des Kleinkindes nach dem Abstillen auf eine kohlenhydratreiche Nahrung als die einzig denkbare Möglichkeit dargestellt wird, zumal dies unter Berücksichtigung der gesamten Entwicklungsgeschichte der Menschheit – wie im nächsten Abschnitt dargestellt wird – wohl eher die Ausnahme gewesen sein dürfte.

Es wird von zahlreichen Migräneexperten angenommen, dass der Migräneattacke eine so genannte Cortical Spreading Depression vorausgeht. Dazu wird im Abschnitt *Cortical Spreading Depression (CSD)* auf Seite 88 unter anderem ausgeführt:

- Um die in der CSD zusammengebrochene Homöostase der Ionenverteilung wiederzuerlangen, müssen die Zellen erhebliche Mengen zusätzlichen Sauerstoff und Glucose aufwenden. Es konnte ein gestiegener Glucoseverbrauch um 200% und Sauerstoffverbrauch um 50% festgestellt werden.

Während der CSD im Vorfeld einer Migräneattacke ist also unter anderem ein enormer Anstieg des Glucoseverbrauchs festzustellen, das heißt, es besteht ein sehr hoher Bedarf an Energie.

Verschiedene Studien haben daneben untersucht, welche Veränderungen im Fettstoffwechsel während einer Migräneattacke zu beobachten sind. Hervorzuheben ist insbesondere eine Studie von Shaw et al., bei welcher die gleichen Personen im nüchternen Zustand einmal während einer Migräneattacke und einmal in der attackenfreien Zeit einem intravenösen Glucose-Toleranz-Test unterzogen wurden[110].

Dabei zeigte sich während der Migräneattacken ein generell beachtlicher Anstieg bei den Konzentrationen an freien Fettsäuren, Glycerin und Ketonkörpern. Der gleichzeitige Anstieg bei den freien Fettsäuren und den Glycerin-Konzentrationen deutet auf eine Aktivierung der Lipolyse hin. Daneben wurden ein Anstieg bei den Cortisol-Spiegeln und ein Abfall bei den Insulin-Spiegeln festgestellt. Alle diese Ergebnisse

---

[109] Morris AAM: Cerebral ketone body metabolism, Journal of Inherited Metabolic Disease, Volume 28, Issue 2, Apr 2005, Pages 109 – 121

[110] Shaw SW, Johnson RH, Keogh HJ: Metabolic changes during glucose tolerance tests in migraine attacks, J Neurol Sci. 1977 Aug;33(1-2):51-9

können konsistent als eine Stressreaktion mit sympathischer Aktivierung interpretiert werden[111].

Besonders aufschlussreich ist aber die Entwicklung der Ketonkörperkonzentration (siehe dazu *Abbildung 7: Ketonkörperkonzentrationen während Glucose-Toleranz-Test* auf Seite 199). Einerseits ist diese bereits vor der Attacke erhöht[112], sinkt dann deutlich nach intravenöser Verabreichung von Glucose, um dann nach einiger Zeit parallel zum Absinken des Blutzuckerspiegels wieder deutlich anzusteigen.

Da die Ketonkörperkonzentration während der Glucoseeinnahme abfällt, muss angenommen werden, dass diese im restlichen Zeitraum auf Grund von energetischen Mangelzuständen erhöht ist. Mit anderen Worten: Der Anstieg der Konzentrationen bei den freien Fettsäuren und Ketonkörpern ist Ausdruck einer energetischen Krise im Gehirn.

Eine solche energetische Krise ist aber nicht mit einer verstärkten Bereitstellung von freien Fettsäuren und Ketonkörpern überwindbar, da

- das Gehirn freie Fettsäuren nicht nutzen kann (diese können die Blut-Hirnschranke nicht überwinden) und
- es bei üblicher Ernährungsweise auf Grund der fehlenden Enzyme an die Verwertung von Ketonkörpern (Ketolyse) nicht ausreichend adaptiert ist.

Wir haben es hier also mit einer energetischen Krise des Gehirns zu tun, in der zwar prinzipiell genügend Energie vorliegt, die aber vom Gehirn nicht genutzt werden kann.

Daneben wurde festgestellt, dass das Verhältnis der beiden Ketonkörper-Formen während des gesamten Zeitraums einer Migräneattacke um den Faktor 2 bis 4 erhöht war. Mitchell et al. führen dazu aus[113]:

> *An abnormal elevation of the 3HB/AcAc ratio usually implies a non-oxidized state of the hepatocyte mitochondrial matrix resulting from hypoxia-ischemia or other causes.*

Mit anderen Worten: Das abnorm erhöhte Verhältnis der Konzentrationen der beiden Ketonkörper-Formen kann durch einen Sauerstoffmangel (Hypoxie) bzw. eine

---

[111] Anthony M: Biochemical indices of sympathetic activity in migraine, Cephalalgia. 1981 Jun;1(2):83-9

[112] Hockaday JM, Williamson DH, Whitty CW: Blood-group levels and fatty-acid metabolism in migraine related to fasting, Lancet. 1971 Jun 5;1(7710):1153-6

[113] Mitchell GA, Kassovska-Bratinova S, Boukaftane Y, Robert MF, Wang SP, Ashmarina L, Lambert M, Lapierre P, Potier E: Medical aspects of ketone body metabolism, Clin Invest Med. 1995 Jun;18(3):193-216

relative Blutleere (Ischämie), das heißt durch eine Energiemangelsituation, verursacht sein.

Hier rächt es sich, dass der Körper aus ökonomischen Gründen den größten Teil der gespeicherten Energie in Form von Fett vorhält, welches aber nur zu einem geringen Teil in Glucose zurückverwandelt werden kann. Dies mag für Lebewesen mit einem gemessen an der Körpergröße kleineren Gehirn und folglich kleineren relativen zerebralen Energieanforderungen angemessen sein[114] [115], für den Menschen mit seinem energiehungrigen großen Gehirn ist diese Situation jedoch problematisch. Wie im Abschnitt *Hinterlässt Migräne Spuren?* auf Seite 133 dargestellt wird, ist nicht auszuschließen, dass häufige Energiekrisen das Gehirn vorzeitig altern lassen.

In Experimenten mit Ratten konnte nachgewiesen werden, dass deren Gehirn in Sauerstoffmangelsituationen (Hypoxie) bei ausreichender Versorgung mit Ketonkörpern länger überlebensfähig ist als bei reiner Glucose-Versorgung[116]. Einige Wissenschaftler vermuten deshalb bereits, dass Ketonkörper für ein auf diesen Energieträger eingestelltes Gehirn eine besonders effiziente Energiequelle darstellen[117].

Eine wesentliche Ursache zerebraler Energiekrisen kann folglich die fehlende Bereitschaft des Gehirns zur Nutzung von Ketonkörpern (Ketolyse) in Energiemangelsituationen und damit die zu einseitige Ausrichtung auf den in der Zuführung zu instabilen Brennstoff Glucose sein[118]. Und diese Bereitschaft wird durch die heute übliche kalorien- und kohlenhydratreiche Ernährungsweise ohne Phasen längerer vergeblicher Nahrungssuche (bzw. Fasten) unterbunden. Oder mit den Worten von Löffler und Petrides[119]:

> *Nach dem Abstillen und der Umstellung des Kleinkindes auf kohlenhydratreiche Nahrung fallen die Ketonkörper metabolisierenden Enzymaktivitäten wieder ab.*

---

[114] Morris AAM: Cerebral ketone body metabolism, Journal of Inherited Metabolic Disease, Volume 28, Issue 2, Apr 2005, Pages 109 – 121

[115] Lindsay DB, Setchell BP: The oxidation of glucose, ketone bodies and acetate by the brain of normal and ketonaemic sheep, The Journal of Physiology, 1976 Vol 259, Issue 3 801-823

[116] Kirsch JR, D'Alecy LG: Hypoxia induced preferential ketone utilization by rat brain slices, Stroke. 1984 Mar-Apr;15(2):319-23

[117] Veech RL: The therapeutic implications of ketone bodies: the effects of ketone bodies in pathological conditions: ketosis, ketogenic diet, redox states, insulin resistance, and mitochondrial metabolism, Prostaglandins Leukot Essent Fatty Acids. 2004 Mar;70(3):309-19

[118] Strahlman, R. Scott: Can Ketosis Help Migraine Sufferers? A Case Report. Headache: The Journal of Head and Face Pain. Volume 46 Page 182 – January 2006. doi:10.1111/j.1526-4610.2006.00321_5.x

[119] Löffler, Georg und Petrides, Petro E.: Biochemie und Pathobiochemie, 7. Auflage, 2003, Seite 1055

Migräne ist heilbar

Bislang ist nicht endgültig geklärt, durch welchen Mechanismus die positive Wirkung der ketogenen Diät bei Epilepsie entsteht. Untersuchungen deuten aber an, dass eine Ursache die Verbesserung der energetischen Versorgung der Zelle sein könnte[120]:

> *These changes would be consistent with an increase in the effective available cellular energy.*

Damit würde sich die Vermutung bestätigen, dass eine Reaktivierung der Ketolyse-Fähigkeit des Gehirns dessen Zellen unempfindlicher gegenüber Schwankungen in der energetischen Versorgung machen kann.

10. These:

- *Die Fähigkeit des menschlichen Gehirns zur Ketolyse ist Teil der normalen Energieversorgung des Gehirns und nicht nur eine Ausnahmeversorgung in Notzeiten.*

Es ist nicht auszuschließen, dass die Bereitschaft des Gehirns zur Verarbeitung von Ketonkörpern (Ketolyse) nicht nur durch die heutige Ernährungsweise, sondern auch durch die modernen Migränemedikamente – die Triptane – maßgeblich unterbunden wird. Denn ein schwerer Migräneanfall ohne medikamentöse Behandlung bedeutet in der Regel, dass ein Migränebetroffener mindestens 10 Stunden (oft sogar deutlich länger) nicht in der Lage ist, Nahrung aufzunehmen. Häufig beginnt eine Migräneattacke dabei bereits aus einem Hungerzustand heraus. Es ist dann leicht möglich, dass die betroffene Person durch die Attacke gezwungen ist, 24 Stunden auf Nahrung zu verzichten. In dieser Zeit wird das Gehirn bereits versuchen, Enzyme zur Ketonkörperverarbeitung aufzubauen. Möglicherweise ist die Erholung am Ende der Attacke bereits zum Teil auf die Verwertung von Ketonkörpern zur Energiegewinnung im Gehirn zurückführbar.

Nach einer solchen Attacke ist der Migränebetroffene nun möglicherweise länger vor einer weiteren Attacke geschützt, weil sein Gehirn es gelernt hat, zum Teil Ketonkörper für die Energiegewinnung einzusetzen. All dies wird durch die modernen Triptane unterbunden, denn diese sorgen ja in der Regel dafür, dass der Patient spätestens nach 2 Stunden wieder voll einsatzbereit ist, und diese Zeit ist zu kurz für den Aufbau von Ketonkörper-Enzymen im Gehirn.

Dies würde sich auch mit der häufigen Beobachtung von Migränebetroffenen decken, dass Triptane zwar sehr effizient gegen Migräneattacken wirken, allerdings mit der Konsequenz, dass die Attackenfrequenz seit der regelmäßigen Einnahme der Triptane bei ihnen angestiegen ist.

---

[120] Pan JW, Bebin EM, Chu WJ, and Hetherington HP: Ketosis and epilepsy: 31P spectroscopic imaging at 4.1T, Epilepsia 1999; 40(6):703-707

Was uns die Anthropologie lehrt

Der Mensch ist über einen langen Entwicklungsprozess aus dem Tierreich entstanden.

Anthropologen vermuten, dass die ersten menschlichen Wesen aus reiner Not mit groben Steinen Knochen und Schädel von bereits erlegten und von Raubtieren weitestgehend verspeisten Tieren (Aas) aufgeschlagen haben, um an das wertvolle und sehr fetthaltige Knochenmark und das ebenfalls sehr fettreiche Gehirn zu kommen. Diese weichen Substanzen konnten ohne sie zu garen auch mit den Zähnen der ursprünglichen Pflanzenfresser verzehrt werden. Die frühen Menschen bevorzugten also von Anfang an in erster Linie tierische Fette und nicht tierische Proteine.

Lebewesen nehmen Nahrung primär zur Sicherstellung einer ausreichenden Zufuhr energetisch verwertbarer Substrate auf ("eat for energy"). Erst an zweiter Stelle folgt die Versorgung mit essentiellen Nährstoffen. Das Erschließen einer besonders energiereichen Nahrung stellt deshalb evolutionär einen Vorteil dar.

Wie Forschungen zeigen, wurden in einer späteren Phase der Menschwerdung – nach deutlichem Intelligenzzuwachs und einigen technologischen, kommunikativen und strategischen Innovationen – vorwiegend Großlebewesen gejagt und erlegt, deren Fleisch einen hohen Fettanteil besaß. Auch heute noch lebende Naturvölker sind vor allem am Erlegen sehr fetthaltiger Großlebewesen interessiert[121][122][123][124][125][126].

Anthropologen sehen sowohl in den geistigen Anforderungen bei der gemeinschaftlichen Jagd als auch in der spezifischen sehr eiweiß- und fettreichen Ernährung den

---

[121] Gonder, Ulrike: Fett – Unterhaltsames und Informatives über fette Lügen und mehrfach ungesättigte Versprechungen, Stuttgart, 2004

[122] Fallon S, Enig MD: Guts and Grease – The Diet of Native Americans, http://www.westonaprice.org/traditional_diets/native_americans.html

[123] Krech III, Shepard: The Ecological Indian: Myth and History, 1999

[124] Pollmer, Udo et al.: Erstes Steinzeitmärchen – Unsere Vorfahren aßen fettbewusst, EU.L.E.n-Spiegel 5-6/2005, pages 4-7

[125] Speth JD, Spielmann KA: Energy source, protein metabolism, and hunter-gatherer subsistence strategies, Journal of Anthropological Archaeology 1983/2/pages 1-32

[126] Stefansson V: The Fat of the Land, 1956

Migräne ist heilbar

Grund dafür, dass sich das Gehirn des Menschen in den letzten 3 Millionen Jahren so bemerkenswert (von 500 g auf fast 1.500 g) entwickeln konnte[127].

Man könnte es auch so ausdrücken: Als sich das Gehirn des Menschen über einen Zeitraum von 3 Millionen Jahren entwickelte, basierte sein Stoffwechsel auf einer Eiweiß-Fett-Diät. An diese Ernährung scheint das Gehirn sehr gut angepasst zu sein, dieser Ernährung verdankt es Wachstum und Leistungsfähigkeit, dieser Ernährung verdanken wir Menschen, dass wir uns aus dem Tierreich zum Menschen entwickelt haben.

Von der körperlichen Ausstattung her mögen wir Menschen überwiegend Pflanzenfresser sein, vom Gehirn her sind wir aber vermutlich in erster Linie Carnivore (Fleischfresser). Viele zum Teil sehr vehement geführte Diskussionen zum Thema konzentrieren sich meist zu stark auf die rein körperlichen Aspekte und ignorieren das Gehirn. Der Mensch unterscheidet sich aber von allen anderen Lebewesen primär durch sein Gehirn.

Migräne ist ein zerebrales[128] Anfallsleiden. Anthropologische Erkenntnisse über die diätischen Rahmenbedingungen bei der Entstehung des menschlichen Gehirns haben deshalb für das Verständnis der energetischen Anforderungen dieses Organs und seiner Beschwerden eine wesentliche Bedeutung.

Der Anthropologe William Leonhard behauptet etwa, dass "die Vergrößerung des Gehirns mit großer Wahrscheinlichkeit erst stattgefunden haben kann, nachdem die Hominiden eine Ernährungsweise angenommen hatten, die ausreichend Kalorien und Nährstoffe" für dieses besonders wertvolle Organ lieferte[129].

Und für die Anthropologen Leslie Aiello und Peter Wheeler war die Ernährung mit Fleisch eine regelrechte Hirnnahrung und zwar auf Grund der dadurch erfolgten energetischen körperlichen Umverteilung[130] [131]: Fast 90 Prozent der gesamten Ruheenergie des Körpers werden von Herz, Leber, Nieren, Darm und Gehirn benötigt. Die Größen von Herz, Leber und Nieren sind direkt von der Körpergröße und -masse abhängig und unverzichtbar für das Pumpen und Reinigen des Blutes. Voraussetzung für ein größeres Gehirn war somit eine Verkleinerung des Darmtrak-

---

[127] Jäncke, Lutz: Die Evolution des Gehirns, http://www.psychologie.unizh.ch/neuropsy/Lehre/WS0506/ETH/ETH2-Evolution-Gehirn.pdf

[128] zerebral (cerebral) = das Gehirn betreffend

[129] Spiegel 6/2004

[130] Aiello LC, Wheeler P: The expensive-tissue hypothesis: the brain and the digestive system in human and primate evolution, Curr Anthropol 1995 36:199-221

[131] Aiello, Leslie C: Brains and guts in human evolution: The Expensive Tissue Hypothesis. Braz. J. Genet. [online]. Mar. 1997, vol.20, no.1 [cited 02 February 2006] Available from World Wide Web: <http://www.scielo.br/scielo.php?script=sci_arttext&pid=S0100-84551997000100023&lng=en&nrm=iso>. ISSN 0100-8455

tes, der nach dem Gehirn die meiste Energie verbraucht. Eine solche Verschiebung der Größenverhältnisse unter den Organen konnte von Aiello und Wheeler an Hand von Messungen der wirklichen Organgewichte eines 65 kg schweren Menschen und Schätzungen der für Primaten gleicher Gewichtsklasse zu erwartenden Organgewichte tatsächlich festgestellt werden (siehe *Tatsächliches und erwartetes Organgewicht* auf Seite 42). Die dabei errechnete Reduktion des Darmtraktes konnte über die lange Zeit nur erreicht werden, wenn die Nahrung gleichzeitig energetisch konzentrierter war, mehr Kalorien pro Einheit hatte oder teilweise außerhalb des Körpers vorverdaut wurde[132].

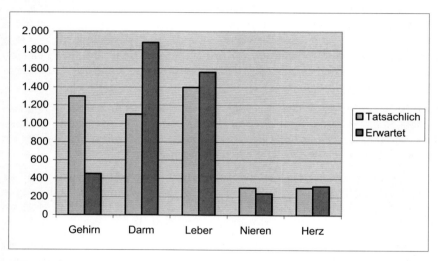

Abbildung 1: Tatsächliches und erwartetes Organgewicht

Eine Tendenz zu immer ballaststoffärmerer, stärker konzentrierter und vorverarbeiteter Nahrung lässt sich über die gesamte Geschichte der Menschheit verfolgen. Die dabei für die Verdauung eingesparten Energien konnten in die Entwicklung des Gehirns gesteckt werden. Es ist fast wie im normalen Leben:

- Wenn man weniger Geld fürs Essen ausgibt, kann man sich mehr Bücher oder Computerspiele leisten,
- wenn man weniger Zeit beim Essen verbringt, kann man länger fernsehen.

Beim Menschen hat sich diese Umverteilung der Prioritäten in seine Körperstrukturen gebrannt.

---

[132] Vaas, Rüdiger: Der Intelligenzsprung – Das menschliche Gehirn hat sich in den letzten rund drei Millionen Jahren drastisch vergrößert. Evolutionsforscher sind den ökologischen und sozialen Ursachen auf der Spur, Bild der Wissenschaften, 08 / 2002, pages 30-39

Bei der natürlichen Selektion der Arten spielt nicht nur die Konkurrenz zwischen verschiedenen Spezies eine Rolle, sondern vor allem auch innerhalb einer Art. Anthropologen vermuten zum Beispiel, dass in vielen frühmenschlichen Kulturen nur das stärkste Männchen das Recht hatte, die Weibchen zu schwängern und so seine Gene weiterzugeben. Ein größeres Gehirn hatte sicherlich Vorteile bei der Geschicklichkeit, durfte bei Auseinandersetzungen um die Stammesführerschaft aber nicht mit gleichzeitigen Kraftverlusten einhergehen. Ein höherer Energieverbrauch im Gehirn hätte aber automatisch einen Kraftverlust im Rest des Körpers bedeutet, wenn die zusätzliche Gehirnenergie nicht an anderer Stelle eingespart werden konnte. Ein größeres Hirn konnte deshalb nur zusammen mit Einsparungen bei anderen, für den Überlebenskampf weniger bedeutsamen Bereichen des Körpers – konkret: bei den Verdauungsorganen – entstehen.

Solche Erkenntnisse haben brisante praktische Konsequenzen, die fundamentalen Grundaussagen der Ernährungsberatung widersprechen.

Es gilt heute als gesichert, dass Werkzeuge, Waffen, Jagdstrategien maßgebliche Trigger für die rasche Entwicklung des menschlichen Gehirns waren. Anthropologen wie Aiello, Wheeler und Leonhard sind aber der Ansicht, dass das allein nicht gereicht hätte, und sie machen dafür einfache und plausible Rechnungen auf:

Wenn die gejagten Tiere nicht aus Fleisch und Fett, sondern aus der gleichen Substanz wie Bananen, Kohlköpfe und Kartoffeln bestanden hätten, dann hätte das menschliche Gehirn evolutionär nicht wachsen können, weil damit keine ausreichend konzentrierte Nahrung aufgenommen worden wäre, die langfristig die enorme energetische Bedarfsverschiebung zwischen Darm und Gehirn hätte bewirken können, die ja beim Menschen über mehrere Millionen Jahre tatsächlich stattgefunden hat. Das große Gehirn des Menschen ist folglich auf Basis der geistigen Anforderungen bei der Jagd auf Tiere *und* der Tatsache, dass die dann erlegte Nahrung ungewöhnlich konzentriert und kalorienreich war, entstanden.

Die Ernährungsberatung behauptet dagegen zum Beispiel[133]:

> *Merkmale einer ausgewogenen Ernährung sind abwechslungsreiche Auswahl, geeignete Kombination und angemessene Menge nährstoffreicher und energiearmer Lebensmittel. ... Fett ist besonders energiereich, daher kann zu viel Nahrungsfett Übergewicht fördern. ... Insgesamt 70-90 g Fett pro Tag reichen aus.*

Und während sich weltweit aus praktischen Gründen immer mehr Fastfood-Ketten durchsetzen, die es ermöglichen, größere Kalorienmengen in Rekordtempo aufzunehmen, empfiehlt der Ernährungsberater Martin Kunz gar eine Volumetrics-Diät, bei

---

[133] Deutsche Gesellschaft für Ernärung e.V.: Die neuen 10 Regeln der DGE, http://www.dge.de/modules.php?name=News&file=article&sid=428

Migräne ist heilbar

der bevorzugt Lebensmittel verzehrt werden, die wenig Energie pro Volumen liefern[134]:

> Der Traum aller Diät-Geplagten: große Mengen essen zu können und dabei nicht zu-, sondern abzunehmen. Mit dem Volumetrics-Konzept soll er in Erfüllung gehen. Der englische Begriff "Volumetrics" bezeichnet die Energiedichte von Lebensmitteln, also den Kaloriengehalt pro Gramm.
>
> Bei der Volumetrics-Diät stehen vor allem Lebensmittel, die von Natur aus kalorienarm, dafür aber volumenreich sind, auf dem Speiseplan.

Damit stellt die Ernährungsberatung das Prinzip, was den Menschen in der Evolution so erfolgreich und erst zum Menschen gemacht hat, auf den Kopf. Statt einer gehirnfreundlichen, energetisch konzentrierten, darmentlastenden und zeitsparenden Nahrung wird eine Diät mit vielen Ballaststoffen und geringer Energiedichte empfohlen.

Der polnische Arzt Jan Kwasniewski meint dazu[135]:

> In der Ernährung werden ballaststoffreiche Produkte ... empfohlen, die den Verdauungstrakt 'reinigen' und der Verstopfung vorbeugen sollen. Ich dagegen halte Ballaststoffe wahrheitsgemäß für einen Bestandteil, der vom menschlichen Organismus überhaupt nicht verdaut und assimiliert wird, also für den Menschen ungenießbar und in der Ernährung unnütz ist.

Und weiter[136]:

> Fleisch sollte nicht roh gegessen werden, sondern vor dem Verzehr maximal verarbeitet werden. ... Es ist nicht vernünftig, den Verdauungstrakt zu Tätigkeiten zu zwingen, die gut und gern außerhalb dieses Systems erfolgen können. Er spart dann Energie...

Die Diskrepanz zwischen den hohen energetischen Anforderungen des Gehirns auf der einen Seite und den schwachen menschlichen Verdauungsfunktionen auf der anderen Seite erklärt auch, warum Empfehlungen für kohlenhydratreiche Ernährungsweisen bei der Bevölkerungsmehrheit immer zu einem erhöhten Konsum an Zucker und Weißmehl führen: Für ballaststoffreiche Diäten haben die meisten Menschen zu schwache Verdauungsorgane.

---

[134] Kunz, Martin: Satt und schlank mit der Volumetrics-Diät, 3. Auflage, 2005
[135] Kwasniewsi, Jan: Optimal Essen, 2. Auflage, 2000
[136] Ebenda, Seite 47

Migräne ist heilbar

> **11. These:**
> - Ernährungsempfehlungen für kohlenhydratreiche Diäten führen bei der Bevölkerungsmehrheit zu einem erhöhten Konsum an Zucker und Weißmehl.

Die Ernährungsberatung befindet sich mit ihren Empfehlungen auch im Widerspruch zu grundsätzlichen ökonomischen Gesetzen: Wenn etwa morgen ein Automobiltreibstoff gefunden würde, der in ausreichender Menge vorliegen und mehr Energie (Kalorien) pro Volumen bei gleichem Preis liefern würde, dann könnte man Autos kleiner, preiswerter und mit niedrigeren Betriebskosten bauen. Diese Autos würden sich binnen kurzer Zeit gegenüber den herkömmlichen Modellen durchsetzen.

Aus gleichem Grund hat der fossile Brennstoff Mineralöl längst den fossilen Brennstoff Kohle überall dort ersetzt, wo Größe eine Rolle spielt: Mineralöl hat als Fett die höhere energetische Dichte.

Wo ökonomische Gesetze eine Rolle spielen, wird sich eine dichtere Energiequelle zwangsläufig durchsetzen. So war das in der Natur – bis zum Auftreten der Ernährungsberatung – auch. Diese behauptet nun das genaue Gegenteil: Wir sollten Fett meiden, weil Fett die meisten Kalorien hat.

Dabei ist die hohe Energiedichte unter anderem einer der Gründe dafür, warum Lebewesen Energie als Fett abspeichern: Fett hat mehr Kalorien als Kohlenhydrate oder Proteine und deshalb bleiben sie leichter und wendiger bei gleichem Energiespeicher und verbrauchen weniger Energie.

So wie der Übergang zu einer Ernährung mit hoher Energiedichte maßgeblich zur Entwicklung des menschlichen Gehirns beigetragen hat, so ist es umgekehrt vorstellbar, dass dieser Prozess evolutionär in eine gegenläufige Richtung gehen kann. Und in der Tat gibt es Anzeichen dafür, dass das Gehirngewicht des Menschen seit dem Ende der Altsteinzeit um ca. 150 g zurückgegangen ist[137]. Eine Empfehlung zu einer ballaststoffreichen Diät von geringer Energiedichte widerspricht deshalb nicht nur grundsätzlichen energetischen Gesetzen, sondern kann auf lange Sicht sogar dazu führen, uns letztendlich alle „zum Affen zu machen".

Es ist allerdings vorstellbar, dass die Empfehlungen der Ernährungsberatung auf anderen ökonomischen Gesetzen basieren: Wenn man für Menschen eine Ernährungsweise mit energiearmen Lebensmitteln empfiehlt, dann müssen diese mehr Lebensmittel verzehren, um auf ihren täglichen Kalorienbedarf zu kommen. Statt einem Vollfett-Joghurt werden folglich 2 Mager-Joghurts benötigt, um satt zu werden. Dies ermöglicht es der Lebensmittelindustrie, mehr Ware pro Kalorie zu verkaufen, ein klarer ökonomischer Vorteil.

---

[137] Worm, Nicolai: Syndrom X oder Ein Mammut auf den Teller! Mit Steinzeitdiät aus der Ernährungsfalle, Bern, 2000, Seite 197

Migräne ist heilbar

Die Ernährungsberatung hat sich in den letzten Jahrzehnten zu stark auf die lebensnotwendigen Funktionen einiger Fettsäuren (so genannter essentieller Fettsäuren) konzentriert und dabei die energetischen Funktionen außer Acht gelassen, da das Fett als starker Energiespender unerwünscht war. In diesem Rahmen wurden gesättigte und zum Teil auch einfach ungesättigte Fettsäuren diskreditiert bzw. in ihrem Wert hinter den mehrfach ungesättigten Fettsäuren zurückgestellt. Auf die reine Energiebereitstellung bezogen scheinen aber gerade erstere Vorteile zu haben. Auch bei einem Großteil des menschlichen Fettgewebes handelt es sich um gesättigte oder einfach ungesättigte Fettsäuren.

In den USA sollen mehr als 30 Millionen Menschen unter Migräne leiden, in Deutschland spricht man von 6 bis 8 Millionen Betroffenen, mit zunehmender Tendenz. Die Neurologie vermutet dafür genetische Gründe. Eine solche Annahme ist wenig plausibel, denn sie unterstellt, dass weite Teile der Bevölkerung in einer natürlichen Umgebung mit natürlichen Feinden, speziell bei fehlender Medikamentation, nicht überlebensfähig wären.

Das lässt vermuten, dass die heute übliche Diät im Sinne von William Leonhard keine „ausreichenden Kalorien und Nährstoffe für das wertvolle Denkorgan" des Menschen liefert, zumindest nicht in der geforderten Konstanz, denn unter dieser Diät entstehen bei sehr vielen Menschen häufige zerebrale Energiekrisen in Form von Migräneattacken, obwohl der heutige Mensch ein um 150 g leichteres Gehirngewicht hat, als der Neandertaler oder Cro Magnon-Mensch der Altsteinzeit[138].

Das Gehirn des Menschen verfügt über keinen eigenständigen Energiemetabolismus und erwartet, dass ihm die erforderliche Energie (in Ruhe immerhin 20 bis 25% des gesamten Energiebedarfs des Menschen) über den Blutstrom konstant und in der erforderlichen Stärke angeliefert wird. Offenbar war die Ernährung unserer Vorfahren dazu in der Lage, offenbar ist unsere heutige Ernährung dazu ganz häufig nicht mehr in der Lage.

Die Expensive-Tissue-Hypothese von Aiello und Wheeler behauptet, dass das Gehirn des Menschen im Rahmen der Evolution nur durch energetische Einsparungen bei anderen Körperteilen – den Verdauungsorganen – habe wachsen können. Dies allein dürfte aber nicht ausgereicht haben.

Denn das Gehirn ist mittlerweile das stoffwechselaktivste Organ des Menschen und ganz nebenbei das Organ, was den Menschen in der Natur auszeichnet. Die gesamte Entwicklung des Menschen ist durch eine immer stärkere geistige Ausrichtung und Nutzung des Gehirns gekennzeichnet. Bei manchen heutigen Menschen könnte man bereits den Eindruck gewinnen, dass ihr Körper primär die Aufgabe hat,

---

[138] Worm, Nicolai: Syndrom X oder Ein Mammut auf den Teller! Mit Steinzeitdiät aus der Ernährungsfalle, Bern, 2000, Seite 197

das Gehirn ausreichend mit Energie zu versorgen. Es ist zu vermuten, dass sich diese evolutionäre Entwicklung hin zu einer immer stärkeren Vergeistigung fortsetzen wird.

Für Lebewesen mit einem im Vergleich zum restlichen Körper kleinen Gehirn besteht keine zwingende Notwendigkeit einer zerebralen Versorgung durch den Fettstoffwechsel, da notfalls immer ausreichend Glucose über die Glukoneogenese produziert werden kann, wobei in diesem Fall sogar das aus dem Fettstoffwechsel entstehende Glycerin ausreichen mag, um die Glucoseversorgung weitestgehend zu gewährleisten. Solche Lebewesen zeichnen sich durch einen kräftigen Körper und ein leistungsschwaches Hirn aus, und folgerichtig verwenden die Körperorgane bevorzugt die ergiebigste Energiequelle Fett, während sich das Gehirn mit einer leistungsschwächeren und älteren Energiequelle begnügen muss (im übertragenen Sinne: Kohle statt Öl).

Dies ist beim Menschen etwas anders. Ein Organ mit dieser Bedeutung und Stoffwechselaktivität wie das menschliche Gehirn konnte nur wachsen, wenn ihm die leistungsfähigste, konstanteste und fehlertoleranteste körperliche Energiequelle (mehr als 100.000 Kcal beim Fett gegenüber weniger als 500 Kcal gespeicherte Energie bei den Kohlenhydraten) zur Verfügung stand, und das nicht nur in Ausnahmefällen wie zum Beispiel beim Fasten, sondern ständig. Die Entwicklung eines solchen Hochleistungsorgans erforderte neben der Umstellung auf eine stärker konzentrierte Nahrung auch die Umstellung auf einen leistungsfähigeren inneren Stoffwechsel.

Dass die Glucose im Energiestoffwechsel des Menschen letztendlich nur eine untergeordnete Rolle spielt und die Fette dagegen die bevorzugte Energiequelle sind, erkennt man an der auffälligen Asymmetrie zwischen Lipogenese (Fettspeicherung) und Lipolyse: Überschüssige Nahrungskohlenhydrate und Nahrungsfette können zwar beide als Fett abgespeichert werden, dann aber im Rahmen der Lipolyse im Wesentlichen nur noch in Fett zurückgeführt werden. Das hat die unmittelbare Konsequenz, dass Organe, die Fettsäuren nicht direkt über die Beta-Oxidation zur Energiegewinnung verwerten können, entweder nur einen sehr geringen Energieverbrauch haben dürfen (da sie nicht vom Hauptenergiespeicher des Körpers profitieren können), oder die Beta-Oxidation der Fettsäuren von anderen Organen durchführen lassen müssen. Dieser zweite Fall trifft beim Menschen zu. Gehirnzellen besitzen keine eigene Beta-Oxidation, und darüber hinaus können freie Fettsäuren nicht die Blut-Hirn-Schranke überwinden. Trotzdem können sie den Hauptenergiespeicher des Körpers nutzen, da die Leber im Rahmen der Ketogenese aus freien Fettsäuren Ketonkörper produziert und diese anschließend zu ihren Abnehmern verschifft. Als das Gehirn des Menschen an Größe und Bedeutung zunahm, musste es zwangsläufig, wie andere energiehungrige Organe schon vorher, an den Fettstoffwechsel angeschlossen werden. Eine verbesserte und ebenfalls in der Leber ablaufende Glukoneogenese wäre nicht ausreichend gewesen.

Migräne ist heilbar

Nicolai Worm führt in diesem Zusammenhang aus[139]:

> *Wie konnte sich der Mensch im Gegensatz zu den anderen Lebewesen so hirnlastig entwickeln? Die Paläoanthropologen haben lange gerätselt und dieses „Puzzle" erst in den letzten Jahren Stück für Stück zusammensetzen können:*
>
> *Der entscheidende Schritt auf dem Weg der Erkenntnis gelang den Forschern, als sie den Energieverbrauch des Hirns von Menschen mit dem anderer Säugetiere verglichen. Dabei stellten sie fest, dass unser Hirn allein etwa ein Viertel der Energie verbraucht, die unser Körper unter Ruhebedingungen für den Erhalt all seiner Körperfunktionen aufwenden muss, obwohl die Hirnmasse nur 2% des gesamten Körpergewichts beträgt! Daraus folgt, dass unser Hirn ungeheuer stoffwechselaktiv ist.*
>
> *Bei anderen Primaten verbraucht das Hirn nur etwa acht bis neun Prozent des jeweiligen Ruhe-Energie-Bedarfs. Bei ihnen ist die Stoffwechselaktivität des Hirns viel geringer. Zu ihrer großen Verblüffung fanden die Forscher heraus, dass Menschen mit ihrer überproportional großen Kalorienverbrennung unter dem Schädeldach aber insgesamt, das heißt im Verhältnis zu ihrer Körpermasse, gar nicht mehr Kalorien verbrauchen als die anderen Primaten.*

Und Rüdiger Vaas ergänzt in „Bild der Wissenschaft"[140]:

> *Australopithecinen hatten noch einen relativ großen Darmtrakt, wie aus dem Skelett der berühmten „Lucy" ersichtlich ist. Aber beim frühen Homo ging die Hirnzunahme anscheinend mit einer Reduzierung der Darmlänge einher – darauf lassen die Rippen- und Schädelknochen eines Jungen vom Turkanasee schließen. Der Darm heutiger Menschen ist 900 Gramm leichter, als es die Körpergröße eigentlich erwarten ließe – die eingesparte Energie konnte die Evolution gleichsam ins Gehirn investieren. Aiello und Wheeler vermuten deshalb, dass die Umstellung auf tierische Nahrung – Fleisch und Knochenmark – eine Voraussetzung für den ersten Schub des Hirnwachstums gewesen ist. Anfangs waren die Frühmenschen wohl hauptsächlich Aasfresser, wie Spuren von Raubtiergebissen an ihren Nahrungsresten belegen. Nach und nach wurde die Jagd dann immer wichtiger – und mit verbesserten Wurffähigkeiten auch zunehmend erfolgreicher.*

Die Kernaussagen dabei sind:

---

[139] Worm, Nicolai: Syndrom X oder Ein Mammut auf den Teller! Mit Steinzeitdiät aus der Ernährungsfalle, Bern, 2000, Seite 192 f

[140] Vaas, Rüdiger: Der Intelligenzsprung – Das menschliche Gehirn hat sich in den letzten rund drei Millionen Jahren drastisch vergrößert. Evolutionsforscher sind den ökologischen und sozialen Ursachen auf der Spur, Bild der Wissenschaften, 08 / 2002, pages 30-39

- Der anteilige Energieverbrauch des Gehirns am Grundumsatz erhöhte sich im Laufe der Entwicklungsgeschichte des Menschen von ursprünglich 8% auf heute 25%.
- Der Gesamtkalorienverbrauch ist dabei unverändert geblieben. Der zusätzliche Energiebedarf des Gehirns ging zu Lasten des Darms.
- Dies war nur möglich durch eine Umstellung auf kalorienreiche, tierische Nahrung mit viel Fleisch und Knochenmark.

Geht man von der Annahme aus, dass das Gehirn praktisch ausschließlich Glucose zur Energiegewinnung verwertet[141], hätte diese Entwicklung eine Verdreifachung des glucoseabhängigen Anteils am Grundumsatz des Menschen zur Folge gehabt. Geht man von einem Grundumsatz von täglich 1.500 Kcal aus, dann ergeben die obigen Zahlen einen zusätzlichen täglichen Glucosebedarf von 65 g. Da aber die Expensive-Tissue-Hypothese von Aiello und Wheeler gleichzeitig behauptet, dass die Gehirnentwicklung nur durch eine Umstellung auf viel Fleisch und Knochenmark möglich gewesen ist, dürfte sich der Kohlenhydratanteil in der Nahrung im entsprechenden Zeitraum eher gesenkt, jedenfalls nicht erhöht haben. Dies hätte zur Konsequenz, dass die Evolution im Rahmen der Menschwerdung ein glucoseabhängiges Organ auf Kosten von Organen mit Fett-Präferenz weiterentwickelt hätte, obwohl die Nahrung gleichzeitig immer ärmer an Glucose und reicher an Fett wurde: Eine wenig wahrscheinliche Option.

Denn da der Körper Glucose nur zu einem geringen Anteil aus Fett generieren kann, muss angenommen werden, dass der errechnete tägliche Zusatzbedarf von 65 g Glucose im Wesentlichen mit Hilfe der Glukoneogenese aus Proteinen zu generieren war. Dazu sind ungefähr täglich 120 g Eiweiß bzw. entsprechend 600 g Fleisch erforderlich[142]. Hätte der Urmensch mal einen oder zwei Tage keine Nahrung gefunden, dann wäre für die Glucose-Versorgung des Gehirns sofort 1 kg Muskel- oder Bindegewebsmasse verzuckert worden. Die Expensive-Tissue-Hypothese von Aiello und Wheeler lässt sich deshalb nur halten, wenn man gleichzeitig annimmt, dass das Gehirn im Rahmen des evolutionären Prozesses an den Fettstoffwechsel angeschlossen wurde. Möglicherweise ist das sogar die entscheidende Stoffwechselneuerung beim Menschen.

Dass dem tatsächlich so ist, kann am Gehirnstoffwechsel von Säuglingen verifiziert werden: Das Gehirn von Säuglingen verbraucht nach der Geburt bis zu 75% der Gesamtenergie des Organismus. Und diese Hirn-Lebewesen können nur überleben,

---

[141] Löffler, Georg und Petrides, Petro E.: Biochemie und Pathobiochemie, 7. Auflage, 2003, Seite 1055 f
[142] Delta Gym: Die Kehrseite der Medaille: Der Jojo-Effekt, http://www.delta-gym.ch/Ernaehrung/gesund/hungern.htm

weil ihr Gehirnstoffwechsel auf effiziente Weise Ketonkörper zur Energiegewinnung verwerten kann.

Und auch der Hungerstoffwechsel des Menschen spricht für diese These. Denn um bei längerer Nahrungskarenz mit einem stoffwechselaktiven Großhirn ähnlich lange wie andere Tiere überleben zu können, musste der Gehirnstoffwechsel in Hungerzeiten zwangsläufig auf den Fettstoffwechsel umgestellt werden, alles andere hätte einen evolutionären Nachteil bedeutet. Diese Umstellung musste aber reibungslos und unmerklich erfolgen, und sie musste bereits einsetzen, bevor sich die Glykogenspeicher der Leber dem Ende zuneigten. Denn jedes Nachlassen der Aufmerksamkeit, jede Schwächung des Körpers durch unnötiges Verbrennen von Muskelmasse, hätte in der Natur – speziell in Notzeiten – einen Nachteil dargestellt.

Der folgenden Abbildung gemäß Lochs[143] ist zu entnehmen, dass es bei heutigen Testprobanden in den ersten 3 Tagen nach Nahrungsentzug zu einer vollständigen Entleerung der Glykogenspeicher in der Leber kommt, während die Glykogenspeicher in den Muskeln weiterhin eine komfortable Reserve behalten. Erst ab dem 4. Hungertag erholen sich die Speicher in der Leber wieder etwas. Offenbar sind also die Muskeln, anders als das von der Leber mit Glucose versorgte Gehirn, in der Lage, reibungslos auf den Fettstoffwechsel umzustellen. Die Verhältnisse in der Leber deuten dagegen darauf hin, dass sich der Körper in den ersten Hungertagen in einer Ausnahmesituation befindet, speziell am 3. Hungertag dürfte die Glukoneogenese auf Hochtouren laufen. Gleichzeitig sind hohe Stresshormonspiegel anzunehmen. In dieser Phase dürfte ein erhöhtes Risiko für schwere Hypoglykämien, Panikattacken, Kopfschmerzen, Migräneanfälle oder gar Epilepsien bestehen.

Die Darstellung entspricht sehr präzise den Erfahrungen vieler Menschen während des Heilfastens: Werden die ersten Tage meist als sehr schwierig erlebt, stellt sich in der Regel nach wenigen Tagen eine allgemeine Leichtigkeit, ein Eindruck von zusätzlicher und fast grenzenloser Energie ein. Manche Mediziner erklären dies mit einer erhöhten Endorphinproduktion während des Fastens. Viel nahe liegender dürfte jedoch die Umstellung der zerebralen Energiegewinnung von Glucose auf Ketonkörper sein.

---

[143] Lochs, H: Hungerstoffwechsel, http://www.dgem.de/termine/berlin2003/lochs.pdf, Seite 14

Migräne ist heilbar

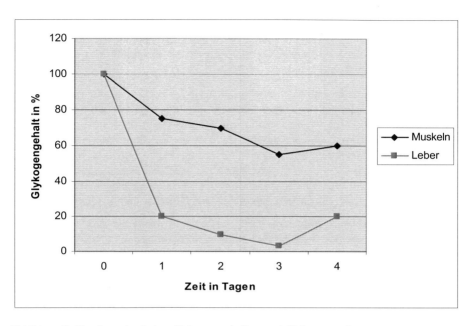

Abbildung 2: Abnahme des Leber-Glykogengehaltes nach Nahrungsentzug

In der Natur sind die beschriebenen Stoffwechselverhältnisse kaum tolerierbar. Wer etwa auf der Flucht vor Feinden ist, der wird mit einer körperlichen Ausstattung ohne garantiert konstante Energiebereitstellung in der Regel nicht sehr weit kommen.

Ein Lebewesen, welches in einer Gefahrensituation von unbestimmter Dauer sein wichtigstes Organ nicht optimal und unterbrechungsfrei versorgen kann, ist geschwächt und befindet sich außerhalb seines natürlichen Stoffwechsels.

Betrachten Sie zur Veranschaulichung einmal das folgende Beispiel:

Sie betreiben in Ihrer Wohnung eine kleine Kinderkrippe. Ihre Wohnung heizen Sie mit Brennholz, allerdings können Sie immer nur für maximal einen halben Tag Brennholz lagern, weswegen Sie mehrmals am Tag beliefert werden. Im Keller gibt es für Notzeiten einen großen Öltank, welcher für 6 Wochen reichen würde. Diesen Öltank können Sie aber nicht so ohne weiteres nutzen, da die dazugehörige Ölheizung eine sehr lange Vorlaufzeit hat: Erst nach 24 Stunden beginnt sie nennenswert zu wärmen und erst 3 Tage später läuft sie auf voller Leistungsfähigkeit, so dass Sie praktisch ganz ohne Brennholz auskommen würden. Lediglich der Herd in der Küche, mit dem Sie den Kindern eine warme Mahlzeit oder einen Tee zubereiten, ist nicht an der Ölheizung angeschlossen, sondern benötigt weiterhin Holz.

Nun bleibt aus irgendeinem Grund die Holzlieferung aus, und Sie wissen nicht wie lange. Da die Kinder nicht frieren sollen, werfen Sie sicherheitshalber die Ölheizung an. Aber Sie wissen, dass dies in den nächsten Tagen nicht reichen wird. Also entschließen Sie sich, einen Teil des Holzspielzeugs der Kinder oder auch des Mobiliars zu verheizen. Sie denken sich: „Was soll's? Ich kann ja in den nächsten Tagen wieder neue Sachen kaufen."

Allerdings gibt es gleich nebenan eine weitere Kinderkrippe, die seit einiger Zeit mit Ihnen konkurriert. Und diese Krippe heizt mit Öl, lediglich der Ofen in der Küche benötigt zwingend Holz. Holzkamine in den Räumen gibt es auch noch, aber die werden nur noch zum Zuheizen genutzt, dann, wenn ein Elternpaar, welches einen kleinen Holzhandel betreibt, mal wieder eine Ladung Holz gespendet hat. Und diese Krippe hat seit einiger Zeit sehr deutlich ihre Preise gesenkt, weswegen einige Eltern ihre Kinder nun dorthin schicken. Außerdem haben es Ihnen einige Kinder verübelt, dass Sie bei der letzten Brennholzkrise den kleinen Holzbär verheizt haben.

Ich denke, das Beispiel macht deutlich, dass ein Umschalten des menschlichen Gehirns vom älteren und leistungsschwächeren Kohlenhydratstoffwechsel auf den moderneren und leistungsfähigeren Fettstoffwechsel in der Natur, das heißt unter Bedingungen von Konkurrenz und Auslese, nur unterbrechungsfrei erfolgen konnte.

Dies ist bei anderen Organen nicht anders. Das Herz des Menschen kann Glucose, freie Fettsäuren und Ketonkörper zur Energiegewinnung nutzen, in Hungerszeiten lebt es aber ausschließlich vom Fett (freie Fettsäuren, Ketonkörper). Es wäre wohl kaum akzeptabel, wenn Ihr Herz bei fehlender Nahrung zu stolpern beginnt oder mit heftigen Angina Pectoris-Attacken reagiert. Und wie die obige Darstellung der muskulären Glykogenspeicher deutlich macht: Eine solche Gefahr ist beim Herzen nicht gegeben.

Da Stoffwechselexperten stets darauf hinweisen, dass ein Umschalten von unserer gewohnten kohlenhydratreichen Diät auf den Hungerstoffwechsel nur mit deutlicher Verzögerung und nicht reibungslos vonstatten geht[144] [145], kann daraus nur gefolgert werden, dass es sich bei der gewohnten kohlenhydratreichen Diät nicht um die natürliche artgerechte Ernährung des Menschen handeln kann.

Im Prinzip kann man entsprechende Prozesse auch überall in der Wirtschaft beobachten: Wenn etwas zum Kerngeschäft gehört oder aus sonstigen Gründen geschäftskritisch ist, wird es in gut organisierten Unternehmen üblicherweise besonders üppig ausgestattet, während weniger wichtige Bereiche vielleicht sogar ganz ausgelagert werden. Wenn es die Kernkompetenz Ihres Unternehmens ist, Aktien zu kaufen und zu verkaufen, dann werden Sie die Räume ihrer Aktienhändler

---

[144] Lochs, H: Hungerstoffwechsel, http://www.dgem.de/termine/berlin2003/lochs.pdf
[145] Löffler, Georg und Petrides, Petro E.: Biochemie und Pathobiochemie, 7. Auflage, 2003, Seite 1054 f

Migräne ist heilbar

nicht mit Kohlenöfen heizen und die der restlichen Mitarbeiter mit einer Ölzentralheizung.

Das „geschäftskritische" Organ des Menschen ist aber sein Gehirn, alles andere ist letztendlich von sekundärer Bedeutung und kann heute im Fehlerfall sogar häufig ersetzt werden. Es kann deshalb postuliert werden, dass die effizientere Nutzung der kalorienreichsten Energiequelle (Fett) zur Energiegewinnung im Gehirn einen evolutionären Vorteil darstellte und ein wesentlicher Trigger für die rasche Gehirnentwicklung des Menschen war. Während normale Raubtiere in größere Pranken und gefräßigere Mäuler investierten und sich dabei kleine und sparsame, mit Glucose betriebene Hirne leisten konnten, investierte das Raubtier Mensch (siehe dazu auch die Ausführungen in Abschnitt *Vom Raubtier zum Menschen* auf Seite 160) in ein größeres Gehirn, welches folgerichtig dann nicht mehr ausschließlich mit Glucose angetrieben werden konnte.

---
12. These (Expensive-Tissue-Ketosis-Hypothese):

- *Das menschliche Gehirn konnte im Laufe der Evolution nur durch energetische Einsparungen bei anderen Körperteilen (konkret: den Verdauungsorganen) und der gleichzeitigen direkten Nutzung des kalorienreichsten Energieträgers (Fett) in Form von Ketonkörpern wachsen.*

Die Folgen eines Rückgriffs auf den ausschließlichen Glucose-Betrieb kann man heute überall auf der Welt beobachten: Menschen mit einem besonders stoffwechselaktiven Gehirn (oder, um in der Sprache der Neurologie zu bleiben, mit einem Gehirn, welches sich in ständiger Bereitschaft befindet), bei gleichzeitig schwachen Verdauungsorganen, werden unter den heutigen anfordernden Lebensbedingungen unweigerlich mit zerebralen Energiekrisen und in der Folge dann mit Migräneattacken oder anderen episodischen Gehirnstörungen zu kämpfen haben.[146] Um ihr Gehirn energetisch nicht weiter zu belasten, werden solche Menschen häufig dazu gezwungen sein, Aufregungen und sportliche Aktivitäten weitestgehend zu meiden. Und in der Tat führt bald jede größere Anstrengung bei Ihnen anschließend zu einer Migräneattacke und damit letztendlich zu Bewegungsarmut. Ferner verlangt ihr Gehirn nach konzentrierter und leicht verdaulicher Nahrung, so dass ballaststofffreie Lebensmittel, die eine höhere Verdauungsleistung benötigen, zu Gunsten eines höheren Zuckerkonsums gemieden werden.

---

[146] Strahlman, R. Scott: Can Ketosis Help Migraine Sufferers? A Case Report. Headache: The Journal of Head and Face Pain. Volume 46 Page 182 - January 2006. doi:10.1111/j.1526-4610.2006.00321_5.x

13. These:

- *Die Empfehlung von ballaststoffreichen, energiearmen und kohlenhydratreichen Ernährungsweisen führt bei Migränikern unter den heutigen stressreichen Lebensbedingungen zu Bewegungsarmut und einer Erhöhung des Zuckerkonsums.*

Adipositas und Fettstoffwechsel

Die letzten Abschnitte haben gezeigt, dass die heute übliche kohlenhydratreiche Ernährung das Gehirn nicht am Fettstoffwechsel partizipieren lässt, weswegen es ausschließlich durch Kohlenhydrate versorgt wird. Der Kohlenhydratstoffwechsel ist aber als Alleinversorger des Gehirns nur bedingt geeignet, denn:

- Der Blut-Glucose-Spiegel kann unmittelbar und gravierend über die Nahrung beeinflusst werden. Das Gehirn erwartet dagegen einen möglichst konstanten Energiestrom.

- Glucose lässt sich im Körper nur in sehr geringen Mengen in einer Form speichern, aus welcher wieder Glucose abgerufen werden kann (Glykogen).

- Überschüssige Glucose wird im Körper vorwiegend als Fett gespeichert. Fett kann im Körper aber nur in geringen Mengen (Glycerin-Anteil an den Triglyceriden) wieder in Glucose zurückgeführt werden.

- Glucose hat im Vergleich zu Fett weniger Kalorien und ist folglich der schwächere Energieträger.

- In Glucose-Mangelsituationen wird der Körper mittels der Glukoneogenese aus Proteinen Glucose generieren. Da das Gehirn einen hohen Energiebedarf hat, kann dies zu inadäquaten Substanzverlusten und hohen Stressbelastungen führen.

In der Folge kann es – insbesondere bei anfordernden, stressreichen Tätigkeiten – leicht zu Instabilitäten in der energetischen Versorgung des Gehirns kommen. Da der Organismus die eigenen Möglichkeiten zur Stabilisierung der energetischen Versorgung des Gehirns automatisch selbst ausschöpfen wird, bedeuten konkrete energetische Instabilitäten praktisch immer: Der Mensch muss manuell gegensteuern, das heißt, er wird eine Mahlzeit einnehmen.

Diese Mahlzeit dürfte in aller Regel kohlenhydratreich sein, da damit ein rascher Anstieg des Blut-Glucose-Spiegels bewirkt werden kann. Wird durch die Mahlzeit mehr Energie aufgenommen als aktuell benötigt, wird die überschüssige Energie in wesentlichen Teilen als Körperfett abgespeichert. Dies wird erst recht dann der Fall sein, wenn die Mahlzeit gleichzeitig reich an Fett ist, weil diese Form der Energie bei bewegungsarmer Tätigkeit (zum Beispiel Büroarbeitsplatz) nur in geringeren Mengen benötigt wird. Das Gehirn ist lediglich an der Glucose interessiert und folglich wandert das überschüssige Nahrungsfett in die Fettspeicher des Körpers.

Auf Grund der bewegungsarmen Tätigkeit werden insgesamt relativ wenige Kalorien verbraucht, speziell nicht von Organen oder Muskeln, die von den Fettspeichern des

Körpers Gebrauch machen könnten. Das führt dazu, dass einmal angesammelte Fettpolster nicht mehr aktiviert werden und die betroffene Person zunehmend verfettet.

Viele Ernährungsexperten haben daraus richtigerweise den Schluss gezogen, dass in erster Linie das Nahrungsfett für die Gewichtszunahme verantwortlich ist und folglich die Empfehlung ausgesprochen, sich bei sitzender und bewegungsarmer Tätigkeit möglichst fettarm und generell energiearm zu ernähren.

Da auf diese Weise die Fettspeicher aber nur schwer zu mobilisieren sind (das Gehirn ist an dieser Energie nicht interessiert), wurde gleichzeitig die Empfehlung für mehr Bewegung ausgesprochen: Bewegung war erforderlich, um Herz, Lunge und Muskeln zu aktivieren, denn diese verbrennen bevorzugt Fett.

Fettarme Diäten funktionieren folglich nur, wenn entweder die Kalorienaufnahme deutlich reduziert oder der Kalorien- und insbesondere der Fettverbrauch durch mehr Bewegung (zum Beispiel Sport) deutlich angehoben wird. Meistens werden beide Maßnahmen gleichzeitig empfohlen.

Alternativ dazu haben sich zahlreiche Diäten etabliert, die ein Problem im Kohlenhydratstoffwechsel ausgemacht haben wollen. Und in der Tat lassen sich die oben geschilderten Probleme mildern, wenn man die erste der aufgeführten Schwächen des Kohlenhydratstoffwechsels angeht und dafür sorgt, dass die Glucose dem Körper stets in einer Form zugeführt wird, die möglichst geringe Instabilitäten im Blutzuckerspiegel veranlasst. Dafür haben sich insbesondere Diäten mit niedrigem glykämischen Index bzw. niedriger glykämischer Last etabliert und bewährt.

Einen anderen Ansatz verfolgen kohlenhydratarme Diäten mit einer festen Einschränkung der pro Tag aufzunehmenden Menge an Nahrungskohlenhydraten. Liegt die Gesamtmenge der täglich verzehrten Kohlenhydrate signifikant unter der Menge, die das Gehirn bei einem reinen Glucose-Betrieb benötigt, wird dieses mit der Zeit einen Teil seiner Energiegewinnung auf Ketonkörper umstellen. Auf Grund der sich damit häufig erreichbaren günstigen gesundheitlichen Effekte, wurden im Rahmen solcher Diäten die Kohlenhydrate meist als Grund allen Übels ausgemacht.

Leider liegt das eigentliche Problem woanders: Das Problem ist nicht der Kohlenhydratstoffwechsel, sondern der Fettstoffwechsel, und dabei in erster Linie die Tatsache, dass das Gehirn bei der heute üblichen Ernährung nicht am Fettstoffwechsel partizipiert.

Denn diese Nichtbeteiligung führt bei der Energiespeicherung und Energierückführung zu Asymmetrien, die im Folgenden an einem sehr stark vereinfachten Beispiel verdeutlicht werden sollen:

Nehmen wir einmal an, eine Person nimmt 3-mal am Tag eine Mahlzeit ein, um ihren Energiebedarf zu decken, wobei pro Mahlzeit 100 Einheiten Fett und 100 Einheiten

Kohlenhydrate (KH) benötigt werden. Da die Person ihre Mahlzeiten nicht immer 100%ig mit dem aktuellen Bedarf in Einklang bringen kann, wird angenommen, dass morgens 50 Einheiten pro Energieträger zu viel aufgenommen werden und abends 50 Einheiten zu wenig.

Um die Situation weiter zu vereinfachen, nehmen wir an, dass alle Energieträger die gleiche Energiedichte besitzen, mit anderen Worten: 1 Einheit Fett = 1 Einheit Kohlenhydrate (KH) = 1 Einheit Proteine (Substanz).

Es sollen im Rahmen des Beispiels die folgenden Stoffwechselgesetze gelten:

- Werden in einer Mahlzeit mehr als 100 Einheiten des jeweiligen Energieträgers aufgenommen, werden die überschüssigen Einheiten im „Speicher" abgelegt (Lipogenese).
- Werden weniger als 100 Einheiten Fett aufgenommen, werden die fehlenden Einheiten aus dem Speicher genommen (Lipolyse).
- Werden weniger als 100 Einheiten Kohlenhydrate (KH) aufgenommen, werden die fehlenden Einheiten aus der „Substanz" genommen (Glukoneogenese).

Die Ausgangsgröße des Fettspeichers soll 0 (= leer) und die der Substanz gleich 500 sein.

Aus der folgenden Abbilddung ist zu ersehen, dass jeden Morgen 100 Einheiten (50 Einheiten Fett und 50 Einheiten Kohlenhydrate) in den Speicher überführt werden und jeden Abend 50 Einheiten aus Speicher und Substanz entnommen werden. Dies führt dazu, dass der Speicher sich pro Tag um 50 Einheiten vergrößert, während die Substanz pro Tag um 50 Einheiten abnimmt. Die Person wird folglich fetter, obwohl sie gleichzeitig an Substanz verliert, ein häufig zu beobachtendes Phänomen.

Der Grund ist ein ganz einfacher: Überschüssige und ursprünglich mal für das Gehirn vorgesehene Energie wird als Fett abgespeichert. In dieser Form kann die Energie aber nicht mehr vom Gehirn genutzt werden, weswegen dieses bei Bedarf auf die Muskelmasse zurückgreift. Die restlichen Körperorgane haben für die überschüssige Fettspeicherreserve des Gehirns aber auch keinen Bedarf, denn ihnen steht ausreichend Energie zur Verfügung.

Anders ausgedrückt: Das Körperfett wird von mehr Klienten zur Abspeicherung als zum Abruf von Energie genutzt. Dies hat unter anderem zur Konsequenz, dass Kohlenhydrat-Kalorien eine andere Wertigkeit besitzen als Fettkalorien[147].

Es ist fast so, als habe man es mit 2 Banken mit den Namen „Fett" und „Substanz" zu tun. Wenn die 5 Klienten Gehirn, Leber, Muskeln, Herz und Darm etwas Energie

---

[147] Buchholz AC, Schoeller DA: Is a calorie a calorie? American Journal of Clinical Nutrition, Vol. 79, No. 5, 899S-906S, May 2004

übrig haben, zahlen sie diese bei der Bank „Fett" ein. Wenn die 4 Klienten Leber, Muskeln, Herz und Darm etwas Energie benötigen, heben sie diese von der Bank „Fett" ab. Nur der Kunde Gehirn tanzt aus der Reihe, der holt seine Energie stattdessen stets bei der Bank „Substanz" ab. Das wäre so gut wie kein Problem, wenn die Klienten Leber, Muskeln, Herz und Darm im Vergleich zum Kunden Gehirn mit deutlich größeren Beträgen operieren würden. So ist dies auch bei Tieren, allerdings nicht mehr beim Menschen.

Natürlich ist dieses Beispiel stark vereinfachend und nicht so ohne weiteres auf den Menschen übertragbar. Trotzdem macht es deutlich, dass es sehr schwer sein dürfte, eine ausgeglichene Energiebilanz einzuhalten, wenn sich die verschiedenen Energieträger bezüglich Speicherung und Abruf asymmetrisch verhalten. Das Problem dürfte nur dann wirklich befriedigend lösbar sein, wenn Fette und Kohlenhydrate sich nicht nur bei der Speicherung wie austauschbare Energien verhalten (beide werden als Fette gespeichert), sondern auch bei der Nutzung. In diesem Fall müssten in unserem Beispiel abends jeweils 100 Einheiten Fett aus dem Speicher genommen und als solche genutzt werden, das heißt abends würden 50 Einheiten Kohlenhydrate und 150 Einheiten Fette als Energie eingesetzt.

Das ist letztendlich genau das, was der menschliche Organismus im Hungerstoffwechsel durch Reaktivierung der Ketolyse-Fähigkeit des Gehirns macht, eine Fähigkeit, die durch die moderne Lebensweise verkümmert ist.

Zeit	Speicher	Fett	KH	Substanz
		1. Tag		
08:00	100	150	150	500
13:00	100	100	100	500
19:00	50	50	50	450
		2. Tag		
08:00	150	150	150	450
13:00	150	100	100	450
19:00	100	50	50	400
		3. Tag		
08:00	200	150	150	400
13:00	200	100	100	400
19:00	150	50	50	350

Abbildung 3: Asymmetrien bei den Energieträgern

Ein Reaktivieren der Ketolyse-Fähigkeit des Gehirns wird automatisch für eine ausgeglichenere Energiebilanz zwischen den Organen sorgen, da es alle Organe am mächtigen und robusten Fettstoffwechsel teilhaben lässt. Ob eine solche Reaktivierung mit der ketogenen Diät, sonstigen kohlenhydratarmen Diäten, unterkalorischer Ernährung, gelegentlichem Fasten oder in Zukunft gar Medikamenten gelingt, sei dahingestellt.

Ein positiver Nebeneffekt dieser Maßnahme wird in aller Regel die Reduzierung der Glukoneogenese und damit die Schonung von Körpereiweiß sein, weswegen ketogene Diäten auch im Bodybuilding unter dem Namen „Anabole Diät" Anwendung finden. Können sich alle Körperorgane in Energiemangelsituationen beim Fettspeicher bedienen, besteht nur noch ein deutlich verringerter Bedarf, sich Glucose bei der „Substanz" via Glukoneogenese zu borgen.

Die Delta-Gym-Site gibt eine grobe Abschätzung für die ungefähre Größenordnung möglicher Eiweißverluste[148]:

> *Das Auftreten der so genannten Ketonkörper ... im Urin erklärt sich damit, dass das Gehirn, das normalerweise von Zucker lebt, im Hunger auf die Verwertung von Ketonkörpern erst umgestellt werden muss. Diese Umstellung benötigt einige Wochen, aber dann kann auch im Hunger und im Kohlenhydratmangel, das Gehirn am Leben und bei Leistung erhalten werden. In der Zwischenzeit, d.h. bis die Sache mit den Ketonkörpern funktioniert, scheidet der Organismus überschüssige Ketonkörper über den Urin aus, was mit hohem Wasserverlust verbunden ist. Gleichzeitig verliert der Körper im Hunger in den ersten Wochen vor allem auch Muskelgewebe, denn um das Gehirn, bis die Umstellung auf die Versorgung mit Ketonkörpern abgeschlossen ist, mit Glukose zu versorgen, wird der Zucker über die so genannte Glukoneogenese aus Eiweiß auf recht kostspielige Art erzeugt:*
>
> - *1 Gramm Traubenzucker (Glukose) kostet auf diese Art nämlich 1,8 Gramm Eiweiß (Protein), was den Abbau von 9 Gramm Muskulatur oder Bindegewebe voraussetzt.*

Beginnt man also aus einer üblichen Ernährung heraus eine Fastenkur, dann haben Gehirn und Erothrozyten in den ersten Tagen nach Beginn des Nahrungsverzichts weiterhin einen Bedarf von 160 g Glucose pro Tag[149]. Nach Leerung der Glykogenspeicher müssen diese 160 g durch die Glukoneogenese produziert werden, womit deren Kapazitätsgrenze von 180 – 200 g pro Tag schon fast erreicht ist[150].

---

[148] Delta Gym: Die Kehrseite der Medaille: Der Jojo-Effekt, http://www.delta-gym.ch/Ernaehrung/gesund/hungern.htm

[149] Wikipedia: Glukoneogenese, http://de.wikipedia.org/wiki/Glukoneogenese

[150] Ebenda

Gemäß den obigen Angaben entsprechen die 160 g Glucose fast 1,5 kg Muskulatur oder Bindegewebe, die täglich für die Energiegewinnung geopfert werden müssen.

Geht man davon aus, dass der Nahrungsverzicht aus reiner Not geschieht – zum Beispiel während ein Soldat aus einem Gefangenenlager flieht und dabei tagelang von feindlichen Truppen verfolgt wird – dann ist leicht vorstellbar, dass der Glucosebedarf noch deutlich ansteigen kann. Die benötigte Glucose kann aber nicht mehr in vollem Umfang produziert werden, da der Körper bereits damit beschäftigt ist, die Muskeln abzubauen, um das Gehirn optimal zu versorgen, denn eine erhöhte Aufmerksamkeit ist ja in Notsituationen ebenfalls erforderlich. Die Kombination aus suboptimaler Glucosebereitstellung für plötzliche Extremanforderungen und erheblichem Substanzverlust zu Gunsten der Glukoneogenese zeigt einmal mehr, dass es menschliche Großhirne, die nicht unverzögert ketolysefähig sind, nur in zivilisierten Umgebungen geben kann.

---

14. These:

- *Maßgebliche Ursache der Adipositas-Epidemie ist die allgemein verkümmerte Ketolyse-Fähigkeit des Gehirns als Folge der heute üblichen kohlenhydrat- und energiereichen Ernährungsweise.*

Man sollte in diesem Zusammenhang Ketolyse-Fähigkeit keineswegs mit Ketose verwecheln. Ketose ist ein Zustand erhöhter Blut-Ketonkörper-Spiegel[151], während die Ketolyse-Fähigkeit eines Organs nur dessen Bereitschaft beschreibt, angebotene Ketonkörper im Bedarfsfall zu verarbeiten. Unsere Vorfahren haben es vermutlich häufig mit unterschiedlichen Nahrungssituationen zu tun gehabt: Mal gab es tagelang gar nichts, mal nur fettes Fleisch und dann wieder jede Menge Beeren. Wichtig war nicht, dass sich das Gehirn in einem Zustand der Ketose befand, sondern dass es jederzeit und völlig unterbrechungsfrei dorthin gelangen konnte.

Neben den Übergewichtigen gibt es viele andere Menschen, die trotz ausreichender Ernähung eher zu dünn sind. Ein solches Problem kann leicht dann entstehen, wenn die stärkere Kohlenhydrataufnahme zu einer Verschlechterung der Fettverdauung führt oder die Fette ohnehin nur einen kleinen Teil der Nahrung ausmachen, so dass schließlich der weitaus größte Teil der aufgenommenen Kalorien aus den Kohlenhydraten und Proteinen stammt. Da Proteine als Energie mehrheitlich auch zu Glucose metabolisiert werden, hat das zur Folge, dass der gesamte Körper zu einem erheblichen Anteil von der Glucose lebt.

Die Glucose-Dominanz bei der Energieversorgung hat zur Folge, dass sich die Glykogenspeicher schneller als üblich entleeren. Dies führt zu hohen Anforderungen bei der Glukoneogenese, zumal der Körper bei solchen Menschen in der Regel kaum

---

[151] Wikipedia: Ketose, http://de.wikipedia.org/wiki/Ketose

Fettreserven besitzt, auf die die Körperorgane zwischen den Mahlzeiten zugreifen könnten. Solche Menschen leiden häufig unter Heißhungerattacken, postprandialen Hypoglykämien, hohen Cortisol-Spiegeln und einer überaktiven Schilddrüse, wobei es ihnen sowohl an Muskelmasse als auch an Körperfett fehlt. Auch hier ist die eigentliche Ursache, dass die einseitige Ausrichtung des Stoffwechsels auf einen scheinbaren Bedarf des Gehirns die gesamte Energieversorgung des Körpers vom modernen Fettstoffwechsel hin zum älteren und weniger effizienten Kohlenhydratstoffwechsel verschiebt.

Systemtechnisch betrachtet ist also in beiden Fällen die Verkümmerung der Ketolyse-Fähigkeit des Gehirns das eigentliche Problem, da hierdurch das wichtigste Organ des Menschen vom Fettstoffwechsel abgetrennt wird. Dies mag bei starker körperlicher Ausrichtung und einem hohen täglichen Kalorienbedarf noch weniger stark ins Gewicht fallen, da dann das Gehirn nur einen kleineren Teil der Gesamtkalorien verbraucht und energetische Ungleichgewichte insgesamt leichter ausgeglichen werden können. Bei der zunehmenden geistigen Ausrichtung der Menschheit bei gleichzeitiger Schwächung der körperlichen Basis (zum Beispiel durch eine sitzende Lebensweise in geschlossenen Räumen) werden die Probleme aber immer offenkundiger werden. Entweder laufen wir in Zukunft alle mit einem kleinen Armband herum, welches uns, wie bei einem Tropf im Krankenhaus, intravenös permanent mit Glucose versorgt, oder der Gehirnstoffwechsel des Menschen sollte – wie es in der Steinzeit üblich war und bei Säuglingen noch heute ist – wieder verstärkt auf den Fettstoffwechsel umgestellt werden.

In der Praxis können aber durchaus unterschiedliche Lebensstile für unterschiedliche Stoffwechseltypen sinnvoll sein:

- Menschen mit zufrieden stellender Glucose-Toleranz sind meist in der Lage, dem Gehirn einen ausreichend konstanten Blutzuckerspiegel zur Verfügung zu stellen. Da bei vorwiegend sitzender Lebensweise auch bei ihnen der Hunger primär über den Bedarf des Gehirns gesteuert wird, kann es Sinn machen, sich so zu ernähren, dass das Gehirn jederzeit mit ausreichend viel Glucose aus dem Verdauungstrakt versorgt wird. Dies scheint effizient mit einer Diät reich an niedrigglykämischen Kohlenhydraten und einer ausreichenden Menge an Proteinen möglich zu sein. Bei zu hoher Kalorienaufnahme werden überschüssige Fette und Kohlenhydrate (insbesondere auf Grund der optimalen Insulin-Response) meist rasch als Körperfett abgelegt. Dem kann mit mehr Bewegung und mit einer geringeren Kalorienaufnahme begegnet werden. Auch ein eingeschränkter Fettkonsum kann in Erwägung gezogen werden.

- Menschen mit einer unbefriedigenden Glucose-Toleranz (Glucose-Intoleranz) sind meist nicht in der Lage, die energetischen Anforderungen ihres Gehirns über den Kohlenhydratstoffwechsel zu befriedigen. Sie leiden häufig unter episodischen Energiekrisen im Gehirn wie Heißhungerattacken, Migräne oder Epilepsie. Bei Ihnen empfiehlt sich ein weitestgehender Umstieg der zerebralen Energieversorgung auf den Fettstoffwechsel. Dazu kommen verschiedene Low-Carb-Diäten – von LOGI bis ketogen – in Frage. Bis zur Besserung der energetischen Verhältnisse im Gehirn sollte von anfordernden sportlichen Aktivitäten Abstand genommen werden.

Im letzten Abschnitt wurde die Gehirnentwicklung des Menschen mit ökonomischen Gesichtspunkten im Rahmen der Evolution begründet. Dabei spielte vor allem die Konkurrenz mit anderen Arten eine Rolle.

Heute hat sich die Situation für die meisten Menschen völlig verändert. Der Mensch hat sich in der Natur durchgesetzt und eine Zivilisation geschaffen, in der Menschen vor allem mit anderen Menschen konkurrieren, kaum mehr mit anderen Spezies. Im Rahmen dieser Konkurrenz unter Menschen spielt der jeweilige körperliche Energieverbrauch nur noch eine untergeordnete Rolle, da geistige Fähigkeiten zunehmend dominieren. Es ist möglich, beruflich und privat mit erheblichem Übergewicht erfolgreich zu sein. Bewegung ist im Rahmen des täglichen Lebens kaum noch erforderlich, und man kann selbst mit starkem Übergewicht überall mit dem Auto oder dem Fahrstuhl hinkommen. Übergewicht stellt keinen unmittelbaren Nachteil dar, speziell in dem Zeitraum, in dem üblicherweise Karrieren aufgebaut werden und sich schwere gesundheitliche Beeinträchtigungen meist noch nicht herauskristallisiert haben.

Dagegen steht die kontinuierliche optimale energetische Versorgung des Gehirns bei gleichzeitig schwächer werdenden Anforderungen an die Körperorgane im Vordergrund. Zusammen mit der heute üblichen kohlenhydratreichen Ernährungsweise führt dies zu einer Glucose-Dominanz im Gehirnstoffwechsel und in der Folge – wie beschrieben – zu Überernährung und häufigen zerebralen Energiekrisen. Besonders aktive und ständig „unter Strom" stehende Gehirne („Porsche im Kopf") mit hohen und vor allem konstanten energetischen Anforderungen dürften unter der Situation besonders zu leiden haben, weshalb sich solche Personen seltener vermehren werden. Langfristig werden sich deshalb unter kohlenhydratreicher Ernährungsweise kleinere, Glucose-optimierte Hirne durchsetzen, eine Entwicklung, die sich offenkundig bereits aus anthropologischen Daten ablesen lässt[152].

---

[152] Worm, Nicolai: Syndrom X oder Ein Mammut auf den Teller! Mit Steinzeitdiät aus der Ernährungsfalle, Bern, 2000, Seite 197

Energetische/funktionelle Migräne-Theorie

Nun sind die wesentlichen Vorarbeiten geleistet, um eine präzisere energetische/funktionelle Migräne-Theorie zu formulieren:

- Einer Migräne-Attacke geht in der Regel eine massive Energiekrise im Gehirn voraus.

- Um diese Energiekrise zu überwinden, veranlassen die Steuerungsorgane im Gehirn eine massive sympathische Aktivierung (bei möglicherweise gleichzeitig bestehender sympathischer Erschöpfung). Dabei werden erhebliche Mengen an Adrenalin und Cortisol ausgeschüttet, Insulin gehemmt und die Lipolyse (Fettverbrennung) verstärkt. Diese Reaktion ist häufig abnorm und überschießend, bei bereits hohen Konzentrationen der Stresshormone mitunter auch abgestumpft. Ein Grund für die überschießende Reaktion kann darin liegen, dass das Gehirn unter üblichen Ernährungsbedingungen die im Rahmen der Lipolyse entstehenden energiereichen Ketonkörper nicht nutzen kann und fast vollständig auf Glucose angewiesen ist.

  Veränderungen an den Gefäßweiten, Serotonin-Verschiebungen und die Ausschüttung von Prostaglandinen bringen dann den Migräneanfall in Gang. In diesem Sinn entspricht eine Migräneattacke einem Angina Pectoris-Anfall im Herzen.

- Die Stressfunktion wiederum führt zu einer Verspannung der tragenden Muskulatur, einer Verlangsamung der Verdauung (unter anderem der Magenentleerung) und einer Verringerung der Insulin-Sensitivität. Bei häufigem Auftreten können diese Symptome und Beschwerden chronisch werden.

- Die häufigste Ursache der zerebralen Energiekrise ist dauerhaft ungeeignete Ernährung mit zu hohen Insulin-Anforderungen, die zu einer Deaktivierung der zerebralen Ketolyse und bei entsprechend dispositionierten Personen (Personen mit Glucose-Intoleranz bezüglich der angebotenen Kohlenhydratmenge und -konzentration) zu chronischer Hypoglykämie, chronisch schwankenden zerebralen Erregungszuständen (Serotonin) und chronischem Stress führt.

- Ursache der Glucose-Intoleranz ist eine (vermutlich) genetisch bedingte fehlende Anpassung vieler Menschen an das heutige Nahrungsangebot: Das menschliche Gehirn hat sich über mehrere Millionen Jahre aus dem Tierreich heraus bei überwiegendem Einhalten einer Fett-Eiweiß-Diät (Jäger und Sammler) entwickelt und hat bei vielen Menschen andere, höhere und konstantere energetische Anforderungen, als dies über die heute übliche kohlenhydratreiche Ernährungsweise gewährleistet werden kann. Viele heutige Ernährungsempfehlungen berücksichtigen die spezifischen energetischen Anforderungen des menschlichen Gehirns nicht ausreichend.

- Chronische Hypoglykämie ist – gemäß den Definitionen dieses Buches – ein Phänomen, bei dem der Blutzuckerspiegel auch in Ruhe nur mit massiver Unterstützung sympathischer Aktivierungen (körperliche Stressreaktionen) oder gegebenenfalls durch weitere Nahrungsaufnahmen in engen Grenzen gehalten werden kann. Chronische Hypoglykämie muss sich nicht in niedrigen Blutzuckerspiegeln ausdrücken.

Es ist eine Kernaussage dieses Buches, dass der Blutzuckerspiegel gesunder Menschen in Ruhe überwiegend durch die Hormone Insulin und Glucagon (also ohne Stress) reguliert wird, während zahlreiche Migräniker bei einer kohlenhydratreichen Ernährungsweise dazu zusätzlich noch massive Ausschüttungen der Stresshormone Adrenalin und Cortisol oder regelmäßige kleine kohlenhydratreiche Mahlzeiten benötigen. Der typische Migräniker leidet somit unter einer „Reizverarbeitungsstörung" in Folge einer Überlastung seines Stresssystems mit Aufgaben, für die dieses nur in Ausnahmesituationen und dabei speziell in Situationen mit einer sympathischen Dominanz tätig werden sollte.

Chronische Hypoglykämie erfordert aber speziell in Entspannungsphasen, das heißt in Situationen mit parasympathischer Dominanz, den Eingriff des Sympathicus zwecks Stützung des Blutzuckerspiegels. Aus diesem ständigen Konflikt entwickelt sich auf lange Sicht eine Störung des Gleichgewichts zwischen den beiden Antagonisten Sympathicus und Parasympathicus des vegetativen Nervensystems, die Auswirkungen auf alle Organfunktionen nimmt. Störungen dieser Art nennt man in der Fachliteratur „vegetative Dystonie" oder auch „psychovegetative Regulationsstörungen". Bei Fortbestand können sie auf Dauer überall im Körper zu weiteren Beschwerden führen, oft ohne jeglichen medizinischen Befund[153] (zum Beispiel Fibromyalgie, Reizdarm, Magenbeschwerden, Depressionen, Bipolare Störungen und vieles andere mehr).

Glucose-Intoleranz führt somit auf Dauer zur Entwicklung von vegetativer Dystonie und sympathischer Erschöpfung[154].

Bei schweren akuten Sympathicus/Parasympathicus-Konflikten kann es zu einer akuten Überforderung der vegetativen Steuerungsfunktionen im Hypothalamus und Hirnstamm kommen, so dass zahlreiche Organfunktionen in Mitleidenschaft gezogen werden (Übelkeit, Erbrechen,...). Der überaktive und überforderte Hirnstamm kann in dieser Phase den Trigeminus-Nerv triggern.

---

[153] Weiss, Thomas: Funktionelle Störungen, http://www.weiss.de/32.0.html
[154] Gotoh F, Komatsumoto S, Araki N, Gomi S: Noradrenergic nervous activity in migraine, Arch Neurol. 1984 Sep;41(9):951-5

Ähnliche Annahmen wurden auch schon von anderen Autoren gemacht[155][156].

Statt von einer genetisch bedingten Reizverarbeitungsstörung könnte man sinngemäß auch von einer möglicherweise genetisch bedingten Kohlenhydratverarbeitungsstörung (Glucose-Intoleranz) gegenüber den heute üblichen Konzentrationen an Nahrungskohlenhydraten sprechen. Diese Störung bewirkt langfristig eine Beschädigung des vegetativen/hormonellen Systems und regelmäßige substanzielle Energiekrisen im zentralen Nervensystem, welche dann Migräneattacken triggern und das Gehirn auf Dauer schwächen und schädigen können.

> **15. These (Energetische Migräne-Theorie):**
> - *Bei Migräne handelt es sich um eine funktionelle, energetische Störung.*
> - *Langfristig führt Migräne zu schweren zerebralen Mangelerkrankungen.*

---

[155] Peroutka SJ, Migraine: A Chronic Sympathetic Nervous System Disorder, Headache 44(1):53-64, 2004

[156] Low, Rodolfo: Migraine – The Breakthrough Study That Explains What Causes it and How it Can be Completely Prevented Through Diet, 1987, S. 42 ff

Überprüfung der Hypothese

Es soll nun die energetische/funktionelle Migräne-Theorie gegenüber den bereits aus dem Abschnitt *Schulmedizinischer Erklärungsnotstand* auf Seite 4 her bekannten Migräne-Phänomenen verifiziert werden:

Die meisten Migräneanfälle beginnen in der Entspannungsphase (etwa mitten in der Nacht) bei relativer Reizarmut und nicht bei erhöhter Reizaussetzung.

Antwort:
In der Entspannungsphase wird die Ausschüttung der Stresshormone reduziert. Dies kann auf Grund der Schwächung der Glukoneogenese zu einer Verschlechterung der energetischen Versorgung des zentralen Nervensystems führen, insbesondere dann, wenn die betroffene Person bereits hypoglykämisch ist und über eine schlechtere Glucose-Toleranz verfügt. Diese Voraussetzungen sind bei Migränikern in der Regel gegeben.

Mehr als 70% aller Migräniker behaupten, dass bei ihnen Migräne durch Wetterwechsel entstehen kann.

Antwort:
Migräne auf Grund von Wetterwechsel ist ein Anzeichen dafür, dass das Stresssystem erschöpft ist und selbst Basisaufgaben nicht mehr übernehmen kann. Der Grund für diese Erschöpfung liegt in der Regel in einer Überlastung des Stresssystems durch chronische Hypoglykämien, die eine regelmäßige substanzielle Ausschüttung von Stresshormonen erforderlich machen. Während eines Wetterwechsels sind das vegetative und hormonelle System mit zahlreichen Aufgaben wie Anpassung des Blutdrucks, der Gefäßweite, des Salzhaushalts usw. beschäftigt, so dass Kapazitäten für andere lebensnotwendige Anpassungen verloren gehen.

Viele Betroffene bekommen Migräneattacken wenn sie Mahlzeiten auslassen oder gar fasten.

Antwort:
Viele Migräniker leiden unter chronischer Hypoglykämie, so dass ihr Blutzucker bei der heute üblichen Ernährungsweise häufig nur dann in physiologisch sinnvollen Grenzen bleibt, wenn er durch massive sympathische Aktivierungen (Adrenalin, Cortisol) gestützt wird. Ursache dafür ist eine Glucose-Intoleranz, die getragen wird durch latenten Hyperinsulinismus, verbunden mit einer verringerten Insulin-

Sensitivität[157]. Beim Fasten oder bei längeren Nahrungspausen verbessert sich die Insulin-Sensitivität (noch im Blut vorhandenes Insulin wird nun besser wirksam und senkt den Blutzuckerspiegel), so dass sich hypoglykämische Zustände einstellen[158].

Ganz häufig bekommen Betroffene Migräne einige Zeit nach außergewöhnlichen Anstrengungen, zum Beispiel nach dem Sport, der Sauna, einer Bergwanderung oder anderen Anlässen.

Antwort:
Gleiche Antwort wie weiter oben: Nach einer großen Anstrengung (Sympathicus) folgt die Entspannung. In der Entspannungsphase (Parasympathicus) wird die Ausschüttung der Stresshormone reduziert. Dies kann auf Grund der Schwächung der Glukoneogenese zu einer Verschlechterung der energetischen Versorgung des zentralen Nervensystems führen, insbesondere dann, wenn die betroffene Person bereits hypoglykämisch ist, über eine schlechtere Glucose-Toleranz verfügt und ihr Gehirn nicht an die Verwertung von Ketonkörpern zur Energiegewinnung adaptiert ist. Durch die große Anstrengung wurden die vorhandenen Glucosespeicher im Körper weitestgehend entleert, so dass eine noch stärkere Tendenz zu Hypoglykämien besteht als in Normalsituationen.

Dieser Fall zeigt besonders deutlich, dass es sich bei Migräne um energetische Krisen und nicht um Reizverarbeitungsstörungen handelt. Migräne kann nach anstrengenden Wanderungen an den schönsten Urlaubsorten fern jeder unnatürlichen Reizbelastung auftreten.

Zahlreiche Frauen bekommen Migräne vor, während oder unmittelbar nach der Menstruation (menstruelle bzw. Menstruations-assoziierte Migräne).

Antwort:
Während der Menstruation fällt der Östrogenspiegel. Dieser wird begleitet von sinkenden Katecholamin-Konzentrationen, insbesondere Adrenalin und parallel dazu von Cortisol. Dies kann energetische Mangelzustände im zentralen Nervensystem zur Folge haben. Umkehrt führen Hypoglykämien zu einer verstärkten Ausschüttung von Adrenalin und Cortisol, wodurch Progesteron verbraucht wird. Sinkende Progesteron-Ausschüttungen während der Menstruation führen wiederum dazu, dass in Stresssituationen weniger Progesteron in Cortisol umgewandelt werden kann, was die körperliche Stress-Abwehr und Energiebereitstellung generell schwächt.

---

[157] Rainero I et al, Insulin sensitivity is impaired in patients with migraine, Cephalalgia, 2005 Aug;25(8):593-7

[158] Marsters JB, Mortimer MJ, Hay KM: Glucose and diet in the fasting migraineur, Headache 1986; 26: 243–7

Migräne ist heilbar

Bis zur Pubertät leiden ungefähr gleich viele Jungen wie Mädchen unter Migräne, ab der Pubertät und synchron zur Entwicklung der geschlechtlichen Reifung steigt dann aber die Migräne-Prävalenz bei Mädchen rapide an. Frauen leiden 2- bis 3-mal so häufig unter Migräne wie Männer.

Antwort:
Frauen leiden häufiger unter Migräne als Männer, weil sie ab der Pubertät einen zusätzlichen Hormonzyklus bekommen, der direkten Einfluss auf die Katecholamine und damit die Energieversorgung des zentralen Nervensystems nimmt. Umgekehrt führen häufige Hypoglykämien von Glucose-intoleranten Frauen zu einer verstärkten Ausschüttung von Cortisol, wodurch Progesteron verbraucht wird. Durch die hormonelle Empfängnisverhütung entstehen weitere hormonelle Komplikationen.

In den letzten 4 Monaten einer Schwangerschaft bleibt bei 70% aller Migränikerinnen die Migräne aus. Ähnliches gilt für die Menopause.

Antwort:
Nach der Menopause bleibt der weibliche Menstruationszyklus aus. Die besondere Situation von Frauen besteht dann nicht mehr. Während der Schwangerschaft gilt Gleiches. Dazu kommt noch, dass während der letzten 4 Monate der Schwangerschaft der Cortisol-Spiegel üblicherweise signifikant erhöht ist, wodurch die Ausbildung von Schwangerschaftsstreifen und Schwangerschaftsdiabetes drohen. Die erhöhten Cortisol- und Blutzuckerspiegel verhindern energetische Mangelzustände im Gehirn.

Zahlreiche Medikamente wirken bei Migräne prophylaktisch, obwohl sie zum Teil (etwa einige migränewirksame Beta-Blocker) nicht einmal die Blut-Hirn-Schranke überwinden können, im Gehirn direkt also gar nicht wirksam werden.

Antwort:
Beta-Blocker wirken in erster Linie über die Blockierung von Beta-Rezeptoren, an denen Adrenalin agonistisch wirkt. Mit anderen Worten: Beta-Blocker mildern die Funktion von Adrenalin. Kommt es zu einer energetischen Mangelsituation im zentralen Nervensystem, dann wird die darauf folgende sympathische Aktivierung unter dem Einfluss von Beta-Blockern gehemmt. Das Stresssystem kann sich hierdurch auf Dauer erholen, der körperliche Energieverbrauch senkt sich und die Migräneanfälle werden schwächer. Beta-Blocker wirken bei Migräne nicht unmittelbar über die Minderung der zerebralen energetischen Mangelzustände, sondern außerhalb des Gehirns über die Hemmung abnormer Adrenalin-Reaktionen[159]. Dabei

---

[159] Stoica E, Enulescu O, Propranolol corrects the abnormal catecholamine response to light during migraine, Eur Neurol. 1990;30(1):19-22

scheint es bedeutsam zu sein, dass die Wirkstoffe keine gleichzeitige agonistische Wirkung an den Beta-Rezeptoren auslösen (über keine ISA = Intrinsische sympathicomimetische Aktivität verfügen)[160].

Praktisch allen Migräneprophylaktika (= vorbeugend einzunehmende Migränemedikamente) ist gemeinsam, dass die Schulmedizin ihre Wirkungsweise nicht schlüssig erklären kann. Man weiß durch zufälliges Ausprobieren und anschließende evidenzbasierte Studien lediglich, dass diese Medikamente wirken, nicht aber warum.

Flunarizin und Amitriptylin verbessern die Insulin-Reaktion[161], die bei Migränikern nicht optimal ist[162]. Sie können also die Risiken von zerebralen energetischen Mangelzuständen mindern. Beta-Blocker wirken über die Hemmung von Adrenalin. Eine Kombinationswirkung über eine Veränderung der Glucose-Toleranz ist aber auch bei ihnen vorstellbar[163], denn Beta-Blocker reduzieren den Stress und Stress erhöht die Insulin-Resistenz[164]. Ferner senken Betablocker den körperlichen Gesamtenergieverbrauch, wodurch sich energetische Krisen mildern können. Zahlreiche Migräneprophylaktika (inklusive Beta-Blockern) wirken im Gehirn als Serotonin-Antagonisten, wodurch gleichfalls günstige Effekte entstehen können.

Migräne breitet sich in den westlichen Industrieländern epidemisch aus. Ernst zu nehmende Studien gehen von einer Zunahme der Migräne-Prävalenz um mindestens den Faktor 2 bis 3 in den letzten 40 Jahren aus.

Antwort:
Die Ernährungsgewohnheiten haben sich in den letzten 40 Jahren gravierend geändert. Insbesondere werden immer mehr hochglykämische Kohlenhydrate, zum Teil in Form von kalorischen Getränken, wie gezuckerte Limonaden oder Fruchtsaftgetränke, verzehrt. Gleichzeitig hat die Ernährungswissenschaft einen Feldzug gegen tierische Fette und gegen Fleisch zu Gunsten von Getreideprodukten geführt. In vielen westlichen Ländern hat die Bevölkerung den Anteil des Nahrungsfetts an

---

[160] Shanks RG: Wirkungsmechanimus der Betablocker bei der Migräne. In: Pffaffenrath V, Sjaastad O, Carroll JD (Hrsg): Mig-räne und Betablocker, München, 1985

[161] Berilgen M et al., Comparison of the effects of amitriptyline and flunarizine on weight gain and serum leptin, C peptide and insulin levels when used as migraine preventive treatment, Cephalalgia. 2005 Nov;25(11):1048-53

[162] Rainero I et al., Insulin sensitivity is impaired in patients with migraine, Cephalalgia, 2005 Aug;25(8):593-7

[163] Shanks RG: Wirkungsmechanimus der Betablocker bei der Migräne. In: Pffaffenrath V, Sjaastad O, Carroll JD (Hrsg): Mig-räne und Betablocker, München, 1985

[164] Andrews, Robert C. and Walker, Brian R.: Glucocorticoids and insulin resistance – old hormones, new targets, Clinical Science (1999) 96, pages 513-23

den Gesamtkalorien substantiell verringert und den Kohlenhydratanteil entsprechend erhöht. All dies hat letztendlich dazu geführt, dass nun immer mehr und vor allem immer jüngere Menschen diabetisch und hypoglykämisch werden. Ein Migräne-Leiden wird auf Grund der bei Migränikern üblicherweise vorzufindenden schlechteren Glucose-Toleranz durch den häufigen Verzehr von hochglykämischen Kohlenhydraten entscheidend gefördert[165][166].

Migräne ist zwar angeblich nicht heilbar, gleichzeitig schulmedizinisch aber noch nicht nachweisbar. In der Regel erfolgt die Diagnose auf Grund einer gezielten Befragung der Patienten.

Weil Migräne eine energetische/funktionelle Störung ist, ist sie durch statische medizinische Tests nicht diagnostizierbar. Funktionelle/energetische Störungen sind dynamische Störungen. Man kann lediglich atypische Hormonreaktionen und andere neuronale Aktivitäten beobachten.

---

[165] Roberts HJ: Migraine and Related Vascular Headaches Due to Diabetogenic Hyperinsulinism Headache 1967, July,41-62

[166] Dexter JD, Roberts J, Byer JA: The five hour glucose tolerance test and effect of low sucrose diet in migraine. Headache 1978;18:91–4

Migräne ist heilbar

Reicht dies als Beweis?

Man kann sicherlich mathematische Theoreme beweisen, aber man kann in der Natur keine Theorien beweisen. Insoweit sind weder die Einsteinsche Relativitätstheorie noch die von mir vorgestellte energetische Migräne-Theorie bewiesen.

Man kann allerdings versuchen, Theorien möglichst gut zu begründen (sie plausibel machen) oder alternativ dazu sie zu widerlegen (falsifizieren).

Die bislang und im weiteren Verlauf des Buches gemachten Ausführungen zeigen sehr deutlich:

- Die neurologische Migräne-Theorie ist nicht im Einklang mit den Beobachtungen und ist damit widerlegt (falsch).

- Die energetische Migräne-Theorie kann sehr viele Phänomene der Migräne-Erkrankung fast zwanglos erklären. Sie ist damit nicht bewiesen, aber zum jetzigen Zeitpunkt plausibel.

Lebensstilmaßnahmen

Um Migräne zu verhindern, zu bessern oder gar zu heilen empfehle ich eine Anpassung des Lebensstils an die energetischen Anforderungen und genetischen Voraussetzungen des Betroffenen. Dabei sollte vor allem das Problem der verringerten Insulin-Sensitivität von Migränikern adressiert werden. Ähnliches gilt für Migräniker mit angeborenem oder erworbenem Hyperinsulinismus.

In beiden Fällen empfehlen sich kohlenhydratarme Diäten, die eine geringe Ausschüttung von Insulin bewirken. In einfachen Fällen mag etwa die Anwendung einer Low-Glycemic-Index-Diät (zum Beispiel LOGI) ausreichen, in schwereren Fällen wird möglicherweise eine Diät mit fester Gesamtbeschränkung der Kohlenhydrate (Lutz, Atkins, ketogene Diät) und einer Reaktivierung der zerebralen Ketolyse-Fähigkeit vorzuziehen sein.

Daneben können weitere Maßnahmen angezeigt sein, wie:

- Meiden von Lebensmitteln mit problematischen Inhalten (Glutamat, Aspartam, Histamin, Tyramin, ...)
- Entspannungstechniken
- Leichter Ausdauersport.

Die beiden letzteren Maßnahmen wirken auf das vegetative und hormonelle System entlastend bzw. kräftigend.

Allerdings muss betont werden, dass die genannten Maßnahmen umso erfolgreicher sein werden, je früher damit begonnen wird. Wie im Abschnitt *Hinterlässt Migräne Spuren?* auf Seite 133 näher erläutert wird, muss heute davon ausgegangen werden, dass häufige Migräneattacken auf Dauer das Gehirn schädigen können, wobei es nicht klar ist, ob die Attacken selbst oder die auslösenden energetischen Krisen für diese Prozesse verantwortlich sind. Wenn erst einmal ein Zustand erreicht ist, bei dem die Migräne bereits chronisch geworden ist, kann es für Lebensstilmaßnahmen zu spät sein. Dies ist bei anderen Erkrankungen nicht anders.

---
16. These:

- *Durch Lebensstiländerungen kann eine lebenslängliche Attackenfreiheit erzielt werden. In diesem Sinne ist Migräne heilbar.*

Die Einhaltung eines regelmäßigen Tagesablaufs, wie er von verschiedenen Migräneärzten angeraten wird, empfehle ich dagegen nur als vorübergehende Maßnahme, bis Ihr Stresssystem eine ausreichende Leistungsfähigkeit zurück gewonnen hat.

2 Was Migräne ist

Beschreibung der Migräne

Mehr als nur Kopfschmerzen

Die meisten Menschen verstehen unter Migräne einen besonders starken Kopfschmerz. In der Tat ist die Heftigkeit des Schmerzes – neben der gleichzeitigen Übelkeit – häufig das alles dominierende Symptom, und deshalb konzentriert sich die Migräneforschung auch sehr stark auf die Linderung des Schmerzes.

Diese Definition von Migräne als Kopfschmerz – und die folgerichtige Behandlung durch Kopfschmerzspezialisten – hat auch viel zur Verharmlosung der Migräne beigetragen: Wer kennt keine Kopfschmerzen? Deshalb reagieren nicht betroffene Menschen oft mit Unverständnis, wenn etwa eine Arbeitskollegin wegen Migräne nicht zur Arbeit kommt. Wer bleibt schon mit Kopfschmerzen zu Hause?

Doch betrachten Sie es einmal so:

Sie treffen sich mit Freunden in einer verräucherten Kneipe und im Laufe des Abends trinken sie sich quer durch die Bar, wobei Ihnen besonders diese schönen bunten Getränke mit undefinierbarem Inhalt und unklarer Alkohol-Qualität am Herzen liegen.

Mitten in der Nacht wachen Sie mit einem bohrenden Kopfschmerz auf, und dann hängen Sie auch schon für den Rest der Nacht über der Toilettenschüssel.

So fühlt sich Migräne sehr häufig an. Es handelt sich dann nicht nur um Kopfschmerzen, sondern um einen völligen Zusammenbruch wesentlicher Körperfunktionen, um einen Zusammenbruch des gesamten Stresssystems.

Häufigkeit der Attacken

Die Häufigkeit der Migräneattacken ist von Person zu Person verschieden. Migräneattacken können sich regelmäßig in kurzen Abständen wiederholen, dann aber für viele Wochen, Monate und auch Jahre ausbleiben. Andere Patienten leiden über Jahrzehnte regelmäßig unter Migräne, häufig dabei sogar mehrmals pro Monat. Bei Frauen ist nicht selten eine Attackenhäufung rund um die Menstruation zu beobachten.

Was Migräne ist

Migräne tritt häufiger in Entspannungs- als in Stressphasen auf, zum Beispiel nach einer Anstrengung oder gar mitten im Schlaf. Auch die so genannte Wochenendmigräne nach einem stressreichen Alltag ist eine typische Erscheinungsform.

Migränephasen

Eine Migräneattacke verläuft in vier Phasen:

- Die Vorbotenphase (Prodromalphase): erste Zeichen einer herannahenden Migräneattacke können erhöhte Reizbarkeit, Appetit- und Stimmungsschwankungen, Unter-/Überaktivität (Hypo-/Hyperaktivität), Konzentrationsstörungen, Müdigkeit (inklusive Gähnen), Licht- und Geschmacks-Überempfindlichkeit, Flüssigkeitsretention (bis hin zum Harnverhalten) sowie Heißhungerattacken sein.

- Die Auraphase: Bei etwa 10 – 15% Prozent der Migränekranken kommt eine Auraphase mit neurologischen Symptomen vor, zum Beispiel: Augenflimmern, Figuren im Gesichtsfeldbereich, Gesichtsfeldausfälle, halbseitige Störungen der Sensibilität, Sprachstörungen. Eine Migräne mit Auraphase wird klassische Migräne genannt. Im Abschnitt *Formen der Migräne* auf Seite 78 finden sich dazu weitere Informationen.

- Die Kopfschmerzphase: dies ist die Phase des eigentlichen Schmerzes, der sich häufig vorne, über und hinter den Augen, im Schläfenbereich, lokalisiert. Die Schmerzen nehmen bei körperlicher Aktivität zu. Selbst das Bücken nach vorne löst höchst unangenehme Gefühle und Schmerzzunahmen aus. Der Schmerz ist in der Regel pulsierend. Die Schmerzen sind meist von einer starken Übelkeit begleitet. Typische Begleiter sind: Licht-, Geräusch-, Geruchsempfindlichkeit. Die Betroffenen benötigen meist äußerste Ruhe in abgedunkelten Räumen.

- Die Rückbildungsphase: Die Migräne-Symptome verschwinden allmählich, die Betroffenen fühlen sich müde und abgespannt, leiden unter Erschöpfung, Reizbarkeit, Konzentrationsstörungen sowie Schwäche, Appetitlosigkeit und mitunter auch unter Muskelschmerzen. Andere erleben dagegen unmittelbar einen Zustand der Euphorie. Häufig ist ein starker Harndrang (Polyurie) ein erstes Anzeichen für den Übergang in die Rückbildungsphase.

Was Migräne ist

Leiden Sie unter Migräne?

Kopfschmerztypen

Gemäß der "Klassifikation für Kopfschmerzerkrankungen, Gesichtsnervenschmerzen (Gesichtsneuralgien) und Gesichtsschmerzen" der International Headache Society (IHS)[167] von 2004 werden primäre und sekundäre Kopfschmerzen voneinander unterschieden und in insgesamt 14 Kategorien (Typen) mit deutlich mehr als 100 Subtypen unterteilt.

IHS-Kopfschmerz-Kategorien[168]:

1. Migräne
2. Kopfschmerz vom Spannungstyp
3. Cluster-Kopfschmerz und andere trigemino-autonome Kopfschmerzerkrankungen
4. Andere primäre Kopfschmerzen
5. Kopfschmerz zurückzuführen auf ein Kopf- und/oder HWS-Trauma
6. Kopfschmerz zurückzuführen auf Gefäßstörungen im Bereich des Kopfes oder des Halses
7. Kopfschmerz zurückzuführen auf nichtvaskuläre intrakraniale Störungen
8. Kopfschmerz zurückzuführen auf eine Substanz oder deren Entzug
9. Kopfschmerz zurückzuführen auf eine Infektion
10. Kopfschmerz zurückzuführen auf eine Störung der Homöostase
11. Kopf- oder Gesichtsschmerz zurückzuführen auf Erkrankungen des Schädels sowie von Hals, Augen, Ohren, Nase, Nebenhöhlen, Zähnen, Mund oder anderen Gesichts- oder Schädelstrukturen
12. Kopfschmerz zurückzuführen auf psychiatrische Störungen
13. Kraniale Neuralgien und zentrale Ursachen von Gesichtsschmerzen
14. Andere Kopfschmerzen, kraniale Neuralgien, zentrale oder primäre Gesichtsschmerzen

---

[167] International Headache Society (IHS), http://www.i-h-s.org/
[168] Schmerzklinik Kiel: IHS Classification ICHD-II, http://www.ihs-klassifikation.de/

Was Migräne ist

Primäre (idiopathische) Kopfschmerzen (dies sind Kopfschmerzen, bei denen keine organische Ursache nachgewiesen werden kann) zählen mit insgesamt ca. 90% zu den häufigsten Kopfschmerzsyndromen.

Hierzu gehören:

- der episodisch auftretende Spannungskopfschmerz (60%)
- der chronisch-andauernde Spannungskopfschmerz (3%)
- die Migräne (16%)
- der Kombinationskopfschmerz

und seltenere Formen wie:

- der Cluster-Kopfschmerz (0,3-1%)
- von der Halswirbelsäule kommender (zervikogener) Kopfschmerz (0,1%)
- der chronisch anfallsartig auftretende Halbseitenkopfschmerz (paroxysmale Hemikranie) (0,1%)

Sekundären Kopfschmerzformen liegen dagegen organische oder psychische Erkrankungen zugrunde und sie sind viel seltener. Hier steht neben der symptomatischen Behandlung der Kopfschmerzen die Behandlung des Grundleidens im Vordergrund.

Der Kopfschmerztest von migraeneinformation.de

Mit diesem Test auf meiner Website www.miginfo.de können Sie herausfinden, welche Art Kopfschmerz auf Sie am ehesten zutrifft. Sie erhalten eine bewertete Analyse, die Sie ausdrucken und Ihrem Arzt vorlegen können[169]. Die Analyse ersetzt nicht die ärztliche Diagnose.

---

[169] migraeneinformation.de: Ermitteln Sie Ihren Kopfschmerztyp!, http://www.miginfo.de/molmain/main.php?docid=759

Was Migräne ist

Diagnose

Eine zweifelsfreie Diagnose einer Migräneerkrankung mit technischen Mitteln (EEG, MRT, Blutabnahme usw.) ist zurzeit nicht möglich. Stattdessen kann eine Diagnose der Migräne nur durch ein gezieltes Befragen des Patienten gestellt werden[170].

Technische Untersuchungen durch EEG (Elektroenzephalogramm), EKG (Elektrokardiogramm), Ultraschall-Doppler-Sonografie, CT (Computertomographie) oder MRT (Magnet-Resonanz-Tomographie) werden bei Migränepatienten hauptsächlich im Rahmen einer Ausschlussdiagnostik eingesetzt, zum Beispiel um einen Verdacht auf andere Erkrankungen wie Schlaganfall, Epilepsie oder Entzündungen und Tumoren des Gehirns oder im Kopfbereich zu entkräften.

---

[170] Diener, Hans-Christoph: Migräne – Taschenatlas spezial, 2002, Seite 22

Was Migräne ist

Formen der Migräne

Migräne hat viele Gesichter. Einige Betroffene leiden unter einem sehr starken, kaum aushaltbaren Kopfschmerz. Andere haben überhaupt keine Schmerzen, sondern diverse neurologische Ausfälle und Erscheinungen. Die Breite der Symptomatik kann sehr schön in dem Buch „Migräne" von Oliver Sacks[171] nachgelesen werden.

Im Folgenden wird eine grobe Klassifikation in verschiedene Kategorien vorgenommen:

- Migräne ohne Aura
- Migräne mit Aura
- Sonderformen der Migräne
- Abdominelle Migräne (bei Kindern)
- Spätformen und Chronifizierung

Migräne ohne Aura

Diese Form der Migräne ist die häufigste Unterform der Migräne. Die durchschnittliche Attackenfrequenz liegt höher als bei der Migräne mit Aura und sie geht oft auch mit einer größeren Behinderung einher[172]. Sie zeigt sich meist in einem mittelstarken bis sehr starken, in der Regel einseitigen Kopfschmerz mit einer Dauer von 4 – 72 Stunden. Bei manchen Patienten befällt der Schmerz beide Kopfhälften oder wandert während der Attacke von einer Seite zur anderen. Der Schmerz ist üblicherweise pulsierend, pochend, drückend und/oder bohrend.

Daneben stellt sich häufig eine sehr starke Übelkeit (gegebenenfalls mit Erbrechen) ein, bei manchen Betroffenen auch Durchfall, Harndrang, bei anderen Verstopfung und Unterdrückung des Harndrangs.

Weitere Symptome sind meist:

- Tief depressive Stimmung, Ängste
- Kraftlosigkeit
- Verlust der Stressbelastbarkeit
- Lichtempfindlichkeit

---

[171] Sacks, Oliver: Migräne, 1994
[172] Schmerzklinik Kiel: IHS Classification ICHD-II, http://www.ihs-klassifikation.de/

Was Migräne ist

- Lärmempfindlichkeit
- Geruchsempfindlichkeit

Migräne mit Aura

Diese Form der Migräne wird gelegentlich auch "migraine accompagné" oder auch "klassische Migräne" genannt.

Unter einer Migräne-Aura werden neurologische Erscheinungen und Ausfallerscheinungen verstanden, die vor dem eigentlichen Migränekopfschmerz einsetzen. Eine Migräne-Aura dauert normalerweise zwischen 5 und 60 Minuten.

Die bekanntesten Aura-Symptome sind Sehstörungen, zum Beispiel verzerrtes Sehen, Flimmern vor den Augen (Flimmerskotom), Sehausfälle, blinde Flecken, Doppelbilder bis hin zur vorübergehenden Erblindung eines Auges.

Häufige zusätzliche neurologische Störungen sind: Sprachstörungen, Halbseitenlähmungen, Gefühlsstörungen, besonders an den Händen und im Gesicht.

Wenn der Migränekopfschmerz einsetzt, geht die Aura zu Ende, sie ist also ein Vorbote des eigentlichen Migränekopfschmerzes. Ab diesem Zeitpunkt können dann auch Triptane eingenommen werden. Für die nach der Aura beginnende Schmerzphase gelten alle Aussagen, die unter Migräne ohne Aura gemacht wurden.

Es gibt aber auch Migräne-Auren, die ganz ohne nachfolgenden Kopfschmerz ablaufen (siehe Sonderformen)[173] [174].

Etwa 20% aller Migräne-Betroffenen leiden unter Migräne mit Aura.

Die Migräne mit Aura scheint neurologisch besonders große Ähnlichkeiten mit der Epilepsie zu besitzen. Unter anderem ist speziell bei Kindern mit Migräne-Aura das Risiko, gleichzeitig an Epilepsie zu erkranken, signifikant erhöht[175].

Bitte beachten Sie:

Wenn Sie weiblich sind und unter Migräne mit Aura leiden, dann dürfen Sie keine östrogenhaltigen Empfängnisverhütungsmittel einnehmen. Häufig ist es sogar so, dass die regelmäßige Einnahme einer solchen Pille eine Migräne mit Aura erst hervorruft. In diesem Fall ist die Pille unverzüglich abzusetzen.

---

[173] Sacks, Oliver: Migräne, 1994
[174] Migräne Aura, http://www.migraine-aura.org/
[175] Ludvigsson P, Hesdorffer D, Olafsson E, Kjartansson O, Hauser WA: Migraine with aura is a risk factor for unprovoked seizures in children, Ann Neurol. 2006 Jan;59(1):210-3

Was Migräne ist

Das gleiche gilt natürlich, wenn Sie die „Pille" vorwiegend aus kosmetischen Gründen einnehmen (zum Beispiel die Diane35© bei Akne).

Sonderformen der Migräne

Sonderformen gehören in der Regel ebenfalls zum Typ Migräne mit Aura. Man unterscheidet unter anderem:

- mit verlängerter Aura: Die neurologischen Störungen dauern länger als 60 Minuten, manchmal bis zu einer Woche an. Die Schmerzphase kann mit der Aura-Phase überlappen.

- Migräne-Aura ohne Kopfschmerz: Die neurologischen Begleit- und Ausfallserscheinungen treten ohne einen nachfolgenden Kopfschmerz auf. Bei manchen Betroffenen treten die Migräneschmerzen mit zunehmendem Alter zurück, und es zeigt sich nur noch die Aura. Bei einer Migräne-Aura ohne Migräneschmerz sollte immer abgeklärt werden, ob nicht andere Krankheitsursachen vorliegen.

- Vertebro-basiläre Migräne: Betroffen sind Vertebralis- und/oder Basilarisarterie, die für die Durchblutung des Kleinhirns zuständig sind. Während der Aura kommt es zu Augenzittern, gestörten Bewegungsabläufen inklusive Gehstörungen, Drehschwindel und allgemein Schwindel, Gleichgewichtsstörungen, Hörminderung, Ohrgeräusche (ähnlich Tinnitus), Lähmungserscheinungen, Sensibilitätsstörungen und Missempfindungen (an Armen und Beinen), teilweisem Ausfall des Sehsinns, Sehen von Doppelbildern, Sprach- und Sprechstörungen, Bewusstseinsveränderungen bis hin zum Bewusstseinsverlust[176]. Kinder, Jugendliche und junge Erwachsene sind besonders häufig von dieser Migräneform betroffen.

- Retinale Migräne: Diese Form der Migräne äußert sich wie die ophthalmoplegische Migräne (siehe nächster Punkt) am Auge, betrifft aber die Netzhaut und damit die Wahrnehmung von visuellen Reizen. Während der Aura kommt es zu Sehstörungen, die sich auf ein Auge beschränken. Möglich sind Gesichtsfeldausfälle bis hin zur vorübergehenden Erblindung. Die Ausfälle können länger als 1 Stunde anhalten.

- Ophthalmoplegische Migräne (Ophthalmoplegie = Augenmuskellähmung): Zur Aura gehören vorübergehende Lähmungen gewisser Augenmuskeln mit erweiterten Pupillen und herabhängendem Oberlid. Durch Lähmungen der Hirnnerven, die für die Beweglichkeit des Auges verantwortlich sind, kommt es in der Folge zu Doppelbildern, die entweder parallel oder auch übereinander stehen und bis zu zwei Wochen anhalten können.

---

[176] Vestibuläre Migräne, http://www.vestibulaere-migraene.de/

- Familiäre hemiplegische Migräne: Diese sehr seltene Variante der Migräne wird dominant vererbt. Im Gegensatz zu anderen Migräneformen sind Männer und Frauen gleich häufig betroffen. Charakteristisch für die Aura bei familiär hemiplegischer Migräne sind Lähmungserscheinungen, Seh- und Sprachstörungen, Fehlempfindungen der Haut, wie Kribbeln, Wachsamkeitsstörungen bis hin zum Koma, aber auch Bewusstseinstrübungen und Erinnerungsverluste. Die Aura geht oft mit einer allmählich zunehmenden Lähmung auf einer Körperseite (= Hemiplegie) einher, die über mehrere Tage anhalten kann.

- Status migraenosus und Migränöser Infarkt:

  Von Status migraenosus spricht man, wenn die Kopfschmerzen trotz Medikamentengabe mehr als 72 Stunden andauern. Es kann auch ein neuer Anfall einsetzen, bevor der vorherige vollends abgeklungen ist. Zwischen den Anfällen liegen bis zu 4 schmerzfreie Stunden im wachen Zustand. Wegen des anhaltenden Erbrechens sind die Patienten oft dehydriert, das heißt es fehlt ihnen Flüssigkeit, und sie kollabieren. Diese Patienten müssen stationär behandelt werden.

  Beim Status migraenosus liegt manchmal ein Schmerzmittelmissbrauch vor, der abzuklären ist. Außerdem kann es sich bei den Schmerzen um eine Kombination verschiedener Schmerzarten (zum Beispiel Migräne mit Spannungskopfschmerz) handeln.

  Nicht selten leiden Frauen während der Menstruation unter besonders lang anhaltenden Migräneattacken, die gleichfalls als Status migraenosus einzuordnen sind.

  Ein migränöser Infarkt liegt vor, wenn ein durch Blutmangel bedingter Hirninfarkt (Schlaganfall) nachweisbar ist, oder die Aurasymptomatik, also das anfängliche Krankheitszeichen der Migräne, nicht innerhalb von sieben Tagen völlig abklingt.

Abdominelle Migräne (bei Kindern)

Eine spezielle Migräneform im Kindesalter (aber wohl sehr selten auch bei Erwachsenen[177]) ist die abdominelle Migräne (Bauchmigräne). Darunter versteht man sich wiederholende Attacken von diffusen, mehrheitlich im Bauchraum lokalisierten Schmerzen, die schwer genug sind, um die Alltagsaktivität der Kinder zu beeinträchtigen. Sie gehen mit mindestens zwei weiteren Symptomen wie Anorexie, Blässe, Übelkeit und Erbrechen einher, dauern mindestens eine Stunde an und verschwinden zwischen den Attacken vollständig.

---

[177] D'Onofrio F, Cologno D, Buzzi MG, Petretta V, Caltagirone C, Casucci G, Bussone G: Adult abdominal migraine: a new syndrome or sporadic feature of migraine headache? A case report. Eur J Neurol. 2006 Jan;13(1):85-88

Was Migräne ist

Häufig macht sich Migräne bei Kindern durch eine Änderung ihres Verhaltens bemerkbar: Gewohnte Tätigkeiten werden unterbrochen, die Kinder ziehen sich zurück und suchen Ruhe.

Ernährungsfaktoren scheinen in der Genese dieses Syndroms eine entscheidende Rolle zu spielen.

Schottische Forscher um G. Russell untersuchten mittels Telefoninterviews das Schicksal von 54 Kindern mit "Bauchmigräne" etwa sieben bis zehn Jahre nachdem diese Diagnose gestellt worden war. Zum Vergleich wurden auch 54 Kontrollkinder befragt. Bei 61 Prozent hatte sich das Bauchweh verflüchtigt. Aber 70 Prozent hatten gemäß eigenen Aussagen eine Migräne entwickelt, im Vergleich zu 20 Prozent der Kontrollen[178]. Dies unterstützt die These, dass die abdominelle Migräne als ein Vorläufer einer üblichen Migräne angesehen werden kann. Dies unterstützt aber auch die These, dass Migräne häufig durch eine für die jeweilige Person ungeeignete Ernährung verursacht werden kann.

Dafür spricht wiederum die Beobachtung, dass Patienten mit funktionellen gastrointestonalen Störungen[179] häufig über Migräne klagen. Umgekehrt ging eine Studie der Frage nach, ob auch Migränepatienten häufiger unter idiopathischen (das heißt ursächlich unbekannten) Oberbauchbeschwerden leiden. Dazu wurden 488 gesunde Blutspender und 99 Migräniker befragt[180].

Es zeigte sich, dass 38% der gesunden Blutspender, aber 81% der Migräniker unter Oberbauchbeschwerden litten. Über häufige Verdauungsstörungen klagten 23% der gesunden Blutspender, aber immerhin 60% der Migräniker.

Eine weitere Studie konnte bei einer Mehrheit der Migräniker erhöhte Amylase-Werte im Blut feststellen. Amylase ist ein Enzym zum Aufspalten von komplexen Kohlenhydraten in Glucose. Erhöhte Amylase-Werte können ein Anzeichen für eine Bauchspeicheldrüsenentzündung (Pankreatitis) sein[181].

Spätformen und Chronifizierung

Für Spätformen der Migräneerkrankung werden die folgenden Definitionen verwendet:

---

[178] Dignan F, Abu-Arafeh I, Russell G: The prognosis of childhood abdominal migraine, Arch Dis Child 2001;84:415-418
[179] Verdauungsstörungen ohne organischen Befund
[180] Kurth T, Holtmann G, Neufang-Hüber J, Gerken G & Diener H-C. Prevalence of unexplained upper abdominal symptoms in patients with migraine. Cephalalgia 2005. London
[181] Music M, Babic N, Masic I: Hematological-biocemical tests in patient with migraine, Med Arh. 2006;60(1):41-3

Was Migräne ist

- Chronische Migräne ist charakterisiert durch 15 oder mehr Migränetage im Monat.

- Von "Transformierter Migräne" spricht man dagegen, wenn der Patient unter chronischen täglichen Kopfschmerzen (Chronic Daily Headache: CDH) mit gleichzeitig weniger als 15 Migränetagen im Monat leidet.

Eine Untersuchung konnte zeigen, dass chronische Migräne sehr häufig mit zunehmender Dauer in eine "Transformierte Migräne" übergeht, bei der die Anzahl der Migränetage pro Monat zwar zurückgeht, dafür aber mehr und mehr andere Kopfschmerzarten (Spannungskopfschmerzen) in den Vordergrund treten. Mit anderen Worten: Chronische Migräne ist eine Frühform der Transformierten Migräne[182].

---

[182] Bigal ME, Rapoport AM, Sheftell FD, Tepper SJ, Lipton RB: Chronic migraine is an earlier stage of transformed migraine in adults, Neurology 2005;65:1556-1561

Was Migräne ist

Medizinische Erklärungen

Keine einheitliche Theorie

Es gibt zurzeit keine einheitliche Theorie[183] [184] über die Ursachen der Migräne, sondern eher verschiedene Richtungen innerhalb der Medizin, die verschiedene Auffassungen haben. Wie stets in solchen Fällen, gibt es Auffassungen, die von Mehrheiten bzw. nur von Minderheiten getragen werden.

Neurogene Entzündung

Gemäß dieser Auffassung der Medizin, wird der Migränekopfschmerz durch eine Entzündung an den Kopfgefäßwänden, die durch erhöhte Nervenaktivitäten verursacht wird (neurogene Entzündung), ausgelöst.

Vor Ausbruch einer Migräne ist eine verstärkte Aktivität im Hirnstamm (Steuerung grundsätzlicher vegetativer Funktionen) und gemäß anderen Quellen auch im Hypothalamus (Chef des autonomen Nervensystems im Gehirn) feststellbar. Durch diese veränderten Aktivitäten im Bereich des so genannten "Migränegenerators" bekommt der Versorgungsnerv im Kopf (Nervus Trigeminus) erhöhte Schmerzimpulse, was die Nervenwände überlastet. Diese entzünden sich hierdurch, quellen auf und verdicken sich. In der Folge verringert sich der Blutfluss ins Gehirn und das Gehirn wird mangelhafter durchblutet. Dies wird als die Entstehung der Aura aufgefasst.

Wenn die Entzündung die Gefäßwand erreicht hat, wird diese durch den Blutdruck erweicht. Die Gefäße leiern aus und vergrößern sich. Gleichzeitig tritt eiweißhaltige Flüssigkeit aus. Diese Weitung der Gefäße löst zusammen mit der austretenden Flüssigkeit den Migränekopfschmerz aus. Weil jeder Pulsschlag auf die Gefäße drückt, wird der Schmerz als pulsierend empfunden.

Die Schwäche dieser Argumentation liegt zum Teil bereits im Beginn der Argumentationskette: Sie erläutert nicht, wie es zu der abnormen Veränderung der beobachteten Hirnstamm- bzw. Hypothalamus-Aktivitäten kommt.

Zu beachten ist, dass der Hypothalamus die oberste Instanz des Hormonsystems und vegetativen (autonomen) Nervensystems des Menschen ist. Er hat sozusagen den Gesamtüberblick über die Hormone im Körper. In ihm treffen die Verbindungen

---

[183] Mayer, Karl C.: Migräne Pathogenese, http://www.neuro24.de/migraenetabell.htm
[184] Wikipedia: Migräne, http://de.wikipedia.org/wiki/Migr%C3%A4ne

Was Migräne ist

des vegetativen Nervensystems zusammen. Er hat engen Kontakt zur Großhirnrinde und verarbeitet alle von dort kommenden Reize, zum Beispiel Wärme, Kälte, Sinneseindrücke, optische und akustische Wahrnehmungen, aber zum Teil auch Gedanken und Gefühle.

Der Hirnstamm verbindet das Gehirn mit dem Rückenmark. Hier laufen alle Informationen zusammen und überkreuzen sich im unteren Teil. Aufgrund dieser Überkreuzung wird die rechte Körperhälfte von der linken Gehirnhälfte gesteuert und umgekehrt.

Der Hirnstamm ist für die allgemeinen Lebensfunktionen zuständig. Seine Strukturen kontrollieren die Herzfrequenz, den Blutdruck und die Atmung. Auch das Wach-Schlafzentrum befindet sich hier.

Sowohl der Hypothalamus als auch der Hirnstamm sind mit grundlegenden körperlichen Funktionen beschäftigt.

Eine Vorstellung ist es, dass die abnorme Veränderung der Hirnstamm- und Hypothalamus-Aktivität durch eine Reizüberflutung bzw. durch bestimmte starke Reize (Trigger) ausgelöst wird.

Gegen diese Vorstellung spricht, dass viele Migräneattacken keineswegs in Zeiten einer Reizüberflutung beginnen, sondern stattdessen in der Entspannungsphase. Viele Migräneanfälle beginnen sogar nachts, in Zeiten sehr geringer äußerer Reizbeeinflussung.

Im Abschnitt *Migränegenerator* auf Seite 93 werden die Prozesse während einer Migräneattacke noch eingehender beleuchtet.

Vaskuläre Theorie

Die schon etwas ältere vaskuläre Theorie zur Ursache des Migränekopfschmerzes behauptet, dass der Migräneschmerz durch ein Anschwellen bzw. eine Weitung der Blutgefäße im Kopf entstehe.

Diese Theorie wird von den meisten Migräneforschern nicht mehr geteilt.

Für diese Theorie sprechen allerdings ein wenig neuere Erkenntnisse[185] um das Calcitonin-gene-related-Peptid (CGRP), welches nachweislich im Rahmen von Migräneattacken erhöht ausgeschüttet wird und welches eine stark gefäßweitende Wirkung besitzt. Erste praktische Versuche mit so genannten CGRP-Antagonisten[186]

---

[185] Medknowledge: CGRP-Antagonisten: neue Therapie bei Migräne, Kopfschmerzen, http://www.medknowledge.de/neu/2004/I-2004-9-crgp-antagonisten.htm

[186] Antagonist = Gegenspieler, Hemmer, Rezeptorenblocker

deuten darauf hin, dass damit eine deutliche Besserung der Schmerzsymptomatik erreichbar ist.

Dies könnte andeuten, dass es die Weitung der Gefäße selbst ist, die die Schmerzen verursacht. Und dass diese Weitung maßgeblich auf Befehl geschieht und nicht Nebenwirkung einer neurogenen Entzündung ist.

Serotonin-Theorie

Der Neurotransmitter[187] Serotonin (5-HT) scheint eine ganz entscheidende Rolle beim Entstehen einer Migräneattacke zu spielen. Denn ein großer Teil der gängigen Migräne-wirksamen Medikamente – sei es für den akuten Migräneanfall oder zur Prophylaxe – wirken in irgendeiner Weise auf den Serotonin-Haushalt.

Serotonin wird im Organismus in großen Konzentrationen sowohl in der Magen/Darmschleimhaut, im Zentralnervensystem und den Blutplattchen (Thrombozyten) gespeichert[188].

Die Serotonin-Theorie beschreibt die Abläufe einer Migräneattacke wie folgt[189]:

- Initial wird im Migräneanfall Serotonin aus den Thrombozyten (Blutplättchen) freigesetzt. Serotonin hat eine gefäßverengende Wirkung.

- Hierdurch erfolgt eine Konstriktion (Verengung) der zerebralen Mikrozirkulation. Diese Gefäßverengung verursacht die neurologischen Symptome der Auraphase.

- Das freigesetzte Serotonin wird im Gehirn zügig abgebaut, wodurch es zu einem ausgeprägten Serotonin-Mangel kommt. Der Serotonin-Mangel bewirkt eine schmerzhafte Gefäßerweiterung.

Allerdings gibt es für die beteiligten Abläufe kein einheitliches Verständnis. Zahlreiche Fragen rund um die Bedeutung von Serotonin bei der Pathogenese einer Migräneattacke sind bis heute ungeklärt.

Serotonin kann die Blut-Hirn-Schranke nicht überschreiten und muss im Gehirn vor Ort gebildet werden. Offenbar sind deshalb 2 Serotonin-Pools zu unterscheiden: Das Serotonin im Gehirn und das periphere Serotonin, welches im Blut gemessen werden kann. Auch im Gehirn scheint die Serotonin-Verteilung nicht einheitlich zu sein und sich je nach Bedarf zu verändern. Einige theoretische Überlegungen[190] deuten

---

[187] Neurotransmitter ("Botenstoffe") sind biochemische Stoffe, welche Informationen von einer Nervenzelle an eine andere weitergeben.
[188] Göbel, Hartmut: Die Kopfschmerzen, 2003, Seite 212
[189] Göbel, Hartmut: Die Kopfschmerzen, 2003, Seite 224 f
[190] Mayer, Karl C.: Migräne Pathogenese, http://www.neuro24.de/migraenetabell.htm

darauf hin, dass es von Vorteil sein kann, den peripheren (messbaren) Serotonin-Spiegel möglichst hoch zu halten und den des zentralen Nervensystems eher niedrig. Denn Migräne-wirksame Medikamente zur Prophylaxe, aber auch Entspannungstechniken, wirken im Zentralnervensystem eher Serotonin-hemmend.

Es ist auch deshalb denkbar, dass der von manchen Migräne-Forschern ausgemachte Vorteil kohlenhydratreicher Mahlzeiten, kurzfristig den Serotonin-Spiegel im Zentralnervensystem zu heben, für Migränekranke eher ein Nachteil ist und sonstigen Prophylaxemaßnahmen entgegenwirkt. Hartmut Göbel schreibt etwa dazu[191]:

> *Möglicherweise ist nicht die absolute Höhe des 5-HT-Spiegels, sondern die plötzliche relative Konzentrationsveränderung zu Beginn der Migräneattacke entscheidender pathogenetischer Faktor. ... Alternativ könnte eine zentrale 5-HT-Erhöhung für die Pathogenese der Migräne angeführt werden. Dafür könnte auch sprechen, dass die Menge der im Urin ausgeschiedenen 5-HIE [= 5-Hydroxyindolessigsäure, ein Endprodukt bei der Verstoffwechselung von Serotonin] während der Migräneattacke nicht allein durch das aus Thrombozyten freigesetzte und metabolisierte 5-HT [= Serotonin] zu erklären ist.*

Neurologisch-verhaltensmedizinische Migränetheorie

Diese Theorie wird unter anderem vom Migräneforscher Hartmut Göbel vertreten und kombiniert genetische Faktoren mit Umwelteinflüssen (Triggern)[192]:

> *Nach dieser Migränetheorie besteht beim Migränepatienten eine angeborene Besonderheit der Reizverarbeitung im Gehirn – es steht ständig unter „Hochspannung". Wenn nun bestimmte auslösende Faktoren (so genannte Triggerfaktoren) zu schnell, zu plötzlich, zu lange oder zu intensiv hinzukommen, wird beim Migränekranken eine Kaskade von teils gleichzeitig ablaufenden physiologischen Änderungen in Gang gesetzt, die letztlich den Migräneanfall ausmachen. Die Triggerfaktoren sind gewissermaßen der Tropfen, der das Fass zum Überlaufen bringt.*
>
> *Welche Triggerfaktoren in der jeweiligen Situation entscheidend sind, lässt sich nur bei einem geringen Teil der Patienten voraussagen. In Frage kommen zum Beispiel äußere Reize wie Stress, Lärm, Unregelmäßigkeiten im Schlaf-Wach-Rhythmus oder Tagesablauf sowie bestimmte Nahrungsmittel. Auch innere Faktoren können eine Attacke auslösen: Änderungen der Hormonlage, Hunger oder Umstellungen des Stoffwechsels zum Beispiel durch Medikamente.*
>
> *...*

---

[191] Göbel, Hartmut: Die Kopfschmerzen, 2003, Seite 225
[192] Göbel, Hartmut: Kursbuch Migräne, 2003, S. 50 ff

> Die grundsätzlich erhöhte Aktivität des Gehirns plus Triggerfaktor/en führt nun zu einer plötzlichen und übermäßigen Aktivierung im Gehirn. Binnen kürzester Zeit werden viel zu viele Nervenbotenstoffe freigesetzt, insbesondere das stimmungssteuernde Hormon („Glückshormon") Serotonin und andere erregende Neurotransmitter. Das Gehirn missinterpretiert die übermäßige Freisetzung der Botenstoffe als Reaktion des Körpers auf eine Vergiftung. Logische Folge ist die Aktivierung von Schutzreflexen in Form von Übelkeit und Erbrechen. Diese laufen jedoch biologisch ins Leere, da die übermäßige Aktivierung der Botenstoffe schließlich nicht durch eine echte Vergiftung via Nahrungsaufnahme, sondern durch die übermäßige Reizverarbeitung eingeleitet wurde und die übermäßige Konzentration der Nervenbotenstoffe im Gehirn durch Erbrechen nicht beseitigt werden kann. Sinnlose Übelkeit und Brechreiz sind die Folge.

Im Prinzip können gegen diese Auffassung die gleichen Einwände, wie gegen die Theorie der neurogenen Entzündung, erhoben werden.

Eine tiefergehende Diskussion zu einigen Aspekten dieser Theorie findet sich auch im Abschnitt *Unterzuckerung und Angst/Stress* auf Seite 203.

Cortical Spreading Depression (CSD)

Eine andere Theorie macht die so genannte Cortical Spreading Depression (CSD), wie dies bereits 1944 von dem brasilianischen Epilepsieforscher Aristides Leão im Rahmen von Experimenten an Kaninchen geäußert wurde, zum zentralen Auslöser einer Migräne-Attacke. Bei der CSD handelt es sich um eine massive und gleichzeitige Depolarisierung[193] der Neuronen und der dazugehörigen Gewebezellen des betroffenen Cortexabschnitts mit zeitweiligem Funktionsverlust, welche mit einer Geschwindigkeit von ca. 2cm/Minute über den Cortex[194] wandert.

Mit ihrer typischen Geschwindigkeit, ihren neuronalen Phänomenen und dem nachfolgenden zeitweiligen Zusammenbruch der spezifischen neuronalen Aktivität liefert die CSD eine schlüssige Erklärung für das wandernde Flimmerskotom der visuellen Migräneaura, aber auch für andere Aura-Symptome.

Einige Migräneforscher vermuten, dass jeder Migräne eine CSD vorausgeht, dass sie aber in den meisten Fällen so schwach ist, dass es zu keinen expliziten Aura-Symptomen kommt. Dies wird von anderen Experten bestritten. Beispielsweise wird in der deutschen ICDH-II-Klassifikation dazu formuliert[195]:

---

[193] Depolarisierung = Erhöhung des Membranpotenzials von Nervenzellen
[194] Cortex = Gehirnrinde
[195] Schmerzklinik Kiel: IHS Classification ICHD-II, http://www.ihs-klassifikation.de/

Was Migräne ist

> *Der regionale zerebrale Blutfluss zeigt während Migräneattacken ohne Aura keine Veränderungen, die auf eine "cortical spreading depression" hinweisen, auch wenn Veränderungen des Blutflusses im Hirnstamm ebenso auftreten können, wie kortikale Veränderungen als sekundäre Folge einer Schmerzaktivierung. Dies steht im Gegensatz zur pathognomonischen "spreading oligemia" bei der Migräne mit Aura. Mit hoher Wahrscheinlichkeit spielt die "spreading depression" daher in der Migräne ohne Aura keine Rolle.*

Während der CSD kommt es zu drastischen Veränderungen der Ionenbalance im Gehirn. Die Folge ist unter anderem eine Freisetzung verschiedener Neurotransmitter. Die extrazelluläre Glutamatkonzentration verzwanzigfacht sich und trägt zur Ausbreitung der CSD bei. Auch etwa zehnfache Konzentrationsanstiege von Aspartat und von Katecholaminen konnten während der CSD gemessen werden.

Um die in der CSD zusammengebrochene Homöostase der Ionenverteilung wiederzuerlangen, müssen die Zellen erhebliche Mengen zusätzlichen Sauerstoff und Glucose aufwenden. Es konnte ein gestiegener Glucoseverbrauch um 200% und Sauerstoffverbrauch um 50% festgestellt werden.

Gleichzeitig steigt jedoch die Laktatkonzentration auf etwa 200% an und der Blut-pH-Wert fällt auf etwa 6,9 ab. Einige Autoren vermuten, dies deute auf eine Zunahme der anaeroben Glykolyse hin. Allerdings werden zurzeit selbst der Ablauf der zerebralen Glykolyse[196] und die Verwendung von Laktat[197][198][199] im zerebralen Energiestoffwechsel noch nicht endgültig verstanden.

Die akuten Blutflussveränderungen bei der CSD werden meist im Zusammenhang mit dem Energiestoffwechsel betrachtet, denn das Gehirn verfügt, anders als andere Organe, kaum über Energiereserven. Ohne Blutfluss kann die Ionenhomöostase kaum länger als 2 Minuten aufrechterhalten werden. Eine akute, aber kurze Blutflusssteigerung (Hyperperfusion) auf das 2- bis 3-fache des Ruheflusses folgt den Ionenverschiebungen unmittelbar.

---

[196] Schurr, Avital: Lactate: the ultimate cerebral oxidative energy substrate? Journal of Cerebral Blood Flow & Metabolism (2006) 26, 142–152. doi:10.1038/sj.jcbfm.9600174

[197] Dalsgaard MK, Quistorff B, Danielsen ER, Selmer C, Vogelsang T, Secher NH: A reduced cerebral metabolic ratio in exercise reflects metabolism and not accumulation of lactate within the human brain, J Physiol. 2004 Jan 15;554(Pt 2):571-8. Epub 2003 Nov 7

[198] Schurr A, Payne RS, Miller JJ, Rigor BM: Brain lactate, not glucose, fuels the recovery of synaptic function from hypoxia upon reoxygenation: an in vitro study, Brain Res. 1997 Jan 2;744(1):105-11

[199] Dalsgaard MK, Ogoh S, Dawson EA, Yoshiga CC, Quistorff B, Secher NH: Cerebral carbohydrate cost of physical exertion in humans, Am J Physiol Regul Integr Comp Physiol. 2004 Sep;287(3):R534-40. Epub 2004 May 20

Was Migräne ist

Nach Ablauf der CSD wird von einigen Autoren eine langanhaltende (zum Teil mehrere Stunden dauernde) Blutflussminderung (Hypoperfusion) auf ca. 70% des Normalvolumens angenommen.

All dies macht deutlich, dass das Gehirn sich während einer CSD in einer massiven Energiekrise befindet. Insbesondere die Blut-pH-Wertverschiebungen und die Zunahmen beim Energiebedarf sind beträchtlich.

Einige Autoren gehen davon aus, dass die CSD letztendlich in der Lage ist, den Trigeminus-Nerv zu triggern, worüber sie dann den eigentlichen Migräneschmerz auslöst.

Bei zahlreichen Langzeit-Migränikern konnten in Gehirnbereichen Läsionen von stummen Infarkten festgestellt werden[200][201]. Es ist zurzeit nicht endgültig geklärt, ob eher die Hypoperfusion oder die Hyperperfusion dafür verantwortlich ist[202].

Psychosomatische Erkrankung

Einzelne Mediziner und Heilpraktiker sind nach wie vor der Ansicht, dass es sich bei Migräne um eine psychosomatische Erkrankung handelt.

Diese Auffassung wird aber nur noch von einer kleinen Minderheit geteilt.

Funktionelle/energetische Migränetheorie

Eine weitere Auffassung ist, dass Migräne weniger im Kopf, sondern primär durch energetische Krisen und dadurch verursachte Entgleisungen im vegetativen bzw. hormonellen System entsteht. Diese Theorie wird funktionelle bzw. energetische Migränetheorie genannt.

Der Linzer Neurologe Christian Lampl drückt dies so aus[203]:

> Es ist ein Leiden des Gehirns, das jedoch außerhalb des Gehirns entsteht.

Thomas Weiss bezeichnet solche im Betriebssystem des Menschen verankerten Krankheiten als funktionelle Störungen[204].

---

[200] Kruit MC, van Buchem MA, Hofman PAM, et al. Migraine as a risk factor for subclinical brain lesions. JAMA. 2004;291:427-434

[201] Lipton RB, Pan J. Is migraine a progressive brain disease? JAMA. 2004;291:493-494

[202] Gupta, Vinod: Silent or non-clinical infarct-like lesions in the posterior circulation territory in migraine: brain hypoperfusion or hyperperfusion?, Brain 2006 129(1):E39; doi:10.1093/brain/awh697

[203] http://www.psychologie.at/wissen/archiv.asp?bereich=4&menu=news&detail=1&newsid=498

Was Migräne ist

Einige Fakten sprechen ganz klar für eine solche Annahme und gegen die Vermutung, dass es sich bei Migräne um eine rein neurologische, genetisch bedingte Reizverarbeitungsstörung im Gehirn handelt:

- Bis zur Pubertät leiden mehr Jungen als Mädchen unter Migräne, danach fast 3x so viele Frauen wie Männer.
- Die Migräne-Prävalenz nimmt bei weiblichen Jugendlichen parallel zum Status der geschlechtlichen Reife zu[205].
- Frauen klagen häufig rund um ihre Periode über Migräne[206].
- In den letzten Monaten der Schwangerschaft verschwindet Migräne bei vielen Patientinnen spurlos[207]. Auch Stillen scheint gegen Migräne zu schützen[208]. Die Migräne-Prävalenz bei Schwangeren ist vergleichbar mit der Migräne-Prävalenz bei Männern.
- Nach der Menopause verändert bzw. verbessert sich Migräne häufig.
- Migräne tritt häufig in Entspannungszeiten bei bereits geringer Reizbelastung auf.
- Migräne nimmt statistisch gesehen zu. Vereinzelte Untersuchungen lassen vermuten, dass sich die Migräne-Prävalenz in den letzten 40 Jahren verdreifacht hat[209][210][211].
- Diverse hormonell wirkende Medikamente haben Einfluss auf Migräne (Kontrazeptiva, Hormonpräparate, Beta-Blocker,...). Einige Beta-Blocker wirken nach-

---

[204] Thomas Weiss: Funktionelle Störungen, http://www.weiss.de/32.0.html
[205] LeResche L et al.: Relationship of pain and symptoms to pubertal development in adolescents, Pain. 2005 Nov;118(1-2):201-9. Epub 2005 Oct 5.
[206] Martin VT et al.: Defining the Relationship Between Ovarian Hormones and Migraine Headache, Headache: The Journal of Head and Face Pain, 2005, 45 (9), 1190-1201
[207] Ertresvag JM, Zwart JA, Helde G, Johnsen HJ, Bovim G: Headache and transient focal neurological symptoms during pregnancy, a prospective cohort, Acta Neurol Scand. 2005;111:233-237
[208] DMKG: Stillen schützt Frauen vor Migräne, http://www.dmkg.de/presse/pres62.htm
[209] CDC: Current Trends Prevalence of Chronic Migraine Headaches, 1991, http://www.cdc.gov/mmwr/preview/mmwrhtml/00001982.htm
[210] Sillanpaa M, Anttila P: Increasing prevalence of headache in 7-year-old schoolchildren, Headache. 1996 Sep;36(8):466-70
[211] Pothmann, R et al.: Kopfschmerzbehandlung bei Kindern, http://kinderschmerz.org/?action=download&id=3

weislich bei Migräne, obwohl sie die Blut-Hirn-Schranke nicht überwinden können[212].

- Migräne tritt häufig zusammen mit anderen funktionellen Störungen (zum Beispiel Panikattacken, Reizdarm) oder anderen hormonellen Erkrankungen (zum Beispiel Schilddrüsenerkrankungen, Morbus Cushing) auf.

- Migränepatienten weisen in der Regel veränderte Hormonstati und -reaktionen (zum Beispiel erhöhte oder erniedrigte Cortisol-Spiegel, verzögerte Melatoninausschüttung, erniedrigte Insulin-Sensitivität) auf[213][214][215].

Ich teile die Auffassung, dass Migräne primär durch energetische Krisen und funktionelle Störungen im vegetativen/hormonellen System des Menschen verursacht wird.

Mit der Annahme einer funktionellen/energetischen Störung geht auch eine andere Bewertung der Migräne-Trigger einher. Die klassische Migräne-Medizin vermutet, dass es sich bei einer Migräne um ein grundsätzliches und vererbtes neurologisches Leiden handelt, deren einzelne Attacken aber personenspezifische Trigger benötigen, um angestoßen zu werden.

Bei einer funktionellen/energetischen Störung als Migräneursache wird dagegen angenommen, dass es durch permanente Energiekrisen und Hormonbelastungen (zu viel Insulin, zu späte Insulinreaktion, verminderte Glucose-Toleranz, häufiges Aktivieren der Stresshormone im Rahmen von Hypoglykämien, Stressbelastungen usw.) zu einer Schädigung des Hormonsystems und hierbei insbesondere zu einer Schwächung der hormonellen Stressmechanismen kommt, so dass viele Ereignisse (zum Beispiel Sport, Saunabesuch, Wetterumschwung) plötzlich zu Triggern werden, die normalerweise reibungslos vom Hormonsystem abgefangen werden sollten.

Da die energetische Migräne-Theorie davon ausgeht, dass die Migräneursache energetisch/vegetativ/hormonell und nicht neuronal ist, sind für sie die exakten physiologischen Vorgänge im Gehirn, die letztendlich die Migräne-Aura oder die Schmerzphase bewirken, nur von sekundärer Bedeutung. Dagegen sind Kenntnisse dieser Vorgänge für die Entwicklung effizienter Migräne-Mittel entscheidend.

---

[212] Stoica E, Enulescu O, Propranolol corrects the abnormal catecholamine response to light during migraine, Eur Neurol. 1990;30(1):19-22

[213] Rainero I et al., Insulin sensitivity is impaired in patients with migraine, Cephalalgia, 2005 Aug;25(8):593-7

[214] Peres MFP et al., Hypothalamic involvement in chronic migraine, J Neurol Neurosurg Psychiatry 2001;71:747-751

[215] Ziegler DK et al.: Circadian rhythms of plasma cortisol in migraine, J Neurol Neurosurg Psychiatry. 1979 Aug;42(8):741-8

Was Migräne ist

Migränegenerator

Endogener Migränegenerator

Im Rahmen der zurzeit vorherrschenden Migränetheorie der Neurologie hat der Begriff "Migränegenerator" eine entscheidende Bedeutung. Er wurde deshalb bereits im Abschnitt *Medizinische Erklärungen* auf Seite 84 erwähnt. In diesem Abschnitt soll seine Bedeutung im Zusammenhang mit dem Betriebssystem des Menschen und dabei insbesondere dem vegetativen Nervensystem und dem Hormonsystem näher beleuchtet werden.

Auf der Migräne-Site des Pharmakonzerns MSD[216] wird dazu ausgeführt:

> *Eine zentrale Rolle bei der Schmerzentstehung spielt der Hirnnerv (Trigeminus-Nerv). Er durchzieht alle Blutgefäße von Hirnhaut und Gehirn. Diese sowie die Hirnhaut selbst sind die einzigen schmerzempfindlichen Strukturen im Gehirn.*
>
> *Bei der Migräne kommt es dann zu einer Aktivierung des Gefäßsystems des Hirnnervs (trigeminales Systems). Schmerzsignale werden über Fasern des Trigeminus transportiert. Die Ursachen dieser Aktivierung sind jedoch noch nicht geklärt. Untersuchungen haben allerdings während Migräne-Attacken ein Zentrum mit erhöhter Durchblutung im Hirnstamm identifiziert. Das deutet auf erhöhte neuronale Aktivität hin und legt die Existenz eines organischen (das heißt endogenen) 'Migränegenerators' nahe.*
>
> *Die erhöhte Aktivität des Hirnstamms scheint also nicht eine Folge des Kopfschmerzes, sondern vielmehr die Ursache der Schmerzentstehung zu sein. Diese Aktivität könnte auch für den Wiederkehrkopfschmerz (Recurrence) verantwortlich sein.*

Andere Quellen weisen darauf hin, dass im Rahmen der erhöhten Aktivität besonders Nerven betroffen sind, die Serotonin als Botenstoff nutzen, wodurch es in der Folge zu einem vermehrten Abbau von Serotonin und damit zu einer Serotonin-Verarmung im Gehirn kommt.

Wiederum andere Quellen[217] weisen allerdings darauf hin, dass auch dieser Serotonin-Status nicht einheitlich im gesamten Zentralnervensystem (ZNS) sein muss:

---

[216] MSD: Wie entsteht Migräne?, http://migraene.msd.de/wissen/ursa/wiee_1210.html
[217] Wikipedia: Serotonin, http://de.wikipedia.org/wiki/Serotonin

Was Migräne ist

> *In Stresszuständen wird die diffuse Ausschüttung von Serotonin in den verschiedenen Gehirnteilen verändert. In der Großhirnrinde ist sie erhöht, im Stammhirn und Zwischenhirn dagegen vermindert. Es wird hypothetisch angenommen, dass diese Umverteilung einer gesteigerten Bereitschaft zu schnellen, aber weniger überlegten Reaktionen in der Gefahrsituation dienen soll.*

Aus den Ausführungen können für die weiteren Überlegungen unter anderem die folgenden Informationen entnommen werden:

- Bei dem schmerzenden Bereich handelt es sich um den einzigen schmerzempfindlichen Bereich im Gehirn. Soll also eine körperliche Warnung über ein Problem im Bereich des Gehirns durch ein Schmerzsignal vermittelt werden, dann stehen kaum Alternativen zur Verfügung.

- Während einer Migräneattacke kommt es zu einem massiven Abbau von Serotonin im Gehirn oder in Teilen des Gehirns.

- Während der Migräneattacke ist ein Bereich im Hirnstamm stärker durchblutet. Dieser Bereich wird als endogener "Migränegenerator" bezeichnet.

- Der Migränegenerator scheint auch dann aktiv zu bleiben und die Migräne "in Betrieb" zu halten, wenn Schmerzmittel wie Triptane die Migräneschmerzen längst unterdrückt haben. Denn offenbar ist der Migränegenerator nach Ablauf der Wirkung des Schmerzmittels in der Lage, die Migräne wieder aufflammen zu lassen (Wiederkehrkopfschmerz).

Bildlich gesprochen könnte man sagen: Der Migränegenerator ist der eigentliche Brandherd des Feuers (= Migräne). Die Löschmittel (= Schmerzmittel) bekämpfen die Symptome des Feuers, sind aber oft nicht in der Lage, den eigentlichen Brandherd zu löschen. Wenn das Löschmittel ausgeht, beginnt das Feuer erneut auszubrechen.

Der Hirnstamm

An dieser Stelle soll zunächst einmal erläutert werden, was der Hirnstamm (Stammhirn) ist und was seine Aufgaben sind:

Der Hirnstamm ist der älteste Teil des Gehirns. Es steuert weite Teile der vegetativen Funktionen wie

- Atmung
- Durchblutung, Kreislauf
- Körpertemperatur
- Darmtätigkeit

Was Migräne ist

Ein Lebewesen kann allein mit einem Hirnstamm funktionieren. Es hat dann kein Bewusstsein (zum Beispiel in Koma-Situationen). Manche Lebewesen haben nur einen Hirnstamm. Es sind reine Fressmaschinen ohne weitere Intelligenz.

Der Hirnstamm hat nichts mit Psyche zu tun. Er regelt ausschließlich das vegetative Überleben, das heißt Körperfunktionen, die nicht unserem Willen unterliegen.

Diese für das Überleben so wichtigen Schaltstellen liegen im Zentrum unseres Gehirns, gut geschützt gegen äußere Gewalteinwirkungen und an bevorzugter Stelle bezüglich der zentralen Energieversorgung des Gehirns.

Bei einem Ausfall weiter Teile des Gehirns ist ein Mensch noch lebensfähig, er kann noch monatelang im Koma weiter dahin „vegetieren". Bei einem Ausfall des Hirnstamms ist dagegen kein Überleben möglich.

Nur bei sehr schwerer Gewalteinwirkung von außen kann auch der Hirnstamm verletzt werden. Bedeutsamer ist es aber, wenn das Gehirn in seiner Gesamtheit, also global geschädigt wurde. Dann kann auch der Hirnstamm mitbetroffen sein. Dies geschieht zum Beispiel, wenn nach einem Kreislaufstillstand die Sauerstoffversorgung des Gehirns für einige Minuten unterbrochen war. Ist davon der Hirnstamm betroffen, kann es zur schwer behandelbaren vegetativen Instabilität kommen.

Störungen autonomer Zentren

Die Migräne-Site des Pharmakonzerns MSD führt dazu weiter aus[218]:

> *Die Migräne ist eine komplexe biologische Funktionsstörung des Gehirns. Diese hat folgende Auswirkungen:*
>
> - *eine zeitweilige Störung der Versorgung des Hirnnervs (trigeminovaskuläre Innervation)*
> - *Freisetzung Gefäß-aktiver Botenstoffe (vasoaktive Neurotransmitter)*
> - *veränderte Übermittlung von Schmerzsignalen im Hirnstamm*
> - *Veränderung der kortikalen, das heißt die Gehirnrinde betreffenden Erregbarkeit.*
>
> *Daneben kommt es offenbar auch zu Störungen autonomer Zentren im Hirnstamm und Mittelhirn. Dies liegt wahrscheinlich an einer biologisch-genetischen Veranlagung.*

Diese Darstellung deckt sich mit der heute vorherrschenden Migränetheorie der Neurologie.

---

[218] MSD: Wie entsteht Migräne?, http://migraene.msd.de/wissen/ursa/wiee_1210.html

Was Migräne ist

Doch beachten wir, was dabei unter anderem behauptet wird:

- Bei Migräne kommt es unter anderem zu Störungen in autonomen (das heißt vegetativen) Zentren, insbesondere im Bereich des Hirnstamms. Damit sind die weiter oben erwähnten Aktivitätsveränderungen des Hirnstamms gemeint, die auch als Migränegenerator bezeichnet werden.
- Diese Störungen werden vermutlich durch eine biologisch-genetische Veranlagung ausgelöst.

Damit wird nichts weniger behauptet, als dass große Teile der Bevölkerung und insbesondere mehr als 15% aller gebärfähigen Frauen eine genetisch bedingte Störung im Bereich des Hirnstamms besitzen.

Dies dürfte wohl kaum zutreffen. Denn der Hirnstamm ist der älteste Teil des Gehirns, er wurde über Hunderte von Millionen Jahren im Rahmen der Evolution aus dem Tierreich entwickelt, er ist der am besten geschützte und für die Überlebensfähigkeit des Menschen wichtigste Teil des Gehirns, er dürfte der Teil des Gehirns sein, an dem die Natur die wenigsten genetischen Spielereien vornimmt, da dieser Teil vor allem eins sein muss: robust.

Der Hirnstamm muss unter widrigsten Bedingungen funktionieren, selbst dann, wenn der Mensch im Koma liegt und schwer verletzt ist. Ausgerechnet dieser Teil soll angeblich durch eine biologisch-genetische Veranlagung gestört sein. Dies erscheint mehr als unwahrscheinlich.

Reaktion autonomer Zentren auf Störungen

Wenn ein so lebenswichtiger Teil des Gehirns wie der Hirnstamm mit erhöhten Aktivitäten, Schmerzimpulsen und massiven Gefäßmaßnahmen reagiert, dann lässt das sinnvollerweise nur einen Schluss zu:

Das autonome Zentrum Hirnstamm (oder eine übergeordnete bzw. mit ähnlichen Aufgaben betraute Instanz wie etwa der Hypothalamus) hat eine massive Störung festgestellt. Und diese Störung liegt nicht im Bereich von psychischen Einflussfaktoren oder kognitiven Prozessen, sondern es geht um eine Störung substanzieller vegetativer Funktionen, die das Gehirn als Ganzes betreffen.

Anders ausgedrückt: Nicht der Hirnstamm ist gestört und reagiert deshalb abnorm auf eine normale Situation, sondern irgendeine Situation hat einen abnormen Versorgungszustand des Gehirns ausgelöst, auf den der Hirnstamm nun mit massiven Mitteln reagiert.

Und diese massiven Mittel reichen von schwerstem Schmerz bis zum „Abschalten" weiter Teile des Gehirns, letztendlich also bis zur temporären Ohnmacht.

Was Migräne ist

Bei der durch den Hirnstamm festgestellten Störung kann es sich nicht um irgendwelche Lappalien handeln, sondern es geht um Grundfunktionen, wie zum Beispiel:

- zu wenig Glucose (Blutzucker)
- zu wenig Sauerstoff
- ungünstiger pH-Wert des Blutes
- ungünstiger Salzgehalt des Blutes
- Giftstoffe im Blut

also irgendetwas, was die Versorgung des Gehirns gefährdet.

Es geht folglich um Situationen, die vergleichbar etwa der Prinzmetal Angina am Herzen sind, bei welcher das Herz auf Grund von Sauerstoffmangel oder Durchblutungsstörungen mit Schmerzen und Gefäßkrämpfen reagiert.

Dafür sprechen auch die Ergebnisse rund um das so genannte PFO (Patent Foramen Ovale), einem Loch in der Herzscheidewand, welches zu einer Verschlechterung der Sauerstoffversorgung im Gehirn führen kann und welches insbesondere sehr häufig bei Migränebetroffenen mit Aura vorzufinden sein soll. Wird dieses Loch geschlossen, dann können zum Teil signifikante Migräneverbesserungen bis hin zur Heilung erzielt werden[219][220][221].

Bezüglich der durch den Hirnstamm festgestellten Störungen sollen an dieser Stelle keine einschränkenden Aussagen über die Ursachen bzw. Auslöser gemacht werden.

Denkbare Ursachen sind zum Beispiel:

- Hypoglykämie (Unterzuckerung)
- Mangelhafte Sauerstoffversorgung, zum Beispiel durch PFO, Atmungsstillstand usw.
- Eingeschränkte Energieversorgung des Gehirns durch Probleme in der Halswirbelsäule

Wichtig ist nur festzuhalten: Bei der Störung muss es sich um eine massive Beeinträchtigung der Grundversorgung des Gehirns handeln.

---

[219] Anzola GP et al.: Shunt-Associated Migraine Responds Favorably to Atrial Septal Repair. A Case-Control Study, Stroke 2005, doi:10.1161/01.STR.0000199082.07317.43

[220] Wammes-van der Heijden EA, Tijssen CC & Egberts ACG. Right-to-left shunt and migraine: the strength of the relationship. Cephalalgia 2005. London. ISSN 0333-1024

[221] Schwerzmann M et al.: Prevalence and size of directly detected patent foramen ovale in migraine with aura, Neurology. 2005 Nov 8;65(9):1415-8. Epub 2005 Sep 7

Was Migräne ist

Die Rolle des Hypothalamus

Verschiedene Untersuchungen legen nahe, dass der Hypothalamus bei der Entstehung einer Migräne eine entscheidende Rolle spielt[222][223].

Der Hypothalamus ist sowohl oberste Instanz des vegetativen Nervensystems als auch des Hormonsystems. Er hat also einen Gesamtüberblick über alle vegetativen Funktionen.

Sollte er ein gravierendes Problem in den vegetativen Funktionen oder ganz allgemein sehr starken Stress feststellen, dann reagiert er mit einer massiven sympathischen Aktivierung und der Ausschüttung von Stresshormonen.

Wie im Kapitel *Stress* auf Seite 257 näher erläutert wird, läuft dabei eine Kaskade von Reaktionen ab, die standardisiert ist, und die mit der Überlebensfähigkeit in der Wildnis zu tun hat:

- Der Hypothalamus reagiert auf stressauslösende Situationen mit der Ausschüttung von CRH (Corticotropin-Releasinghormon). CRH stimuliert die Hypophyse zur Ausschüttung von ACTH (Adrenocorticotropes Hormon). ACTH wiederum regt die Nebennierenrinde zur Ausschüttung von Glucocorticoiden (Cortisol) und damit zur internen Blutzuckerproduktion (Glukoneogenese) an. Dies geschieht, um die körperliche Leistungsfähigkeit für die bevorstehenden zusätzlichen Anforderungen grundsätzlich zu erhöhen.

- In der zweiten Reaktionskette wird über den Sympathicus das Nebennierenmark aktiviert. Das schüttet dann innerhalb von Sekunden eine Mischung von 80 Prozent Adrenalin und 20 Prozent Noradrenalin aus. In der Folge steigen der Blutdruck und der Pulsschlag, und es werden Blutzuckerreserven der Leber und die Fettspeicher mobilisiert. Auch dies trägt dazu bei, die körperliche Leistungsfähigkeit im Rahmen der Stressbeantwortung zu erhöhen.

- Gleichzeitig wird Beta-Endorphin ausgeschüttet, was den Körper schmerzunempfindlicher machen soll (als Vorbereitung auf eine Flucht- oder Kampf-Situation).

- Ferner wird die diffuse Ausschüttung von Serotonin in den verschiedenen Gehirnteilen verändert. In der Großhirnrinde ist sie dann erhöht, im Stammhirn und Zwischenhirn dagegen vermindert. Es wird hypothetisch angenommen, dass diese Umverteilung einer gesteigerten Bereitschaft zu schnelleren, dafür aber

---

[222] Peres MFP et al., Hypothalamic involvement in chronic migraine, J Neurol Neurosurg Psychiatry 2001;71:747-751

[223] Overeem S, van Vliet JA, Lammers GJ, Zitman FG, Swaab DF, Ferrari MD: The hypothalamus in episodic brain disorders, Lancet Neurol. 2002 Nov;1(7):437-44

weniger überlegten Reaktionen in der Gefahrensituation dienen soll[224] (Serotonin wirkt antidepressiv, stimmungsaufhellend und schmerzsenkend und wird deshalb in Gefahrensituationen vermehrt in der Großhirnrinde benötigt).

Bei sehr starkem Stress kann es hierbei möglicherweise zu einer Entleerung der Serotonin-Speicher in kritischen Gehirnbereichen kommen, speziell dann, wenn diese zum Beispiel auf Grund von chronischem Stress ohnehin schlecht gefüllt sind.

Die Rolle des Serotonins

Die Rolle des Serotonins im Rahmen einer Migräneattacke ist noch immer nicht vollständig geklärt. Gesichert ist lediglich, dass Serotonin eine ganz entscheidende Rolle spielt.

Schokolade hebt ebenso wie andere kohlenhydratreiche Mahlzeiten kurzfristig den Serotonin-Spiegel. Das funktioniert auf Grund der dann verstärkten Insulinausschüttung, die dafür sorgt, dass andere Proteine als Tryptophan in die Zellen geschleust werden, während das Protein Tryptophan ungehindert und vermehrt ins Gehirn gelangen kann, wo es zu Serotonin umgebaut wird. Je höher die Insulinausschüttung nach einer Mahlzeit ist, desto schneller kann im Gehirn wieder Serotonin aufgebaut werden, und desto schneller fühlt man sich besser – das genau ist der Grund, warum manche Menschen ständig Süßigkeiten essen. Unglücklicherweise sackt nach einer Mahlzeit mit vielen hochglykämischen Kohlenhydraten der Blutzuckerspiegel schnell wieder ab – und damit auch der Serotonin-Spiegel. Daher sind die Betroffenen in dem ständigen Bedürfnis gefangen, schnell eine weitere Süßigkeit zu sich nehmen zu müssen, um das hohe Serotonin-Niveau aufrechtzuerhalten.

Es ist auffällig, dass Medikamente zur Migräneprophylaxe eher den Serotonin-Antagonisten zugezählt werden müssen, während es sich bei den akut wirkenden Triptanen um Serotonin-Agonisten handelt.

Pizotifen beispielsweise ist ein Serotonin-5HT$_{2B}$-Rezeptor-Antagonist, das heißt der Wirkstoff kann an 5HT$_{2B}$-Rezeptoren binden und diese hierdurch blockieren, ohne dabei die Serotonin-Wirkung auszulösen.

Da der 5HT$_{2B}$-Rezeptor unter anderem eine gefäßverengende Wirkung hat[225], könnte es sein, dass die Verabreichung eines Serotonin-Antagonisten geringere Gefäßkontraktionen nach sich zieht und damit langfristig zu einer generellen Normalisierung der Gefäßmotorik führt.

---

[224] Wikipedia: Serotonin, http://de.wikipedia.org/wiki/Serotonin
[225] Wikipedia: 5-HT-Rezeptor, http://de.wikipedia.org/wiki/ 5-HT-Rezeptor

Was Migräne ist

Auch Beta-Blockern wird eine bezüglich Serotonin antagonistische Wirkung nachgesagt.

Während einer Migräneattacke selbst fehlt Serotonin, denn die Serotonin-Speicher wurden zu Beginn der Attacke entleert, zumindest gilt das für die Thrombozyten bzw. die Bereiche des Hirnstamms und des Zwischenhirns. Dies führt dazu, dass in diesen Bereichen die Prostaglandine die Oberhand gewinnen, die Gefäße sich entzünden und weit stellen und die Schmerzsensibilität zunimmt. Die Zuführung von Medikamenten, die sich so verhalten, als seien sie Serotonin (Serotonin-5HT$_{1B/1D}$-Rezeptor-Agonisten, Triptane), kann in diesem Fall hilfreich sein. Dies zeigt sehr deutlich, dass die Serotonin-Strategien in der Migräneprophylaxe und zur Akutbehandlung völlig unterschiedlich sein können.

Karl C. Mayer schreibt dazu[226]:

> *Die Rolle des Serotonins bei der Migräne scheint komplex zu sein, entsprechend widersprüchlich sind die diesbezüglichen Untersuchungen zum Teil. Viele Migränemedikamente aktivieren die Serotoninrezeptoren. Einige Studien lassen vermuten, dass der Serotoninspiegel während der Migräneattacke im Blut ansteigt, andere kommen zum gegenteiligen Ergebnis. Einige Medikamente verstärken die Serotoninrezeptoren, andere funktionieren als Rezeptorantagonisten. Trotzdem funktionieren beide Arten von Medikamenten gegen den Migränekopfschmerz. Der Widerspruch löst sich auf, wenn man von den beiden unterschiedlichen Serotoninpools im Körper ausgeht. Einmal dem peripheren Serotonin, das man im Blut messen kann, und von dem man glaubt, dass es einen hemmenden Effekt auf den Raphe-Kern hat (Nukleus dorsalis raphe). Andererseits vom Zentral-Nerven-System-Serotonin, das die Blutgefäße aktiviert und so den Trigeminuskern stimuliert, was wieder zu Kopfschmerzen führt. Beide Modelle bezüglich Serotonin und Kopfschmerz gehen also davon aus, dass der periphere Serotoninspiegel möglichst hoch gehalten werden soll (Hemmung des Weges über den Raphe-Kern) und der Zentral-Nerven-System-Serotoninspiegel niedrig gehalten werden soll. Der angenommene Wirkmechanismus ist so für alle Migränemedikamente mit der Theorie vereinbar. Die meisten Medikamente wirken dabei überwiegend über den peripheren Mechanismus. Vorbeugende Medikamente, Biofeedback und Muskelrelaxation wirken als Serotoninantagonisten am Zentral-Nerven-System-Serotoninrezeptor.*

Serotonin wird unter anderem in den Blutplättchen (Thrombozyten) und in den Mastzellen gespeichert.

---

[226] http://www.neuro24.de/migraenetabell.htm – Karl C. Mayer, Kopfschmerzen S. 6

Was Migräne ist

- Das Enzym Monoaminoxidase (MAO) baut freies, ungebundenes Serotonin ab. Dieser Abbau kann durch MAO-Hemmer (zum Beispiel Moclobemid) gehemmt werden.
- Serotonin wird auch durch die Neuronen resorbiert und dann wiederverwertet. Selective Serotonin Reuptake Inhibitoren (SSRIs) wie Paroxetin oder Fluoxetin hemmen diese Wiederaufnahme.

Durch beide Maßnahmen (MAO-Hemmer, SSRIs) kann der Serotonin-Spiegel signifikant erhöht werden.

Von den SSRIs konnte bislang keine überzeugende Wirkung in der Migräne-Prophylaxe nachgewiesen werden.

Bei allen Medikamenten, die den Serotonin-Spiegel langfristig erhöhen, besteht – speziell bei gleichzeitiger Anwendung von Triptanen zur Akutbehandlung der Migräne – ein erhöhtes Risiko für die Entwicklung eines Serotonin-Syndroms. Hierbei handelt es sich um eine pathologische Überaktivität des Körpers, die üblicherweise mit Beta-Blockern und Serotonin-Antagonisten behandelt wird.

Was Migräne ist

Epidemiologie

Erkrankungsrate in den westlichen Industrieländern

Die Resultate der bislang vorliegenden epidemiologischen Studien[227] zu Migräne müssen alle mit Vorsicht betrachtet werden, da Migräne sich nicht zweifelsfrei diagnostizieren lässt. Insbesondere für befragte Laien ist oftmals schwer zu entscheiden, ob sie denn nun unter Migräne oder unter sehr starken Spannungskopfschmerzen leiden.

Trotzdem können für die westlichen Industrieländer zurzeit wohl die folgenden Zahlen angenommen werden:

- ca. 6% aller Männer und mehr als 15% aller Frauen erkranken an Migräne.
- Die größte Häufigkeit besteht bei Frauen mittleren Alters.
- Frauen (nach der Pubertät und vor der Menopause) erkranken etwa 2,5 bis 3-mal so häufig an Migräne wie Männer.
- Während des 1. Schuljahres findet sich ein leichtes Überwiegen der Kopfschmerzprävalenz bei den Jungen. Mit dem Beginn der Pubertät dagegen kehrt sich das Bild um, und es zeigt sich ein leichtes Überwiegen der Kopfschmerzprävalenz bei den Mädchen. Dieses Übergewicht steigt dann kontinuierlich und dem Stand der sexuellen Reife entsprechend bis zum 20. Lebensjahr an[228 229].
- Die Kopfschmerzprävalenz steigt mit der Einschulung drastisch an. In einer finnischen Studie gaben 39% der Erstklässler an, bereits an Kopfschmerzen zu leiden[230 231].

Schätzungen lassen vermuten, dass in den USA zurzeit ca. 30 Millionen[232] und in Deutschland 6 bis 8 Millionen Menschen an Migräne erkrankt sind[233].

---

[227] MerckMedicus Modules: Migraine – Epidemiology, http://www.merckmedicus.com/pp/us/hcp/diseasemodules/migraine/epidemiology.jsp

[228] Göbel, Hartmut: Die Kopfschmerzen, 2003, Seite 352

[229] LeResche L et al.: Relationship of pain and symptoms to pubertal development in adolescents, Pain. 2005 Nov;118(1-2):201-9. Epub 2005 Oct 5.

[230] Göbel, Hartmut: Die Kopfschmerzen, 2003, Seite 351

[231] Anttila P, Metsahonkala L, Sillanpaa M: School start and occurrence of headache, Pediatrics. 1999 Jun;103(6):e80

Was Migräne ist

Neben den persönlichen Belastungen für die Betroffenen lassen diese Zahlen ein wenig die gewaltigen volkswirtschaftlichen Kosten der Krankheit Migräne erahnen.

Erkrankungsrate weltweit

In den westlichen Industrieländern ist die Ausbreitung der Migränekrankheit überall ungefähr gleich. Signifikante Unterschiede sind praktisch nicht festzustellen, und wenn, dann sind diese möglicherweise auf unterschiedliche Erhebungstechniken zurückzuführen.

Dagegen zeigen Untersuchungen[234] [235], dass Afrikaner und Asiaten signifikant seltener an Migräne erkranken als etwa Europäer oder Nordamerikaner. Interessanterweise ist dieser Unterschied sogar innerhalb den USA selbst messbar[236].

Allerdings ist zu erwarten, dass sich diese Unterschiede mit der Globalisierung des Ernährungsverhaltens und anderer kultureller Rahmenbedingungen zunehmend verwischen werden.

Zurzeit ist nämlich genauso feststellbar, dass etwa auch der tägliche Zuckerkonsum pro Kopf in Afrika und Asien (noch) hinter dem der westlichen Industrieländer hinterherhinkt[237].

Erkrankungen nach sozialen Schichten

In verschiedenen Studien[238] [239] wurde festgestellt, dass sich die Verbreitung von Migräne umgekehrt proportional zum Einkommen verhält.

Mit anderen Worten: Je höher das Einkommen, desto geringer die Wahrscheinlichkeit, an Migräne zu erkranken.

---

[232] Lipton RB, Stewart WF, Reed M, Diamond S: Migraine's impact today – Burden of illness, patterns of care, Vol 109 / No 1 / January 2001 / Postgraduate Medicine
[233] Migräneliga: Unsere Ziele, http://www.migraeneliga.de/ziele.htm
[234] MIDAS: About Migraine, http://www.midas-migraine.net/About_Migraine/
[235] Koba H. et al.: Migraine Update, Nippon Rinsho. 2005 Oct;63(10):1733-41
[236] MEDCEU: Migraines and Migraine Management, http://www.medceu.com/course-notest.cfm?CID=799
[237] Dias F.F., Mehta D., Tekchandani H.K.: High Fructose Syrup, http://www.pfionline.com/features/additives/add3/add3.html
[238] MerckMedicus Modules: Migraine – Epidemiology, http://www.merckmedicus.com/pp/us/hcp/diseasemodules/migraine/epidemiology.jsp
[239] Queiroz LP, Barea LM, Blank N: An epidemiological study of headache in Florianopolis, Brazil, Cephalalgia. 2006 Feb;26(2):122-7

Was Migräne ist

Dies könnte einerseits damit zusammenhängen, dass Menschen mit niedrigerem Einkommen häufig höheren Stressbelastungen (Geräusche, chemische Belastungen, Schmutz, Staub, Licht, Schichtarbeit usw.) ausgesetzt sind. Dem widerspricht aber, dass der in einer finnischen Studie[240] festgestellte Anstieg an Migräneerkrankungen bei 7-jährigen Kindern ebenfalls in sozial instabileren Gegenden (mit vermutlich niedrigeren Einkommen) besonders hoch war. Die oben erwähnten höheren beruflichen Stressbelastungen können nicht für 7-jährige Kinder geltend gemacht werden.

Es ist deshalb auch hier zu vermuten, dass die in Bevölkerungsgruppen mit niedrigerem Einkommen bekanntermaßen besonders schlechte Ernährung mit einem hohen Anteil an Junk-Food eine Rolle spielt.

In einer kanadischen Studie[241] konnte nachgewiesen werden, dass bereits kleine Kinder in Schichten mit niedrigerem Einkommen deutlich schlechter und mit viel mehr Junk-Food ernährt werden als Kinder aus sozial besser gestellten Schichten. Insbesondere der Konsum an gezuckerten Softdrinks scheint mit sinkendem Einkommen bzw. sinkender Bildung deutlich zuzunehmen.

Umgekehrt proportionale Erkrankungsraten zum Einkommen sind auch bei Diabetes nachgewiesen worden[242]. Es ist deshalb nicht auszuschließen, dass in beiden Fällen (Migräne, Diabetes) gleiche Mechanismen für den aufgezeigten Zusammenhang verantwortlich sind.

Ganz unabhängig davon räumen die erwähnten Migränestudien mit einem anderen Gerücht über Migräneerkrankungen gründlich auf: Es wird nicht selten behauptet, dass Migräne in erster Linie Menschen mit einem besonders schnellen, leistungsstarken und sensiblen Gehirn befällt. Meist wird sogar behauptet, dass Migräniker deshalb so leiden müssen, weil sie besonders intelligent seien. Der Neurologe Rüdiger Schellenberg spricht gar von einem "Porsche im Kopf"[243].

Es handelt sich bei dieser Vorstellung um ein ähnliches Gerücht wie die früher oft angenommene Beziehung zwischen (und romantische Überhöhung von) Genie und Wahnsinn: Die bislang durchgeführten Studien legen sehr deutlich nahe, dass ein Zusammenhang zwischen Gehirnleistung und Migräne nicht besteht.

---

[240] Sillanpaa M, Anttila P: Increasing prevalence of headache in 7-year-old schoolchildren, Headache. 1996 Sep;36(8):466-70

[241] Dubois, Lise: Diet in childhood – A social and behavioural perspective, http://www.stat.gouv.qc.ca/publications/sante/pdf_colloques/ISSBD_2002_Ottawa/ISSBD_3-08-02/ISSBD02_QLSCD_LDubois_et-al.pdf

[242] Connolly V, Unwin N, Sherriff P, Bilous R, Kelly W.: Diabetes prevalence and socioeconomic status: a population based study showing increased prevalence of type 2 diabetes mellitus in deprived areas, J Epidemiol Community Health. 2000 Mar;54(3):173-7

[243] Schellenberg, Rüdiger: "Der Porsche gibt Gas, das Fass ist voll!", http://www.migraene-kopfschmerzen.de/bro.htm

Was Migräne ist

Es spricht auch aus anderen Gründen einiges dagegen. Hohe Gehirnleistung bedeutet auch gleichzeitig: Hohe Geschwindigkeit, Kapazität und Verarbeitungsleistung. Bei Computern ist es aber eindeutig so, dass ein Systemabsturz bei gleicher Arbeitsleistung um so wahrscheinlicher ist, je leistungsschwächer der Computer ist, da er dann öfter an seine Leistungsgrenzen kommt. Ein Migräneanfall scheint aber sehr viele Ähnlichkeiten mit einem Systemabsturz von Computern zu besitzen.

Erklärt man Migräne mit höherer Gehirnleistung, dann kann nur eine gegebenenfalls fehlende Filterfunktion eine Rolle spielen. Eine höhere Gehirnleistung müsste ansonsten besonders effektiv in der Lage sein, eintreffende Reize und Sinneswahrnehmungen zu verarbeiten.

Zunahme der Erkrankungen

Verschiedene vergleichende Studien haben gezeigt, dass sich Migräne als Krankheit ausbreitet, und dass immer mehr Menschen immer früher erkranken.

- In einer Untersuchung auf der Website des amerikanischen Gesundheitsministeriums[244] wird nachgewiesen, dass bei amerikanischen Erwachsenen chronische Migräneerkrankungen von 1980 – 1989 um fast 60% zugenommen haben.

- Ein Vergleich der beiden großen amerikanischen Migränestudien von 1989 und 1999 kommt zu der Prognose, dass 1989 23,6 Millionen US-Amerikaner an Migräne erkrankt waren (Auftreten mindestens eines Anfalls pro Jahr), 1999 dagegen 27,9 Millionen. Dies entspricht einem Zuwachs von 20% innerhalb eines Zeitraums von 10 Jahren[245].

- Eine finnische Studie[246] kommt zu dem Ergebnis, dass sich die Anzahl der Migräneerkrankungen unter 7-jährigen Schulkindern in der Zeit von 1974 – 1992 verdreifacht hat.

- Die finnische Studie kommt darüber hinaus zu dem Ergebnis, dass der höchste Anstieg in Gegenden mit geringerer sozialer Stabilität zu verzeichnen war.

- Und auch in einer deutschen Untersuchung wird festgestellt, dass Kopfschmerzerkrankungen unter Kindern „während der letzten 30 Jahre deutlich zu-

---

[244] CDC: Current Trends Prevalence of Chronic Migraine Headaches, 1991, http://www.cdc.gov/mmwr/preview/mmwrhtml/00001982.htm
[245] Lipton RB, Stewart WF, Reed M, Diamond S: Migraine's impact today – Burden of illness, patterns of care, Vol 109 / No 1 / January 2001 / Postgraduate Medicine
[246] Sillanpaa M, Anttila P: Increasing prevalence of headache in 7-year-old schoolchildren, Headache. 1996 Sep;36(8):466-70

Was Migräne ist

genommen" haben. Bereits im Vorschulalter sollen 10 – 20% aller Kinder über Kopfschmerzen klagen[247].

Eindeutige Gründe für den bemerkenswerten Anstieg konnten die Forscher nicht finden. Beispielsweise merkt die finnische Studie an[248]:

> Researchers do not yet know the reason for the increase. Some speculate at changes in social environment may play a role. The data show that the highest increases were found in schools located in city districts with the highest levels of social instability. For this reason, researchers believe that the community should implement programs to lesson childhood stress.

Hartmut Göbel kommentiert die Ergebnisse der Studie ihrer Bedeutung entsprechend wie folgt[249]:

> *Die Frage, ob Kopfschmerzen in unserem Jahrhundert zugenommen haben, war bis vor kurzem nicht beantwortbar. In Finnland wurde im Jahre 1992 eine Studie zur Migräneprävalenz in nahezu allen Details so wiederholt, wie sie bereits im Jahre 1974 in der gleichen Region durchgeführt wurde. Es wurden dabei 7jährige Schulkinder untersucht.*
>
> *Es zeigte sich, dass im Jahre 1992 51,5% der Kinder bereits an Kopfschmerzen gelitten haben, während im Jahre 1974 nur 14,6% der Kinder eine entsprechende Kopfschmerzproblematik angaben. Das Bestehen von häufigen Kopfschmerzen, d. h. von mindestens einer oder mehr Attacken pro Monat, wurde im Jahre 1992 von 11,7% der Kinder mit „Ja" beantwortet, während eine entsprechende Kopfschmerzhäufigkeit im Jahre 1974 nur von 4,7% der Kinder angegeben wurde. Bei einem geschlechtsspezifischen Vergleich zeigt sich insbesondere, dass die Kopfschmerzzunahme gerade bei Jungen besonders stark zu beobachten ist.*
>
> *Die Zahlen belegen dramatische Anstiege in der Kopfschmerzprävalenz im Kindesalter. Die Autoren der finnischen Studie gehen davon aus, dass eine instabile soziale Umwelt, häufige Umzüge, mangelnde Selbstbestimmung in der sozialen Gemeinschaft, Unsicherheitsgefühle in der Familie und in der Schule und die mangelnden Führungspersonen für dieses Ansteigen der Kopfschmerzprävalenz verantwortlich gemacht werden müssen.*

---

[247] Pothmann, R et al.: Kopfschmerzbehandlung bei Kindern, http://kinderschmerz.org/?action=download&id=3

[248] Doctor's Guide: Study Shows That Migraine Prevalence Tripled in Young Children, 1996, http://www.pslgroup.com/dg/2047e.htm

[249] Göbel, Hartmut: Die Kopfschmerzen, 2003, Seite 354

Was Migräne ist

> *Aus diesen Daten muss die Schlussfolgerung gezogen werden, dass sowohl pädagogische Maßnahmen als auch inhaltliche Anforderungen im Schulunterricht überdacht werden müssen.*

Da die Experten also bislang keinen Grund für den Anstieg kennen, kann es mal wieder nur die zunehmende Stressbelastung der Kinder gewesen sein.

Migräne – nur ein Thema der Medizin?

Wie wir gesehen haben: Migräne breitet sich epidemisch aus, und zwar weltweit, in allen Schichten und insbesondere auch bei Kindern.

Die Frage ist: Kann Migräne damit ein alleiniges Thema der Medizin sein?

Vergleichen wir es einmal mit Aids: Auch diese Krankheit hat sich epidemisch in den Industrieländern (und noch schlimmer in Entwicklungsländern) ausgebreitet. Wenn Sie mit Aids diagnostiziert sind, dann heißt das: Sie haben eine unheilbare Erkrankung. Es gibt möglicherweise Medikamente, die die Krankheit etwas verlangsamen können, so dass Sie gegebenenfalls noch lange damit leben können, doch ein Medikament, was diese Erkrankung heilt, gibt es noch nicht.

Ähnlich sieht es mit der Prophylaxe aus: Es gibt zurzeit noch keine Impfung gegen Aids, obwohl fieberhaft daran gearbeitet wird.

Man stand also bei Aids vor einem Dilemma: Eine Krankheit breitete sich rasch aus, führte gegebenenfalls sehr schnell zum Tod und weder Behandlung noch Impfung waren in Sicht.

Aids war deshalb kein rein medizinisches Problem, sondern ein politisches. Man musste herausfinden, welche Lebensumstände dazu führten, dass man sich mit Aids anstecken konnte. Der wichtigste Lebensumstand war bald gefunden: ungeschützter Sexualverkehr.

In der Folge fand dann weltweit eine beispiellose Aufklärungskampagne statt, die allen Menschen empfahl, speziell bei lockeren Sexualkontakten nur mehr geschützten Sexualverkehr zu praktizieren. Man kann sagen: Diese Aufklärungskampagne hat in den Industrieländern gegriffen: Heute ist praktisch jedem Jugendlichen bekannt, dass man bei spontanem Sex besser Kondome verwenden sollte.

Bei Migräne ist die Situation eigentlich ganz ähnlich: Die Diagnose Migräne bedeutet gemäß Schulmedizin: unheilbar, das heißt man ist mit einem Schlag lebenslänglich Patient.

Gleichzeitig breitet sich Migräne aus. Und deshalb kann man bei Migräne nicht einfach nur die Augen verschließen und das Thema der Medizin überlassen, sondern muss ganz konkret fragen:

Was Migräne ist

- Was sind die Hauptgründe für die epidemische Ausbreitung von Migräne?

Sicherlich wird es verschiedene Gründe geben. Bei Aids wurde festgestellt, dass man sich auch bei einer ganz normalen Blutübertragung (sofern das Blut befallen war) anstecken konnte. Auch das spezifische Verhalten in der Drogenszene führte zu einer raschen Ausbreitung in dieser Bevölkerungsgruppe. Dennoch war von Anfang an klar, dass die Frage vor allem lautete:

- Welche üblichen Verhalten führen dazu, dass sich die Krankheit so rasch ausbreitet?
- Was also ist der Hauptmotor für die Ausbreitung der Krankheit?

Bei Aids war dies ganz klar: ungeschützter Sexualverkehr.

Fundamentale Veränderungen im Ernährungsverhalten

Vergleicht man den Anstieg der Migräne-Erkrankungen mit der im gleichen Zeitraum in den westlichen Industriestaaten stattgefundenen fundamentalen Veränderung im Ernährungsverhalten, dann liegen die Gründe eigentlich auf der Hand, zumal der Konsum an wertlosem Junk-Food in sozial schwächeren Schichten – wo Kinder oft mit Softdrinks und Fernsehen still gestellt werden – höher ist als in der restlichen Bevölkerung[250] und dort ist auch die Migräne-Prävalenz höher als in anderen Bevölkerungsschichten.

Denn zeitgleich mit dem Anstieg der Migräneerkrankungen haben in den westlichen Industrieländern auch andere Zivilisationskrankheiten wie Übergewicht[251] und Diabetes[252] dramatisch zugenommen. Das Journal of Obesity Research schreibt etwa dazu[253]:

> *Our diet keeps getting sweeter, due in large part to the popularity of sugary soft drinks and other sweetened beverages, according to a new study. North Carolina researchers report that the average daily consumption of sugar and other calorie-*

---

[250] Dubois, Lise: Diet in childhood – A social and behavioural perspective, http://www.stat.gouv.qc.ca/publications/sante/pdf_colloques/ISSBD_2002_Ottawa/ISSBD_3-08-02/ISSBD02_QLSCD_LDubois_et-al.pdf

[251] Mokdad AH, Bowman BA, Ford ES, et al. Prevalence of obesity, diabetes, and obesity related health risk factors, 2001. JAMA 2003:289;76–79

[252] CDC: Diabetes Prevalence Among American Indians and Alaska Natives and the Overall Population --- United States, 1994--2002, 2003, http://www.cdc.gov/mmwr/preview/mmwrhtml/mm5230a3.htm

[253] Defeat Diabetes: Sugar Consumption on Rise Worldwide, From 74 Calories to 2000 Calories, Obesity Research, November 2003, http://www.defeatdiabetes.org/Articles/sugar031227.htm

Was Migräne ist

> *containing sweeteners worldwide jumped 74 calories from 1962 to 2000. In the U.S., the jump in sweet calories was even greater – 83 calories per day from 1977 to 1996. Most of those extra sweet calories – 80 percent – came from sugary soft drinks and fruit drinks.*

Mit anderen Worten:

Zwischen 1977 und 1996 wurden in den USA pro Kopf und Tag zusätzlich 83 Kcal über Süßungsmittel aufgenommen, 80% davon über Limonaden und Fruchtsaftgetränke. Weltweit war der Anstieg etwas geringer.

Dagegen war zwischen 1960 und 2000 in den USA ein Rückgang der täglich aufgenommenen Fettmenge von 40% der Gesamtkalorien auf 33% zu verzeichnen[254]. Auch in Deutschland ist der Fettkonsum bei gleichzeitig prozentual angestiegenem Kohlenhydratkonsum rückläufig[255 256].

Eine genetische Ursache als wesentlicher Grund für eine Erkrankung an Migräne scheidet nach den vorliegenden Studien aus, denn es ist zum Beispiel kaum anzunehmen, dass sich die Gene 7-jähriger Kinder in Turku/Finnland in der Zeit von 1974 bis 1992 maßgeblich geändert haben.

Dagegen spricht vieles dafür, dass bei Migräne das völlig veränderte Ernährungsverhalten[257], sowohl bezüglich den Nährstoffen als auch den zeitlichen Abläufen (von 3-mal täglich zu 10-mal täglich) eine entscheidende Ursache für den Anstieg der Erkrankungen ist.

Paul Lachance, Vorsitzender der Ernährungswissenschaftlichen Abteilung der Rutgers-Universität in New Jersey, schätzt, dass ausgehend von einer Diät von 2.000 Kalorien pro Tag der durchschnittliche Amerikaner etwa dreihundert Kalorien aus Zucker bezieht, die der Nahrung hinzugefügt wurden. Das entspricht einer Menge von fast vierzehn Teelöffeln Zucker pro Tag. Laut Joan Gussow, Professorin für Ernährung und Erziehung am Columbia Teachers' College der Columbia-Universität in New York

---

[254] Koch, Klaus: Ernährungsempfehlungen ohne Gewähr,
http://www.evibase.de/texte/rahmen_text.htm?/texte/sz/texte/ernaehrungsempfehlungen_ohne.htm

[255] Alexy U, Sichert-Hellert W, Kersting M: Fifteen-year time trends in energy and macronutrient intake in German children and adolescents: results of the DONALD study, Br J Nutr 2002;87:595-604

[256] EUFIC: Die Basics: Hintergrundinformationen zu Fetten,
http://www.eufic.org/de/quickfacts/fats_chapter.htm

[257] Ruprecht, Wilhelm: Das süße Gut oder: Sind die Bedürfnisse der Menschen unersättlich?, 2001,
http://www.mpg.de/bilderBerichteDokumente/multimedial/mpForschung/2001/heft02/mpf01_2_036_041.pdf

> haben wir eine gnadenlose Naschsucht, eine schwere Abhängigkeit von Süßem entwickelt.

Wenn man dabei berücksichtigt, dass Zucker nur einen Teil der täglichen hochglykämischen Kohlenhydratzufuhr ausmacht, dann erkennt man, wie verfaren die Situation mittlerweile ist.

Steigender Zuckerkonsum – stagnierender Fleischkonsum

Im Gegensatz zum Zuckerkonsum stagniert der Fleischkonsum seit Jahren, in den letzten Jahren ist er sogar leicht rückläufig.

Geht man geschichtlich noch weiter zurück, dann wird deutlich, dass der derzeitige Fleischkonsum in Deutschland eher gering ist[258].

- Im Spätmittelalter wurden ca. 100 kg Fleisch pro Kopf und Jahr verzehrt, in einzelnen Gebieten und Jahren sogar deutlich mehr.
- Um 1500 lag der Jahresverbrauch pro Kopf bei 140 kg.
- Der Fleischkonsum reduzierte sich dann bis zum Ende des 19. Jahrhunderts auf 85 kg pro Kopf und Jahr.
- Der Fleischkonsum stieg in Deutschland zwischen 1950 und 2004 von 26,2 kg auf 60,7 kg pro Kopf und Jahr. Der Höchstwert wurde 1985 mit 66,1 kg erreicht[259].
- Den höchsten Fleischkonsum haben in Europa Frankreich und Spanien und gleichzeitig die niedrigsten Herzinfarktraten. In Spanien verdreifachte sich der Fleischkonsum zwischen 1960 und 1990 bei gleichzeitig rückläufigen Herzinfarktraten.
- 1998 betrug in Deutschland der durchschnittliche Anteil des Fetts an den Nahrungskalorien nur noch 33 – 34% (zum Vergleich Frankreich: 38,5% bei deutlich niedriger Herzinfarktrate)[260].

---

[258] Köppl F, Krutzinna C: Wieviel Fleisch ist unvermeidbar?, http://www.vegetarierbund.de/nv/nv_2003_1__Lacto-Vegetarismus,_Wieviel_Fleisch_ist_unvermeidbar.html

[259] Wikipedia: Fleisch, http://de.wikipedia.org/wiki/Fleisch

[260] EUFIC: Die Basics: Hintergrundinformationen zu Fetten, http://www.eufic.org/de/quickfacts/fats_chapter.htm

Was Migräne ist

Komorbidität

Verschiedene Untersuchungen sind zu dem Ergebnis gekommen, dass mindestens die folgenden Erkrankungen gehäuft (was präziser heißt: Wenn man Migräne hat, ist die Wahrscheinlichkeit, auch eine oder mehrere der folgenden Erkrankungen zu bekommen, höher als in der Normalbevölkerung) gemeinsam mit Migräne auftreten[261]:

- Depressionen[262]
- Bipolare Störungen (Manisch-depressive Krankheit)[263]
- Angststörungen[264], Panikattacken[265]
- Schlaganfall[266]
- Magenprobleme/Oberbauchbeschwerden[267] [268]
- Hypotonie (niedriger Blutdruck)[269]
- Epilepsie[270]
- PMS (Prämenstruelles Syndrom)[271]

---

[261] UMMC: Who Gets Migraine Headaches?, http://www.umm.edu/patiented/articles/who_gets_migraine_headaches_000097_4.htm

[262] Ärztliche Praxis: Migräne und Depression: Zwei Seiten einer Medaille?, http://www.aerztlichepraxis.de/artikel?number=1055777160

[263] Mahmood T, Romans S, Silverstone T.: Prevalence of migraine in bipolar disorder, J Affect Disord. 1999 Jan-Mar;52(1-3):239-41

[264] Mayer, Karl C.: Angststörungen. Die Ursachen – und körperliche Erkrankungen die ausgeschlossen werden müssen, http://www.neuro24.de/a6.htm

[265] Mayer, Karl C.: Ursachen der Panikstörung, http://www.neuro24.de/a6.htm

[266] Medizinfo.de: Migräne erhöht Schlaganfall-Risiko, http://www.medizinfo.de/schlaganfall/nachmigraene.htm

[267] Kurth T, Holtmann G, Neufang-Hüber J, Gerken G & Diener H-C. Prevalence of unexplained upper abdominal symptoms in pa-tients with migraine. Cephalalgia 2005. London

[268] Aurora, Sheena K., Kori, Shashidhar H., Barrodale, Pat, McDonald, Susan A. & Haseley, David (2006). Gastric Stasis in Migraine: More Than Just a Paroxysmal Abnormality During a Migraine Attack. Headache: The Journal of Head and Face Pain 46 (1), 57-63. doi: 10.1111/j.1526-4610.2006.00311.x

[269] Gupta VK: Migraine associated hypotension and autonomic ganglionitis. Letter in Neurology, 1997, 49, 1186

[270] Ottman R, Lipton R: Comorbidity of migraine and epilepsy, Neurology. 1994 Nov;44(11):2105-10

Was Migräne ist

- Asthma[272]
- Allergien[273]
- H. pylori-Infektionen (ein Bakterium, welches für Magenprobleme verantwortlich gemacht wird)[274]
- Morbus Raynaud[275]
- Fibromyalgie[276]
- Systemischer Lupus Erythematodes[277]
- Mitralklappenprolaps-Syndrom (MKPS, "Model-Krankheit")[278]
- Patent Foramen Ovale[279] (PFO = offenes Foramen ovale, Loch in Herzscheidewand)
- Narkolepsie[280], Excessive Daytime Sleepiness (EDS)[281]
- Chronisches Erschöpfungssyndrom (CFS)[282]
- Chronischer Dreh- bzw. Schwankschwindel[283]

---

[271] Facchinetti F, Neri I, Martignoni E, Fioroni L, Nappi G, Genazzani AR: The association of menstrual migraine with the premenstrual syndrome, Cephalalgia. 1993 Dec;13(6):422-5

[272] NYM: Who Gets Migraine Headaches?, http://www.nym.org/healthinfo/docs/097/doc97risks.html

[273] NYM: Who Gets Migraine Headaches?, http://www.nym.org/healthinfo/docs/097/doc97risks.html

[274] Gasbarrini A, De Luca A, Fiore G, et al.: Beneficial effects of Helicobacter pylori eradication on migraine. Hepatogastroenterology 1998;45:765-70

[275] Zahavi I, Chagnac A, Hering R, Davidovich S, Kuritzky A: Prevalence of Raynaud's phenomenon in patients with migraine, Arch Intern Med; Vol. 144 No. 4, April 1, 1984

[276] Ifergane G, Buskila D, Simiseshvely N, Zeev K & Cohen H. Prevalence of fibromyalgia syndrome in migraine patients. Cephalalgia 2005. London. ISSN 0333-1024

[277] Glanz BL, Venkatesan A, Schur PH, et al., Prevalence of Migraine in Patients with Systemic Lupus Erythematosus, Headache 2001;41:285-289

[278] Spence JD, Wong DG, Melendez LJ, Nichol PM, Brown JD: Increased prevalence of mitral valve prolapse in patients with migraine, Can Med Assoc J. 1984 Dec 15;131(12):1457-60

[279] Schwerzmann M et al.: Prevalence and size of directly detected patent foramen ovale in migraine with aura, Neurology. 2005 Nov 8;65(9):1415-8. Epub 2005 Sep 7

[280] Dahmen N, Kasten M, Wieczorek S, Gencik M, Epplen JT, Ullrich B. Increased frequency of migraine in narcoleptic patients: a confirmatory study. Cephalalgia 2003;23:14-19

[281] Peres MFP, Stiles MA, Siow HC, Silberstein SD: Excessive daytime sleepiness in migraine patients, Journal of Neurology, Neurosurgery, and Psychiatry 2005;76:1467-1468; doi:10.1136/jnnp.2005.062497

[282] Peres MFP, Zukerman E, Young WB, Silberstein SD: Fatigue in chronic migraine patients, Cephalalgia. 2002 Nov;22(9):720-4

- Reizdarmsyndrom (RDS, Irritable Bowel Syndrome, IBS)[284]
- Endometriose[285]

Insgesamt besteht eine Komorbidität zwischen Migräne und zahlreichen psychischen Störungen[286].

Möglicherweise gibt es daneben weitere häufige gemeinsame Erkrankungen. Qualifiziertes Material liegt aber nicht vor. Insbesondere liegen keine qualifizierten Informationen darüber vor, welche anderen Krankheiten ein erhöhtes Migränerisiko nach sich ziehen. Es gibt vereinzelte Aussagen, dass etwa mehr als 40% aller Morbus Cushing-Patienten gleichzeitig auch über Kopfschmerzen klagen. Interessant wären aber speziell Statistiken mit Berücksichtigung von wesentlichen chronischen Erkrankungen wie Diabetes, Rheuma, Morbus Crohn, Colitis Ulcerosa, Schilddrüsenerkrankungen.

Umgekehrt scheinen manche Krankheiten auch positiv auf Migräne zu wirken:

- Bei Ausbruch einer Parkinsonerkrankung wird nicht selten festgestellt, dass sich eine vorhandene Migräneerkrankung verabschiedet oder bessert[287].
- Manche Patienten berichten, dass sich nach Ausbruch einer Typ2-Diabeteserkrankung eine vorhandene Migräne deutlich gebessert hat oder gar verschwunden ist.

Migräne kommt selten allein. Häufig leiden Betroffene gleichzeitig unter einer Vielzahl von Erkrankungen, ein Großteil davon könnte als funktionelle Störung eingeordnet werden.

Allein dies zeigt, dass Migräne in der Regel keineswegs eine Erkrankung ist, die sich auf das Gehirn beschränkt, sondern den gesamten Körper betrifft. Auch diese Tatsache spricht für eine Auffassung der Migräne als energetische/funktionelle Gesamtstörung des Organismus.

---

[283] Hain TC: Migraine Associated Vertigo (MAV), http://www.dizziness-and-balance.com/disorders/central/migraine/mav.html

[284] Jones R, Lydeard S: Irritable bowel syndrome in the general population, BMJ. 1992 Jan 11;304(6819):87-90

[285] Ferrero S et al.: Increased frequency of migraine among women with endometriosis. Human Reproduction. Doi: 10.1093/humnrep/deh537

[286] Sheftell FD, Bigal, ME: Headache and Psychiatric Comorbidity, Psychiatric Times; November 2004; Vol. XXIII; Issue 13

[287] Barbanti P et al.: Dopamine and migraine: does Parkinson´s disease modify migraine course? Cephalalgia 2000 (20) 720-723

Verwandte Krankheiten

Migräne gehört zu den zerebralen Anfallsleiden und ist durch Serotonin-wirksame Medikamente sowohl in akuten Situationen als auch in der Prophylaxe beeinflussbar.

Im Folgenden werden einige Vergleiche mit anderen Erkrankungen angestellt, die über charakteristische Ähnlichkeiten mit Migräne verfügen.

Epilepsie

Migräne weist sehr große Ähnlichkeiten mit Epilepsie auf, speziell dann, wenn es sich um Migräne mit Aura handelt. Deshalb soll die Epilepsie im Folgenden etwas genauer beleuchtet werden.

Bezüglich des Verhältnisses von Migräne und Epilepsie fällt auf:

- Nicht wenige Migränepatienten leiden gleichzeitig auch unter Epilepsie[288] [289] [290] [291].

- Migräne und Epilepsie besitzen gleiche genetische Ursachen[292].

- Beide Erkrankungen beginnen häufig mit einer Aura[293].

- Eine ganze Reihe von Epilepsie-Medikamenten ist offenkundig auch bei Migräne wirksam, das Antikonvulsivum Valproinsäure sowohl in der Prophylaxe als auch in der Akutbehandlung[294]. Alle ärztlichen Empfehlungen (zum Beispiel: Leitlinien

---

[288] Ottman R, Lipton R: Comorbidity of migraine and epilepsy, Neurology. 1994 Nov;44(11):2105-10
[289] Silberstein SD, Lipton RB: Migraine & Epilepsy, http://professionals.epilepsy.com/page/migraine.html
[290] Silberstein SD, Lipton RB: Headache and epilepsy, In: Ettinger AB and Devinsky O, eds. Managing epilepsy and co-existing disorders. Boston: Butterworth-Heinemann; 2002;239–254
[291] Haut SR, Bigal ME, Lipton RB: Chronic disorders with episodic manifestations: focus on epilepsy and migraine, Lancet Neurol. 2006 Feb;5(2):148-57
[292] ORNL: ORNL Finds Common Genetic Cause For Epilepsy, Migraine, http://www.eurekalert.org/pub_releases/1997-01/ORNL-OFCG-200197.php
[293] Deutsche Epilepsievereinigung: Vorgefühl (Aura), http://www.epilepsie.sh/Vorgef_hl.89.0.html
[294] Diener, Hans-Christoph: Kopfschmerzen - Was gibt es Neues 2004? http://www.aerztekammer-bw.de/25/10praxis/88arzneimitteltherapie/0408a.pdf

Was Migräne ist

der Deutschen Gesellschaft für Neurologie zur Therapie der Migräne[295]) kommen zum Ergebnis, dass Valproinsäure bezüglich der Wirksamkeit in der Migräneprophylaxe ein Mittel der 1. Wahl ist. Unterschiedliche Beurteilungen bestehen lediglich bezüglich der Bewertung der Nebenwirkungen.

- Einige Forscher halten Migräne für eine spezielle Form der Epilepsie.

Zum letzten Punkt schreibt Oliver Sacks[296]:

> *Die Crux liegt, wie Hughlings Jackson mehrfach betont hat, in der Unterscheidung zwischen zwei Bezugsrahmen, grob gesagt: zwischen Theorie und Praxis. Jackson schreibt:*
>
> *'Während man Migräne, wie ich glaube, wissenschaftlich den Epilepsien zuordnen muß ... wäre es absurd, sie auch in der Praxis herkömmlichen Fällen von Epilepsie einzugliedern, so wie es auch absurd wäre, Wale und andere Säugetiere im Hinblick auf die praktischen Erkenntnisse des Lebens als eine Kategorie zu sehen. Vor dem Gesetz ist der Wal ein Fisch, in der Zoologie ein Säugetier.'*
>
> *In der Praxis ist es in den meisten Fällen kein Problem, Migräne von Epilepsien zu unterscheiden.*

Salopp ausgedrückt heißt dies nichts anderes als:

- Wissenschaftlich betrachtet sind Migräne und Epilepsie beides zerebrale Anfallsleiden mit möglicherweise ähnlichen Ursachen. Aus wissenschaftlicher Sicht handelt es sich möglicherweise um die gleiche Krankheit.

- In der Praxis stellt sich Migräne in der Regel als ein grauenvoller Kopfschmerz dar, während Epilepsie eher mit Ohnmacht, Zittern, Sprechstörungen, Krämpfen, Schaum vor dem Mund in Verbindung gebracht wird.

Zu ganz ähnlichen Resultaten kommt M. Mumenthaler[297]. Seine Studie zeigt auf, dass Migräne und Epilepsie große Ähnlichkeiten aufweisen, dass sie gehäuft gleichzeitig bei ein und derselben Person auftreten, und dass gleiche genetische Dispositionen vorliegen. Auch andere Ähnlichkeiten wie zum Beispiel ein Zusammenhang mit Östrogen und einem gehäuften Auftreten bei der Menstruation sind gegeben. Des Weiteren wird erwähnt, dass zum Teil die gleichen Medikamente wirksam sind. Er kommt zu dem Schluss:

---

[295] Deutsche Gesellschaft für Neurologie (DGN): Therapie der Migräne, http://www.dgn.org/97.0.html
[296] Sacks, Oliver: Migräne, 1994, S. 148
[297] Mumenthaler M.: Epilepsie und Migräne, http://www.medicalforum.ch/pdf/pdf_d/2002/2002-07/2002-07-297.PDF

Was Migräne ist

> Migräne und Epilepsie sind 2 Krankheiten, deren gegenseitige Beziehung jeder Arzt immer sorgfältig beachten sollte. Daraus können in manchen Fällen auch nützliche therapeutische Folgerungen abgeleitet werden.

Die unterschiedliche Symptomatik bei wissenschaftlich betrachtet ähnlichem/gleichem Grundleiden hat aber leider dazu geführt, dass Migräne – anders als es M. Mumenthaler empfiehlt – in aller Regel völlig anders behandelt wird als Epilepsie. Zwar haben wir oben gesehen, dass einige Studien die Wirksamkeit einer ganzen Reihe von Epilepsie-Medikamenten auch bei Migräne nachgewiesen haben, die Akutbehandlung der Migräne betont aber dennoch weiterhin fast ausschließlich das bekannteste Symptom der Migräne: den Kopfschmerz (Triptane wirken zum Beispiel nur gegen den Schmerz, nicht aber gegen Aura-Symptome).

Noch gravierender wird der Unterschied, wenn wir das Feld der medikamentösen schulmedizinischen Behandlung verlassen:

- Seit Jahrzehnten ist bekannt, dass die so genannte ketogene Diät auch bei schwersten Fällen von Epilepsie wirksam sein kann[298 299 300 301].

- Darüber hinaus wurde in Studien gezeigt, dass eine fettreiche Nahrung gegen Epilepsie grundsätzlich Erfolg versprechend zu sein scheint[302], so dass mittlerweile schon vermutet wird, dass Fett vor Epilepsie schützen kann[303]. In anderen Studien konnte gezeigt werden, dass offenbar auch die kohlenhydratarme und fettreiche Atkins-Diät Erfolge bei Epilepsie aufweisen kann[304], gleichfalls scheint eine Beschränkung auf Kohlenhydrate mit niedrigem glykämischen Index hilfreich zu sein[305].

---

[298] Deutscher Ketarier & Selbsthilfeverein: Anwendungsgebiet Epilepsie, http://www.ketarier.de/anwendungsgebiete/epilepsie.html

[299] Sinha SR, Kossoff EH: The ketogenic diet. Neurologist. 2005;11: 161-170

[300] Mady MA, et al.: The ketogenic diet: adolescents can do it, too. Epilepsia. 2003;44: 847-851

[301] Sirven J, et al.: The ketogenic diet for intractable epilepsy in adults: preliminary results. Epilepsia. 1999;40: 1721-726

[302] Wissenschaft.de: Fettreiche Diät hilft gegen Epilepsie, 04.10.2001, http://www.wissenschaft.de/wissen/news/151876.html

[303] Wissenschaft.de: Fett bewahrt kindliches Hirn vor Epilepsieschäden, 01.03.2003, http://www.wissenschaft.de/wissen/news/203887

[304] BBC News: Atkins diet 'may help epilepsy', 10.12.2003, http://news.bbc.co.uk/1/hi/health/3303669.stm

[305] Pfeifer HH, Thiele EA: Low-glycemic-index treatment: a liberalized ketogenic diet for treatment of intractable epilepsy. Neurology. 2005 Dec 13;65(11):1810-2

Was Migräne ist

Ungeachtet dessen empfiehlt die Schulmedizin bei Migräne in der Regel genau die umgekehrte Vorgehensweise, nämlich eine eher kohlenhydratreiche und fettarme Ernährung[306] [307].

Dabei wird zum Teil irrtümlich davon ausgegangen, dass das menschliche Gehirn nur Glucose als Energie verbrennen kann und dass eine kohlenhydratarme Diät gar zur Verdummung führen könne. Hartmut Göbel dazu[308]:

> *Das Gehirn verbrennt ausschließlich Kohlenhydrate, es braucht Kohlenhydrate, um einwandfrei arbeiten zu können. Fett und Eiweiße können im Gehirn nicht in Energie umgewandelt werden, sie werden dort gar nicht aufgenommen, sie sind durch die Blut-Hirnschranke ausgesperrt. Das Gehirn benötigt für die geregelte Tätigkeit Kohlenhydrate, Sauerstoff und Wasser. Ohne Zucker verdummen Sie. Biochemisch kann außerdem der Körper aus Kohlenhydraten problemlos Fett herstellen, nicht jedoch aus Fett Kohlenhydrate.*

In der Tat kann Glucose durch den Insulin-Mechanismus als Körperfett abgespeichert werden, und tatsächlich kann dieses Fett nicht wieder in Glucose zurückverwandelt werden. Gemäß der obigen Aussage von Hartmut Göbel hätte das zur Konsequenz, dass die mehr als 100.000 Kcal Energie des Körperfetts für das Gehirn nicht genutzt werden könnten, was die Überlebensfähigkeit des menschlichen Gehirns stark einschränken würde. Genauere Analysen der Vorgänge im so genannten Hungerstoffwechsel zeigen aber, dass dem nicht so ist[309] [310], sondern dass das Gehirn bevorzugt (nach 5 Fastentagen bereits bis zu 80%) von Ketonkörpern leben kann[311], bei denen es sich um Stoffwechselprodukte des Fetts handelt.

Beinahe hätte die ketogene Diät bezüglich der Behandlung von Epilepsie das gleiche Schicksal erlitten wie die kohlenhydratarme Diät bei Migräne. In beiden Fällen lagen seit Anfang des 20. Jahrhunderts Erkenntnisse darüber vor, dass solche Diäten

---

[306] Göbel, Hartmut et al.: Schlüssel zum Migräne-Erbgut entdeckt, http://www.schmerzklinik.de/Microsoft_Word_-_PI_Migraenegen_gefunden_31-08-05__02_.doc_DiKonietzko_182.pdf, Seite 3

[307] Göbel, Hartmut: Kursbuch Migräne, 2003, Seite 160 f

[308] Göbel, Hartmut: Migräne, Jugendliche, Sport, Ernährung und Diäten, http://f3.webmart.de/f.cfm?id=2919203&r=threadview&a=1&t=2704006

[309] Pan JW, Rothman TL, Behar KL, Stein DT, Hetherington HP: Human brain beta-hydroxybutyrate and lactate increase in fasting-induced ketosis, J Cereb Blood Flow Metab. 2000 Oct;20(10):1502-7

[310] Hasselbalch SG, Knudsen GM, Jakobsen J, Hageman LP, Holm S, Paulson OB: Blood-brain barrier permeability of glucose and ketone bodies during short-term starvation in humans, Am J Physiol. 1995 Jun;268(6 Pt 1):E1161-6

[311] Lochs, H: Hungerstoffwechsel, http://www.dgem.de/termine/berlin2003/lochs.pdf, Seite 18

Was Migräne ist

hochwirksam sein können[312] [313]. Doch jeweils verlor die Medizin vollständig das Interesse daran und wandte sich mit Priorität der medikamentösen Behandlung zu. Die ketogene Diät wurde in den USA erst wieder Anfang der 90er Jahre durch den Fall des Sohns Charlie des Regisseurs Jim Abrahams bekannt, der unter unbehandelbarer Epilepsie litt und durch eine ketogene Diät geheilt wurde, auf deren Möglichkeit der Vater durch Eigenstudium stieß[314] [315].

Aber es gibt noch weitere Parallelen:

Ein wesentliches Prinzip fettreicher und kohlenhydratarmer Diäten ist, dass die Energieversorgung des Körpers und des Gehirns zum Teil von Glucose bzw. Laktat[316] auf Ketonkörper (und im Körper zusätzlich auf freie Fettsäuren) umgestellt wird. Aus genau diesem Grund nennt man die bei Epilepsie häufig angewendete extrem kohlenhydratarme und sehr fettreiche Diät "Ketogene Diät". Ist der Stoffwechsel an diese zweite Energieversorgung gewöhnt, kann er sehr leicht fehlende Glucose durch Ketonkörper ausgleichen, zumal die Leber bei der Ketonkörper-Synthese auch Energie für die Glukoneogenese (Neubildung von Glucose aus bestimmten Aminosäuren) gewinnt (siehe dazu die detaillierteren Ausführungen in den Abschnitten *Der Fettstoffwechsel* auf Seite 178 und *Der Kohlenhydratstoffwechsel* auf Seite 182).

Nun ist aber längst bekannt, dass bei der Anwendung von Valproinsäure gleichfalls verstärkt Ketonkörper nachgewiesen werden können, weshalb speziell Diabetiker darauf hingewiesen werden, dass es zu falsch-positiven Ergebnissen bei Tests auf Ketosen[317] kommen kann. Es ist deshalb durchaus denkbar, dass ein Teil der positiven Wirkung von Valproinsäure auf Epilepsien und Migräne auf diese veränderte Stoffwechsellage und zusätzliche Bildung von Ketonkörpern zurückzuführen ist.

All dies lässt den Verdacht aufkommen, dass es sich bei Migräne in vielen Fällen um Epilepsien handeln könnte, die lediglich vom Gehirn anders abgearbeitet werden: Die

---

[312] Minot GR: The role of a low carbohydrate diet in the treatment of migraine and headache. Med Clin N Am 1923; 7: 715

[313] Dexter JD, Roberts J, Byer JA. The five hour glucose tolerance test and effect of low sucrose diet in migraine. Headache 1978;18:91-4

[314] Platte, Petra und Korenke, Christoph: Epilepsie: Neue Chancen mit der ketogenen Diät, 2005, Seite 18 f

[315] Jim Abrahams: Solange es noch Hoffnung gibt (Hauptrolle: Meryl Streep), 1997

[316] Schurr, Avital: Lactate: the ultimate cerebral oxidative energy substrate? Journal of Cerebral Blood Flow & Metabolism (2006) 26, 142–152. doi:10.1038/sj.jcbfm.9600174; published online 22 June 2005

[317] Wikipedia: Ketose, http://de.wikipedia.org/wiki/Ketose

Was Migräne ist

Symptome von Epileptikern und Migränikern unterscheiden sich, nicht deren Grunderkrankung[318].

Interessant mag in diesem Zusammenhang auch sein, dass sich Epilepsie nicht nur beim Menschen, sondern auch bei dessen Haustieren – namentlich Hunden und Katzen – ausbreitet[319]. Immerhin dort scheint man den häufigsten Grund zu kennen: Hypoglykämie – Unterzuckerung. Dies wundert nicht, ist doch bei Schoßtieren eine ähnlich drastische Abweichung von der artgerechten – sehr fleischbetonten – Ernährung wie beim Menschen festzustellen.

Cluster-Kopfschmerz

Cluster-Kopfschmerz gehört wie Migräne zu den primären Kopfschmerzarten, unterscheidet sich aber von dieser in Verlauf und Symptomatik.

Clusterattacken haben typischerweise eine Dauer von 15 bis 180 Minuten. Am häufigsten sind die Attacken nachts wenige Stunden nach dem Einschlafen zu beobachten. Bei vielen Betroffenen ist die Zeit immer gleich. Meist handelt es sich um 1-3 Attacken pro Tag über einen Zeitraum von wenigen Wochen oder Monaten (der so genannten Episode bzw. dem Cluster), gefolgt von einer symptomfreien Zeit. Nach mehreren Episoden gibt es dann leider manchmal einen Übergang in die chronische Form.

Bei über 50% der Betroffenen beginnen die Attacken aus dem Schlaf heraus. Bei über 90% der Patienten beginnt der Schmerz in der Augenregion. Der Schmerz kann auch zur Stirn, zum Kiefer, zum Rachen, zum Ohr, zum Hinterhaupt oder in seltenen Fällen auch zum Nacken und zur Schulter ausstrahlen. Der Anstieg der Schmerzintensität ist meist sehr schnell. Aus der Schmerzfreiheit heraus kann es innerhalb von zehn Minuten zu extrem schweren, kaum aushaltbaren Schmerzen kommen. Cluster-Kopfschmerz gehört zu den schwersten bekannten Schmerzen.

Cluster-Kopfschmerz tritt üblicherweise streng einseitig auf. Die Begleitstörungen treten ausschließlich auf der vom Schmerz betroffenen Seite auf. Am häufigsten findet sich mit einer Häufigkeit von ca. 80% ein Tränenfluss am betroffenen Auge. Bindehautrötung zeigt sich als zweihäufigstes Begleitsymptom mit einer Häufigkeit zwischen 50 und 80%. Ein hängendes Augenlid mit Pupillenverengung während der Attacke kann bei nahezu 70% der Patienten beobachtet werden. Dieses kann nach sehr vielen Attacken auch als Dauerzustand bleiben[320].

---

[318] Sacks, Oliver: Migräne, 1994, S. 148
[319] Rudnick, Darleen: Epilepsy in Cats and Dogs – A Growing Concern, http://www.c2cdr.org/health_epilepsy.html
[320] Mayer, Karl C.: Cluster Kopfschmerz, http://www.neuro24.de/ks2.htm

Was Migräne ist

Cluster-Kopfschmerzen sind eher selten (die Prävalenzangaben schwanken zwischen 0,3 und 1,0%). Die Seltenheit führt häufig zu einer verspäteten korrekten Diagnose.

Cluster-Kopfschmerzen unterscheiden sich in vieler Hinsicht von Migräne, auf der anderen Seite gibt es deutliche Gemeinsamkeiten. Der Beta-Blocker Propranolol hilft in der Vorbeugung von Migräne, ist aber bei Cluster-Kopfschmerzen wirkungslos. Lithium hilft bei Cluster-Kopfschmerzen, nicht aber bei Migräne, das gleiche gilt für das Einatmen von Sauerstoff.

Triptane und Ergotamine sind aber in der akuten Attacke bei beiden Kopfschmerztypen hilfreich. Einige bei Migräne prophylaktisch wirkende Antikonvulsiva (Antiepileptika) kommen auch bei Cluster-Kopfschmerz zum Einsatz. Ferner gibt es Betroffene, die unter beiden Kopfschmerzformen leiden, was auch auf eine gewisse Ähnlichkeit hinweist.

Männer sind 6-mal häufiger von Cluster-Kopfschmerz betroffen als Frauen. Die Erkrankung beginnt meist zwischen dem 20. und 50. Lebensjahr. Bei Frauen ist der Beginn meist später als bei Männern.

Die Kopfschmerzen treten im Gegensatz zur Migräne nicht gehäuft rund um die Menstruation auf. Wie bei Migräne verschwinden sie aber meist während der Schwangerschaft.

Die Schmerzen gehen gemäß verschiedenen Untersuchungen vom Hypothalamus aus[321] [322] [323]. Dabei scheinen Störungen beim Schrittmacher der inneren Uhr von Bedeutung zu sein. Die "innere Uhr" wird durch Serotonin moduliert und ist anatomisch mit dem Auge verbunden. PET-Untersuchung belegen, dass bestimmte Strukturen im Hypothalamus bei Cluster-Patienten während einer Attacke besonders aktiv sind.

Die Medikamente, die bei Cluster-Kopfschmerzen helfen, greifen ähnlich wie bei der Migräne in die serotoninerge Neurotransmission ein. Daraus wird auf eine instabile serotoninerge Neurotransmission bei beiden Erkrankungen geschlossen.

Bei Migränepatienten werden bei einer Attacke Strukturen im oberen Hirnstamm ("Migräne-Generator") aktiviert, bei Clusterpatienten dagegen im Hypothalamus.

---

[321] May A, Goadsby, PJ: Hypothalamic Involvement and Activation in Cluster Headache, Current Pain and Headache Reports 2001, 5:60-66

[322] May A, Bahra A, Büchel C, Frackowiak RSJ, Goadsby PJ: Hypothalamic activation in cluster headache attacks. Lancet 1998 351: 275-278

[323] May A, Bahra A, Büchel C, Frackowiak RSJ, Goadsby PJ: PET and MRA findings in cluster headache and MRA in experimental pain. Neurology 2000;55:1328-1335

Kontrollexperimente mit gesunden Probanden und den jeweils Betroffenen zeigen, dass die Gefäßerweiterung sowohl für Migräne als auch für Cluster-Kopfschmerzen typisch ist. Dies könnte erklären, warum gefäßverengende Substanzen wie Ergotamine und Triptane sowohl beim Cluster-Kopfschmerz als auch bei der Migräne wirksam sind.

Sorgfältig durchgeführte Untersuchungen konnten zeigen, dass zwischen Cluster-Kopfschmerz-Patienten, gesunden Kontrollen und Personen mit anderen Schmerzen (Rückenschmerzen) zum Teil auffallende hormonelle Unterschiede bestehen, die folglich nicht auf das Schmerzgeschehen reduziert werden können.

Die Untersuchungen zeigen unter anderem, dass bei Cluster-Betroffenen die Adrenalin-Sympathicus-Achse überaktiviert ist und dies offenkundig auch außerhalb der Cluster-Episoden. Eine solche Überaktivierung konnte allerdings auch bei Betroffenen mit chronischer Migräne nachgewiesen werden. Bemerkenswert ist, dass auch bei Cluster-Patienten eine im Vergleich zu Rückenschmerzpatienten veränderte hormonelle Reaktion beim Glucose-Toleranz-Test festgestellt werden konnte. Ferner wurde bei den Cluster-Patienten nach einer durch Insulin provozierten Hypoglykämie eine geringere ACTH- und damit Cortisol-Reaktion festgestellt, wodurch die Fähigkeit des Körpers, auf eine Hypoglykämie angemessen zu reagieren, beeinträchtigt ist. Gleichfalls konnte bei Cluster-Patienten eine ungewöhnlich schwache Noradrenalin-Reaktion beobachtet werden.

Auf Grund der Unterschiede zu anderen Schmerzerkrankungen folgern die Autoren, dass die hormonellen Ungleichgewichte wahrscheinlich Ursache und nicht Folge des Geschehens sind[324][325].

Weil diese hormonellen Auffälligkeiten ganz ähnlich bei chronischer Migräne nachzuweisen sind und sie relativ zwanglos auch durch eine chronisch gestörte Glucose-Toleranz erklärt werden können, ist es denkbar, dass die "Ursachen der Ursachen" bei Cluster-Kopfschmerz und Migräne letztendlich recht ähnlich sind, sich beide Erkrankungen aber in der Reaktionsweise des Gehirns und damit der Symptomatik signifikant unterscheiden.

Bei Cluster-Kopfschmerz konnte darüber hinaus gezeigt werden, dass die nächtliche Lipolyse beeinträchtigt ist[326].

---

[324] Leone M, Maltempo C, Gritti A, Bussone G: The insulin tolerance test and ovine corticotrophin-releasing-hormone test in episodic cluster headache. II: Comparison with low back pain patients, Cephalalgia. 1994 Oct;14(5):357-64; discussion 318-9

[325] Leone M, Zappacosta BM, Valentini S, Colangelo AM, Bussone G: The insulin tolerance test and the ovine corticotrophin-releasing hormone test in episodic cluster headache, Cephalalgia. 1991 Dec;11(6):269-74

Die Lipolyse ist die Fettmobilisierung im menschlichen Organismus. Die Oxidation von Fettsäuren liefert fast viermal so viel Energie wie die Verbrennung von Kohlenhydraten. Da Fett im Citratzyclus verstoffwechselt wird, ist für diese Reaktion Sauerstoff notwendig. Für die Oxidation von Fettsäuren ist mehr Sauerstoff erforderlich als bei Kohlenhydraten. Da die Sauerstoffaufnahme durch die Lungen begrenzt ist, ist die Fettoxidation bei maximaler Belastung weniger effektiv als die Kohlenhydratoxidation.

Eine beeinträchtigte nächtliche Lipolyse hat zwangsläufig eine verschlechterte Energieversorgung zur Folge, da dann alle körperlichen Organe verstärkt auf den Kohlenhydratstoffwechsel angewiesen sind. Dies könnte Cluster-Kopfschmerzen als Energiemangelzustände im Gehirn erklären. Dies könnte auch erklären, warum das Einatmen von reinem Sauerstoff – der für eine effiziente Fettverbrennung erforderlich ist – akute Schmerzattacken lindern kann.

Von Cluster-Patienten wird gelegentlich berichtet, dass sie problematisch auf bestimmte Lebensmittel (ebenfalls Trigger genannt) reagieren. Dabei ist auffällig, dass die gleichen Lebensmittel genannt werden, die auch von Migränikern häufig als problematisch hervorgehoben werden[327].

Von manchen Cluster-Betroffenen wird ein Zusammenhang zwischen Cluster-Attacke und Harnsäure-Bildung der Nahrung vermutet. Gleichfalls wird behauptet, dass ein Bezug zur Gicht-Krankheit bestehe. Eine dafür optimierte Diät kursiert unter dem Namen „Renneberg-Diät"[328]. Allerdings ist dabei zu bedenken, dass der Harnsäure-Spiegel physiologisch geregelt wird und nicht direkt von der jeweiligen Harnsäurezufuhr der Nahrung abhängt. Wolfgang Lutz weist in „Leben ohne Brot" darauf hin, dass selbst beim Heilfasten mitunter hohe Blutharnsäurespiegel festgestellt werden können, und dass unter seiner kohlenhydratarmen, aber harnsäurereichen Diät zu hohe Blutharnsäurespiegel in der Regel sinken, weshalb er diese Diät auch Gichtpatienten verordnete[329].

Es ist vorstellbar, dass auch für Cluster-Patienten in erster Linie kohlenhydratarme Diäten anzuraten sind.

---

[326] Laudon Meyer E, Waldenlind E, Marcus C: Diminished nocturnal lipolysis in cluster headache – A sign of central sympathetic dysregulation?, NEUROLOGY 2003;61:1250-1254

[327] Clusterkopfschmerz-Selbsthilfe: Trigger als Auslöser von Clusterkopfschmerz, http://www.clusterkopfschmerz-selbsthilfe.de/Trigger/trigger.html

[328] Renneberg E, Renneberg H: Erfahrungen zur Schmerzbeseitigung durch Ernährungsänderung, http://www.renneberg-online.de/

[329] Lutz, Wolfgang: Leben ohne Brot, 14. Auflage, 1998, S 128 ff

ADS (Aufmerksamkeits-Defizit-Syndrom)

Bei ADS[330] handelt es sich um eine vorwiegend bei Kindern, aber auch bei Erwachsenen auftretende Gehirnstörung, deren Ausbreitung in den letzten Jahrzehnten dramatisch zugenommen hat[331] [332].

Barbara Simonsohn schreibt dazu[333]:

> *Das 'Hyperkinetische Syndrom', früher 'Minimale zerebrale Dysfunktion' genannt, wird zunehmend als Folge eines Energiemangels im Gehirn diskutiert und mit einem Mangel an Neurotransmittern wie Dopamin und Serotonin in Zusammenhang gebracht. Allerdings wird nur selten die 'Frage nach den Ursachen der Ursachen' gestellt. Wie kommt es, dass ein Syndrom, das früher selten war, heute so verbreitet ist, dass Kinder mit ADS in jeder Kindergartengruppe und Schulklasse zu finden sind? Als Ursache der Störung gilt ein neurobiologisches Defizit im Gehirn-Stoffwechsel. Durch einen Mangel an Neurotransmittern werden Informationsverarbeitung, Weiterleitung von Nervenimpulsen und die damit zusammenhängende Fähigkeit zur Aufmerksamkeit geschwächt. Die Frustrationstoleranz ist niedriger als normal und die Gewaltbereitschaft höher.*
>
> *Die Ursachen des hyperkinetischen Syndroms oder von ADS sind vermutlich multikausal. Offenbar wird ADS durch zu viel Fernsehen, zu viele Computerspiele und eine Laissez-Faire-Erziehung verstärkt, darüber hinaus auch durch bestimmte Zusatzstoffe in Lebensmitteln, Weißmehlprodukte und Süßigkeiten. Die Disposition dafür scheint erblich zu sein. Mehr als 6.000 wissenschaftliche Publikationen sind bisher zu diesem Thema erschienen.*
>
> *Untersuchungen an betroffenen Kindern und Erwachsenen zeigen, dass der Zuckerstoffwechsel verlangsamt ist und Teile des Gehirns, die für Aufmerksamkeit zuständig sind, mit zu wenig Glucose versorgt werden. Einige Forscher machen dafür Schwermetalle wie Blei und PCBs verantwortlich, andere Hypoglykämie durch den Verzehr von Zucker und anderen einfachen Kohlenhydraten.*

Als ADS-Ursachen werden also die gleichen Neurotransmitter diskutiert, die auch bei Migräne eine entscheidende Rolle spielen.

---

[330] PHPAB: ADHD – Attetion Deficit Hyperactivity Disorder, http://phpab.org/ADHDReport/ADHDReport.htm

[331] Rowland AS, Umbach DM, Catoe KE, Stallone L, Long S, Rabiner D, Naftel AJ, Panke D, Faulk R, Sandler DP: Studying the Epidemiology of Attention-Deficit Hyperactivity Disorder: Screening Method and Pilot Results. Can J Psychiatry 2001 Dec;46(10):931-40

[332] Barbaresi WJ et. al.: Archives of Pediatrics and Adolescent Medicine, How Common is Attention-Deficit/Hyperactivity Disorder? Incidence in a Population-Based Birth Cohort in Rochester, Minn. Arch Pediatr Adolesc Med 2002 Mar;156(3):217-24

[333] Simonsohn, Barbara: Das ADS – Syndrom, http://www.balance-online.de/texte/116.htm

Was Migräne ist

Wichtig scheinen daneben die Verlangsamung des Zuckerstoffwechsels und die schwächere Versorgung von Teilen des Gehirns mit Glucose zu sein. Denn wie wir im Abschnitt *Unterzuckerung und Angst/Stress* auf Seite 203 sehen werden, ist die natürliche Reaktion des autonomen Nervensystems auf Unterzuckerungen und Energiemängel im Gehirn die massive sympathische Reaktion: Die Aktivierung des gesamten Körpers in einen Stresszustand wie zur äußeren Gefahrenabwehr.

Dies könnte erklären, warum von ADS betroffene Kinder häufig nicht nur unruhig und unaufmerksam („zappelig"), sondern eben auch aggressiv werden.

Morbus Raynaud

Das Raynaud-Syndrom ist eine Gefäßerkrankung, die durch Gefäßkrämpfe, auch Vasospasmen genannt, hervorgerufen wird. Die Gefäßkrämpfe treten anfallsartig meist an den Fingern und Zehen auf. Dadurch wird die Blutzufuhr des betroffenen Gebietes vermindert. Auslöser sind Kälte und psychische Belastung. Frauen sind häufiger betroffen als Männer. Lehrbüchern zufolge sind vor allem Frauen zwischen 15 und 40 Jahren von der Erkrankung betroffen.

Allein schon die Angaben zur Epidemiologie und das anfallsartige Auftreten dieser Erkrankung lassen vermuten, dass die wirklichen Ursachen des Raynaud-Syndroms ganz ähnlich zu denen der Migräne sind. Darüber hinaus werde ich im Kapitel *Unterzuckerung* auf Seite 144 zeigen, dass die beschriebenen Symptome sehr natürlich als Folge der durch Unterzuckerungen ausgelösten umfassenden sympathischen Reaktion des Hypothalamus erklärt werden können.

Fibromyalgie

Die Fibromyalgie ist ein komplexes Schmerzsyndrom, das an verschiedenen Stellen des Körpers auftritt. Die Schmerzen können in der Muskulatur, im Bindegewebe und in den Knochen entstehen. Typisch sind Druckschmerzen an 18 bestimmten Punkten, den so genannten Tender Points.

Zusätzlich zu den Schmerzen kommt es häufig zu psychischen und körperlichen Begleitstörungen wie depressiven Verstimmungen, Konzentrationsstörungen, Abgeschlagenheit, Kopfschmerzen und Migräne, Morbus Raynaud, Reizdarmsyndrom oder Menstruationsbeschwerden.

Insgesamt sind ungefähr drei Prozent der Bevölkerung Mitteleuropas betroffen. Frauen erkranken etwa achtmal so häufig wie Männer.

Symptome, Komorbidität und Epidemiologie der Erkrankung lassen ähnliche Ursachen wie bei der Migräne vermuten.

Allerdings sind nicht wenige Migräniker – zumindest in ihrer Jugendzeit – eher dünn, während der typische Fibromyalgie-Patient meist mit Übergewicht zu kämpfen hat. So schreibt etwa die Internistin Anna-Dorothea Hoeck[334]:

> *Ein spezifisches Problem von chronisch erschöpften Menschen besteht allerdings darin, dass sie instinktiv geradezu gierig nach Aufnahme von hohen Energieträgern verlangen. Sie sind insbesondere nach Süßem 'wie süchtig', einige wenige auch nach Fettem. Die geringe Energieausbeute, die dem Krankheitsbild eigen ist, erzwingt offenbar eine hohe Energieaufnahme. Schlimmer noch, es gibt Anhaltspunkte dafür, dass der Stoffwechsel in paradoxer Weise trotz Mangel an Energie zu Anbau statt zu Abbau von Fett neigt. Daher ist der durchschnittliche Patient mit Fibromyalgie eher wohlbeleibt.*

Allein diese Beschreibung lässt vermuten, dass der durchschnittliche Fibromyalgie-Patient zu viele Kohlenhydrate isst. Einerseits ist er auf Grund von jahrelangen Unterzuckerungen und den davon ausgelösten Adrenalin-Reaktionen erschöpft. Auf Grund der Erschöpfung benötigt er viel Energie, und diese Energie ist im Körper in Form von Fett gespeichert. Dieses Fett kann aber nicht mobilisiert werden, da sich der Stoffwechsel ständig im Kohlenhydrat-Modus befindet und speziell das Gehirn ausschließlich nach Glucose verlangt (siehe dazu auch die Ausführungen im Abschnitt *Adipositas und Fettstoffwechsel* auf Seite 55). Es ist zu vermuten, dass Fibromyalgie-Patienten genauso wie es bei Migränikern nachgewiesen wurde[335], über eine verringerte Insulin-Sensitivität verfügen und dabei gleichzeitig zu viel Insulin ausschütten, was eine Aktivierung des Kontrahenten Glucagon unterbindet (siehe dazu die detaillierteren Ausführungen in Abschnitt *Die Nährstoffe des Energiestoffwechsels* auf Seite 176). Auf Grund der weiterhin bevorzugten kohlenhydratreichen Ernährung wird stets neues Fett angelagert, ohne dass die als Fett gespeicherte Energie mobilisiert werden kann. Die Energie kommt ganz wesentlich aus den schnellen Kohlenhydraten der Nahrung, und dies reicht nicht, um der Erschöpfung Herr zu werden.

Diese Vorstellung wird unterstützt durch die Arbeiten von R. Paul St. Amand, der zeigen konnte, dass ein erheblicher Teil der Fibromyalgie-Patienten unter chronischer Hypoglykämie leidet, welche nach seiner Auffassung auf einer genetisch bedingten Kohlenhydrat-Intoleranz basiert, womit gemeint ist, dass entsprechende Personen auf eine hohe Kohlenhydratzufuhr mit einer inadäquaten Insulinausschüt-

---

[334] Hoeck, Anna-Dorothea: Häufige Fehlannahmen im derzeitigen Verständnis der Fibromyalgie, http://www.fibromyalgie-forum.de/hoeck_04.html

[335] Rainero I et al, Insulin sensitivity is impaired in patients with migraine, Cephalalgia, 2005 Aug;25(8):593-7

tung reagieren[336]. Er empfiehlt deshalb die strikte Einhaltung einer Anti-Hypoglykämie-Diät[337], die im Wesentlichen in einer Meidung von jeglichem Zucker, den meisten Getreideprodukten und größeren Mengen Obst besteht. Anders ausgedrückt: Er empfiehlt die Einhaltung einer strikten Low-Carb-Diät.

Restless-Leg-Syndrom (RLS)

Das so genannte Restless-Leg-Syndrom (RLS) ist sehr weit verbreitet. Es sollen etwa gleich viele Menschen unter RLS leiden, wie an Migräne oder Diabetes erkrankt sind[338]. Allerdings weichen die Angaben zur Prävalenz zum Teil erheblich voneinander ab.

Das RLS ist eine der häufigsten Ursachen für Schlafstörungen. Etwa 80% der Patienten mit RLS leiden an quälenden Durchschlafstörungen.

Charakteristisch sind in Ruhe, hauptsächlich nachts, auftretende, kribbelnde, ziehende oder als Spannung empfundene Missempfindungen in den Beinen und in manchen Fällen auch in den Armen, die von einem starken Bewegungsdrang begleitet werden. Die Missempfindungen werden in den meisten Fällen nicht oberflächlich, sondern eher tief in den Muskeln, im Gewebe oder den Knochen wahrgenommen. Solange diese Missempfindungen anhalten, ist es für die Betroffenen praktisch unmöglich, die Beine ruhig zu halten, wobei dieser Zustand als äußerst unangenehm empfunden wird.

Typisch ist, dass die Symptome ausschließlich in Ruhe und im entspannten Zustand auftreten, besonders abends und nachts, während am Tag völlige Beschwerdefreiheit bestehen kann. Häufig treten die Beschwerden aber auch am Tage bei entspanntem Sitzen oder Liegen auf.

Charakteristisch ist, dass die Missempfindungen kurze Zeit nach dem Zubettgehen auftreten. Sie können einige Stunden, aber auch bis zum nächsten Morgen anhalten.

Untersuchungen haben gezeigt, dass RLS häufig zusammen mit chronischer Hypoglykämie auftritt[339 340 341].

---

[336] Amand, R. Paul St.: Hypoglycemia, http://www.fibromyalgiatreatment.com/hypoglycemia.htm

[337] Amand, R. Paul St.: Diets For Hypoglycemia, http://www.fibromyalgiatreatment.com/Research_HGdiet.htm

[338] Lavigne GJ, Montplaisir JY: Restless legs syndrome and sleep bruxism: prevalence and association among Canadians, Sleep. 1994 Dec;17(8):739-43

[339] Werbach, Melvyn R.: Nutritional Influences on Illness – Restless Legs Syndrome, http://www.tldp.com/issue/179/restless_legs_syndrome.htm

[340] Roberts HJ: Spontaneous leg cramps and "restless legs" due to diabetogenic (functional) hyperinsulinism: A basis for rational therapy. J Med Assoc 60(5):29-31, 1973

Bulimie

Bulimie ("Ess-Brech-Sucht") wird heute von den meisten Experten – wie Migräne noch vor ca. 20 Jahren – als psychosomatische Erkrankung definiert und entsprechend behandelt.

Dabei ist auffällig, dass Bulimie-Erkrankte über kaum psychische Gemeinsamkeiten verfügen. Stattdessen haben sie praktisch alle eine gemeinsame Vorgeschichte: Irgendwann (meistens beginnend in der Pubertät, wenn das Interesse am anderen Geschlecht und die Sorge um die eigene Attraktivität erwacht) haben sie einige erfolglose fett- und kalorienarme Diäten, bei welchen immer wieder Heißhungeranfälle aufgetreten sind, durchgeführt.

Die Therapeutin Inke Jochims weist in Ihrem Buch „Zucker und Bulimie"[342] eindrucksvoll nach, dass es sich bei Bulimie in der Tat wesentlich um einen körperlichen Suchtmechanismus handelt, und diese Sucht wird maßgeblich durch stark kohlenhydrathaltige Nahrung angetrieben.

Es ist deshalb durchaus denkbar, dass Bulimie als Erkrankung eine ähnliche Entwicklung durchmachen wird wie Migräne: von einem psychosomatischen Leiden, welches in erster Linie Frauen (und zwar ab der Pubertät) befällt, hin zu einer körperlichen Erkrankung.

In der ärztlichen Praxis wird Bulimie häufig mit Serotonin-wirksamen Medikamenten (zum Beispiel SSRIs wie Fluoxetin) behandelt[343][344][345].

Angina Pectoris

Angina Pectoris hat eigentlich wenig mit Migräne zu tun. Ich habe die Krankheit nur deshalb hier aufgeführt, weil es einige auffällige Parallelen und andere Zusammenhänge zwischen den beiden Leiden gibt, zum Beispiel:

- In beiden Fällen handelt es sich um Anfallsleiden.

---

[341] Kerr D, Sherwin RS, Pavalkis F, et al.: Effect of caffeine on the recognition of and responses to hypoglycemia in humans. Ann Intern Med 119:799-804, 1993

[342] Jochims, Inke: Zucker und Bulimie, 2003

[343] Goldstein, DJ, Wilson, MG, Ascroft, RC, al-Banna, M: Effectiveness of fluoxetine therapy in bulimia nervosa regardless of comorbid depression. International Journal of Eating Disorders 1999, 25(1),19-27

[344] Romano, SJ , Halmi, KA, Sarkar, NP, Koke, SC, Lee, JS: A placebo- controlled study of fluoxetine in continued treatment of bulimia nervosa after successful acute fluoxetine treatment. American Journal of Psychiatry 2002, 159(1), 96-102

[345] Walsh, BT, Agras, WS, Devlin, MJ, Fairburn, CG, Wilson, GT, Kahn, C, Chally: Fluoxetine for bulimia nervosa following poor response to psychotherapy. American Journal of Psychiatry 2000, 157(8):1332-4

Was Migräne ist

- Bei beiden Krankheiten werden in der Prophylaxe sehr häufig Beta-Blocker eingesetzt, das heißt Adrenalin und möglicherweise auch Hypoglykämie scheinen eine wichtige Rolle bei der Entstehung eines Anfalls zu spielen.
- In beiden Fällen werden in der Prophylaxe häufig Calcium-Antagonisten wie Flunarizin, Cinnarizin oder Verapamil verschrieben.
- In beiden Fällen werden als Akutmaßnahmen gelegentlich Nitro-Präparate (bei Migräne unter anderem bei der Aura-Behandlung) eingesetzt.
- In beiden Fällen scheinen die Anfälle durch eine energetische Unterversorgung (Glucose, Sauerstoff) ausgelöst zu werden.
- Probleme am Herzen (PFO) scheinen sich auch auf das Gehirn auswirken und dort eine Migräne triggern zu können[346][347][348].

GesundheitPro.de beschreibt die Krankheit wie folgt[349]:

> *Angina pectoris ist ein anfallsartig auftretender Brustschmerz als Symptom einer Durchblutungsstörung der Herzkranzgefäße. Zum Schmerz kommt es vor allem bei Anstrengungen, wenn das Herz nicht mehr genügend mit Sauerstoff versorgt wird.*
>
> *Angina pectoris tritt in verschiedenen Formen auf, das Risiko hängt mit Alter und Lebensstil zusammen, vor allem Raucher sind betroffen.*

Unter den Formen der Angina Pectoris wird auf GesundheitPro.de unter anderem ausgeführt:

> - *Chronische stabile Angina pectoris.*
>
>   *Sie ist belastungsabhängig, mit in ihrer Intensität über Monate und Jahre vergleichbaren Schmerzen, die bei Anstrengungen und bei Angstzuständen wiederholt auftreten, wobei sich der plötzliche, meist mit Atemnot verbundene Schmerz durch Ruhigstellung und Medikamente lindern lässt.*
>
> - *Instabile Angina pectoris,*
>
>   *bei der Häufigkeit, auslösende Ursache und Intensität der Beschwerden innerhalb weniger Tage oder Wochen neu auftreten oder ihren Charakter ver-*

---

[346] Anzola GP et al.: Shunt-Associated Migraine Responds Favorably to Atrial Septal Repair. A Case-Control Study, Stroke 2005, doi:10.1161/01.STR.0000199082.07317.43

[347] Wammes-van der Heijden EA, Tijssen CC & Egberts ACG. Right-to-left shunt and migraine: the strength of the relationship. Cephalalgia 2005. London. ISSN 0333-1024

[348] Schwerzmann M et al.: Prevalence and size of directly detected patent foramen ovale in migraine with aura, Neurology. 2005 Nov 8;65(9):1415-8. Epub 2005 Sep 7

[349] GesundheitPro.de: Angina Pectoris, http://www.gesundheitpro.de/A050829ANONI013084

> schlimmern; sie tritt aufgrund schwerer Schädigungen der Herzkranzgefäße auf.
>
> - Prinzmetal Angina (vasospastische Angina),
>
>   eine ungewöhnliche Form der instabilen Angina pectoris, die in Ruhe, manchmal erst nach den Anstrengungen oder während der Nachtruhe durch Gefäßkrämpfe, die so genannten Koronarspasmen, auftritt; sie ist lang anhaltend (der Schmerz kann Stunden dauern) und kommt auch bei sonst guter Leistungsfähigkeit vor.

Die Ähnlichkeit – speziell der Prinzmetal Angina – mit dem Anfallsgeschehen bei Migräne bei beiderseitig starker Ausrichtung auf Schmerzen und Gefäßreaktionen ist auffällig. Der Unterschied ist vor allem: Bei Migräne sind die Gefäße im Gehirn betroffen, bei Angina Pectoris im Herzen. Behandlungsseitig hat dies zur Folge, dass die Krankheit verschiedenen Organspezialisten zugeordnet wird, bei Angina Pectoris dem Internisten bzw. Kardiologen, bei Migräne dem Neurologen, obwohl in beiden Fällen – sofern nicht bereits klare Schädigungen der Gefäße vorliegen – vegetative/hormonelle Vorgänge eine wesentliche gemeinsame Rolle zu spielen scheinen.

Was Migräne ist

Ist Migräne heilbar?

Was die Kopfschmerzexperten sagen...

In den Empfehlungen der Deutschen Migräne- und Kopfschmerzgesellschaft (DMKG) zur Therapie der Migräneattacke und Migräneprophylaxe schreiben die Autoren H. C. Diener et. al.[350]:

> *Die Tatsache, dass bei der Migräne die Genetik eine wichtige Rolle spielt, erklärt auch, warum die Krankheit selbst nicht heilbar ist. Es ist lediglich möglich, akute Migräneattacken zu behandeln und bei häufigen Attacken eine wirksame Prophylaxe zu betreiben.*

Der Pharma-Konzern MSD formuliert sogar noch deutlicher[351]:

> *Die Tatsache, dass die Vererbung bei der Migräne eine wichtige Rolle spielt, erklärt auch, warum die Krankheit selbst nicht heilbar ist. Es ist lediglich möglich, akute Migräne-Attacken zu behandeln und bei häufigen Attacken mit Hilfe von Medikamenten vorzubeugen.*

Kein Wort von Ernährung, von Ausdauersport, von Massagen, von Entspannungstechniken, von Akupunktur, von Wirbelsäulenbehandlungen, von gesunder Lebensführung. Nein: Vorbeugen kann man bei Migräne angeblich nur mit Medikamenten.

...doch ist dies wirklich schlüssig?

Es ist sicherlich unbestritten, dass die Disposition an Migräne zu erkranken zurzeit nicht heilbar ist. Wer also eine solche Veranlagung hat, wird in jedem Fall eher unter Migräne leiden als jemand anderes, der vielleicht stattdessen familiär mehr zu Herzinfarkten tendiert.

Aber schauen wir uns die Schlussfolgerung der Experten der DMKG einmal genauer an: Es wird gesagt, dass Migräne nicht heilbar ist, da es eine genetische Komponente gibt. Und dagegen kann man zum Beispiel nur eine wirksame Prophylaxe betreiben, und die sieht, folgt man den Ausführungen der offiziellen Empfehlungen der DMKG weiter, in aller Regel so aus, dass ständig schwere Medikamente eingenom-

---

[350] DMKG: Therapie der Migräneattacke und Migräneprophylaxe, 2000, http://www.dmkg.org/thera/konse.htm

[351] MSD: Genetische Ursachen, http://migraene.msd.de/wissen/ursa/gene_1230.html

Was Migräne ist

men werden müssen. Ein Migränekranker ist also auf die Welt gekommen, um Medikamente einnehmen zu müssen.

Tatsache ist aber, dass die Gründe der Kopfschmerzexperten der DMKG (nämlich die genetischen Ursachen) geradezu die beste Widerlegung der Unheilbarkeitsaussage sind: Wäre Migräne unheilbar, müsste es sich wie bei schwerer Diabetes um eine Krankheit handeln, die irreparabel ist, die idealerweise ständig und widerspruchsfrei an irgendwelchen Messdaten nachweisbar ist.

All dies gilt aber für Migräne nicht. Es ist ja gerade das Problem dieser Krankheit, dass sie von breiten Teilen der Bevölkerung als gelegentliche Unpässlichkeit abgetan wird ("*Kopfschmerzen habe ich auch schon mal*"), dass sie ein wenig als Krankheit der Simulanten gilt, weil Migräne mit technischen Mitteln eben nicht klar diagnostizierbar ist (es gibt zum Beispiel keinen Bluttest der sagt: Sie haben Migräne) und die Betroffenen nicht permanent befällt.

Eine Erkrankung an Migräne wird durch gezieltes Befragen des Patienten diagnostiziert, und folglich kann auch die Heilung nur so festgestellt werden, alles andere wäre unwissenschaftlich. Denn nehmen wir einmal an, es gäbe tatsächlich eine Impfung, die Migränepatienten schlagartig und für alle Zeiten von dieser Krankheit heilen würde. Wie als durch Befragen der Patienten würde die Medizin das herausfinden können?

Ferner: Migräne wird offenbar bei sehr vielen Menschen durch hormonelle Vorgänge beeinflusst: Bei vielen Frauen häuft sie sich um die Menstruation herum, beginnt erst mit der Pubertät, hört mit der Menopause gegebenenfalls auf und verschwindet während der Schwangerschaft schon mal mehrere Monate spurlos.

Und schließlich: Migräne breitet sich als Krankheit aus. Wie im Abschnitt *Epidemiologie* auf Seite 100 gezeigt wurde, befällt Migräne weltweit immer mehr und immer jüngere Menschen, wobei die Zuwachsraten zum Teil beträchtlich sind.

All dies ist mit einer Theorie, die eine Unheilbarkeit der Migräne auf Grund genetischer Veranlagungen ableitet, unvereinbar.

Es spricht deshalb sehr Vieles eher für folgende Annahmen:

- Die Disposition zur Erkrankung an Migräne ist zurzeit nicht heilbar.
- Migräne selbst ist heilbar, und zwar in dem Sinne, dass vollständige Anfallsfreiheit ("Symptomfreiheit") über Jahrzehnte erreicht werden kann.
- Eine Heilung bzw. Symptomfreiheit ist ohne Änderung der Lebensbedingungen nur selten erzielbar, das heißt eine Heilung der Migräne unter allen Bedingungen, zum Beispiel durch eine Impfung oder ein Medikament, ist zurzeit in den allermeisten Fällen nicht möglich. Ausnahmen mögen in manchen Fällen zum Beispiel Operationen am Herzen, im Gesichtsbereich oder Manipulationen an

Was Migräne ist

der Wirbelsäule darstellen. In diesem Sinn ist die Aussage der Kopfschmerzexperten der DMKG im Wesentlichen richtig.

Erworbene Dispositionen

Viel bedeutender als denkbare genetische Empfindlichkeiten können manchmal erworbene Dispositionen sein. Man sollte sich stets vor Augen halten, dass im Rahmen eines schweren Migräneanfalls sich unter anderem Gefäße entzünden und andere Veränderungen entstehen, und diese Veränderungen können bleibende Schäden oder auch nur Empfindlichkeiten hinterlassen, die den Betroffenen empfänglich für weitere Migräneanfälle machen. Es ist ungefähr so, wie wenn sich jemand ein Bein bricht und in der Folge jeden Wetterwechsel im Bein erspüren kann.

Es gibt immer wieder Berichte von Betroffenen, dass ihre Migräne mit einem bestimmten markanten Ereignis begann und sie danach nicht mehr losgelassen hat, auch in vergleichbar harmlosen Situationen nicht.

Ein typisches Beispiel ist auch die durch hormonelle Kontrazeptiva (die Pille) ursächlich ausgelöste Migräne.

Fiktiver Fall:

Eine junge Frau bekommt etwa mit 22 Jahren eine Pille zur Behandlung ihrer Akne verschrieben, wodurch sie nach etwa einem halben Jahr zum ersten Mal einen schweren Migräneanfall mit Aura bekommt. Nach weiteren schweren Attacken wird auf Anraten des Arztes die Pille abgesetzt, wodurch sich zwar die Schwere und Häufigkeit der Anfälle reduziert, doch ein vollständiges Verschwinden der Migräne wird leider nicht erreicht.

Zu den erworbenen Dispositionen kann gegebenenfalls auch ein im Mutterleib entwickelter Hyperinsulinismus (auf Grund einer Diabeteserkrankung der Mutter) gezählt werden[352].

---

[352] Ärzte-Zeitung: Untersuchung auf Schwangerschafts-Diabetes gefordert, 08.12.2004, http://www.aerztezeitung.de/docs/2004/12/08/224a1901.asp?cat=/medizin

Hinterlässt Migräne Spuren?

Stumme Infarkte und Läsionen

Lange Zeit war die vorherrschende Meinung der Medizin, dass es sich zwar bei Migräne um ein schweres Leiden mit starker Reduzierung der Lebensqualität handele, dass Migräne aber selbst keine körperlichen bzw. neurologischen Schäden hinterlasse. "Mit Migräne können Sie uralt werden" ist eine beliebte Aussage von Ärzten.

Es gibt Anzeichen dafür, dass diese Meinung revidiert werden muss.

Gehirnaufnahmen konnten zeigen[353] [354], dass bei Migräne-Patienten das Vorkommen für stumme Infarkte gegenüber einer Kontrollgruppe zwar insgesamt nur leicht erhöht war (8,1% versus 5%), bezogen auf bestimmte Gehirnregionen zeigten sich aber signifikante Unterschiede.

In einer bestimmten Hirnregion (Okzipitallappen und hintere Hirnarterien) lag das Vorkommen bei Migränepatienten durchschnittlich bei 5,4%, in der Kontrollgruppe bei 0,7%. Migräne mit Aura erhöhte das Risiko um den Faktor 13,7, Migräne mit Aura mindestens einmal pro Monat sogar um den Faktor 15,8.

Andere kardiovaskuläre Risikofaktoren wie orale Langzeitkontrazeption, Tabak- und Alkoholkonsum sowie Bluthochdruck schienen dagegen keinen Einfluss auf die Häufigkeit der Hirninfarkte zu haben.

Unter den weiblichen Probanden fiel auf, dass Migränepatientinnen ein größeres Risiko besitzen, tiefe Läsionen der weißen Hirnsubstanz zu entwickeln als weibliche Kontrollpersonen. Die Anzahl der Läsionen korrelierte mit der Frequenz, in der Migräneanfälle auftraten. Allerdings war dieses Phänomen unabhängig von der Art der Migräne: sowohl bei Migräne mit Aura als auch bei Migräne ohne Aura war die Anzahl der Läsionen erhöht. Dies galt jedoch nicht für die männlichen Patienten: Hier konnte bezüglich der Häufigkeit der Läsionen kein Unterschied zu Kontrollpersonen festgestellt werden.

In einer anderen Studie wurde das Gehirn von 161 Migränikern mit Aura, 134 Migränikern ohne Aura und 140 Kontrollpersonen im Alter zwischen 30 und 60 Jahren (populationsbasierte Auswahl) mittels Kernspintomographie (Magnetreso-

---

[353] Kruit MC, van Buchem MA, Hofman PAM, et al. Migraine as a risk factor for subclinical brain lesions. JAMA. 2004;291:427-434

[354] Lipton RB, Pan J. Is migraine a progressive brain disease? JAMA. 2004;291:493-494

nanz-Tomographie: MRT)[355] untersucht. Dabei wurden bei 4,4% der Migräniker, aber nur bei 0,7% der Kontrollpersonen Hyperintensitäten (Aufhellungen) in der hinteren Schädelgrube festgestellt.

Eine weitere Studie mit 15 Kindern mit wiederholter Migräne, 10 Kindern mit Spannungskopfschmerzen und 23 gesunden Kindern ergab, dass die Kinder mit Migräne bei einer Messung 3 Stunden nach einer Attacke signifikant erhöhte Serum S100 Beta-Proteinspiegel im Blut aufwiesen[356]. Dies war weder bei den gesunden Kindern noch bei Kindern mit Spannungskopfschmerzen der Fall. Die Forscher schließen daraus, dass eine Analyse der S100 Beta-Proteinspiegel bei Kindern auch als zusätzliches diagnostisches Kriterium verwendet werden könnte.

S100 Beta-Proteinspiegel sind auch bei Alzheimer und dem Down-Syndrom zum Teil bis zum 20-fachen erhöht[357]. Ferner gelten erhöhte Werte nach Schlaganfällen als ein Indikator dafür, wie schwerwiegend der Schlaganfall gewesen ist, und wie dessen Abheilung fortschreitet. Erhöhte Werte bei Migränikern könnten deshalb ein Anzeichen dafür sein, dass es während einer Migräneattacke zu Schädigungen des Gehirns kommt.

All das lässt den Schluss zu, dass häufige schwere Migräneanfälle sehr wohl langfristig das Gehirn schädigen können. Die erhöhte Infarktrate speziell bei Aura-Patienten in speziellen Gehirnregionen lässt darüber hinaus vermuten, dass die eigentlichen Probleme schon vor dem Ausbruch des Migräne-Schmerzes entstehen, dann, wenn die Gefäße im Kopf eher verengt sind und die Gesamtversorgung des Gehirns beeinträchtigt ist.

Es kann auf Basis dieser Ergebnisse deshalb zurzeit nur jedem Migräne-Patienten mit schweren häufigen Migräneanfällen geraten werden, die Anzahl der Migräneattacken niedrig zu halten. Ein einfaches Bekämpfen der Migräne mit Akutmedikamenten wie Triptanen ist möglicherweise nicht ausreichend.

Verschleißerscheinungen durch Mangelversorgung

Es ist eine These dieses Buches, dass Migräneattacken durch temporäre Energiekrisen im Gehirn ausgelöst werden. Häufigste Ursache der Energiekrisen ist gemäß

---

[355] Prionforschungsgruppe Göttingen: Die Kernspintomographie (MRT), http://www.cjd-goettingen.de/angeh_diagnose2.htm

[356] Papandreou O et al.: Serum S100ß Protein in Children With Acute Recurrent Headache: A Potentially Useful Marker for Migraine, Headache: The Journal of Head and Face Pain 45 (10), 2005, pages 1313-1316. doi: 10.1111/j.1526-4610.2005.00263.x

[357] Pena LA, Brecher CW, Marshak DR: beta-Amyloid regulates gene expression of glial trophic substance S100 beta in C6 glioma and primary astrocyte cultures, Brain Res Mol Brain Res. 1995 Dec 1;34(1):118-26

Was Migräne ist

dieser Hypothese die heute übliche kohlenhydratreiche westliche Ernährung, die die energetische Versorgung des energiehungrigen menschlichen Gehirns zu stark auf Glucose ausrichtet. Glucose ist aber für solche Aufgaben eine viel zu instabile Energiequelle.

In der Folge kommt es nicht nur zu gelegentlichen schweren hypoglykämischen, hypoxischen und ischämischen Energiekrisen, sondern auch zu Zuständen moderater Minderversorgungen, die sich zum Beispiel in leichten Kopfschmerzen, Konzentrationsstörungen, Erschöpfung, Niedergeschlagenheit, starker Müdigkeit, Schlaflosigkeit und anderen Symptomen ausdrücken.

Wie jedes Organ schwächt sich auch das menschliche Gehirn, wenn es nicht regelmäßig mit den Nährstoffen versorgt wird, die es für einen einwandfreien Betrieb benötigt. Das Gehirn nimmt hierbei sogar eine Sonderstellung ein, da es

- über keine nennenswerten eigenen Energiespeicher verfügt,
- auf die energetische Versorgung über den Blutkreislauf angewiesen ist,
- eine sehr hohe, gleichmäßige und weitestgehend belastungsunabhängige energetische Versorgung erwartet.

Es ist deshalb zu befürchten, dass häufige Migräneattacken zu einem frühzeitigen Verschleiß bzw. einem vorzeitigen Altern des Gehirns führen. Die zahlreichen Migräne-Komorbiditäten – von den Depressionen bis hin zur Fibromyalgie – können bereits Ausdruck solcher Verschleißerscheinungen sein, die man offenkundig – wie dargestellt – mit modernen Analysetechniken in schweren Fällen sogar sichtbar machen kann. Es ist nicht auszuschließen, dass Migräne das Risiko für eine spätere Alzheimer-Erkrankung erhöht.

3 Ursachen

Die Ernährungsrevolution

Eine Revolution, die alles veränderte

Vor ca. 10.000 Jahren fand eine Revolution – die so genannte Neolithische Revolution[358] – statt, die in der Geschichte der Natur ohne Beispiel ist, und die in ihrer Bedeutung oft noch nicht richtig eingeschätzt wird. Vermutlich handelt es sich hierbei um die größte kulturelle Leistung, die der Mensch bislang vollbracht hat.

Diese Revolution hat dazu geführt, dass wir heute zum Mond fliegen können, aber gleichzeitig unter Migräne oder Diabetes leiden. Und: Diese Revolution hat dafür gesorgt, dass der Mensch zu einer ökologischen Plage für die Erde geworden ist.

- Vor ca. 10.000 Jahren erfand der Mensch den Ackerbau und die Viehzucht.

Vor dieser neuen Zeit war der Mensch Bestandteil der Natur. Er war wie jedes Lebewesen darauf angewiesen, sich die Nahrung in seiner Umgebung, eben in der Natur, zu suchen. Wurde er dort über eine längere Zeit nicht fündig, dann musste er hungern und gegebenenfalls stand dann seine ganze Existenz auf dem Spiel. Auf diese Verhältnisse ist der gesamte Stoffwechsel des Menschen ausgerichtet und optimiert, im Prinzip haben sich die zu Grunde liegenden Stoffwechselmechanismen in wesentlichen Teilen über Hunderte von Millionen Jahren durch das gesamte Tierreich entwickelt.

Vor dieser Zeit hielt der Mensch eine nach heutiger Auffassung recht einseitige Diät ein, die das Ergebnis der Nahrungsbeschaffung – Jagen und Sammeln – war: Fleisch, Fisch und Früchte. Da anthropologische Funde den Schluss nahe legen, dass hauptsächlich fettreiches Großwild gejagt und dieses gegart und mit Knochenmark und Hirn verzehrt wurde, ist davon auszugehen, dass die damalige menschliche Diät sehr fettreich war.

Weston A. Price konnte beobachten, dass eine solche Diät noch von den nordamerikanischen Indianern[359] eingehalten wurde.

---

[358] Wikipedia: http://de.wikipedia.org/wiki/Neolithische_Revolution
[359] Traditional Diets – Guts and Grease – Diet of Native Americans
http://www.westonaprice.org/traditional_diets/native_americans.html

Ursachen

Wie bereits ausgeführt wurde, ist eine sichere Nahrungsversorgung in der Natur nicht immer gegeben. Dies kann besonders problematisch bei einem Lebewesen sein, dessen großes Gehirn einen sehr hohen energetischen Grundumsatz hat. Der menschliche Stoffwechsel verfügt deshalb über Schutzmechanismen, die es ihm erlauben, auch ohne Nahrung eine recht lange Zeit bei voller Leistungsfähigkeit zu überleben. Dazu gehört die Fähigkeit des Gehirns und anderer Organe, bei fehlender Nahrung Stoffwechselprodukte des eigenen Körperfetts (so genannte Ketonkörper) direkt als Energie zu nutzen. Die Fähigkeit des menschlichen Gehirns, Ketonkörper zur Energiegewinnung zu verwerten, muss deshalb als natürlich angesehen werden.

Führende Anthropologen sind der Auffassung, dass die Kombination aus den intellektuellen Anforderungen bei der Jagd auf oftmals körperlich weit überlegene Tiere in Verbindung mit der sehr fett- und proteinreichen Nahrung der Schlüssel für das schnelle Wachstum des menschlichen Gehirns war (siehe dazu auch die ausführliche Diskussion des Themas im Abschnitt *Vom Raubtier zum Menschen* auf Seite 160). Die Fähigkeit des menschlichen Organismus zur Ketose gewährleistete dabei, dass auch harte Winter mit geringer Beute überstanden werden konnten.

Der Mensch schuf sich seine eigene Natur

Vor 10.000 Jahren begann der Mensch, sich aus der Natur zu verabschieden und sich seine eigene Natur zu schaffen: *Mache Dir die Erde untertan*. Es ist zu vermuten, dass mit der biblischen Vertreibung aus dem Paradies genau dieser Prozess gemeint ist. Und Getreide war dabei die *verbotene Frucht*.

Sich seine eigene Natur zu schaffen hat einige offenkundige Nachteile: Man muss unter anderem richtig hart arbeiten, man muss für all das sorgen, wofür die Natur normalerweise automatisch sorgt. Es war also Schluss mit den paradiesischen Zuständen davor, als man nur nach den Früchten greifen musste.

Doch gleichzeitig gab es einige entscheidende Vorteile, die die Nachteile des harten Arbeitens mehr als aufwogen: Wenn man sich seine eigene Natur schafft, dann macht man sich unabhängig von ihr, dann kann man sogar neue Gebiete erschließen und die zum eigenen Überleben erforderlichen Nahrungsmittel mitnehmen bzw. dort mit den erarbeiteten Verfahren produzieren. Ferner macht man sich unabhängig von manchen Launen der Natur und schützt sich vor natürlichen Feinden, die um die gleiche Beute jagen.

Die Anthropologie ist ohnehin der Auffassung, dass dieser Wandel von Jagen/Sammeln hin zu Ackerbau und Viehzucht nicht aus einer Laune oder aus strategischen Überlegungen heraus, sondern aus reiner Not geschah: Die natürlichen Jagdgründe veränderten sich am Ende der letzten Eiszeit, und das zwang den

Ursachen

Menschen nach neuen Nahrungsmitteln Ausschau zu halten[360]. Er entschied sich, diese nicht länger in der Natur zu suchen, sondern selbst zu produzieren. Loren Cordain schreibt dazu[361]:

> *Als das Zeitalter des Paläolithikums (Altsteinzeit) sich seinem Ende näherte, in der mesolithischen Periode (mittlere Steinzeit: vor 20.000 – 10.000 Jahren), kam es in Europa, Nordamerika und Asien auf breiter Front zu einem Aussterben der großen Säugetiere. Das fiel zusammen mit einer grundlegend veränderten Nutzung der Umwelt, sowie anderer Nahrungsquellen durch die Jäger und Sammler. Überall auf der Welt begannen die Menschen ausgedehnter zu jagen und zu sammeln; so wurden alle Nischen ihrer Umwelt besser genutzt.*
>
> *...*
>
> *Zum ersten Mal tauchen vor 15.000 Jahren im Nahen Osten Mahlsteine und grobe Mörser unter den archäologischen Funden auf; sie weisen auf den Beginn der Nutzung von Getreide durch den Menschen hin.*
>
> *...*
>
> *Als im Pleistozän (Eiszeit, vor 10.000 Jahren) die Bevölkerungszahlen zunahmen und große Pflanzenfresser entweder ausgerottet oder sehr selten geworden waren, musste die Menschheit zunehmend häufiger auf kleine Säugetiere, Fisch, Geflügel und gesammeltes Pflanzenmaterial zurückgreifen, um ihren Kalorienbedarf zu decken. Schrittweise, je mehr sich auch diese Ressourcen zu erschöpfen drohten, wurde angesichts wachsender Bevölkerungszahlen der Ackerbau zum vorherrschenden Lebensstil und das Getreide zum bestimmenden Kalorien- und Proteinlieferanten in vielen, wenn auch nicht in allen prähistorischen Kulturen.*

Ökonomische und ökologische Konsequenzen

Die Revolution bei der Nahrungsbeschaffung hatte einige unmittelbare Konsequenzen:

- **Verstärkung der Arbeitsteilung:** Gab es vorher im Wesentlichen eine Arbeitsteilung zwischen den Geschlechtern (Männer: Sicherstellen des Überlebens auf täglicher Basis, Frauen: Sicherstellen des Überlebens in der Zukunft), so erfolgten nun klare Spezialisierungen auf die Nahrungsproduktion (Bauer, Hirte) und andere, gegebenenfalls sogar rein geistige Tätigkeiten.

---

[360] Wikipedia: Prädynastik (Ägypten), http://de.wikipedia.org/wiki/Pr%C3%A4dynastik_%28%C3%84gypten%29
[361] Cordain, Loren: Das Getreide – Zweischneidiges Schwert der Menschheit, 2004

Ursachen

- **Verstädterung:** Die neue Nahrung wurde außerhalb der Städte produziert und konnte dann eine große Anzahl an Menschen auf gesicherte Weise versorgen.

- **Kulturelle und wissenschaftliche Weiterentwicklung:** Verstädterung und Arbeitsteilung führten zu einer verbesserten Kommunikation, Vertiefung des Wissens und einem schnelleren Wissenszuwachs.

- **Bevölkerungsexplosion**: Die Produktion der eigenen Nahrung machte den Menschen unabhängig von der Natur und befreite ihn von äußeren, natürlichen Feinden. Gesicherte Nahrungszuführung, Fertilitätssteigerungen durch die Art der Nahrungszusammensetzung (siehe weiter unten) und fehlende Feinde sorgten für einen deutlichen Bevölkerungszuwachs.

- **Ungehinderte Ausbreitung über die ganze Erde**: Die Umstellung von Jagen/Sammeln auf Ackerbau/Viehzucht erlaubte es dem Menschen, immer mehr Gebiete zu besiedeln. Dabei wurde entweder die haltbar gemachte Nahrung nachgeliefert, oder die Nahrungsproduktion wurde gemäß den erlernten Methoden in die neue Lokation exportiert. Dabei wurden gegebenenfalls große Gebiete der Natur entrissen und für die Nahrungsmittelproduktion präpariert.

Oft wird die heute vorherrschende Getreidekost damit begründet, dass sich die Menschheit anders nicht ernähren lasse, eine ausgeprägte Viehwirtschaft sei dagegen bereits aus ökologischen Gründen abzulehnen.

Auch wenn es richtig ist, dass 6 Milliarden Menschen heute nicht mit einer fleischbetonten Kost ernährt werden können, war es umgekehrt aber die Getreidekultur, die eine solche ungehinderte Bevölkerungsexplosion erst ermöglicht hat. Nicht die indianischen Ureinwohner Nordamerikas waren ein ökologisches Problem, denn ihnen war als Jäger/Sammler bewusst, dass die Natur nicht unbegrenzte Ressourcen hat und folglich zu schützen ist. Ein ökologisches Problem wurden erst die Getreide essenden nordamerikanischen Einwanderer. Und in der Tat zeigen anthropologische Untersuchungen, dass mit der Einführung der Getreidekultur weltweit auch eine Fruchtbarkeitssteigerung der Frau einherging[362]. Diese Erkenntnis deckt sich mit Beobachtungen am Huhn, welches bei betont getreidehaltigem Futter auch deutlich mehr Eier legt als unter artgerechten Bedingungen[363].

---

[362] Bocquet-Appel, Jean-Pierre and Naji, Stephan: American cemeteries data corroborate a Neolithic demographic transition on a world-wide scale, Current Anthropology, 2006, 47:1.

[363] Lutz, Wolfgang: Leben ohne Brot, 14. Auflage, 1998

Ursachen

Loren Cordain führt dazu aus[364]:

> Weitverbreiteter Anbau und Züchtung von Getreide hatten ein dramatisches Bevölkerungswachstum zur Folge, dieses wiederum führte zu den enormen kulturellen und technologischen Errungenschaften der Menschheit.

Und an anderer Stelle[365]:

> Getreide kann wahrhaftig als das zweischneidige Schwert der Menschheit gelten; ohne Getreide hätte es keine Neolithische Revolution gegeben. Es wäre uns weder möglich, derart hohe Bevölkerungszahlen zu ernähren wie heute (mehr als 6 Milliarden Menschen), noch wären die ausgeprägten Sozialstrukturen entstanden, welche schließlich die technologisch-industrielle Kultur hervorgebracht haben, in der wir heute leben. Die enorme Zunahme menschlichen Wissens hätte wahrscheinlich niemals stattgefunden, wäre der Ackerbau nicht eingeführt worden. Selbst unser Verständnis von Medizin, Wissenschaft und Universum ist die direkte Folge der Ausbildung sozialer Schichten, die erst durch die Neolithische Revolution geformt wurden. Andererseits ist der Ackerbau auch für viele Fehlentwicklungen der menschlichen Gesellschaft verantwortlich, darunter große Kriege, Hungersnöte, Tyrannei, Seuchen sowie die Ausbildung von Gesellschaftsschichten und Klassenunterschieden.

Man kann deshalb den Fleischkonsum nicht für ökologische Probleme verantwortlich machen, die durch die Getreidekultur erst geschaffen wurden.

Gesundheitliche Konsequenzen

Die Umwälzung bei der Nahrungsbeschaffung hatte aber auch andere entscheidende Konsequenzen: Damit die Nahrung leicht zu immer mehr Menschen transportiert werden konnte, musste sie haltbar gemacht werden, da es in den betroffenen Gebieten der Sumerer[366] und Ägypter[367] üblicherweise warm war. Dies hatte zur Folge, dass der Mensch zum ersten Mal mit einer Nahrung konfrontiert wurde, die durch lebensmitteltechnische Verarbeitungsprozesse völlig verändert war.

Das gilt im besonderen Maße für das Getreide. Getreide in Rohform ist für den Menschen unverdaulich. Selbst die Zähne würden durch die harte Kost auf Dauer zerstört werden. Hinzu kommt, dass Vollkorngetreide nach kurzer Zeit von Mutterkorn oder anderen Pilzen befallen und dann für den Menschen hochgiftig sein kann.

---

[364] Cordain, Loren: Das Getreide – Zweischneidiges Schwert der Menschheit, 2004, Seite 74
[365] Cordain, Loren: Das Getreide – Zweischneidiges Schwert der Menschheit, 2004, Seite 7
[366] Wikipedia: Sumer, http://de.wikipedia.org/wiki/Sumer
[367] Wikipedia: Prädynastik (Ägypten),
http://de.wikipedia.org/wiki/Pr%C3%A4dynastik_%28%C3%84gypten%29

Ursachen

Heute erklärt man sich manchen Hexenkult des Mittelalters mit psychotischen Verhaltensweisen nach dem Genuss von mit Mutterkorn verseuchtem Getreide[368].

Folglich wurde das Getreide ausgemahlen, angesäuert, gebacken usw., bis man eine Form gefunden hatte, die die meisten Menschen ohne unmittelbare gesundheitliche Schäden verzehren konnten. Spätestens bei den Ägyptern entwickelte sich das Brot zur Grundnahrung der breiten Masse.

Mit dem Getreide kamen aber weitere Probleme. Zum einen enthält Getreide Inhaltsstoffe (Gluten, Antinutritiva), die bei empfindlichen Personen zu schwerwiegenden gesundheitlichen Störungen führen können (unter anderem Zöliakie/Sprue, aber auch neurologische Erkrankungen)[369], auf der anderen Seite unterscheidet sich diese Nahrung schon allein in der groben Nahrungszusammensetzung von allem, was der Mensch die letzten Millionen Jahre davor gegessen hatte: Getreide ist vor allem sehr kohlenhydrathaltig (stärkehaltig) und führt damit zu einer ganz wesentlichen Verstärkung der Insulinausschüttung, ein Aspekt, auf den ich speziell im Kapitel über *Unterzuckerung* auf Seite 144 noch näher eingehen werde. Ferner unterbindet dauerhaft kohlenhydrat- und kalorienreiche Nahrung mit der Zeit die Ketolyse-Fähigkeit des Gehirns, was zu energetischen Ungleichgewichten und gesundheitlichen Störungen führen kann, wie in den Abschnitten *Gehirn und Fettstoffwechsel* auf Seite 35 und *Adipositas und Fettstoffwechsel* auf Seite 55 dargestellt wurde.

Im Vergleich zu der davor üblichen sehr fleischbetonten Kost war die Getreidekost gleichzeitig sehr arm an Nährstoffen.

An historischen Knochenfunden lässt sich nachweisen, dass die mittlere Lebenserwartung in diesem Zeitraum rückläufig war. Ferner sind erste massive Zahn- und auch Gelenkschäden feststellbar. Aus dieser Zeit stammen auch die ersten Beschreibungen der heutigen großen Zivilisationsplagen wie Übergewicht oder Migräne. Und auch die ägyptischen Mumien weisen erhebliche gesundheitliche Probleme auf[370]. Die neue Art der Nahrungsbeschaffung ging eindeutig zu Lasten der Gesundheit.

Loren Cordain führt dazu aus[371]:

> *Als die vorwiegend auf Fleisch aufbauende Kost der Jäger und Sammler durch eine auf Getreide beruhende Ernährung ersetzt wurde, waren die Folgen in allen Erdteilen gleich: Das Höhenwachstum entwickelte sich rückläufig (die Menschen*

---

[368] Wikipedia: Mutterkorn, http://de.wikipedia.org/wiki/Mutterkorn
[369] Nagy, Tamás: Vollwertkost: Wiederbelebungsversuche, EU.L.E.n-Spiegel 4-5/2004
[370] Mathes, Judith: Mumiengeschichten, http://www.judithmathes.de/aegypten/totkult/mumien.html
[371] Cordain, Loren: Das Getreide – Zweischneidiges Schwert der Menschheit, 2004, Seite 74

> wurden kleiner), die Kindersterblichkeit nahm zu, die Lebenserwartung sank (die Menschen starben früher), Infektionserkrankungen traten häufiger auf, Eisenmangelkrankheiten (Blutarmut) nahmen zu, ebenso wie Knochenerweichung, Deformationen des Schädels und andere auf Mineralstoffmängel zurückzuführende Knochenerkrankungen, und es kam vermehrt zu Dentalkaries sowie anderen krankhaften Veränderungen des Zahnschmelzes.

Im Rahmen der Viehwirtschaft fand ein weiteres Nahrungsmittel in erheblichem Umfang Eingang in die menschliche Lebensmittelversorgung: Milch. Milch steht Jäger/Sammler-Kulturen nicht zur Verfügung, da sich eine ausgewachsene Milchkuh in freier Wildbahn nur unter unmittelbarer Lebensgefahr melken lässt.

Auch frische Milch lässt sich speziell in großer Hitze nur kurze Zeit aufbewahren. Also mussten Methoden entwickelt werden, die Haltbarkeit entscheidend zu verlängern. Das gelang schließlich durch Ansäuern, Fermentieren, Erhitzen usw..

Tiermilch unterscheidet sich im Gehalt an wesentlichen Elektrolyten zum Teil erheblich von allen anderen Nahrungsmitteln.

Zusammenfassend lässt sich feststellen, dass durch die fundamentalen Veränderungen bei der Nahrungsbeschaffung vermehrt Lebensmittel in den menschlichen Stoffwechsel drangen,

- die einerseits durch Vorverarbeitungen und Haltbarmachen stark in ihrer natürlichen Konsistenz verändert waren,
- die relativ nährstoffarm waren,
- für die eine genetische Anpassung des Menschen auf Grund der kurzen Gewöhnungszeit nicht zwangsläufig angenommen werden kann und
- die sich in ihrer groben Nährstoffzusammensetzung bezüglich Proteinen, Fetten und Kohlenhydraten aber zum Teil auch bezüglich anderen Nährstoffen (Elektrolyten, Omega3/Omega6 usw.) fundamental von dem unterschieden, was der Mensch Millionen Jahre lang gegessen hatte. Im folgenden Kapitel über *Unterzuckerung* auf Seite 144 werden wir näher erläutern, welche Rolle diese Änderung im Rahmen der Migräneerkrankung spielt.

Ursachen

Unterzuckerung

> Nach meiner Einschätzung ist die Hypoglykämie eine Störung, von der die Mehrzahl der Bevölkerung betroffen ist[372].

Eine Hauptursache

Es gibt einige Gründe, die dafür sprechen, dass ein sehr hoher Prozentsatz aller Migränekranken gleichzeitig unter Glucose-Intoleranz mit chronischer Unterzuckerung (Hypoglykämie, recurrent hypoglycemia) leidet. Andere in der Literatur verwendete Begriffe, die im Wesentlichen das Gleiche ausdrücken, sind auch:

- Kohlenhydrat-Intoleranz[373 374]
- Kohlenhydrat-Sucht[375]

Aber auch andere im Zusammenhang mit Migräne verwendete Begriffe wie verringerte Insulin-Sensitivität, erhöhte Insulin-Resistenz oder Hyperinsulinismus bedeuten letztendlich alle das Gleiche. Dabei ist es egal, ob zunächst zu viel Insulin ausgeschüttet wird und sich die Insulin-Rezeptoren[376] in der Folge herunterregeln oder ob die Insulin-Rezeptoren von vornherein unempfindlicher sind, wodurch die Bauchspeicheldrüse zu einer verstärkten Ausschüttung von Insulin veranlasst wird: Diese Art der Ursache-Wirkungs-Bestimmung mag für Stoffwechselfachleute von Bedeutung sein, für unsere weiteren Überlegungen ist sie es aber nicht. Die verwendeten Begriffe können deshalb allesamt im Folgenden synonym verwendet werden. Im Wesentlichen bedeuten sie: Kohlenhydrate in den angebotenen Mengen oder Konzentrationen können von der betroffenen Person nicht optimal verstoffwechselt werden.

Ich werde an anderer Stelle näher erläutern, dass chronische Hypoglykämie häufig durch eine möglicherweise genetisch bedingte inadäquate Insulin-Reaktion auf Nahrungsmittel mit hohem glykämischen Index bzw. generell hohem Kohlenhydrat-

---

[372] Atkins, Robert C.: Dr. Atkins' Gesundheitsrevolution – Länger und gesünder leben, 1989, Seite 110

[373] Maffetone, Philip: The Maffetone Method – The Holistic, Low-Stress, No-Pain Way to Exceptional Fitness, 2000, Seite 169 ff

[374] Amand, R. Paul St.: Hypoglycemia, http://www.fibromyalgiatreatment.com/hypoglycemia.htm

[375] Heller Richard F., Heller Rachael F.: Die Fressbremse – Schluss mit Übergewicht bei Kohlenhydratsucht, München, 2001

[376] Wikipedia: Rezeptor, http://de.wikipedia.org/wiki/Rezeptor

Ursachen

gehalt verursacht wird. Im Abschnitt *Gehirn und Fettstoffwechsel* auf Seite 35 wurde daneben die fehlende zerebrale Ketolysefähigkeit als Ursache erarbeitet.

Andere Autoren zeigen auf, dass auch Schwangerschaftsdiabetes immer mehr zunimmt, wodurch die Organe des Kindes bereits im Mutterleib zu einer erhöhten Insulinproduktion gezwungen werden[377]. Die oben erwähnte inadäquate Insulin-Reaktion auf kohlenhydratreiche Lebensmittel hätte dann keine genetische Ursache, sondern würde durch veränderte Ernährungsgewohnheiten der Mutter im Mutterleib erworben.

Dass Hypoglykämie eine wesentliche Rolle bei Migräne spielen kann, ist keine neue Erkenntnis. In der Tat wurde dieser Zusammenhang bereits 1933 belegt und später immer wieder bestätigt[378 379 380 381].

Die Ergebnisse waren zum Teil so eindeutig, dass etwa Roberts 1967 vorschlug, Migräne in "hypoglykämische Kopfschmerzen" umzubenennen[382]:

> *The fundamental metabolic disturbance that usually triggers such headaches is recurrent hypoglycemia ... [it is suggested that] the term migraine be replaced by ... 'hypoglycemic headache.'*

Daneben gibt es zahlreiche Bücher, die auf diesen Zusammenhang hinweisen, und die eine Migränebehandlung auf dieser Basis empfehlen[383 384 385].

Und wie im Abschnitt *Was ist Hypoglykämie?* auf Seite 148 dargestellt wird, kommen die Migräne-Sites der verschiedenen Triptan-Hersteller praktisch unisono zu dem Ergebnis, dass Hypoglykämie und ausgelassene bzw. unregelmäßige Mahlzeiten ganz entscheidende Migräne-Trigger sind.

---

[377] Ärzte-Zeitung: Untersuchung auf Schwangerschafts-Diabetes gefordert, 08.12.2004, http://www.aerztezeitung.de/docs/2004/12/08/224a1901.asp?cat=/medizin

[378] Critchley M: Migraine Lancet 1933;1:123-6

[379] Wilkinson CF Jr.: Recurrent migrainoid headaches associated with spontaneous hypoglycemia. Am J Med Sci 1949;218:209-12

[380] Roberts HJ: Migraine and Related Vascular Headaches Due to Diabetogenic Hyperinsulinism Headache 1967, July,41-62

[381] Dexter JD, Roberts J, Byer JA: The five hour glucose tolerance test and effect of low sucrose diet in migraine. Headache 1978;18:91–4

[382] Roberts HJ: Migraine and Related Vascular Headaches Due to Diabetogenic Hyperinsulinism Headache 1967, July,41-62

[383] Budd, Martin L: Low Blood Sugar (Hypoglycemia) – The 20th Century Epidemic?, New York, 1981

[384] Riegler, Ewald: Dr. Rieglers Migräne Diät – Schmerzfrei ohne Medikamente, Wien, 1984

[385] Low, Rodolfo: Migraine – The Breakthrough Study That Explains What Causes it and How it Can be Completely Prevented Through Diet, 1987

Ursachen

Und schließlich beschreibt auch eine von der australischen Regierung betriebene Website[386] sehr präzise die körperlichen Mechanismen rund um Hypoglykämie und Insulin, die letztendlich zu Migräne führen können.

Die Bedeutung von Hypoglykämie im Rahmen der Entstehung von Migräneanfällen und zum Teil auch die Maßnahmen dagegen sind der Migräneforschung also grundsätzlich bekannt.

Wichtigste Maßnahme: Behandlung der Hypoglykämie

Ob Unterzuckerung bzw. Glucose-Intoleranz der entscheidende oder gar alleinige Grund für die Migräneerkrankung ist, wird man nur herausfinden, wenn man zunächst die Hypoglykämie behandelt.

Um es noch einmal zu präzisieren: Es soll keineswegs suggeriert werden, dass Migräne nur durch Hypoglykämie bzw. Glucose-Intoleranz verursacht wird. Aber letztendlich ist die Situation ähnlich wie bei einem schweren Alkoholiker der unter Leberschmerzen klagt: In jedem Fall sollte der Alkoholismus behandelt werden. Unabhängig davon können die Leberschmerzen auch noch andere Ursachen haben.

Leider unterbleibt die Behandlung der Hypoglykämie bei Migränepatienten in der Regel, da Ernährungsmaßnahmen bei Migräne – anders als bei Diabetes – als ärztliche Leistungen nicht abrechenbar sind.

Hinzu kommt, dass viele Ärzte und Betroffene durch die in den letzten Jahrzehnten verbreiteten anzweifelbaren Ernährungsempfehlungen[387] der Deutschen Gesellschaft für Ernährung e. V. (DGE), der Lebensmittelindustrie und in der Folge der Medien irritiert sind und nicht wissen, was sie empfehlen bzw. glauben sollen. Auch werden hieraus für Migräne die falschen Schlüsse gezogen. Low-Carb-Diäten, die Hypoglykämie/Glucose-Intoleranz mit hoher Wahrscheinlichkeit heilen können, werden nicht in Betracht gezogen, weil sie nicht in grundsätzliche Ernährungskonzepte der DGE passen, so dass sich Patienten mit halbherzigen Empfehlungen wie regelmäßige Mahlzeiten zufrieden geben müssen.

---

[386] Better Health Channel: Headache and diet, http://www.betterhealth.vic.gov.au/bhcv2/bhcarticles.nsf/pages/Headache_and_diet?OpenDocument

[387] Koch, Klaus: Ernährungsempfehlungen ohne Gewähr, http://www.evibase.de/texte/rahmen_text.htm?/texte/sz/texte/ernaehrungsempfehlungen_ohne.htm

Ursachen

Hypoglykämie – eine Anpassungsstörung

Um zu verstehen, warum vieles dafür spricht, dass Unterzuckerung/Glucose-Intoleranz eine, wenn nicht sogar die Hauptursache für Migräne ist, werde ich in den folgenden Abschnitten zunächst den Begriff der Hypoglykämie präzisieren und dann ein wenig auf die Geschichte der Entstehung der Menschheit zurückkommen.

Ursachen

Was ist Hypoglykämie?

Definition

In der Medizin wird Hypoglykämie in der Regel statisch über die absolute Höhe des Blutzuckerwertes definiert[388]:

> Hypoglykämie ist eine Unterzuckerung, bei der der Blutzuckerspiegel auf Werte unter 50 mg/dl absinkt.

Eine solche statische Definition wird der Dynamik der Blutzucker-Regulierung jedoch nicht gerecht und ich werde stattdessen eine dynamische Definition vorschlagen.

Im Folgenden soll unter Hypoglykämie in Unterscheidung zur diabetischen Hypoglykämie (etwa als Folge einer zu hohen Insulin-Dosis) immer die so genannte postprandiale[389] Hypoglykämie (andere Bezeichnungen sind: funktionelle bzw. reaktive Hypoglykämie), die sich in chronisch labilen und häufig zu niedrigen Blutzuckerspiegeln ausdrückt, verstanden werden.

Einer postprandialen Unterzuckerung geht häufig eine postprandiale Hyperglykämie voraus. In diesem Fall ist typischerweise der Blutzuckerspiegel 2 bis 3 Stunden nach einer kohlenhydratreichen Mahlzeit zu hoch und 4 bis 5 Stunden nach der Mahlzeit zu niedrig. Bei Patienten mit ausgeprägtem Hyperinsulinismus können die Zeiten auch erheblich kürzer sein. Wikipedia führt dazu aus[390]:

> Bei der nichtdiabetischen Hypoglykämie handelt es sich um einen instabilen Blutzucker, der durch starke Schwankungen gekennzeichnet ist. Der Blutzucker steigt zu schnell und sinkt zu tief. Die Betroffenen sind zwar organisch gesund, weisen jedoch Symptome der verschiedensten Krankheiten auf.

Die Selbstregulierung des Blutzuckerspiegels im Körper nennt man Blutzucker-Homöostase[391].

Bei Hypoglykämie (und anderen chronisch labilen Blutzuckerspiegeln) ist folglich die Blutzucker-Homöostase gestört. Mitunter kann sie nur durch eine massive Ausschüttung der Stresshormone aufrechterhalten werden[392]:

---

[388] Medizinfo.de: Hypoglykämie, http://www.medizinfo.de/diabetes/diatyp3.htm
[389] Postprandial = Nach einer Mahlzeit
[390] Wikipedia: Hypoglykämie, http://de.wikipedia.org/wiki/Hypoglyk%C3%A4mie#Symptome
[391] Wikipedia: Blutzucker, http://de.wikipedia.org/wiki/Blutzucker
[392] Wikipedia: Hypoglykämie, http://de.wikipedia.org/wiki/Hypoglyk%C3%A4mie#Symptome

Ursachen

> *Blutzuckerwerte über 60 mg/dl (entspr. >3.33 mmol/l) schließen eine akute Unterzuckerung aus, auch wenn Symptome darauf hindeuten könnten. Allerdings reagiert der Hypothalamus durch Ausschüttung der Katecholamine in erster Linie auf die Geschwindigkeit des Blutzuckerabfalls. Das erklärt, warum Unterzuckerungssymptome vorliegen können, obwohl der aktuelle absolute Blutzuckerwert dazu noch keinen Anlass zu geben scheint.*

Sollte die Blutzucker-Homöostase nicht aufrechterhalten werden, können diverse neurologische Symptome entstehen[393]:

> *Oft geht eine Unterzuckerung mit Symptomen der verminderten Hirnleistung, Krampfanfällen oder der vermehrten Adrenalinausschüttung einher.*

Und weiter[394]:

> *Eine funktionelle Hypoglykämie kann sich in einem geistig verwirrten Zustand äußern. Möglich sind auch Depressionen oder Migräne.*

Ein Teil der neurologischen Symptome können dabei dem Glucose-Mangel im Gehirn, ein anderer Teil der durch den sinkenden Blutzuckerspiegel ausgelösten sympathischen Überaktivierung (Adrenalin) zugeordnet werden.

Robert C. Atkins präziert dazu[395]:

> *Bei einer extremen Sekundärreaktion fällt der Glucosespiegel zu steil und zu tief (unter das Ausgangsniveau). Beide Reaktionen können hypoglykämische Symptome auslösen, aber auch Hormonausschüttungen, wie zum Beispiel von Adrenalin und ähnlichen Substanzen, die der Organismus rasch frei setzt, um den extremen Blutzuckerabfall zu bremsen. Auf der Adrenalinwirkung beruhen die Angstanfälle, Ausbrüche von kaltem Schweiß, Herzklopfen, Kopfschmerzen, Schlafstörungen und nervöse Spannung, während Müdigkeit, Schwäche, Konzentrationsstörungen, Gier nach Süßem, Verwirrtheit und Gedächtnisstörungen durch den Mangel an dem Energiespender Glucose bedingt sind.*

Normalerweise wird der Blutzuckerspiegel durch die beiden Hormon-Antagonisten Insulin und Glucagon im Rahmen der Blutzucker-Homöostase reguliert. Sinkt der Blutzuckerspiegel zu stark, dann kann Glucagon seine Aufgaben nicht reibungslos entfalten, weil es zu langsam reagiert. Deutlich schneller wirken hier die Stresshormone Adrenalin und Cortisol. Noch schneller wirkt allerdings die direkte Aufnahme von Glucose über den Magen, wie Diabetiker leidvoll erfahren mussten. Aus diesem

---

[393] Wikipedia: Hypoglykämie, http://de.wikipedia.org/wiki/Hypoglyk%C3%A4mie#Symptome
[394] Wikipedia: Hypoglykämie, http://de.wikipedia.org/wiki/Hypoglyk%C3%A4mie#Symptome
[395] Atkins, Robert C.: Dr. Atkins' Gesundheitsrevolution – Länger und gesünder leben, 1989, Seite 114

Ursachen

Grund neigen wohl viele Menschen heute dazu, ihren Blutzuckerspiegel tagsüber ständig durch kleine Snacks künstlich zu stützen. Eine sehr einfache und humorvolle Darstellung der Zusammenhänge kann bei Diabetesinfo nachgelesen werden[396].

Nun sind die Vorarbeiten abgeschlossen, um den Begriff der Hypoglykämie zu präzisieren.

Dynamische Hypoglykämie-Definition:

Hypoglykämie ist die fehlende Fähigkeit des Organismus, einen Blutzuckerspiegel in Ruhe ohne abnorme Ausschüttung der Stresshormone Adrenalin und Cortisol (also ohne abnorme sympathische Aktivierung) und ohne eine zusätzliche Nahrungsaufnahme innerhalb enger Grenzen halten zu können.

Es liegt folglich auch dann Hypoglykämie vor, wenn der Blutzucker oberhalb 60 mg/dl ist, aber nur durch den massiven Einsatz der Stresshormone oder eine zusätzliche Nahrungsaufnahme auf diesem Wert gehalten werden kann.

Nehmen wir einmal an, Sie sind gezwungen, alle 3 Stunden eine Kleinigkeit zu essen, weil Ihr Blutzuckerwert sonst unter 50 mg/dl sinken würde. Durch Ihre Methode unterschreitet Ihr Blutzuckerwert nie 70 mg/dl. Sind Sie unter diesen Voraussetzungen hypoglykämisch?

Die formale und statische Definition der Medizin würde im Gegensatz zu meiner dynamischen Definition zu dem Ergebnis kommen: Nein, und dieses Resultat ist eindeutig falsch, denn selbstverständlich sind Sie unter diesen Gegebenheiten hypoglykämisch.

Wenn also praktisch alle Kopfschmerzexperten Ihnen dringend ans Herz legen, ein regelmäßiges Leben zu führen, regelmäßig zu essen und vor allem bei Stress keine Mahlzeiten auszulassen[397], dann unterstellen sie Ihnen nichts anderes als: Hypoglykämie, und zwar in dem Sinne, wie ich es gerade versucht habe zu definieren.

Die Migräne-Site des Pharmakonzerns Pfizer drückt das so aus[398]:

> Ein möglichst regelmäßiger Tagesablauf, der auch am Wochenende oder im Urlaub beibehalten wird, kann Anfälle verhindern.

---

[396] Diabetesinfo: Insulin-Gegenspieler: Glucagon, http://www.einsteiger.diabetesinfo.de/grundlagen/antagonisten.php

[397] Göbel, Hartmut: Kursbuch Migräne, 2003, S. 99

[398] Pfizer: Ursachen der Migräne und Auslöser, http://www.migraene-online.de/patienten/kompakt/ursachen.htm

Funktionelle Störungen

Zu funktionellen Störungen schreibt der Mediziner Thomas Weiss[399]:

> *Funktionelle Störungen sind Beschwerden oder Krankheitsbilder, bei denen oft erhebliche körperliche Beschwerden bestehen, bei denen jedoch kein körperlicher Befund zu erheben ist. Diese Beschwerden sind ausgesprochen häufig: Etwa 20% aller Patienten, die zum Hausarzt gehen, fallen in diese Gruppe.*

Funktionelle Störungen werden häufig auch als vegetative Dystonie oder psychogene Störungen bezeichnet. Bis vor wenigen Jahrzehnten war Migräne gemäß der vorherrschenden ärztlichen Meinung eine solche funktionelle Störung, und sie unterscheidet sich bezüglich den diagnostischen Möglichkeiten auch heute in keiner Weise von anderen funktionellen Störungen wie Reizdarm oder phobischem Schwankschwindel.

Thomas Weiss führt in diesem Zusammenhang weiter aus[400]:

> *Hintergrund der Beschwerden ist eine Fehlregulation des vegetativen Nervensystems. Zum Hintergrund: Unser Körper wird häufig in 'Geist' und 'Körper' aufgeteilt. Doch zwischen diesen beiden befindet sich ein System, das man in salopper Weise als 'Betriebssystem' bezeichnen kann.*
>
> *Beim Menschen besteht es aus dem Zusammenspiel von Nerven und Hormonen. Genauer gesagt sind es die sog. vegetativen Nerven, also die Nerven, die wir willentlich nicht beeinflussen können. Sie sorgen für die schnelle Regulation (z. B. Gleichgewicht, Blutdruckregulation, Atmung, Herzschlag usw.), um die wir uns nicht bewusst kümmern müssen.*
>
> *Daneben gibt es eine hormonelle Steuerung, die für längerfristige und globalere Prozesse notwendig ist. Diese Hormone können auf der Ebene von Zellen, Organen oder auch mehreren Organe gleichzeitig wirken.*
>
> *Das enge Zusammenspiel beider Systeme, Hormone und vegetativen Nerven, ermöglicht erst das reibungsfreie Funktionieren unseres Körpers, was wir als Gesundheit wahrnehmen.*
>
> *Kommt es zu Störungen in diesen Regulationsvorgängen, treten merkwürdige Beschwerden auf: unangepasstes Schwitzen oder Frieren, Harndrang, Durchfall, Kopfschmerzen usw. – funktionelle Störungen!*

---

[399] Weiss, Thomas: Funktionelle Störungen, http://www.weiss.de/32.0.html
[400] ebenda

Ursachen

In diesem Sinn gehören – wie noch näher ausgeführt wird – insbesondere Hypoglykämie und in der Folge mehrheitlich Migräne zu den funktionellen Störungen: Der Fehler liegt nicht im Körper oder in der Psyche, sondern in dem alle körperlichen Vorgänge steuernden Regelungssystem (welches Thomas Weiss in Anlehnung an die Computertechnologie als "Betriebssystem" bezeichnet), namentlich dem vegetativen (autonomen) Nervensystem und dem Hormonsystem, welche beide letztendlich durch den Hypothalamus kontrolliert werden.

Ich werde darüber hinaus die Vermutung äußern und dafür eine Fülle an Belegen aufführen, dass dieser Fehler bzw. diese Regulierungsstörung sehr häufig maßgeblich durch inadäquate Insulinausschüttungen verursacht wird.

Hypoglykämien bzw. Glucose-Intoleranzen sind bei Migräne bedeutsamer als Nahrungsmittelunverträglichkeiten

Dazu schreibt beispielsweise das Pharmaunternehmen MSD auf seiner Migräne-Site[401]:

> *Deshalb sollte man nur Studien in Betracht ziehen, bei denen der doppelblinde, Placebo-kontrollierte Nahrungsmittel-Provokationstest durchgeführt wurde. Denn es zeigte sich, dass bei den meisten Patienten, bei denen vorher eine Nahrungsmittel-bedingte Migräne angenommen wurde, keine bedeutsame Attackenauslösung gelingt."*

Und weiter:

> *Günstig für Migräne-Patienten ist die Vermeidung unvorhergesehener Stressfaktoren. Deshalb sollte auf eine regelmäßige Nahrungszufuhr geachtet werden. Das Auslassen von gewohnten Mahlzeiten, vor allem des Frühstücks, ist ein bedeutsamer Auslöser für Migräne-Attacken. Insbesondere bei Jugendlichen und Kindern können ausgelassene Mahlzeiten mit großer Wahrscheinlichkeit Migräne auslösen.*

Auf der Neurohelp-Site des Neurologen Gerhard Jenzer wird dies so formuliert[402]:

> *Ratschläge mit berechtigter Wirkungserwartung lassen sich somit auf nur wenige, aber umso wichtigere Punkte bringen.*

---

[401] MSD: Ernährung und Migräne, http://migraene.msd.de/wissen/ausl/erna_1320.html
[402] Jenzer, Gerhard: Migräne-Bereitschaft, http://www.neurohelp.ch/migraene_bereitschaft.htm

Ursachen

> Ungünstig und zuweilen sogar besonders kritisch sind zu wenig häufiges Essen und speziell Fasten. Unterzuckerung im Blut (Hypoglykämie) begünstigt die Anfallsentstehung.

Und auf der Migräne-Site des Pharmakonzerns Pfizer heißt es noch deutlicher[403]:

> Auch der Verzehr von Nahrungsmitteln wie Schokolade, Rotwein, Sekt, Bier, Käse (vor allem Schimmelkäse), Milchprodukte, gepökelte Nahrungsmittel, konservierte Wurstwaren kann das Auftreten einer Migräne begünstigen. Vielfach werden Nahrungsmittel jedoch als Auslöser überschätzt.
>
> Weit häufiger als diese Nahrungsmittel sind ungeregelte Mahlzeiten, langes Hungern mit Phasen von Unterzucker (Hypoglykämien) oder ein übermäßiger Verzehr bestimmter Nahrungsmittel (eine ganze Tafel Schokolade), die wahren Auslöser eines Migräneanfalls. Der gemäßigte Konsum der vermeintlichen Übeltäter (ein Gläschen Rotwein oder eine Rippe Schokolade) wird in der Regel gut vertragen...

Der Zwang zum regelmäßigen Essen ist nicht normal

Vergleichen Sie es einmal mit dem Schlafen: Der Mensch benötigt jeden Tag eine gewisse Menge Schlaf. Bei entsprechenden Anforderungen ist der Mensch aber auch in der Lage, einmal eine ganze Nacht (oder auch mehrere) ohne Schlaf durchzustehen. Sollte es dagegen bei Ihnen so sein, dass Sie praktisch nicht in der Lage sind, mehr als 3 Stunden ohne Schlaf wach zu bleiben (wie etwa bei Narkolepsie[404] [405] bzw. CFS: Chronic Fatique Syndrome) und bei Stress noch weniger, dann haben Sie ein Problem, weil eine solche Eigenschaft Ihre Überlebenschancen in einer nicht zivilisierten Umgebung drastisch reduzieren würde. Und Sie haben dieses Problem selbst dann, wenn Ihnen alle Ärzte nachweisen, dass Ihre Blutwerte optimal sind, und dass keine Störung gefunden werden kann. Und Sie haben dieses Problem natürlich auch dann, wenn Ihnen alle konsultierten Ärzte ans Herz legen, regelmäßig alle 3 Stunden eine halbe Stunde Schlaf einzulegen.

Genau so verhält es sich mit der Ernährung. Es mag zwar bezüglich einer kurzfristigen Reduzierung der Attackenhäufigkeit richtig sein, wenn Ihnen empfohlen wird, regelmäßig zu essen und keine Mahlzeiten auszulassen.

---

[403] Pfizer: Ursachen der Migräne und Auslöser, http://www.migraene-online.de/patienten/kompakt/ursachen.htm

[404] Penzel, Thomas: Narkolepsie, http://web.uni-marburg.de/sleep//dgsm/rat/narkolep.html

[405] Wikipedia: Narkolepsie, http://de.wikipedia.org/wiki/Narkolepsie

Ursachen

Doch dieser Rat suggeriert, dass ein regelmäßiger Bedarf an zusätzlicher Energie aus der Nahrung spätestens alle 2 bis 3 Stunden normal ist, und das ist er, wie bei einem ständigen Bedarf nach Schlaf alle 2 bis 3 Stunden, eben nicht. Es handelt sich hierbei stattdessen um eine vegetative (energetische/funktionelle) Störung, die ernsthaft behandelt werden sollte.

Allerdings gibt es auch ärztliche Empfehlungen, die diese Zusammenhänge berücksichtigen und deshalb in genau die andere Richtung gehen [406]:

> *Gerade bei Verdauungsstörungen erweisen sich Pausen jedoch als hilfreich.*
>
> *Einige Menschen kommen mit diesem Rat jedoch nicht zurecht. Zwei Stunden nach der letzten Mahlzeit wird ihnen flau zu Mute, Schwindel und Heißhunger setzen ein. Es handelt sich dabei um einen raschen Abfall des Blutzuckerspiegels, der für die Symptome verantwortlich ist. Es liegt nahe, diese mit etwas Süßem zu bekämpfen. Doch damit hilft man sich allenfalls kurzfristig, denn der Blutzuckerabfall beruht nicht auf einem Nahrungsmangel. Er ist Ausdruck einer Regulationsstörung, die vor allem Menschen betrifft, die viel Süßes zu sich nehmen. Dieses löst eine übermäßige Ausschüttung von Insulin aus und der Blutzucker stürzt ab.*

Hypoglykämie ist die Ursache, nicht der Trigger

Anders als mancher Arzt bin ich deshalb der Auffassung, dass es sich bei häufigen hypoglykämischen Zuständen um keine momentanen Unpässlichkeiten, und bezogen auf Migräne um Trigger, sondern um eine Krankheit mit den Namen "Hypoglykämie" bzw. „Glucose-Intoleranz" und folglich bezogen auf Migräne um eine Ursache handelt.

---

[406] Weiss, Thomas: Fibromyalgie – Das erfolgreiche Ernährungsprogramm, München, 2003, Seite 41 f

Ursachen

Woran erkennt man Hypoglykämie?

Hypoglykämie-Symptome

Die folgenden Symptome können Anzeichen einer Hypoglykämie sein und treten häufig zusammen mit Hypoglykämien auf[407]:

- Starkes Gähnen
- Schwächegefühl
- Müdigkeit
- Kopfschmerzen
- Zittern
- Herzklopfen
- Blutdruckschwankungen
- Kalter Schweiß
- Nasenverstopfung
- Alpträume (während des Schlafs)
- Unruhe
- depressive Verstimmungen, aber auch Aggressivität
- Konzentrationsschwierigkeiten
- Sprachstörungen
- Sehstörungen
- Krämpfe
- Bewusstseinsstörungen, bis hin zur Bewusstlosigkeit

Glucose-Toleranz-Test (GTT)

Der Körper versucht im Rahmen der Blutzucker-Homöostase[408] den Blutzuckerspiegel und damit die zentrale Energieversorgung in engen Grenzen zu halten.

---

[407] Wikipedia: Hypoglykämie, http://de.wikipedia.org/wiki/Hypoglyk%C3%A4mie#Symptome

Ursachen

Liegt der Blutzuckerspiegel außerhalb der vom Körper gesetzten Grenzen, kann es zu Schäden, insbesondere im Gehirn, kommen. Das ist in Ihrem Körper nicht anders als etwa bei der Energieversorgung von Elektrogeräten: Kommt es zu häufigen Überschreitungen der zugelassenen Grenzen, wird die Lebenserwartung sinken – bei Ihnen genauso wie etwa bei Ihrem Fernseher.

Wenn der Blutzucker höher als die vom Körper erlaubte Grenze ist, versucht der Körper den überschüssigen Blutzucker über die Niere auszuschütten. Man kann dann feststellen, dass der Urin Zucker enthält. Die ersten Anzeichen von Diabetes sind oft: Unstillbarer Durst und häufiges Wasserlassen.

Der Vorteil für die Medizin hierbei: Dieser Umstand lässt sich einfach messen. Deshalb ist Diabetes eine durch jeden Arzt leicht nachweisbare Erkrankung.

Anders sieht es bei Hypoglykämie aus. Hypoglykämie kann gegebenenfalls durch einen mehrstündigen erweiterten Glucose-Toleranz-Test (GTT) nachgewiesen werden, aber auch hierbei sind die Ergebnisse nicht eindeutig. Denn es scheint so zu sein, dass die Kontrollzentren im Gehirn (Hypothalamus, Hirnstamm) bei Hypoglykämie weniger auf den aktuellen Blutzuckerspiegel reagieren, als auf die Geschwindigkeit, mit der dieser fällt[409].

Ferner reagieren die Schaltstellen im Gehirn auf eine drohende Unterzuckerung mit einer vermehrten Ausschüttung von Adrenalin[410], wodurch der Blutzuckerspiegel künstlich in die Höhe gebracht wird. Auch hierdurch können Ergebnisse produziert werden, die letztendlich wenig aussagekräftig sind.

Im Abschnitt *Was ist Hypoglykämie?* auf Seite 148 wurde Hypoglykämie als die Unfähigkeit des Organismus, einen Blutzuckerspiegel in Ruhe ohne abnorme Ausschüttung der Stresshormone Adrenalin und Cortisol und ohne eine zusätzliche Nahrungsaufnahme innerhalb enger Grenzen halten zu können, definiert. Es kann nicht garantiert werden, dass die sympathische Gegensteuerung bei einem erweiterten Glucose-Toleranz-Test ausreichend quantifiziert werden kann[411].

Eine gute Beschreibung des GTT findet sich zum Beispiel in Martin L. Budd: "Low Blood Sugar (Hypoglycaemia)"[412].

---

[408] Wikipedia: Blutzucker, http://de.wikipedia.org/wiki/Blutzucker
[409] Wikipedia: Hypoglykämie, http://de.wikipedia.org/wiki/Hypoglyk%C3%A4mie#Symptome
[410] ebenda
[411] Amand, R. Paul St.: Hypoglycemia, http://www.fibromyalgiatreatment.com/hypoglycemia.htm
[412] Budd, Martin L: Low Blood Sugar (Hypoglycemia) – The 20th Century Epidemic?, New York, 1981, Seite 79 ff

Ursachen

Ein typischer GTT-Output für einen unter Hypoglykämie leidenden Betroffenen ist in Wolfgang Lutz "Leben ohne Brot" abgebildet[413]: Hierbei schwanken die Blutzuckerwerte nach Gabe von 50g Traubenzucker in Tee innerhalb von 6 Stunden zwischen 220 und 60 bei einem Ausgangswert von 100 mg/dl Blutzucker.

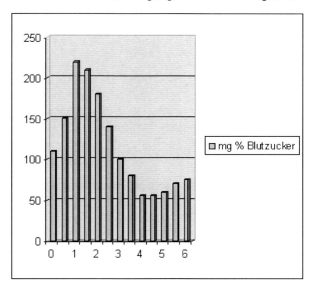

Abbildung 4: Abnorme Blutzuckerentwicklung bei GTT

Es sollte einleuchten, dass eine solche Entwicklung (unter Umständen mehrmals am Tag und das über Jahre) nicht gesund sein kann. Auch ein Elektrogerät wird es kaum verzeihen, wenn die Spannungsversorgung mehrmals am Tag zwischen 300 V und 100 V schwanken sollte.

Hypoglykämie ist keine offizielle Erkrankung

Auf Grund der schwierigen Nachweisbarkeit ist Hypoglykämie – anders als Diabetes – keine offizielle Erkrankung. Sie ist nicht klar messbar und wird ähnlich wie gelegentlich niedriger Blutdruck oder Kopfschmerzen als Unpässlichkeit abgetan. Für das Gehirn ist aber ein niedriger Blutzuckerspiegel möglicherweise kurzfristig noch bedenklicher als ein hoher Blutzuckerspiegel: Auch viele Elektrogeräte lassen sich bei höheren Spannungen durchaus noch betreiben (mit der Gefahr eines Infarktes, oder elektrotechnisch gesprochen: Überhitzung mit Durchbrennen von Komponenten), bei niedrigeren Spannungen aber gegebenenfalls gar nicht mehr.

---

[413] Lutz, Wolfgang: Leben ohne Brot, 14. Auflage, 1998, Seite 61

Einfache Tests sind deshalb zurzeit wenig aussagekräftig, weil Hypoglykämie nicht etwa ein körperlicher Zustand ist, welcher sich darin ausdrückt, dass gelegentlich abnorm niedrige Blutzuckerspiegel erreicht werden, die dann gegebenenfalls auch nachgewiesen werden können. Hypoglykämie ist kein momentaner Zustand ("Heute haben Sie Hypoglykämie, gestern Abend nicht") sondern eine fehlende Anpassungsfähigkeit, genauso wie Migräne als Krankheit eine fehlende Anpassungsfähigkeit und kein momentaner Zustand ist. Eine akute Migräneattacke ist ein momentaner Zustand, nicht aber die Krankheit Migräne selbst.

Auf Grund des Fehlens aussagekräftiger Messverfahren ist es deshalb zurzeit wohl immer noch viel effizienter, Hypoglykämie an Hand üblicher Erfahrungen des Patienten zu diagnostizieren, ähnlich wie eine Diagnose der Migräne auch erfolgt. Hierzu könnte gegebenenfalls ein einfacher Fragebogen dienen.

Der migräneinformation.de-Test

Auf meiner Website www.miginfo.de können Sie einen Test auf Kohlenhydrat-Intoleranz[414] durchführen. Selbstverständlich ist der Test kein Beweis und ersetzt keine schlüssige ärztliche Diagnose. Allerdings können die Ergebnisse als Anzeichen interpretiert werden, dass Sie unter Hypoglykämie (bzw. Glucose-Intoleranz) leiden und ob Hypoglykämie im Rahmen Ihrer Migräne eine Rolle spielen kann.

Im Abschnitt *Kohlenhydrat-Intoleranz-Test* auf Seite 411 finden Sie eine detaillierte Beschreibung des Tests inklusive

- allen 20 Fragen,
- einer Übersicht der Ergebnisse aus bislang mehr als 850 Testdurchführungen und
- einer Bewertung der Antworten zu den jeweiligen Fragen.

Untersuchungen zu Migräne und Hypoglykämie

Dass Migräne durch Ernährung beeinflussbar ist bzw. durch diese sogar verursacht werden kann, ist der Medizin seit langem bekannt. Leider sind die meisten Ergebnisse im Laufe der Jahre in Vergessenheit geraten. An einer Wiederholung der Forschungsresultate ist heute kaum mehr jemand interessiert, zumal sich der Fokus der Medizin von der Heilung hin zur medikamentösen Behandlung längst verschoben hat. Heutige Forschungsresultate basieren meist auf Studien, die einen kommerziel-

---

[414] migraeneinformation.de: Testen Sie auf Kohlenhydrat-Intoleranz, http://www.miginfo.de/molmain/main.php?docid=691

len Hintergrund haben, zum Beispiel den Nachweis über die Wirkungsfähigkeit eines Medikaments.

Hinweise auf die Bedeutung der Kohlenhydrate bei Migräne und Kopfschmerzen gibt es seit mindestens 1923, und zwar seit der Forschungsarbeit von George Richards Minot: "The role of a low carbohydrate diet in the treatment of migraine and headache". Danach folgten bis in die 80er-Jahre zahlreiche weitere Untersuchungen, die insbesondere einen klaren Zusammenhang zwischen Migräne und Hypoglykämie herstellen konnten[415 416 417 418 419].

---

[415] Minot GR: The role of a low carbohydrate diet in the treatment of migraine and headache. Med Clin N Am 1923; 7: 715

[416] Critchley M. Migraine Lancet 1933;1:123-6

[417] Wilkinson CF Jr.: Recurrent migrainoid headaches associated with spontaneous hypoglycemia. Am J Med Sci 1949;218:209-12.

[418] Roberts HJ: Migraine and Related Vascular Headaches Due to Diabetogenic Hyperinsulinism Headache 1967, July,41-62

[419] Dexter JD, Roberts J, Byer JA. The five hour glucose tolerance test and effect of low sucrose diet in migraine. Headache 1978;18:91-4

Ursachen

Sie sind leistungsfähiger als Sie glauben

Stellen Sie sich einmal vor...

...Sie sind Rambo, haben gerade ein paar Kriegsgefangene aus einem feindlichen Lager befreit und treiben diese geschwächten und gefolterten Soldaten durch die Wildnis zu einem entfernt liegenden vereinbarten Treffpunkt voran, hinter ihnen ein Trupp schwer bewaffneter feindlicher Soldaten, die nur eins im Sinn haben, Ihnen an die Gurgel zu gehen.

Da plötzlich klingelt in Ihrer Jackentasche ein kleiner Timer, der Ihnen von Ihrem Arzt zur Verfügung gestellt wurde, und der Sie daran erinnern soll: Es sind 2 Stunden seit Ihrer letzten Nahrungsaufnahme vergangen, und damit Sie nicht wieder einen ihrer schrecklichen Migräneanfälle bekommen, wird es jetzt dringend Zeit, innezuhalten und zum Beispiel einen Marsriegel oder eine Lila Pause zu sich zu nehmen.

Was läuft da bei Ihnen schief? Warum haben Sie so etwas nötig, während der Original-Rambo offenkundig stundenlang unter schwersten Strapazen, bei großer Hitze und in Lebensgefahr weiter rennen konnte? Warum hört man immer wieder von Menschen, die trotz fehlender Nahrung unter extremsten Witterungsbedingungen tage- bis wochenlang sehr große körperliche Leistungen vollbringen können. Was unterscheidet diese Menschen von Ihnen? Genetische Faktoren? Dass Sie ein Weichei sind und diese Menschen eben nicht?

Vom Raubtier zum Menschen

Der Mensch ist über einen langen Entwicklungsprozess aus dem Tierreich entstanden. Seine Stoffwechselprozesse haben sich – wenn man die ganze Evolutionskette betrachtet – über Hunderte von Millionen Jahre entwickelt. Dabei ging es zunächst stets um ein Überleben in der Natur, in der Wildnis.

Seit ungefähr 5.000 Jahren hat der Mensch die Natur besiegt. Davor gab es über mehrere Millionen Jahre als Nahrung im Wesentlichen Fleisch.

Anthropologen vermuten, dass die ersten menschlichen Wesen mit groben Steinen Knochen und Schädel bereits erlegter und von Raubtieren weitestgehend verspeister Tiere (Aas) aufgeschlagen haben, um an das wertvolle und sehr fetthaltige Knochenmark und das ebenfalls sehr fettreiche Gehirn zu kommen. Diese weichen Substanzen konnten ohne weiteres Garen auch mit den Zähnen der ursprünglichen Pflanzenfresser verzehrt werden. Selbst Löwen waren nicht in der Lage, die festen Knochen aufzuspalten, so dass dies oft das einzige war, was sie von einem Beutetier übrig ließen. Die frühen Menschen bevorzugten also von Anfang an in erster Linie tierische Fette und nicht tierische Proteine.

Es wird angenommen, dass bereits die ersten menschlichen Wesen größere Mengen Fleisch konsumierten: Hans Groth dazu in „Bild der Wissenschaft"[420]:

> Der erste Vertreter der Gattung Homo, der Homo rudolfensis, der vor 2,5 Millionen Jahren lebte, war kein reiner Vegetarier mehr, sondern aß Fleisch. Zu diesem Ergebnis kommt der amerikanische Anthropologe Peter Ungar von der University of Arkansas. Er hatte mit einer speziellen Software abgenutzte fossile Zähne unserer frühesten Vorfahren vermessen. Ungar fand heraus, dass Homo rudolfensis bereits viel schärfere Zähne besaß als sein wahrscheinlich unmittelbarer Vorgänger, der Australopithecus afarensis, zu dessen Art auch die berühmte „Lucy" gehörte. „Die Zähne von Lucy waren auf das Zermahlen von harter Kost wie Nüssen oder Samen spezialisiert", meint Ungar, „die des ersten Homo dagegen auf das Zerfetzen zäher Nahrung." Der Forscher glaubt, damit den ersten anatomischen Beweis für den Übergang vom Vegetarier zum Fleischfresser gefunden zu haben. Dies decke sich auch mit physiologischen Belegen, da das vergrößerte Gehirn von Homo nahrhafteres Essen wie Fleisch benötigt habe.

Wie aktuelle Forschungen zeigen, wurden später – nach deutlichem Intelligenzzuwachs und einigen technologischen, kommunikativen und strategischen Innovationen – vorwiegend Großlebewesen wie Mammuts, Nashörner und Flusspferde gejagt und erlegt[421], bei denen davon ausgegangen werden muss, dass deren Fleisch einen hohen Fettanteil besaß. Auch heute noch lebende Naturvölker sind vor allem am Erlegen sehr fetthaltiger Großlebewesen interessiert[422][423][424][425][426][427][428].

Einige Forscher bringen sogar das Aussterben der Mammuts mit der Gefräßigkeit des neuen Herrschers der Erde in Verbindung.

---

[420] Groth, Hans: Fleisch essen ist menschlich, Bild der Wissenschaften, 12 / 2003, page 13
[421] Spiegel 6/2004
[422] Gonder, Ulrike: Fett – Unterhaltsames und Informatives über fette Lügen und mehrfach ungesättigte Versprechungen, Stuttgart, 2004
[423] Fallon S, Enig MD: Guts and Grease – The Diet of Native Americans, http://www.westonaprice.org/traditional_diets/native_americans.html
[424] Krech III, Shepard: The Ecological Indian: Myth and History, 1999
[425] Pollmer, Udo et al.: Erstes Steinzeitmärchen – Unsere Vorfahren aßen fettbewusst, EU.L.E.n-Spiegel 5-6/2005, pages 4-7
[426] Speth JD, Spielmann KA: Energy source, protein metabolism, and hunter-gatherer subsistence strategies, Journal of Anthropological Archaeology 1983/2/pages 1-32
[427] Stefansson V: The Fat of the Land, 1956
[428] Price WA: Nutrition and Physical Degeneration, 1939

Ursachen

Andere Forscher sehen sowohl in den geistigen Anforderungen bei der gemeinschaftlichen Jagd als auch in der spezifischen sehr eiweiß- und fettreichen Ernährung den Grund, dass sich das Gehirn des Menschen in den letzten 3 Millionen Jahren so schnell entwickeln konnte[429].

Die spezifischen geistigen Anforderungen eines körperlich schwachen Lebewesens („David") für das Erlegen zum Teil körperlich weit überlegener Großlebewesen („Goliath") führten dabei nicht nur zu sich steigernden intellektuellen Anforderungen bei der Entwicklung von technologischen (Waffen, Feuer), strategischen und kommunikativen (Sprache) Neuerungen und Fähigkeiten, sondern auch zu ganz individuellen Fertigkeiten, die direkten Einfluss auf zahlreiche Gehirnfunktionen nahmen.

Rüdiger Vaas dazu[430]:

> *Auch für William Calvin ist das Klima entscheidend. Die ständigen Temperaturwechsel hätten unsere Vorfahren zur Jagd auf Grasfresser gezwungen, meint der Neurowissenschaftler von der University of Washington in Seattle und richtet sein Augenmerk dabei besonders auf die Entwicklung des Werfens. Dem liegen komplexe Bewegungskoordinationen zu Grunde, für die ähnliche Hirnregionen zuständig sind wie für Planen, Denken und Sprechen. Gezieltes Werfen beherrschen Menschenaffen nur schlecht, aber Frühmenschen konnten es gut, wie die Funde von steinernen Speerspitzen und Holzspeeren nahe legen. Calvin sieht sogar Zusammenhänge zwischen der neuronalen Steuerung von Wurfbewegungen und den grammatischen Strukturen beim Sprechen – eine Voraussetzung, „um die Kombinationen möglicher Handlungen zu bewerten. Wir können dies durch inneres Sprechen."*

Und weiter zu der erfolgten Größenentwicklung des Gehirns[431]:

> *In den letzten drei bis vier Millionen Jahren haben sich Masse und Volumen des Gehirns unserer Vorfahren verdrei- bis vervierfacht, und zwar in mehreren Sprüngen. Bei den Vormenschen der Gattung Australopithecus (oder Paranthropus) waren es rund 450 Gramm beziehungsweise Kubikzentimeter – vergleichbar mit den heutigen Schimpansen. Die Zahl erhöhte sich auf 600 bis 700, als vor zwei*

---

[429] Jäncke, Lutz: Die Evolution des Gehirns,
http://www.psychologie.unizh.ch/neuropsy/Lehre/WS0506/ETH/ETH2-Evolution-Gehirn.pdf

[430] Vaas, Rüdiger: Der Intelligenzsprung – Das menschliche Gehirn hat sich in den letzten rund drei Millionen Jahren drastisch vergrößert. Evolutionsforscher sind den ökologischen und sozialen Ursachen auf der Spur, Bild der Wissenschaften, 08 / 2002, pages 30-39

[431] Vaas, Rüdiger: Der Intelligenzsprung – Das menschliche Gehirn hat sich in den letzten rund drei Millionen Jahren drastisch vergrößert. Evolutionsforscher sind den ökologischen und sozialen Ursachen auf der Spur, Bild der Wissenschaften, 08 / 2002, pages 30-39

> Millionen Jahren Homo habilis die irdische Bühne betrat. Bei Homo erectus vor 1,7 Millionen Jahren waren es schon 800 bis 1000. Der archaische Homo sapiens brachte es auf 1200. Und beim modernen Menschen schwanken die Werte zwischen 1100 und 1800; typisch sind 1300 bis 1400. Neandertaler-Gehirne hatten sogar 1400 bis knapp 2000 Gramm beziehungsweise Kubikzentimeter.

Heute ist das Gehirn im Schnitt etwa 1.245 g bei Frauen bzw. 1.375g bei Männern schwer. Mit diesem Gewicht ist das Gehirn etwa dreimal so schwer wie das von Schimpansen oder Gorillas. Der Neandertaler und der Cro-Magnon-Mensch hatten mit etwa 1.500 g ein schwereres Gehirn als der moderne Mensch. Seit der jüngeren Altsteinzeit vor etwa 20.000 Jahren kam es zu einer Reduktion um etwa 150g, sodass manche Anthropologen heute bereits von einer permanenten Reduktion ausgehen[432]. Wenn „gehirnfeindliche" fleisch- und cholesterinarme Diäten sich auch in Zukunft als Standardempfehlung der Medizin und Ernährungswissenschaften etablieren sollten, dann wird dieser Prozess möglicherweise fortschreiten – konkret bereits zu erkennen an der Zunahme von zerebralen Mangelerkrankungen wie Migräne.

Die britische Anthropologin Leslie Aiello[433] [434] behauptet mit ihrer Formel vom "kostspieligen Gewebe", dass sich ohne dauernden Input an Frischfleisch ein solches Denkorgan evolutionstechnisch nie hätte bilden können, Nicolai Worm verwendet den Begriff vom „Hirn fürs Hirn"[435].

Der Anthropologe William Leonhard behauptet sogar, dass "die Vergrößerung des Gehirns mit großer Wahrscheinlichkeit erst stattgefunden haben kann, nach dem die Hominiden eine Ernährungsweise angenommen hatten, die ausreichend Kalorien und Nährstoffe" für dieses besonders wertvolle Organ lieferte[436].

Ulrike Gonder zeigt in ihrem Buch „Fett!"[437], dass der Anteil des Gehirns am Gesamtenergieverbrauch des Körpers während der Entstehungsgeschichte des Menschen sukzessive gewachsen ist, von anfangs 10% bis heute fast 25%. Gleich-

---

[432] Worm, Nicolai: Syndrom X oder Ein Mammut auf den Teller! Mit Steinzeitdiät aus der Ernährungsfalle, Bern, 2000, Seite 197

[433] Aiello LC, Wheeler P: The expensive-tissue hypothesis: the brain and the digestive system in human and primate evolution, Curr Anthropol 1995 36:199-221

[434] Aiello, Leslie C: Brains and guts in human evolution: The Expensive Tissue Hypothesis. Braz. J. Genet. [online]. Mar. 1997, vol.20, no.1 [cited 02 February 2006] Available from World Wide Web: <http://www.scielo.br/scielo.php?script=sci_arttext&pid=S0100-84551997000100023&lng=en&nrm=iso>. ISSN 0100-8455

[435] Worm, Nicolai: Syndrom X oder Ein Mammut auf den Teller! Mit Steinzeitdiät aus der Ernährungsfalle, Bern, 2000, Seite 191 ff

[436] Spiegel 6/2004

[437] Gonder, Ulrike: Fett – Unterhaltsames und Informatives über fette Lügen und mehrfach ungesättigte Versprechungen, Stuttgart, 2004

Ursachen

zeitig haben sich andere Körperteile wie Zähne, Kieferknochen und vor allem die Verdauungsorgane zurückentwickelt, obwohl sie ja die wachsenden Energieanforderungen des wachsenden Gehirns befriedigen mussten.

Nicolai Worm führt dazu aus[438]:

> *Wie konnte sich der Mensch im Gegensatz zu den anderen Lebewesen so hirnlastig entwickeln? Die Paläoanthropologen haben lange gerätselt und dieses „Puzzle" erst in den letzten Jahren Stück für Stück zusammensetzen können:*
>
> *Der entscheidende Schritt auf dem Weg der Erkenntnis gelang den Forschern, als sie den Energieverbrauch des Hirns von Menschen mit dem anderer Säugetiere verglichen. Dabei stellten sie fest, dass unser Hirn allein etwa ein Viertel der Energie verbraucht, die unser Körper unter Ruhebedingungen für den Erhalt all seiner Körperfunktionen aufwenden muss, obwohl die Hirnmasse nur 2% des gesamten Körpergewichts beträgt! Daraus folgt, dass unser Hirn ungeheuer stoffwechselaktiv ist.*
>
> *Bei anderen Primaten verbraucht das Hirn nur etwa acht bis neun Prozent des jeweiligen Ruhe-Energie-Bedarfs. Bei ihnen ist die Stoffwechselaktivität des Hirns viel geringer. Zu ihrer großen Verblüffung fanden die Forscher heraus, dass Menschen mit ihrer überproportional großen Kalorienverbrennung unter dem Schädeldach aber insgesamt, das heißt im Verhältnis zu ihrer Körpermasse, gar nicht mehr Kalorien verbrauchen als die anderen Primaten.*
>
> *Damit wurde klar: Der Mensch kompensiert den hohen Kalorienverbrauch seines Hirns offenbar mit einem entsprechend verringerten Kalorienverbrauch in anderen Körpergeweben. In welchem war die Frage. Entsprechende Vermessungen des Körpers brachten die Forscher schnell auf die heiße Spur: im Magen-Darm-Trakt. Dieser weist beim Menschen nämlich nur etwa 60% des Volumens eines vergleichbar großen Menschenaffen auf. Heute ist man sicher, dass die Entwicklung des Hirnwachstums in der Evolution mit einer entsprechend rückläufigen Entwicklung des Magen-Darm-Trakts einherging bzw. einhergehen musste. Diese beiden Faktoren bedingen einander, das eine war ohne das andere nicht möglich.*

---

[438] Worm, Nicolai: Syndrom X oder Ein Mammut auf den Teller! Mit Steinzeitdiät aus der Ernährungsfalle, Bern, 2000, Seite 192 f

Ursachen

Und Rüdiger Vaas fasst in „Bild der Wissenschaft" zusammen[439]:

> *Die Bereicherung des Speiseplans mit Fleisch war Leslie Aiello und ihrem Kollegen Peter Wheeler von der University of Liverpool zufolge eine regelrechte Hirnnahrung. Fast 90 Prozent der gesamten Ruheenergie des Körpers werden von Herz, Leber, Nieren, Darm, und Gehirn benötigt. Die Größen von Herz, Leber und Nieren sind direkt von der Körpergröße und -masse abhängig und unverzichtbar für das Pumpen und Reinigen des Blutes. Voraussetzung für ein größeres Gehirn war somit eine Verkleinerung des Darmtrakts, der nach dem Gehirn die meiste Energie verbraucht. Eine solche Reduktion ist nur möglich, wenn die Nahrung mehr Kalorien hat oder teilweise außerhalb des Körpers vorverdaut wird.*
>
> *Australopithecinen hatten noch einen relativ großen Darmtrakt, wie aus dem Skelett der berühmten „Lucy" ersichtlich ist. Aber beim frühen Homo ging die Hirnzunahme anscheinend mit einer Reduzierung der Darmlänge einher – darauf lassen die Rippen- und Schädelknochen eines Jungen vom Turkanasee schließen. Der Darm heutiger Menschen ist 900 Gramm leichter, als es die Körpergröße eigentlich erwarten ließe – die eingesparte Energie konnte die Evolution gleichsam ins Gehirn investieren. Aiello und Wheeler vermuten deshalb, dass die Umstellung auf tierische Nahrung – Fleisch und Knochenmark – eine Voraussetzung für den ersten Schub des Hirnwachstums gewesen ist. Anfangs waren die Frühmenschen wohl hauptsächlich Aasfresser, wie Spuren von Raubtiergebissen an ihren Nahrungsresten belegen. Nach und nach wurde die Jagd dann immer wichtiger – und mit verbesserten Wurffähigkeiten auch zunehmend erfolgreicher. Das Ausgraben von nahrhaften Wurzelknollen mag ebenfalls eine Rolle gespielt haben. Der zweite Schub vor vielleicht 1 bis 0,4 Millionen Jahren könnte durch die Erfindung des Kochens ausgelöst worden sein. „Kochen ist ein technologischer Weg, den Verdauungsprozess teilweise auszulagern", sagt Aiello. „Es reduziert nicht nur Gifte in der Nahrung, sondern macht diese auch leichter verdaulich."*

Man könnte es auch so ausdrücken: Als sich das Gehirn des Menschen über die letzten 3 Millionen Jahre entwickelte, basierte sein Stoffwechsel auf einer Eiweiß-Fett-Diät. An diese Ernährung scheint das Gehirn sehr gut angepasst zu sein, dieser Ernährung verdankt es Wachstum und Leistungsfähigkeit, dieser Ernährung verdanken wir Menschen, dass wir uns aus dem Tierreich zum Menschen entwickelt haben. Dabei ging die Entwicklung des Gehirns gleichzeitig zu Lasten der Verdauungsfunktionen.

---

[439] Vaas, Rüdiger: Der Intelligenzsprung – Das menschliche Gehirn hat sich in den letzten rund drei Millionen Jahren drastisch vergrößert. Evolutionsforscher sind den ökologischen und sozialen Ursachen auf der Spur, Bild der Wissenschaften, 08 / 2002, pages 30-39

Ursachen

Pollmer et al. merken dazu an[440]:

> Im Vergleich zu den Menschenaffen verfügt der Homo sapiens nicht nur über ein zierlicheres Gebiss, sondern auch über einen etwa auf die Hälfte reduzierten Enddarm. Das bedeutet, dass Schwerverdauliches wie Rohkost oder Körner in unserer Ernährung seit langem keine große Rolle spielen können.

Es sprechen aber noch andere Umstände für den bevorzugten bis fast ausschließlichen Fleischkonsum während der Entstehungszeit des Menschen:

- Die Zeit. Das Jagen und Erlegen von Großwild in Rudeln mit anschließender Haltbarmachung (zum Beispiel durch Garen über dem offenen Feuer) erlaubte es, die tägliche Zeit für Nahrungssuche und Nahrungsaufnahme auf wenige Stunden pro Person und Tag zu reduzieren, ein entscheidender Evolutionsvorsprung. Dieser enorme Gewinn an Zeit wäre mit anderen Mitteln und mit einer anderen Ernährung kaum erreichbar gewesen.

Dabei wird auch die frühe Erfindung des Kochens ihren Beitrag geleistet und unter anderem dafür gesorgt haben, dass erlegte oder gesammelte Nahrung vollständiger verwertet und schneller verzehrt und verdaut werden konnte. Pollmer et al. führen dazu aus[441]:

> *Der geringere verwertbare Nährstoffanteil von Rohkost und der größere Aufwand bei ihrem Aufschluss kostet unsere äffische Verwandtschaft Zeit und bindet Kräfte. Die Erfindung von Herd und Küche markiert deshalb einen Wendepunkt in der Evolution des Menschen. Die Nahrungsaufnahme beschränkt sich seither auf wenige Stunden, Magen und Darm werden entlastet. Außerdem steht damit Zeit für andere, schöpferische Tätigkeiten zur Verfügung. Ohne Küche gäbe es keine kulturelle Evolution. Ihre Bedeutung ist vergleichbar der Erfindung der Schrift.*

- Herrschaft: Man wird nicht Herrscher über das Tierreich, so dass wir heute zum Beispiel in der Lage sind, gefährliche Lebewesen wie den Löwen im Zoo zu bewundern, wenn man sich Pflanzen fressend von Baum zu Baum schwingt. Die gemeinschaftliche, intelligente Jagd auf andere und vor allem viel größere Lebewesen war der Schlüssel zur Dominanz des Menschen.

Die Fähigkeit, sich ausschließlich von Fleisch ernähren zu können, scheint sich bis heute in unseren Genen erhalten zu haben, wie ein einjähriger kontrollierter Versuch

---

[440] Pollmer, Udo et al.: Fünftes Steinzeitmärchen – Unsere Vorfahren aßen nur unverarbeitete Naturkost, EU.L.E.n-Spiegel 5-6/2005, page 21

[441] ebenda

mit den Forschern Vilhjalmur Stefansson und Karsten Andersen im Jahre 1928 ergab[442].

Die oben erläuterte Expensive-Tissue-Hypothese von Aiello und Wheeler behauptet, dass das Gehirn des Menschen im Rahmen der Evolution nur durch energetische Einsparungen bei anderen Körperteilen (den Verdauungsorganen) habe wachsen können. Es gibt aber Gründe, die dafür sprechen, dass dies allein nicht ausgereicht haben dürfte.

Denn das Gehirn des Menschen verfügt über keinen eigenständigen Energiemetabolismus und erwartet, dass ihm die erforderliche Energie (in Ruhe immerhin 20 – 25% des gesamten Energiebedarfs des Menschen) über den Blutstrom konstant und in der erforderlichen Stärke angeliefert wird.

Daneben ist das Gehirn das stoffwechselaktivste Organ des Menschen und insbesondere das Organ, was den Menschen in der Natur auszeichnet. Die gesamte Entwicklung des Menschen ist durch eine immer stärkere geistige Ausrichtung und Nutzung des Gehirns gekennzeichnet. Bei manchen heutigen Menschen könnte man bereits den Eindruck bekommen, dass ihr Körper primär die Aufgabe hat, das Gehirn ausreichend mit Energie zu versorgen. Es ist zu vermuten, dass sich diese evolutionäre Entwicklung hin zu einer immer stärkeren Vergeistigung fortsetzen wird.

Für Lebewesen mit einem im Vergleich zum restlichen Körper kleinen Gehirn besteht keine zwingende Notwendigkeit einer zerebralen Versorgung durch den Fettstoffwechsel, da notfalls immer ausreichend Glucose über die Glukoneogenese produziert werden kann. Solche Lebewesen zeichnen sich durch einen kräftigen Körper und ein leistungsschwaches Hirn aus, und folgerichtig verwenden die Körperorgane bevorzugt die ergiebigste Energiequelle Fett, während sich das Gehirn mit einer leistungsschwächeren und älteren Energiequelle begnügen muss.

Dies ist beim Menschen anders. Ein Organ mit dieser Bedeutung und Stoffwechselaktivität konnte nur wachsen, wenn ihm die leistungsfähigste, konstanteste und fehlertoleranteste körperliche Energiequelle (mehr als 100.000 Kcal beim Fett gegenüber weniger als 500 Kcal gespeicherte Energie bei den Kohlenhydraten) zur Verfügung stand, und das nicht nur in Ausnahmefällen wie zum Beispiel beim Fasten, sondern ständig. Die Entwicklung eines solchen Hochleistungsorgans erforderte neben der Umstellung auf eine stärker konzentrierte Nahrung auch die Umstellung auf einen leistungsfähigeren inneren Stoffwechsel.

Dass dies tatsächlich so ist, kann am Gehirnstoffwechsel von Säuglingen verifiziert werden: Das Gehirn von Säuglingen verbraucht nach der Geburt bis zu 75% der Gesamtenergie des Organismus. Diese Hirn-Lebewesen können nur überleben, weil

---

[442] Schneider, Reto U.: Das Experiment – Ohne Beilage bitte, http://www-x.nzz.ch/folio/archiv/2005/07/articles/experiment.html

ihr Gehirnstoffwechsel auf effiziente Weise Ketonkörper zur Energiegewinnung verwerten kann.

Der Mensch als große Batterie

Seit dem Bezwingen der Natur droht beim täglichen Weg ins Büro keine Gefahr mehr, von einem Löwen angefallen zu werden oder tagelang keine Nahrung zu finden. Nahrung gibt es überall, wenn es sein muss auch um 03:00 Uhr nachts an irgendeiner Tankstelle.

Diese Verhältnisse mögen angenehm sein, nur dafür wurde der Stoffwechsel des Menschen nicht entwickelt, oder wie man heute zu sagen pflegt: Nicht ausreichend getestet.

Der Stoffwechsel des Menschen soll ein Überleben unter widrigsten Bedingungen – auch wenn es tage- bis wochenlang keine Nahrung gibt – ermöglichen. Dafür hat er entsprechende Speichermechanismen, im Wesentlichen in Form von Körperfett.

Das Problem dabei: Davon macht heutzutage kaum noch jemand Gebrauch. Das heutige Verständnis – auch der Medizin – ist eher, dass der Mensch keine Batterie hat, sondern permanent an der Steckdose hängen muss: Wenn es mal 3 Stunden hintereinander keine Nahrung gibt, dann wird es als selbstverständlich angesehen, dass Kinder nervös und aggressiv werden oder in sich zusammenfallen und Migräne oder einen epileptischen Anfall bekommen. Gott sei Dank gibt es ja mittlerweile überall eine Steckdose, die verbrauchte Energien wieder zurückführen kann, sei es der Supermarkt an der Ecke oder der Automat in der U-Bahn-Haltestelle.

Heute gilt es zwar als modern, sportlich und fit zu sein, und deshalb widmen viele Menschen große Teile ihrer Freizeit sportlichen Betätigungen, das isotonische Sportgetränk mit den leicht resorbierbaren Kohlenhydraten stets in Reichweite. Dass zur Fitness auch die Fähigkeit gehört, einmal längere Zeit ohne Nahrung und speziell ohne Zucker auszukommen, wird meist nicht gesehen und folglich auch nicht trainiert.

Ursachen

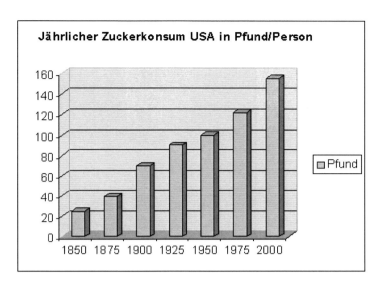

Abbildung 5: Jährlicher Zuckerkonsum USA

Zwei Stoffwechselarten

Der Mensch verfügt ähnlich einem Handy offenkundig über 2 verschiedene Arten des Stoffwechsels: Einen Batterie-Betrieb und einen Netzbetrieb, wobei der Kohlenhydratstoffwechsel dem Netzbetrieb entspricht. Wenn Sie einmal im Krankenhaus an einem Tropf gehangen haben, dann wissen Sie, wie realistisch diese Vorstellung ist. Und interessanterweise bezeichnet die in Bodybuilderkreisen so beliebte Anabole Diät[443] die gelegentlichen Kohlenhydrattage als "Aufladetage", eben als die Tage, an denen sie mal wieder ans Netz müssen.

Kohlenhydrate haben den großen Vorteil, dass sie unmittelbar Energie liefern, und die großen Nachteile, dass

- der Körper für sie in Reinform (als Glucose bzw. als Glykogen) nur sehr begrenzte Speichermöglichkeiten hat und
- sie kaum gepuffert direkt im Körper zur Wirkung kommen.

Speziell dieser letzte Punkt ist entscheidend. Denn Batterien haben ja nicht nur die Aufgabe, Energien zur späteren Nutzung vorzuhalten, sondern auch Spannungsspitzen auszugleichen. Kohlenhydrate drängen sofort ins Blut und erhöhen auf diese

---

[443] Arndt, Klaus und Korte, Stephan: Die Anabole Diät – Ketogene Ernährung für Bodybuilder, 3. Auflage, 2001

Ursachen

Weise sofort den Blutzuckerspiegel und das – wie Diabetiker wissen – schneller als alle anderen Mechanismen im Organismus[444], was die Regelungsorgane im Körper veranlasst, gegebenenfalls steuernd entgegenzuwirken und den Blutzuckerspiegel auf ein vernünftiges Maß zu senken. Kommt die Energie aber direkt aus der Batterie, ist so etwas nicht mehr nötig, da sie von vornherein in der erforderlichen Stärke angeliefert wird. Praktisch alle Energieversorgungen für komplexe Systeme mit gleichmäßigen Energieanforderungen (zum Beispiel UPS-Systeme in Rechnernetzen) sind so konstruiert, dass externe Spannungsschwankungen durch zwischengeschaltete Batterien abgepuffert werden.

Kohlenhydrate werden im Körper in Form von Glykogen gespeichert, und zwar einerseits 60 bis 90 g in der Leber zur Versorgung des Gehirns und andererseits 100 bis 400 g in den Muskeln. Letztere stehen dem Gehirn nicht zur Verfügung.

Insgesamt kann der Körper also maximal 2.000 Kcal direkt als Kohlenhydrate speichern, bei den meisten Menschen sogar deutlich weniger. Zum Vergleich: Die Fettdepots halten beim gesunden Menschen üblicherweise mehr als 100.000 Kcal an Energie vor.

Das Gehirn hat unter üblichen Bedingungen (kohlenhydratreiche Ernährung) einen Energiebedarf von ca. 6 g Glucose / Stunde. Der Glykogenvorrat in der Leber kann das Gehirn also für maximal 12 Stunden mit Energie versorgen. Das Gehirn verfügt über keinen eigenen Energiemetabolismus und nur über sehr geringe Glykogenvorräte. Während einer strikt ketogenen Ernährung (Hungerstoffwechsel) kann der Glucosebedarf des Gehirns auf 1 bis 2 g / Stunde sinken. In diesem Betriebsmodus ist das Gehirn in der Lage, 60 bis 80 % der Energie über Ketonkörper abzudecken[445].

Die Zahlen machen unmittelbar deutlich, dass Glucose im Körper lediglich eine Form der inneren Energieversorgung darstellt, ähnlich wie etwa eine 6 V Betriebsspannung eines Rundfunkempfängers, die vorher von einem an einer 220 V-Quelle angeschlossenen Netzteil herunter transformiert wird. Die unmittelbare Beeinflussbarkeit dieser inneren Energieversorgung von außen durch kohlenhydratreiche Mahlzeiten zeigt aber auch, dass solche Mahlzeiten – speziell wenn sie Kohlenhydratkonzentrationen enthalten, die die inneren Steuerungsmechanismen überfordern (= Kohlenhydrat-Intoleranz) – für den inneren Energiestoffwechsel nicht optimal sein können.

Alles, was an zu vielen Kohlenhydraten aufgenommen wird und auch nicht in die Glykogenspeicher fließen kann, wird im Körper als Fett abgespeichert. Diese Energiereserve Fett (und das ist die Crux) kann aber nicht in vollem Umfang wieder genutzt werden, da sich der heutige Mensch in der Regel permanent im Kohlen-

---

[444] Diabetesinfo: Insulin-Gegenspieler: Glucagon, http://www.einsteiger.diabetesinfo.de/grundlagen/antagonisten.php

[445] Lochs, H: Hungerstoffwechsel, http://www.dgem.de/termine/berlin2003/lochs.pdf

Ursachen

hydratstoffwechsel (an der Steckdose) befindet. Die Fettdepots werden erst angegangen, wenn sich die Glucose-/Glykogenspeicher dem Ende zuneigen und selbst dann wird bevorzugt auf die Glukoneogenese, das heißt auf die Erzeugung von Blutzucker umgeschaltet. Untersuchungen zeigen, dass das Gehirn frühestens nach 24 Stunden beginnt, Ketonkörper in nennenswerter Menge für die eigene Energieversorgung zu nutzen, erst nach 48 Stunden kann die Ketonkörper-Nutzung als zufrieden stellend bezeichnet werden[446]. Da die Glykogenvorräte der Leber bereits nach 12 Stunden aufgebraucht sind (bzw. der Körper diese ungern ganz ausschöpft), hat dies zur Folge, dass zunächst immer die Glukoneogenese und die Ausschüttung von Cortisol Vorrang haben.

Viele Menschen nehmen heutzutage eine Unmenge an leicht resorbierbaren Kohlenhydraten und Stärkeprodukten zu sich und befinden sich hierdurch ständig im Netzbetrieb. Schon wenige Stunden ohne weitere Energiezufuhr führen unweigerlich zur Krise. Ein Umschalten auf den Fettstoffwechsel unterbleibt aber, wie dargestellt. Stattdessen wird schnell ein weiterer Snack eingenommen.

Deswegen hört man von allen Migräne-Fachleuten den Rat: Führen Sie ein regelmäßiges Leben, lassen Sie keine Mahlzeiten aus, schlafen Sie regelmäßig, nicht zu lang und nicht zu kurz. Stehen Sie möglichst immer zur gleichen Zeit auf, auch am Wochenende[447].

Dieser Rat mag zwar für den Anfang durchaus seine Berechtigung haben, leider verschleiert er aber, dass die Anforderung an die Regelmäßigkeit nicht naturgegeben ist, sondern durch die moderne Lebensweise erzeugt wird. Das anzustrebende Ziel sollte deshalb auf lange Sicht kein regelmäßiges Leben, sondern eine Umstellung auf eine Lebensweise sein, die von den natürlichen Mechanismen des menschlichen Stoffwechsels Gebrauch macht.

Ziel sollte es deshalb eher sein, den Körper aus der Netzsteckdose zu ziehen und sich wieder in die Lage zu versetzen, ihn notfalls tagelang ohne Netz betreiben zu können.

Die Evolution der Schallplattenspieler

Betrachten wir zum Vergleich einmal eine andere Evolution: Die Evolution der Schallplattenspieler von einem alten Grammophon bis hin zu den heutigen CD-Spielern.

Es ist unschwer zu erkennen, dass beide immer noch nach dem gleichen Grundprinzip arbeiten: Es dreht sich eine Scheibe mit den Ton-Informationen, dabei wird diese

---

[446] Lochs, H: Hungerstoffwechsel, http://www.dgem.de/termine/berlin2003/lochs.pdf, Seite 18
[447] Göbel, Hartmut: Kursbuch Migräne, 2003, Seite 99

durch einen Tonabnehmer bzw. ein Lesegerät abgetastet und das Ergebnis wird in irgendeiner Weise umgewandelt, so dass am Ende Töne zu hören sind.

Moderne CD-Spieler haben genauso wie Schallplattenspieler der letzten Generation eine wunderbare Eigenschaft: Sie kennen keine Gleichlaufschwankungen: Ein altes Grammophon musste mit der Hand betrieben werden. Dabei musste ein Schwungrad möglichst gleichmäßig gedreht werden, ansonsten bestand die Gefahr, dass die erzeugte Musik eher dazu geeignet war, die Milch sauer zu machen.

Sie verstehen vermutlich, worauf ich hinaus will: Ein großer Unterschied zwischen einem alten Grammophon und modernen Playern besteht darin, dass letztere keine Gleichlaufschwankungen kennen: Die Musik jault nicht.

Und ich möchte dieses Jaulen im Folgenden einmal mit einer Migräne vergleichen.

Ein einfacher geregelter Schallplattenspieler

Um zu verstehen, warum moderne Schallplattenspieler dieses Jaulen (das heißt Migräne) nicht kennen, will ich zunächst einmal erläutern, wie ein ganz einfacher geregelter Schallplattenspieler funktionieren könnte.

Das Gerät besteht unter anderem aus folgenden Komponenten:

- Ein Antrieb, der die Schallplatte mit einer bestimmten Geschwindigkeit drehen soll.
- Ein optischer Sensor, der permanent die Drehgeschwindigkeit des Plattentellers überprüft.
- Und – und das ist eine ganz entscheidende Neuerung – ein Steuerungsmodul (Logik-Modul).

Das Steuerungsmodul ist mit dem Antrieb und dem optischen Sensor verbunden und funktioniert im einfachsten Fall wie folgt:

- Dreht sich der Plattenteller schneller als eine gewisse Obergrenze, wird der Antrieb temporär abgeschaltet (oder verlangsamt).
- Dreht sich der Plattenteller langsamer als eine gewisse Untergrenze, wird der Antrieb temporär angeschaltet (oder beschleunigt).

Ursachen

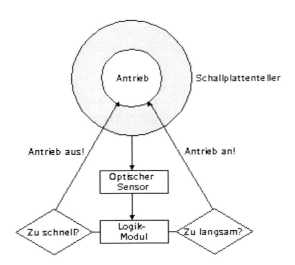

Abbildung 6: Ein geregelter Schallplattenspieler

Durch diesen einfachen Regelkreis ist es möglich, selbst in sehr hochwertigen Schallplattenspielern preiswerte und keineswegs absolut gleichmäßig laufende Motoren einzusetzen: Trotzdem bleiben die Gleichlaufschwankungen stets in einem Bereich, wo sie für das menschliche Ohr und Gehirn nicht mehr wahrnehmbar sind.

Kann es trotzdem Probleme geben?

Was passiert nun, wenn sich der Motor aus irgendeinem Grund zu schnell dreht, zum Beispiel weil aus der Steckdose nicht konstant 220 V kommen sondern plötzlich 250 V oder noch mehr?

In diesem Fall kann der Plattenteller sich stärker beschleunigen, als vom Steuerungsmodul darauf reagiert werden kann. Die Folge: Der Plattenteller wird sich kurzfristig hörbar zu schnell drehen und das Steuerungsmodul wird verzweifelt versuchen, den Motor langsamer zu stellen (abzuschalten). Wenn nun die Spannung an der Steckdose insgesamt stark schwankt, dann kann es passieren, dass der Plattenteller sich gerade langsamer dreht, während gleichzeitig die Spannung abfällt. In diesem Fall hat das Steuerungsmodul wieder keine ausreichende Zeit zu reagieren, und der Plattenteller wird sich hörbar zu langsam drehen.

Aus diesem Grund haben elektrische Geräte eine Spezifikation, die unter anderem auch die Betriebsspannung festlegt. Dies kann zum Beispiel heißen, dass ein einwandfreier Betrieb nur bei einer Betriebsspannung von 220 – 230 V gewährleistet wird. Wird davon abgewichen, dann wird es unweigerlich zu Abspielfehlern (zum

Ursachen

Beispiel Jaulen) kommen, und ein höherer Verschleiß bzw. ein frühzeitigeres Altern ist ebenfalls wahrscheinlich.

Was hat das mit Migräne zu tun?

Kommen wir jetzt zum eigentlichen Thema zurück.

Im menschlichen Körper arbeiten ganz ähnliche Mechanismen wie in einem geregelten Schallplattenspieler:

- Der Körper versucht, den Blutzuckerspiegel in ganz engen definierten Grenzen zu halten. Befindet sich der Blutzuckerspiegel nicht in diesen Grenzen, können Schäden an den Organen entstehen. Allgemein wird die Fähigkeit des Organismus, diverse Körperfunktionen in engen Grenzen zu halten und temporäre Abweichungen sofort wieder auszugleichen, als Homöostase[448] bezeichnet.

    Diese Fähigkeit ist es auch, die sich die Homöopathie zu Nutzen machen will: Durch kleine Gaben, zum Beispiel eines starken Giftes, soll eine Gegenregulation des Körpers ausgelöst werden.

- Der Körper verfügt über Steuerungsmechanismen, den Blutzuckerspiegel zu senken und zu heben. Dies geschieht im Wesentlichen über die beiden Hormon-Kontrahenten Insulin und Glucagon, aber auch über andere Hormone wie Cortisol.

- Dabei ist in erster Linie die Geschwindigkeit, mit welcher sich der Blutzuckerspiegel ändert, maßgeblich für die Stärke der vegetativen bzw. hormonellen Reaktion[449]. Fällt der Blutzuckerspiegel rapide, dann gehen die zentralen Steuerungsmechanismen im Hypothalamus[450] davon aus, dass in Kürze eine kritische Situation für die Versorgung des Gehirns entstehen wird. Insbesondere kann das ja auch bedeuten: Die Versorgung der Steuerungsmechanismen im Hypothalamus ist gefährdet, wodurch selbst dieses alle Körpermechanismen regelnde System ausfallen oder in der Funktion beeinträchtigt sein könnte.

Was im Falle einer Überzuckerung getan wird, die durch die üblichen Mechanismen (Insulin) nicht mehr geregelt werden kann, wissen wir: Der Körper wird Zucker über die Niere ausscheiden. Wenn das geschieht, weiß der behandelnde Arzt, dass eine Diabetes-Erkrankung besteht oder droht.

Doch was sind die Mechanismen bei einer drohenden Unterzuckerung, die mit normalen Mitteln (Glucagon) nicht mehr abgefangen werden kann?

---

[448] Wikipedia: Blutzucker, http://de.wikipedia.org/wiki/Blutzucker
[449] Wikipedia: Hypoglykämie, http://de.wikipedia.org/wiki/Hypoglyk%C3%A4mie#Symptome
[450] Wikipedia: Hypothalamus, http://de.wikipedia.org/wiki/Hypothalamus

Ursachen

Die erste nahe liegende Maßnahme ist es, Qualität durch Quantität zu ersetzen. Dies bedeutet: Die Kontrollinstanzen in Hypothalamus und Hirnstamm werden versuchen mehr Blut ins Gehirn zu pumpen, denn deren Versorgung geht vor. Hierdurch können sich im Gehirn Gefäße weiten (bis hin zum Migräneschmerz) und an anderen Stellen im Körper verengen. Der Blutentzug kann in Einzelfällen zu peripheren Durchblutungsstörungen mit eiskalten Händen und Füßen und anderen Störungen führen (siehe dazu auch den Abschnitt *Stresshormone während einer Migräneattacke* auf Seite 21).

Mit anderen Worten – und das ist ganz wichtig zum Verständnis des Folgenden: Die erste nahe liegende Maßnahme ist eine massive sympathische Reaktion (Aktivierung des Sympathicus, Adrenalin usw.), durch welchen der gesamte Körper in einen Stresszustand versetzt wird. Näheres dazu wird auch im Abschnitt *Unterzuckerung und Angst/Stress* auf Seite 203 ausgeführt. Es ist ungefähr so, wie wenn Sie ein altes Auto fahren, dessen Motor bei langsamerer Kurvenfahrt ständig auszugehen droht, und Sie darauf jedes Mal mit dem Durchtreten des Gaspedals reagieren.

Sie dürfen sich die Abläufe im Gehirn in einer solchen Situation durchaus ganz ähnlich vorstellen, wie das diverse Komiker schon kolportiert haben:

- *Hypothalamus an Leber: Wir brauchen Zucker!*
- *Leber an Hypothalamus: Sorry, alles aufgebraucht. Wir sind am Ende.*
- *Hypothalamus an Gefäße: Weiten! Wir brauchen mehr Blut!*
- *Hypothalamus an Kreislauf: Alles Blut ins Hirn! Wir brauchen hier oben mehr Zucker!*
- *Hände an Hypothalamus: Wir haben alles rausgepumpt. Alle Finger sind eiskalt.*
- *Herz an Hypothalamus: Du weißt doch schon, dass wir dieses Loch haben, von dem in allen Migränemagazinen berichtet wird. Dadurch liefern wir auch diese kleinen Luftbläschen an Euch. Ich weiß nicht ob das Euch wirklich helfen wird.*
- *Hypothalamus an Gefäße: Herz ist nicht gut drauf und will uns mal wieder nicht helfen. Deshalb: Noch mehr weiten!*

Darüber hinaus ist anzunehmen, dass das Gehirn ab einem bestimmten Stadium versuchen wird, Energie zu sparen, indem es bestimmte Teile des Gehirns oder auch andere Organe auf Sparflamme setzt. Dies könnte eine mögliche Erklärung dafür sein, dass während eines Migräneanfalls keinerlei Stress vertragen wird, dass selbst kleinste Geräusche und Lichteinflüsse als störend empfunden werden, dass eine Nahrungsaufnahme nicht möglich ist. Denn sinkt der Blutzuckerspiegel noch weiter, dann folgt sogar die Ohnmacht – wie das Diabetiker leidvoll feststellen mussten, die sich versehentlich zu viel oder zu früh Insulin gespritzt hatten.

Ursachen

Doch was ist die Ursache?

Wie in unserem Schallplattenspieler-Beispiel erläutert wurde, haben solche Geräte eine Spezifikation, die definiert, unter welchen Bedingungen ein einwandfreier Betrieb gewährleistet werden kann.

Dies ist beim Menschen nicht anders. Der Mensch hat sich über Millionen Jahre aus dem Tierreich entwickelt und erwartet von außen oder innen (via Batterie) eine Betriebsspannung, an die er genetisch angepasst ist. Wenn er ausschließlich Fische, Fleisch, Eier, Samen, Früchte usw. verzehrt, dann empfängt er eine Betriebsspannung, die es erlaubt, seinen Blutzuckerspiegel stets in ganz normalen Grenzen zu halten. Plötzliche dramatische Schwankungen wird es nicht geben.

Seit ungefähr 5.000 Jahren hat der Mensch begonnen, im großen Stil Getreide zu verzehren. In den Folgejahren konnten immer mehr Nahrungsquellen industriell aufgeschlüsselt, verdaulich gemacht und konzentriert werden, so dass es mittlerweile üblich ist, täglich große Mengen leicht resorbierbarer Kohlenhydrate und stärkehaltiger Produkte zu sich zu nehmen.

Um zu beschreiben, zu welchen Problemen dies führen kann, soll zunächst einmal der menschliche Energiestoffwechsel kurz beschrieben werden:

Die Nährstoffe des Energiestoffwechsels

Dem menschlichen Körper steht Energie in Form von Kohlenhydraten, Proteinen oder deren Aminosäuren und Fetten (Lipiden) zur Verfügung. In den Zellen werden diese Nährstoffe vor allem zu Acetyl-CoA[451] abgebaut, das im Rahmen von Citratzyklus und Atmungskette CO_2 (Kohlendioxyd), H_2O (Wasser) und den Energieträger ATP (Adenosintriphosphat)[452] liefert. Beim Abbau von Proteinen oder deren Aminosäuren entsteht zusätzlich Harnstoff, da der Stickstoff im menschlichen Organismus nicht vollständig oxidiert werden kann. Acetyl-CoA ist eine Verbindung der Essigsäure und ist das wichtigste Zwischenprodukt im Zellstoffwechsel der drei Hauptnährstoffe Kohlenhydrate, Fette und Aminosäuren. Bei ATP handelt es sich um das Zentrum des gesamten Energiestoffwechsels einer Zelle.

Kohlenhydrate werden im Körper in Form von Glykogen gespeichert, und zwar einerseits 60 bis 90 g in der Leber zur Versorgung des Gehirns und andererseits 100 bis 400 g in den Muskeln. Letztere stehen dem Gehirn nicht zur Verfügung. Daneben kursiert noch etwas Glucose im Blut.

---

[451] Horn F, Moc I, Schneider N, Grillhösl C, Berghold S, Lindenmeier, G: Biochemie des Menschen - Das Lehrbuch für das Medizinstudium, Stuttgart, 3. Auflage, 2005, Seite 196 ff
[452] ebenda, Seite 228 ff

Ursachen

Proteine werden in den Muskeln, im Bindegewebe, in der Haut und in anderem Körpergewebe gespeichert.

Fett wird im Fettgewebe gespeichert.

Eine 70kg schwere Person verfügt typischerweise über die folgenden Energiedepots[453]:

Energiedepots einer 70kg schweren Person

	kg	Kcal
Fett	15,00	105.000
Protein	6,00	24.000
Glykogen Leber	0,07	280
Glykogen Muskeln	0,12	480
Glucose	0,02	80

Aus der Aufstellung ist unmittelbar ersichtlich, dass Glykogen und Glucose (Kohlenhydrate) im menschlichen Organismus in erster Linie Verarbeitungsenergien darstellen, ähnlich wie etwa der Arbeitsspeicher (Hauptspeicher) in Computern dazu dient, Programme und Daten zu verarbeiten, während die längerfristige Speicherung auf anderen Medien (zum Beispiel: Festplatte, CD-ROM) erfolgt, oder auch ähnlich wie das Geld in einer Gesellschaft dazu dient, Waren und Dienstleistungen zu tauschen, ohne Ware oder Dienstleistung zu sein.

Im Gegensatz zu Fetten und Proteinen gibt es keine essenziellen – also unbedingt mit der Nahrung zuzuführenden – Kohlenhydrate[454]. Dies unterstreicht den Status der Kohlenhydrate als Verarbeitungsenergie.

Bei den Fetten (Lipiden) gibt es zwei notwendige Fettsäuren, die der menschliche Körper nicht selbst herstellen kann, sondern die über die Nahrung aufgenommen werden müssen. Hierbei handelt es sich um die zweifach ungesättigte Fettsäure Linolsäure (Omega-6) und die dreifach ungesättigte Linolensäure (Omega-3). Aus der Linol- und Linolensäure kann im Körper die vierfach ungesättigte Arachidonsäure hergestellt werden, die damit halbessenziell ist. Die Arachidonsäure ist ein wichtiger Vorläufer für die so genannten Eicosanoide[455].

---

[453] Lochs, H: Hungerstoffwechsel, http://www.dgem.de/termine/berlin2003/lochs.pdf
[454] Horn F, Moc I, Schneider N, Grillhösl C, Berghold S, Lindenmeier, G: Biochemie des Menschen – Das Lehrbuch für das Medizinstudium, Stuttgart, 3. Auflage, 2005, Seite 18
[455] ebenda, Seite 31 f

Ursachen

Der Grundbaustein aller Lipide ist eine Verbindung der Essigsäure, das Acetyl-CoA. Diese Verbindung spielt bei allen abbauenden (katabolen) Prozessen im Körper eine zentrale Rolle[456].

Zu den Fetten zählen auch die Steroide, allen voran Cholesterin, welches im Körper zahlreiche wichtige Aufgaben wahrnimmt. Unter anderem ist es die Basis der Gallensäure und aller Steroid-Hormone wie Cortisol und die Sexualhormone[457].

Der Fettstoffwechsel

Wenn vom Fettgewebe im menschlichen Körper gesprochen wird, so ist in der Regel das weiße Fettgewebe gemeint. Die Fettzellen des weißen Fettgewebes nennt man Adipozyten. Dabei handelt es sich um recht große Zellen (bis zu 100 μm), deren Zellleib fast vollständig von einem großen Lipidtropfen (= Fetttropfen) ausgefüllt ist.

Die Adipozyten nehmen entweder direkt Triacylglycerine (TAGs, Triglyceride)[458] oder freie Fettsäuren, aus denen sie mit Glycerin aus ihrem Stoffwechsel Triacylglycerine synthetisieren, aus dem Blut auf und speichern sie in der Zelle. Dieser Prozess heißt Lipogenese[459]. Triacylglycerine werden entweder in der Leber oder im Fettgewebe aus 3 Fettsäuren und einem Glycerin-Molekül gebildet.

Bei Bedarf können die Triacylglycerine mit Hilfe eines Enzyms (hormonsensitive Lipase) wieder in ihre Bausteine Glycerin und freie Fettsäuren gespalten und an das Blut abgegeben werden, so dass andere Zellen sie zur Energiegewinnung nutzen können. Dieser Prozess heißt Lipolyse[460]. Auslöser der Aktivierung der hormonsensitiven Lipase ist die durch Glucagon oder Adrenalin bewirkte Anhebung des cAMP-Spiegels in der Zelle, der als Hungersignal interpretiert wird. Bei cAMP[461] handelt es sich um einen Botenstoff in der Zelle, der Effekte zahlreicher Hormone vermittelt.

Festzuhalten ist: Die Speicherung von Energie im Fettgewebe nennt man Lipogenese, das Abrufen von Energie aus dem Fettgewebe dagegen Lipolyse.

Beide Vorgänge, Lipogenese und Lipolyse, werden durch verschiedene Hormone beeinflusst (zum Beispiel Insulin, Glucagon, Adrenalin).

Eine Veränderung der gespeicherten Fettmenge geschieht hauptsächlich durch die Vergrößerung der gespeicherten Menge in den einzelnen Zellen. Es können sich aber auch neue Fettzellen aus Stammzellen bilden.

---

[456] ebenda, Seite 30
[457] ebenda, Seite 36 f
[458] ebenda, Seite 136 f
[459] ebenda, Seite 137 f
[460] ebenda, Seite 139 f
[461] ebenda, Seite 344 f

Ursachen

Die meisten Körperorgane können nicht nur Glucose, sondern auch Fettsäuren zur Energiegewinnung oxidieren. Dabei werden im Rahmen der so genannten Beta-Oxidation[462] Fettsäuren zu einzelnen Acetyl-CoA-Einheiten abgebaut, aus denen anschießend im Citratzyklus und der Atmungskette ATP (Energie) gewonnen wird. Vor allem für Leber, Skelett- und Herzmuskel spielt die Oxidation von Fettsäuren eine große Rolle.

Die Erythrozyten (roten Blutplättchen) betreiben keine Beta-Oxidation und sind folglich auf Glucose angewiesen. Da Fettsäuren nicht die Blut-Hirn-Schranke überwinden können, kann das Gehirn Fettsäuren ebenfalls nicht oxidieren.

Allerdings kann das Gehirn Ketonkörper[463] zur Energiegewinnung nutzen. Ketonkörper sind kleine Moleküle, die sich aus Acetyl-CoA, welches im Rahmen der Beta-Oxidation von Fettsäuren entsteht, in der Leber bilden. Dies ist vor allem in Notzeiten der Fall, wenn sehr viel Lipolyse betrieben wird, und hierdurch gehäuft Fettsäuren in die Leber transportiert werden. Da im Rahmen der Erzeugung von Ketonkörpern (Ketogenese) die Fettsäure bereits die Beta-Oxidation durchlaufen hat, sammeln sich in der Leber vermehrt Enzyme $(NADH/H^+)$[464] als Ausgangsprodukte der Beta-Oxidation, die für die Glucosegewinnung im Rahmen der Glukoneogenese dringend benötigt werden[465].

Im Prinzip handelt es sich bei den Ketonkörpern um eine Transportform von Acetyl-CoA, welche Membranen und die Blut-Hirn-Schranke überwinden kann und am Zielort leicht wieder in Acetyl-CoA zurückverwandelt werden kann. Bis auf die Leber (welche Ketonkörper produziert) und den Erythrozyten (rote Blutkörperchen) können alle Organe – also auch das Gehirn – Ketonkörper nach vorheriger Umwandlung in Acetyl-CoA mittels der Beta-Ketoacyl-CoA-Transferase[466] zur Energiegewinnung nutzen. Die zur Umwandlung in Acetyl-CoA erforderliche Beta-Ketoacyl-CoA-Transferase existiert in der Leber nicht.

Auch das Gehirn benötigt einige Zeit, um ausreichende Mengen an Beta-Ketoacyl-CoA-Transferase herstellen zu können. Daher ist es erst nach einigen Tagen in der Lage, angebotene Ketonkörper in vollem Umfang zu nutzen. Vorher wird ein Teil der produzierten Ketonkörper über die Nieren oder den Atem ausgeschieden.

Die Nutzung von Ketonkörpern durch das Gehirn wird allerdings noch immer nicht vollständig verstanden, da die Verhältnisse bislang nur im so genannten Hungerstoffwechsel, nicht aber unter normaler kohlenhydratarmer Ernährung ausreichend

---

[462] ebenda, Seite 122 ff
[463] ebenda, Seite 141 ff
[464] ebenda, Seite 208 ff
[465] ebenda, Seite 122 ff
[466] ebenda, Seite 143 f

untersucht wurden. Während es auf der einen Seite Behauptungen gibt, dass es bei kohlenhydratarmer, aber kalorisch ausreichender Ernährung lediglich zu einer Verstärkung der Glukoneogenese kommt, so dass das Gehirn weiterhin ausschließlich von Glucose (bzw. eventuell Laktat[467]) lebt, behaupten andere Autoren, dass das Gehirn – nach ausreichender Gewöhnungszeit und Aktivierung der Beta-Ketoacyl-CoA-Transferase – vorhandene Ketonkörper stets für die Energiegewinnung nutzen wird, so dass sowohl die Cortisol-Ausschüttung als auch die Glukoneogenese reduziert werden können[468].

Steigt der Blutzuckerspiegel nach einer kohlenhydratreichen Mahlzeit an, dann wird Insulin ausgeschüttet, um die Glucose entweder zu verbrennen (Glykolyse), als Glykogen abzuspeichern (Glykogensynthese) oder in Fett umzubauen (Lipogenese). Zahlreiche Zellen, insbesondere im Gehirn und in den Erythrozyten, können allerdings Glucose Insulin-unabhängig aufnehmen.

Der Umbau in Körperfett (Lipogenese) geschieht dabei wie folgt: Zunächst entsteht aus Glucose im Rahmen der Glykolyse bzw. zum Teil auch über die Oxidation von Aminosäuren Acetyl-CoA. Die Fettsäure-Synthese aus überschüssigem Acetyl-CoA kann in fast allen Zellen ablaufen, hauptsächlich jedoch in der Leber. Dort werden frisch erzeugte Fettsäuren dann in Triacylglycerine (Triglyceride) eingebaut und über VLDL-Moleküle (Very Low Density Lipoproteins[469]) zu den Fettzellen verschickt.

Überschüssiges Nahrungsfett wird anders verarbeitet[470]. Zunächst werden die Fette nach der Aufnahme in den Darmzellen nicht ans Blut, sondern ans Lymphsystem abgegeben. Über den linken Venenwinkel gelangen die Fette ins Blut und werden – an der Leber vorbei – direkt zu den Fettzellen transportiert. Anders als Kohlenhydrate bewirken überschüssige Fette also keine sprunghafte Veränderung der energetischen Situation im Organismus.

Der Proteinstoffwechsel

Proteine bestehen aus langen Aminosäureketten und erfüllen im menschlichen Körper unterschiedliche Aufgaben.

---

[467] Schurr, Avital: Lactate: the ultimate cerebral oxidative energy substrate? Journal of Cerebral Blood Flow & Metabolism (2006) 26, 142–152. doi:10.1038/sj.jcbfm.9600174; published online 22 June 2005

[468] Lutz, Wolfgang: Leben ohne Brot, 14. Auflage, 1998, Seite 191 ff

[469] Horn F, Moc I, Schneider N, Grillhösl C, Berghold S, Lindenmeier, G: Biochemie des Menschen - Das Lehrbuch für das Medizinstudium, Stuttgart, 3. Auflage, 2005, Seite 153

[470] ebenda, Seite 120 f

Es gibt 20 Aminosäuren, die für die Zusammensetzung von Proteinen verwendet werden[471]:

- Unpolare Aminosäuren: Glycin, Alanin, Valin, Leucin, Isoleucin, Cystein, Methionin, Phenylalanin, Tryptophan, Prolin
- Polare Aminosäuren: Serin, Threonin, Tyrosin, Asparagin, Glutamin
- Geladene Aminosäuren: Glutamat, Aspartat, Histidin, Lysin, Arginin

Einige Aminosäuren sind essenziell und müssen regelmäßig mit der Nahrung zugeführt werden, andere kann der Körper selbst herstellen. Daneben gibt es bedingt essenzielle Aminosäuren, die während der Schwangerschaft und in der Wachstumsphase essenziell sind und semiessenzielle Aminosäuren, die zwar vom Körper selbst hergestellt werden können, aber nur unter Verwendung von essenziellen Aminosäuren.

- Essenzielle Aminosäuren: Valin, Leucin, Isoleucin, Methionin, Phenylalanin, Tryptophan, Threonin, Lysin
- Bedingt essenzielle Aminosäuren: Histidin, Arginin
- Semiessenziell: Tyrosin, Cystein

Im Folgenden sollen Proteine und Aminosäuren vorrangig aus dem Blickwinkel des Energiestoffwechsels betrachtet werden. Hierbei spielen Proteine im Vergleich zu den Fetten und Kohlenhydraten nur eine untergeordnete Rolle. Aminosäuren können im Rahmen der in der Leber – und zum Teil in den Nieren und im Darm – ablaufenden Glukoneogenese teilweise in Glucose umgewandelt werden, sind aber anders als Fettsäuren und Glucose keine direkten Energieträger im Rahmen des Energiestoffwechsels des Menschen. Ketoplastische Aminosäuren können in Ketonkörper umgebaut werden.

- Ketoplastische Aminosäuren: Leucin, Lysin
- Keto- und glucoplastische Aminosäuren: Tryptophan, Isoleucin, Phenylalanin, Tyrosin
- Glucoplastische Aminosäuren: Alle anderen

Nach einer Nahrungsaufnahme werden Proteine im Darm zunächst in ihre Aminosäuren zerlegt. Aus einem Teil der Aminosäuren wird im Rahmen der Darm-Glukoneogenese Glucose produziert, während der Rest in die Blutbahn abgegeben wird, wonach die Aminosäuren unter Zuhilfenahme von Insulin den Körperzellen zugeführt werden. Da hierdurch der Blutzuckerspiegel sinkt, wird gleichzeitig der Hormonkontrahent Glucagon aktiviert.

---

[471] ebenda, Seite 38 ff

Ursachen

Im Rahmen des Proteinstoffwechsels entsteht viel Stickstoff, welcher nach Freisetzung zum Zellgift Ammoniak (NH_3) metabolisiert. Für die rasche Entsorgung des Giftstoffs sorgt die Leber, indem sie Ammoniak im Rahmen des Harnstoffzyklus in ungiftigen Harnstoff umwandelt[472].

Der Kohlenhydratstoffwechsel

Bei den Kohlenhydraten unterscheidet man Einfach- und Mehrfachzucker[473]. Mehrfachzucker sind aus mehreren Einfachzuckermolekülen zusammengesetzt. Bekannte Einfachzucker sind

- Glucose (Traubenzucker)
- Fructose (Fruchtzucker)
- Galaktose (Bestandteil des Milchzuckers).

Stärke und Glykogen (die innerkörperliche Speicherform für Kohlenhydrate) bestehen ausschließlich aus Glucose-Molekülen, Haushaltszucker aus einem Molekül Glucose und einem Molekül Fructose, Milchzucker aus einem Molekül Glucose und einem Molekül Galaktose.

Im Rahmen des Energiestoffwechsels des Menschen spielt die Glucose eine zentrale Rolle. Glucose kann im menschlichen Organismus

- in der Zelle zu Energie abgebaut werden (Glykolyse),
- in Kohlenhydrat-Form gespeichert werden (Glykogensynthese),
- aus Kohlenhydratspeichern abgerufen werden (Glykogenolyse),
- neu hergestellt werden (Glukoneogenese) oder
- als Fett gespeichert werden (Lipogenese).

Über die Nahrung aufgenommene Kohlenhydrate werden im Darm zunächst in Glucose aufgeschlüsselt und dann ins Blut abgegeben. Von dort gelangt die Glucose in die Zellen und wird über die Glykolyse zu Energie und Begleitstoffen verbrannt[474].

Wenn vom Darm zu viel Glucose ins Blut abgegeben wird, so dass der Blutzuckerspiegel zu stark ansteigt, wird von der Bauchspeicheldrüse Insulin ausgeschüttet. Die überschüssige Glucose dient dann entweder dazu, die Glykogenspeicher in der Leber oder in den Muskeln aufzufüllen, oder sie wird der Lipogenese (Fettspeiche-

---

[472] ebenda, Seite 180
[473] ebenda, Seite 18 ff
[474] ebenda, Seite 77 ff

Ursachen

rung) zugeführt. Das Auffüllen der Glykogenspeicher nennt man Glykogensynthese[475].

Bis auf die Erythrozyten (roten Blutkörperchen) sind alle menschlichen Zellen in der Lage, Glykogen auf- oder abzubauen. Die Speicherkapazität für Glykogen ist allerdings in der Regel äußerst begrenzt. Von Bedeutung für den gesamten Organismus sind nur 2 Speicherbereiche:

- Die Leber, die das Glykogen speichert, um andere Organe (insbesondere das Gehirn) mit Glucose versorgen zu können.
- Die Muskulatur, die Glykogen nur für sich selbst speichert.

Während Insulin üblicherweise verstärkt ausgeschüttet wird, wenn der Blutzuckerspiegel zu stark steigt (Ausnahme: Proteine, die ebenfalls eine Ausschüttung von Insulin veranlassen können), wird der Insulin-Kontrahent Glucagon ausgeschüttet, wenn der Blutzuckerspiegel zu stark sinkt. Normalerweise wird Glucagon durch die Ausschüttung von Insulin gehemmt (Ausnahme: Proteine).

Glucagon veranlasst dann die umgekehrten Schritte wie Insulin:

- Freisetzung von Glucose aus den Glykogenspeichern. Dieser Prozess heißt Glykogenolyse.
- Stimulierung der Gluconeogenese zwecks Gewinnung von Glucose aus Aminosäuren, Laktat oder Glycerin[476]. Auf Grund der Kapazitätsbegrenzung der Glykogenspeicher in der Leber, muss die Neusynthese von Glucose rechtzeitig eingeschaltet werden. Da für die Gluconeogenese in der Leber viel Energie aus dem Abbau von Fettsäuren benötigt wird, wird gleichzeitig die Lipolyse im Fettgewebe angeschaltet.
- Stimulierung der Lipolyse. Hierbei ist zu beachten, dass die durch Insulin und die Lipogenese aus Glucose erzeugten Fette durch die Lipolyse nicht wieder zu Glucose umgewandelt werden können, sondern nur in Glycerin und freie Fettsäuren. Davon kann lediglich Glycerin als Eingangsstoff der Gluconeogenese verwendet werden.

Glucagon aktiviert Schlüsselenzyme der Gluconeogenese, während Insulin diese hemmt. Glucagon fördert also die Gluconeogenese, während Insulin diese zurückhält.

Neben Insulin und Glucagon sind noch die Hormone Adrenalin, die Glucocorticoide wie Cortisol und die Schilddrüsenhormone am Kohlenhydratstoffwechsel beteiligt.

---

[475] ebenda, Seite 104 ff
[476] Horn F, Moc I, Schneider N, Grillhösl C, Berghold S, Lindenmeier, G: Biochemie des Menschen – Das Lehrbuch für das Medizinstudium, Stuttgart, 3. Auflage, 2005. Seite 96 ff

Ursachen

Lediglich Insulin ist in der Lage, den Blutzuckerspiegel zu senken, alle anderen Hormone heben ihn dagegen an.

Das zyklische Adenosinmonophosphat cAMP dient in den Leberzellen als Signal dafür, dass im Organismus ein Mangel an Nährstoffen vorliegt. Glucagon steigert unter anderem den cAMP-Spiegel der Leberzellen, die anschließend vermehrt Glucose ans Blut abgeben.

Adrenalin wirkt ebenfalls über eine Erhöhung des cAMP-Spiegels in den Leberzellen und vor allen in der Muskulatur. Adrenalin hat unter anderem die Funktion, den Muskelzellen eine bald bevorstehende Anstrengung zu melden.

Cortisol gehört zu den Glucocorticoiden und ist für die langfristige Kontrolle des Kohlenhydratstoffwechsels zuständig. Cortisol erhöht den Blutzuckerspiegel durch Stimulation der Glukoneogenese in der Leber.

Die Schilddrüsenhormone verändern den Energiehaushalt ebenfalls langfristig. Sie erhöhen den Blutzuckerspiegel durch die vermehrte Aufnahme von Glucose im Darm, einen gesteigerten Glykogenabbau in der Leber (Glykogenolyse), einer Ankurbelung der Gluconeogenese und einer Steigerung der Lipolyse[477].

Bei der bereits erwähnten Gluconeogenese handelt es sich um die Neusynthese von Glucose aus Laktat, Aminosäuren (insbesondere Alanin) und Glycerin. Dabei stammt lediglich das Glycerin aus dem Abbau von Körperfett (als Bestandteil der Triglyceride, die zu freien Fettsäuren und Glycerin aufgespalten werden).

Die Gluconeogenese läuft nur in den Organen Leber, Nieren und Darm ab.

- Die Leber betreibt die Gluconeogenese zur Aufrechterhaltung des Blutzuckerspiegels für die Organe, die vollständig oder teilweise auf eine ausreichende Glucoseversorgung angewiesen sind (Erythrozyten, Gehirn).

- In der Niere fallen auszuscheidende Säuren an, die teilweise in Glucose umgewandelt werden.

- Der Darm wiederum wird nach üppigen Mahlzeiten mit Nährstoffen überschwemmt. Dies veranlasst den Darm, hier bereits aus einigen Nahrungs-Aminosäuren Glucose zu generieren.

Die Gluconeogenese hat lediglich die Aufgabe, den Brennstoff Glucose herzustellen. Da dieser Prozess Energie verbraucht, wird die Gluconeogenese selbst nicht durch Glucose, sondern durch Fettsäuren angetrieben. Dies macht auch deshalb Sinn, weil nur die Fettsäuren Energie in solch rauen Mengen liefern, wie sie etwa die Leber in Hungerzeiten zum Betrieb der Gluconeogenese benötigt. Hinzu kommt, dass in der

---

[477] Horn F, Moc I, Schneider N, Grillhösl C, Berghold S, Lindenmeier, G: Biochemie des Menschen – Das Lehrbuch für das Medizinstudium, Stuttgart, 3. Auflage, 2005, Seite 375

Leber während der Glukoneogenese die Glykolyse mittels Glucagon abgestellt ist. In der Leber gibt es dann keinen Glucose-Verbrauch mehr, sondern nur noch die Glucose-Rückführung (Glykogenolyse) und Glucose-Erzeugung (Glukoneogenese). Die Leber deckt dann ihren eigenen Energiebedarf über Fettsäuren.

Für die Glukoneogenese wird viel Oxalacetat und $NADH/H^+$ benötigt. $NADH/H^+$ entsteht im Rahmen der Beta-Oxidation von Fettsäuren. Das bei der Beta-Oxidation entstehende Endprodukt Acetyl-CoA würde normalerweise an den Citratzyklus weitergereicht werden, um dort unter Beteiligung von Oxalacetat zu Essigsäure zu oxidieren. Durch die Erzeugung von Ketonkörpern (Ketogenese) kann das Oxalacetat eingespart und für die Glukoneogenese verwendet werden[478]. Durch diese beiden Maßnahmen gewinnt die Leber im Rahmen der Ketogenese zusätzliche Kraft für die Glukoneogenese.

Zusammenspiel von Fett- und Kohlenhydratstoffwechsel

Wie wir gesehen haben, sind Glucose und Fettsäuren die zentralen Energieträger des menschlichen Energiestoffwechsels, deshalb soll deren Zusammenwirken gesondert betrachtet werden.

Insulin hemmt die Lipolyse, das heißt die Freisetzung von Energie aus den Fettzellen. Doch Insulin unterbindet die Fettverbrennung auch auf andere Weise: Neben den Muskeln können viele weitere Organe wie zum Beispiel Herz, Leber, Nieren und Lunge sowohl Glucose als auch Fette zur Energiegewinnung einsetzen.

Bei einer sportlichen Anstrengung verwerten Muskeln die Glucose des Muskelglykogens sowie Fette in Form von freien Fettsäuren. Dabei werden beide in Acetyl-CoA überführt und anschließend im Citratzyklus und der Atmungskette verbrannt.

Zunächst aber müssen die freien Fettsäuren durch Carnitin in das Innere der Zelle zu den Mitochondrien transportiert werden, wo sie zur Energiegewinnung oxidiert und „verbraucht" werden. Insulin hemmt allerdings das Carnitin-Transportsystem. So werden aus Fettsäuren wieder Triglyceride gebildet, die ins Blut entlassen und den Fettzellen zur Speicherung zugeführt werden. An ihre Stelle tritt Glucose zur Energiegewinnung.

Arndt und Korte führen dazu aus[479]:

> *Dies ist eine Folge der Entwicklungsgeschichte des Menschen, der in seiner Frühzeit als Jäger und Sammler seine Mahlzeiten nicht so planen konnte, wie uns*

---

[478] Horn F, Moc I, Schneider N, Grillhösl C, Berghold S, Lindenmeier, G: Biochemie des Menschen - Das Lehrbuch für das Medizinstudium, Stuttgart, 3. Auflage, 2005, Seite 98

[479] Arndt, Klaus und Korte, Stephan: Die Anabole Diät – Ketogene Ernährung für Bodybuilder, 3. Auflage, 2001, Seite 13 f

Ursachen

> *das heute möglich ist. Die Nahrungszufuhr war stark vom Jagdglück und davon abhängig, was an Beeren und Früchten gesammelt werden konnte. Damals wie heute gilt: Wenn Sie Kohlenhydrate verzehren, unterbinden Sie weitgehend den Einsatz von Fetten zur Energiegewinnung. Ihr Körper, stets bemüht, die zugeführte Nahrung so effizient wie möglich zu verwerten, verbraucht zunächst die (nur begrenzt speicherbaren) Kohlenhydrate, ehe er die in großer Menge vorhandenen Fette angreift.*

Fazit: Überschüssige Kohlenhydrate dienen zunächst dazu, die Glykogenspeicher (Verarbeitungsspeicher) aufzufüllen. Wenn diese gefüllt sind, wird die Energie als Körperfett gespeichert. Gleichzeitig werden die Freisetzung von Fettsäuren aus den Fettzellen und auch die Verwertung der Fettsäuren gehemmt. Das Vorhandensein von größeren Mengen Glucose im Blut hemmt die Verwertung von Fetten zur Energiegewinnung.

Der Hungerstoffwechsel

Wird über eine längere Zeit keine Nahrung aufgenommen (zum Beispiel des Nachts), muss der Körper die benötigte Energie aus Energiespeichern abrufen oder diese gar aus anderen Energieträgern neu herstellen.

Dazu stehen die folgenden Mechanismen zur Verfügung:

- Glykogenolyse (Abruf von Glucose aus den Glykogenspeichern)
- Lipolyse (Abruf von freien Fettsäuren aus den Lipidspeichern)
- Glukoneogenese (Erzeugung von Glucose in der Leber aus Aminosäuren, Laktat oder Glycerin)
- Ketogenese (Ketonkörper-Synthese: Erzeugung von Ketonkörpern in der Leber aus Acetyl-CoA)

In vielen Lehrbüchern über den Energiestoffwechsel des Menschen wird sich vorrangig auf die ersten 3 Mechanismen konzentriert, während der 4. Mechanismus fast als pathologisch dargestellt wird. Hierbei handelt es sich um einen weit verbreiteten Irrtum, der aus der allgemeinen Überernährung in unserer Gesellschaft und begleitenden Stoffwechselerkrankungen wie Diabetes resultiert. Möglicherweise ist Diabetes ohnehin eine Erkrankung, die ihre Ursache in der Überlastung der ersten 3 Mechanismen und einer zu geringen Nutzung der Ketogenese hat.

Im Rahmen der Ketogenese wird häufig auf das Problem der Ketoazidose hingewiesen. In Wikipedia wird etwa dazu ausgeführt[480]:

---

[480] Wikipedia: Ketoazidose, http://de.wikipedia.org/wiki/Ketoazidose

Ursachen

> *Grundsätzlich entsteht eine Ketoazidose durch eine zu hohe Konzentration von Ketonkörpern im Blut. Prinzipielle Ursache dessen ist eine starke Unterversorgung des Organismus mit Energie. Daher werden Körperreserven (vor allem Depotfett) zur Deckung des Defizites abgebaut (katabole Stoffwechsellage): Zur Energiefreisetzung aus Fett wird nach dem Abbau der Fettsäuren (ß-Oxidation) zur aktivierten Essigsäure (Acetyl-CoA) diese durch Verbindung mit dem Oxalacetat zum Citrat in den Citratzyklus eingeschleust. Zur Energiefreisetzung durchläuft es den Citratzyclus und wird dabei katabolisiert. Andererseits benötigen bestimmte Organe und Zellen Glucose als Energielieferant. Glucose wird dabei in der Glukoneogenese aufgebaut. Ausgangspunkt der Glukoneogenese ist das Oxalacetat; nach mehreren Zwischenschritten entsteht Glucose.*
>
> *Das bedeutet: Oxalacetat wird zum Abbau der aktivierten Essigsäure benötigt (um diese in den Citratzyklus zu schleusen), andererseits ist Oxalacetat nötig, um daraus (mit der Glukoneogenese) Glucose zu bilden. Es kommt also zu einer Konkurrenz um das Oxalacetat. Darin liegt das Grundproblem, denn durch den Abtransport von Oxalacetat in die Glukoneogenese steht nicht mehr genug für die Einschleusung aller Moleküle aktivierter Essigsäure in den Citratcyclus zur Verfügung. Daher wird ein Teil der Moleküle aktivierter Essigsäure durch andere Umbildungen in Ketonkörper überführt (Ketogenese). Diese können nach einer Umstellungsphase von verschiedenen Organen im Körper als alternative Energiequelle zu Glucose verwendet werden. Eine plötzliche gesteigerte Synthese von Ketonkörpern führt zu einer Menge Ketonkörpern, die nicht so schnell verbraucht werden kann. Da sie pH-erniedrigend wirken, kann es in der Folge zusätzlich zu einer Ketoazidose kommen.*

Speziell bei der diabetischen Ketoazidose handelt es sich um eine zum Teil lebensgefährliche Stoffwechselentgleisung: Durch das Fehlen von Insulin im Rahmen der Diabeteserkrankung kommt es zu einer starken Aktivierung der Lipolyse, da nur Insulin die Fette in den Fettdepots halten kann. In der Folge wird der Stoffwechsel mit Acetyl-CoA-Molekülen überschwemmt, welche in der Leber zu Ketonkörpern synthetisiert werden. Da diese nicht rasch genug verbraucht werden können, kann es zu einem lebensbedrohlichen Absinken des Blut-pH-Wertes kommen (Ketonkörper sind sauer).

Sieht man einmal vom diabetischen Sonderfall ab und konzentriert sich stattdessen auf Normalfälle wie:

- Hungerzustand
- hohe Energiebereitstellung in der Schwangerschaft oder beim Stillen

dann erkennt man, dass das Problem in der Regel nicht die pathologische Bereitstellung übertriebener Mengen an Ketonkörpern ist, sondern deren fehlende Verwertung.

Ursachen

Denn wie wir gesehen haben, gelten im menschlichen Stoffwechsel unter anderem die folgenden Bedingungen:

- Glucose kann nur in äußerst geringen Mengen gespeichert werden (Glykogen).
- Das Vorhandensein von größeren Mengen Glucose im Blut hemmt die Verwertung von Fetten zur Energiegewinnung.
- Die bei weitem größte Energiereserve im menschlichen Organismus ist in den Fettdepots gespeichert. Diese kann nur zu einem kleinen Teil (Glycerin aus den Triglyceriden) in Glucose zurückgeführt werden.
- In Hungerzuständen konkurrieren Fettverwertung und Glukoneogenese um Oxalacetat, welches unter bestimmten Stoffwechselbedingungen bevorzugt der Glukoneogenese zur Verfügung gestellt wird, so dass viele Zellen Fettsäuren nicht ausreichend verbrennen können und stärker auf Glucose anwiesen sind.
- Die im Hungerzustand auf Grund des Mangels an Oxalacetat nicht verwerteten Acetyl-CoA-Moleküle werden im Rahmen der Ketogenese in der Leber in Ketonkörper umgewandelt.
- Die Ketonkörper können von allen Organen außer den Erythrozyten und der Leber nach vorheriger Umwandlung in Acetyl-CoA mittels der Beta-Ketoacyl-CoA-Transferase zur Energiegewinnung genutzt werden. Das Gehirn benötigt einige Zeit, um ausreichende Mengen an Beta-Ketoacyl-CoA-Transferase herstellen zu können[481]. Daher ist es unter bestimmten Stoffwechselbedingungen erst nach einigen Tagen in der Lage, angebotene Ketonkörper in vollem Umfang zu nutzen.

Das Problem in dieser Darstellung findet sich versteckt in den Worten „unter bestimmten Stoffwechselbedingungen". Denn üblicherweise geht die Stoffwechselmedizin davon aus, dass Menschen

- sich kohlenhydratreich ernähren und dabei zum Beispiel gemäß den Empfehlungen der DGE 50% oder gar 60% der täglichen Nahrungskalorien aus Kohlenhydraten beziehen und gleichzeitig
- ausreichende Kalorienmengen aufnehmen und nicht hungern.

Unter diesen „bestimmten Stoffwechselbedingungen" dominiert im menschlichen Körper ganz klar die Glucose als Energieträger. Das Problem verschärft sich noch unter den spezifischen Stoffwechselverhältnissen der Migränebetroffenen. Denn

---

[481] Fukao T, Song XQ, Mitchell GA, Yamaguchi S, Sukegawa K, Orii T, Kondo N: Enzymes of ketone body utilization in human tissues: protein and messenger RNA levels of succinyl-coenzyme A (CoA):3-ketoacid CoA transferase and mitochondrial and cytosolic acetoacetyl-CoA thiolases, Pediatr Res. 1997 Oct;42(4):498-502

diese leiden häufig unter einer verringerten Insulin-Sensitivität[482] und häufigen Energiekrisen, weswegen ihnen von Migräneexperten geraten wird, regelmäßig und kohlenhydratreich zu essen und auf keinen Fall Mahlzeiten auszulassen[483]. In diesem Fall finden sich im Blut häufig hohe Insulinspiegel, wodurch – wie dargestellt – nicht nur die Lipolyse blockiert wird, sondern die Nutzung der freien Fettsäuren für die Energiegewinnung der Zellen auf Grund der Hemmung des Carnitin-Transportsystems ebenso. Die Ketonkörpernutzung des Gehirns kommt unter diesen Bedingungen vollständig zum Erliegen und die Herstellung der Beta-Ketoacyl-CoA-Transferase im Gehirn wird eingestellt.

In Hungerzuständen (zum Beispiel in der Nacht) ist das Gehirn dann ausschließlich auf die Bereitstellung von Glucose aus der Glykogenolyse bzw. der Glukoneogenese angewiesen. Sind die geringen Glykogenvorräte der Leber aufgebraucht, dann basiert die gesamte Energieversorgung des Gehirns ausschließlich auf der durch die Glukoneogenese der Leber produzierten Glucose. Es sollte klar sein, dass diese Verhältnisse für das energiehungrige Gehirn – im Ruhezustand verbraucht das Gehirn bis zu 25% des gesamten Energiebedarfs des Körpers – alles andere als optimal sind, zumal auch die anderen Organe unter diesen Bedingungen Fettsäuren nicht optimal verwerten können und auf zusätzliche Glucose angewiesen sind. Kommt es dann zu einem Energiemangel, werden die Stresshormone wie Adrenalin und Cortisol massiv ins Geschehen eingreifen, um die Energieversorgung des Gehirns und anderer Organe sicherzustellen. Genau dieser Zustand scheint aber typisch für die Prodromalphase (Vorbotenphase) der Migräne zu sein[484] [485] [486].

Werden bei grundsätzlich kohlenhydratreicher Ernährungsweise über mehr als 24 Stunden keine Nahrungskohlenhydrate zugeführt, dann ändern sich sukzessive die innerkörperlichen Stoffwechselverhältnisse und mehr und mehr Organe nutzen freie Fettsäuren oder die in der Leber aus Fettsäuren generierten Ketonkörper zur Energiegewinnung. Das Gehirn kann im Hungerstoffwechsel bis zu 80% seines Energiebedarfs über Ketonkörper abdecken. Es benötigt in dieser Phase weniger als 40g Glucose pro Tag. Befinden sich mehr Ketonkörper im Blut als Glucose, nennt man den Stoffwechselzustand Ketose[487]. Einige kohlenhydratarme Diäten wie die

---

[482] Rainero I et al, Insulin sensitivity is impaired in patients with migraine, Cephalalgia, 2005 Aug;25(8):593-7

[483] Göbel, Hartmut: Kursbuch Migräne, 2003, Seite 99

[484] Hsu LK, Crisp AH, Kalucy RS, Koval J, Chen CN, Carruthers M, Zilkha KJ: Early morning migraine. Nocturnal plasma levels of catecholamines, tryptophan, glucose, and free fatty acids and sleep encephalographs, Lancet. 1977 Feb 26;1(8009):447-51

[485] Peres MFP et al., Hypothalamic involvement in chronic migraine, J Neurol Neurosurg Psychiatry 2001;71:747-751

[486] Ziegler DK et al.: Circadian rhythms of plasma cortisol in migraine, J Neurol Neurosurg Psychiatry. 1979 Aug;42(8):741-8

[487] Wikipedia: Ketose, http://de.wikipedia.org/wiki/Ketose

ketogene Diät oder die Atkins-Diät in Phase I streben bewusst den Zustand der Ketose an. Es sprechen aber einige praktische Erfahrungen und theoretische Überlegungen dafür, dass auch bei nichtketogenen kohlenhydratarmen Diäten mit starker Limitation der täglich aufgenommenen Kohlenhydrate (zum Beispiel der Lutz-Diät mit ca. 70g Kohlenhydraten pro Tag) ein Teil der Energieversorgung des Gehirns regelmäßig aus Ketonkörpern stammt[488].

Bei lang andauernder Nahrungskarenz ist die Fähigkeit zur Ketonkörperbildung lebensverlängernd bis lebensrettend. Ketonkörper können als wasserlösliche Teilabbauprodukte von Fettsäuren gut im Blut zu den Organen transportiert werden. Sie sind leicht oxidierbar und können in vielen Organen die Glucose als Energielieferanten komplett ersetzen. Insbesondere kann die Gluconeogenese, die bei längerem Hungern zu einem starken Abbau von Körpersubstanz führen würde, deutlich gedrosselt werden, da der Bedarf an Glucose durch die Ketonkörperbereitstellung sinkt.

Beginnt man nach langer kohlenhydratreicher Ernährungsweise mit dem Fasten oder einer extrem kohlenhydratarmen Diät (ketogene Diät, Atkins-Diät Phase I), dann kommt es nach kurzer Zeit zu einer massenhaften Produktion von Ketonkörpern ohne adäquate Nutzung. Ein Teil der Ketonkörper wird dann über die Nieren ausgeschieden bzw. als Aceton über die Lungen ausgeatmet, was zu dem typischen Nagellackentferner-Geruch der Atemluft führt. Wie oben dargestellt wurde, weisen Stoffwechselexperten häufig auf die Gefahr einer metabolischen Azidose in solchen Situationen hin[489]. In der Tat kann es von Vorteil sein, in diesen Phasen (bei nicht vollständiger Nutzung der Ketonkörper) ausreichend zu trinken, um das Blut nicht zu sehr zu übersäuern und die Nieren zu schonen. Allerdings ist – anders als es viele Stoffwechselexperten darstellen – nicht die Ketonkörperproduktion das Problem, sondern die fehlende Nutzung bzw. Anpassung der Organe an die Ketonkörperbereitstellung.

Etwas, was bereits nach 24 Stunden im menschlichen Organismus massenhaft einsetzt, kann nicht pathologisch sein, sondern muss als natürlicher Bestandteil der körperlichen Mechanismen verstanden werden. Stellen Sie sich vor, Sie wurden im Rahmen eines Unfalls verschüttet und müssen nun bei fehlender Nahrung mehrere Tage lang in einem Erdloch ausharren. Dieser Fall macht bereits deutlich, dass die reibungslose und trainierte Nutzung von Ketonkörpern zur Energiegewinnung einen deutlichen Überlebensvorteil darstellt. Es ist darüber hinaus kaum vorstellbar, dass die Natur ein so kritisches und energiehungriges Organ wie das menschliche Gehirn nicht effizient am wesentlichsten Energiespeicher des menschlichen Organismus hat

---

[488] Lutz, Wolfgang: Leben ohne Brot, 14. Auflage, 1998, Seite 191 ff
[489] Horn F, Moc I, Schneider N, Grillhösl C, Berghold S, Lindenmeier, G: Biochemie des Menschen – Das Lehrbuch für das Medizinstudium, Stuttgart, 3. Auflage, 2005, Seite 144

partizipieren lassen, sondern dass in Notzeiten ein Umschalten auf Ketonkörper stets erst einmal mit einer 2-tägigen Phase stark verminderter Leistungsfähigkeit erkauft werden muss. Es ist deshalb viel wahrscheinlicher, dass die verzögerte Ketonkörpernutzung des Gehirns Ausdruck einer nicht artgerechten Ernährungsweise ist.

Gerade Migränikern mit ihrer typischerweise verringerten Insulin-Sensitivität[490] kann deshalb nur angeraten werden, dafür zu sorgen, dass ihr Gehirnstoffwechsel nicht ausschließlich auf Glucose basiert, und die Fähigkeit zur Ketonkörpernutzung reaktiviert wird, oder wie es eingangs ausgedrückt wurde, dass der innere Stoffwechsel nicht ausschließlich auf dem Netzbetrieb, sondern wieder verstärkt auf dem Batteriebetrieb beruht.

Der Energiestoffwechsel unter Belastung

Die bisherige Darstellung beschränkte sich vor allem darauf, wie es bei geringen Anforderungen sein sollte: Es gibt Prozesse zum Speichern von Energie (maßgebliches Hormon: Insulin) und Prozesse um Abrufen von vorher gespeicherter Energie (maßgebliches Hormon: Glucagon). Beide Prozesse schließen sich weitestgehend gegenseitig aus: Entweder es regiert Insulin oder Glucagon. Soweit sind wir noch bei unserem geregelten Schallplattenspieler im Normalbetrieb: Läuft er zu schnell, wird der Motor kurz abgeschaltet, läuft er zu langsam, wieder angeschaltet. Daneben haben wir beschrieben, was passiert, wenn die Nahrung über einen längeren Zeitraum ausbleibt.

Wird in einer Ausnahmesituation sehr schnell sehr viel zusätzliche Energie benötigt, dann greifen weitere Hormone wie Adrenalin und Cortisol in das Geschehen ein:

- Adrenalin stimuliert die Glucagonausschüttung und hemmt Insulin. Ferner werden die Glykogenolyse, die Gluconeogenese und die Lipolyse aktiviert. Adrenalin greift also direkt in das Insulin-Glucagon-Verhältnis ein.

- Cortisol fördert die Gluconeogenese, die lipolytische Wirkung von Adrenalin und den Proteinabbau zwecks Energiegewinnung. Es ist neben den Katecholaminen Adrenalin und Noradrenalin ein wichtiges Stresshormon, allerdings reagiert es träger als die Katecholamine.

In Körperruhe gewinnen die meisten Körperorgane und die Muskeln ihre Energie aus den freien Fettsäuren. Diese werden bei Bedarf ständig aus dem Blut entnommen und anschließend von den Fettgeweben wieder aufgefüllt. Allerdings werden normalerweise nur ca. 30% der im Blut zirkulierenden freien Fettsäuren verwertet.

---

[490] Rainero I et al, Insulin sensitivity is impaired in patients with migraine, Cephalalgia, 2005 Aug;25(8):593-7

Ca. 70% werden wieder zu Triglyceriden synthetisiert und den Fettzellen zur Lipogenese zugeführt.

Unter körperlicher Belastung kehrt sich dieses Verhältnis um, jetzt wird der größte Teil der freien Fettsäuren von den Muskelzellen aufgenommen und zur Energiegewinnung verbrannt. Einen wesentlichen Beitrag leisten dabei die Katecholamine Adrenalin und Noradrenalin, die unter Belastung freigesetzt werden und die hormonsensitiven Lipasen in den Fettzellen aktivieren. Dadurch steigern diese die Aufspaltung der Triglyceride in den Fettzellen und somit deren Abgabe an die Blutbahn für den Transport zur arbeitenden Muskulatur.

Gleichzeitig hemmen die Katecholamine Insulin, so dass auch das Carnitin-Transportsystem auf voller Leistung laufen kann.

Bei Belastungen geringer bis mittlerer Intensität, das heißt zwischen 25 und 50% der maximalen Leistungsfähigkeit, werden etwa 30 bis 50% der Energie aus Glucose und 50 bis 70% der Energie aus Fetten freigesetzt. Unter diesen Bedingungen sind die Fettsäuren aus den Fettgeweben der entscheidende Energieträger, obwohl zum Teil auch die muskulären Triglyceride zur Energieversorgung herangezogen werden.

Bei höherer Leistung, ab 60 bis 65% der maximalen Leistungsfähigkeit, gewinnen die muskulären Triglyceride eine stärkere Bedeutung für die Bereitstellung von Fettsäuren.

Bei sehr intensiven Belastungen ab 65 bis 70% der maximalen Leistungsfähigkeit wird die Glucose zunehmend zur wichtigsten Energiequelle. Zwar spielen die freien Fettsäuren auch dabei noch eine gewisse Rolle für die Energiebereitstellung, ihr Beitrag nimmt aber mit ansteigender Belastungsintensität ab, da die Fettsäuren bei diesen Belastungen zu langsam aus den Fettzellen freigesetzt, zu langsam transportiert, ungenügend in die Muskelzellen aufgenommen und unzureichend verbrannt werden.

Da die Glycogenvorräte in der Leber und der Muskulatur sehr beschränkt sind, sind diese nach Ausdauerbelastungen von einer Stunde und mehr weitgehend erschöpft. In der Folge kommt es zu einer zunehmenden Nutzung der Fettsäuren. Dabei muss allerdings die Belastungsintensität entsprechend reduziert werden.

Bei sehr lang anhaltenden, über mehrere Stunden andauernden Belastungen wird bis zu 90% der Energie aus Fetten freigesetzt. Zu diesem Zeitpunkt tragen möglicherweise auch Ketonkörper zur Energiebereitstellung bei.

Der Stoffwechsel bei Kohlenhydrat-Intoleranz

Ein besonders hoher Bedarf an zusätzlicher Energie entsteht bei Hypoglykämien und stark abfallenden Blutzuckerspiegeln. Solche Zustände können – wie bereits dargestellt wurde – durch ungeeignete Diäten gefördert werden.

Ursachen

Das besondere hierbei: Der Energiestoffwechsel läuft in solchen Situationen im Belastungsmodus bei voller Ausschüttung der Katecholamine, so als wäre eine größere körperliche Anstrengung zu vollbringen. Tatsächlich befindet sich der Körper aber in Ruhe, eventuell sogar im Schlaf.

Mit anderen Worten: Der normale Energiestoffwechsel kann aus den Fugen geraten, wenn die betroffene Person häufig oder gar bevorzugt Kohlenhydrate in Mengen und in Konzentrationen aufnimmt, für die ihre Stoffwechselprozesse nicht ausgelegt sind, oder anders ausgedrückt, für die diese Person kohlenhydratintolerant ist, zumal – wie dargestellt wurde – unter solchen Bedingungen alternative Energiequellen wie Ketonkörper nicht effizient zur Verfügung stehen.

Bei Menschen mit einer inadäquaten Insulin-Reaktion, die zum Beispiel zu spät oder zu viel Insulin ausschütten, über eine verringerte Insulin-Sensitivität oder eine erhöhte Insulin-Resistenz verfügen (wie dies bei Migränikern der Fall ist[491]), wird unter solchen Verhältnissen der Blutzuckerspiegel zum Teil sehr schnell ansteigen und irgendwann sehr schnell fallen – und zwar so schnell, wie es in den vielen Millionen Jahren davor nicht bekannt war: Die normalen Blutzucker-Hormone Insulin und Glucagon reagieren dann zu langsam.

Dies geschieht gegebenenfalls 5- oder 6-mal am Tag, immer dann, wenn entsprechende Mahlzeiten eingenommen werden, und Mahlzeiten mit leicht resorbierbaren Kohlenhydraten sind in unserer Zeit die Regel, nicht die Ausnahme.

In den meisten dieser Situationen wird der Stoffwechsel durch eine massive Ausschüttung der Stresshormone Adrenalin und Cortisol eingreifen und den Blutzuckerspiegel künstlich stützen, Insulin hemmen und gleichzeitig die Lipolyse (Fettverbrennung) mobilisieren, so wie es oben für die Belastungssituation beschrieben wurde. In einer Studie – auf die ich noch näher eingehen werde – konnte beobachtet werden, dass während einer Migräneattacke alle diese natürlichen Stress-Maßnahmen zur Abwendung einer zerebralen Energiekrise tatsächlich ablaufen[492].

Stellen Sie sich einmal vor, in einem Unternehmen ist eine Abteilung damit beschäftigt, alle Lieferantenrechnungen zu bearbeiten und eine andere damit, Rechnungen an Kunden zu schreiben und den Geldeingang zu überprüfen. Die erste Abteilung nennen wir Glucagon, die zweite Insulin. Normalerweise arbeiten beide völlig selbständig und ungestört. Doch plötzlich steigt das Auftragsvolumen gewaltig und es sind keine Rechnungen mehr über 1.000,- EUR zu bearbeiten, sondern häufig über 1.000.000,- EUR. Bei der Ausführung jeder einzelnen Rechnung sind deshalb

---

[491] Rainero I et al, Insulin sensitivity is impaired in patients with migraine, Cephalalgia, 2005 Aug;25(8):593-7

[492] Shaw SW, Johnson RH, Keogh HJ: Metabolic changes during glucose tolerance tests in migraine attacks, J Neurol Sci. 1977 Aug;33(1-2):51-9

Ursachen

weitere Gesichtspunkte zu berücksichtigen, etwa die Gesamtliquidität des Unternehmens. Beispielsweise könnte die Ausführung einer Lieferantenrechnung davon abhängen, ob eine ausreichende Anzahl an Kundenrechnungen bereits beglichen wurde. Dies erfordert eine zentrale Koordination, weswegen das Management (Hypothalamus) nun ganz häufig in die Prozesse eingreifen wird. Sie können sich vorstellen, dass ein solches Unternehmen bald nicht mehr rund laufen wird, weil die beiden Abteilungen Insulin und Glucagon nun nicht mehr weitestgehend selbständig operieren können, sondern das Management ständig eingreifen muss. Das Unternehmen ist für die Abwicklung solch großer Rechnungsbeträge offenkundig nicht richtig aufgestellt, oder medizinisch ausgedrückt: Es ist intolerant gegenüber großen Rechnungssummen.

Man könnte deshalb definieren:

Eine Person ist bezüglich einer bestimmten kohlenhydratreichen Ernährungsweise dann als kohlenhydratintolerant zu bezeichnen, wenn sie die Nahrung unter üblichen Bedingungen nicht allein mit den Hormonen Insulin und Glucagon sondern nur mit maßgeblicher Unterstützung der Stresshormone Adrenalin und Cortisol bzw. einer sympathischen Überaktivierung verstoffwechseln kann.

Dies kann im Einzelfall bedeuten, dass eine Person lediglich mit erheblichen Mengen an Zucker und Weißmehl Probleme bekommt, während eine andere Person auch größere Mengen an Vollkornprodukten oder gar Obst nicht reibungslos verarbeiten kann.

Mit dem stark schwankenden Blutzuckerspiegel kommt es gleichzeitig zu starken Schwankungen im Serotonin-Spiegel, mit Stimmungsschwankungen und Heißhungeranfällen, weswegen sich gegebenenfalls innerhalb kurzer Zeit weitere größere Mengen leicht resorbierbarer Kohlenhydrate einverleibt werden. Hierdurch entsteht ein suchthaftes Verhalten.

Durch dieses hormonelle und vegetative Hin und Her gerät der gesamte Organismus in einen ungeheuren Stress. Man könnte es auch so ausdrücken: Der Stoffwechsel läuft nicht mehr gleichmäßig in seinen eng gesetzten Grenzen bzw. in seinem Normalbetrieb, sondern beginnt – in Anlehnung an unser Schallplattenspieler-Beispiel – zu „jaulen". Wie ein Alkoholiker von Alkohol, ist jetzt der Stoffwechsel von einer regelmäßigen Kohlenhydratzufuhr abhängig, sonst gerät er vollends außer Tritt.

Passiert so etwas häufig und über längere Zeit, dann sind die Konsequenzen unvermeidlich: Chronischer Stress und häufige Energiekrisen des Gehirns.

Fettstoffwechsel bei Migräne

Doch um die energetischen Probleme im Vorfeld und im Rahmen von Migräneattacken verstehen zu können, darf man sich nicht zu sehr auf den Kohlenhydrat-

Ursachen

stoffwechsel konzentrieren, sondern muss vor allen Dingen auch den Fettstoffwechsel im Auge behalten. Und hier gibt es einige bemerkenswerte Beobachtungen.

Die Medizin geht allgemein davon aus, dass das Gehirn bevorzugt Glucose (bzw. eventuell Laktat[493]) zur Energiegewinnung verwertet[494]. Grundlage dieser Überlegung ist unter anderem die Tatsache, dass freie Fettsäuren die Blut-Hirn-Schranke nicht überwinden können. Und tatsächlich konnten Messungen bei ruhenden Probanden im Alter von 19 – 29 Jahren mit ausreichender Nahrungszufuhr (also nicht hungernd) zeigen, dass das Gehirn hauptsächlich Kohlenhydrate verstoffwechselt.

Da das Gehirn nur geringe Glykogenspeicher besitzt, es aber auch in Ruhe (zum Beispiel während des Schlafs) eine hohe Stoffwechselaktivität hat, muss eine konstante Glucosezufuhr über das Blut ins Gehirn gewährleistet sein.

Eine Untersuchung konnte allerdings in diesem Zusammenhang zeigen, dass Serotonin eine verstärkte Glykogenolyse (das heißt Freisetzung der Glykogenspeicher) im Gehirn bewirken kann[495]. Da es zu Beginn einer Migräneattacke zu einer massiven Entleerung der Serotoninspeicher im Gehirn kommt, könnte dies ein Anzeichen dafür sein, dass es dem Gehirn an Energie mangelt und letzte eigene Reserven mobilisiert werden sollen.

Das Gehirn kann alternativ zur Glucose (bzw. zum Laktat) auch Ketonkörper zur Energiegewinnung verwerten, was man Ketolyse nennt. Wie bereits dargestellt wurde, geschieht dies für die Medizin aber nur in Ausnahmefällen, und zwar dann, wenn über längere Zeit keine ausreichenden Mengen an Kohlenhydraten über die Nahrung aufgenommen wurden. In diesem Fall muss das Gehirn zunächst entsprechende Mengen des Enzyms Beta-Ketoacyl-CoA-Transferase herstellen, wozu es unter den Bedingungen der heute üblichen kohlenhydrat- und kalorienreichen Ernährungsweise in der Regel erst nach einigen Tagen in der Lage ist.

Leider scheint unter den Stoffwechselexperten der Medizin kaum jemand die Frage zu stellen, ob es sich bei der fehlenden Bereitschaft zur Ketolyse des Gehirns um einen Normalzustand oder eher um einen Mangel handelt.

---

[493] Schurr, Avital: Lactate: the ultimate cerebral oxidative energy substrate? Journal of Cerebral Blood Flow & Metabolism (2006) 26, 142–152. doi:10.1038/sj.jcbfm.9600174; published online 22 June 2005

[494] Löffler, Georg und Petrides, Petro E.: Biochemie und Pathobiochemie, 7. Auflage, 2003, Seite 1054

[495] Quach TT, Rose C, Duchemin AM, Schwartz JC: Glycogenolysis induced by serotonin in brain: identification of a new class of receptor, Nature. 1982 Jul 22;298(5872):373-5

Ursachen

Denn immerhin kann festgestellt werden, dass die Ketolyse für das Gehirn des Säuglings noch von entscheidender Bedeutung ist. Löffler und Petrides führen dazu aus[496]:

> Im Gehirnstoffwechsel eines Säuglings werden zu einem weitaus höheren Anteil Ketonkörper verarbeitet als beim Erwachsenen. Infolgedessen können Säuglinge wesentlich geringere Blutglucosekonzentrationen (20 – 30 mg/dl = 1,2 – 1,8 mmol/l) ohne neurologische Ausfälle tolerieren als Erwachsene. Kurz nach der Geburt steigen die Aktivitäten der Ketonkörper verwertenden Enzyme ... deutlich an, wodurch eine optimale Ausnutzung des hohen Fettanteils der Muttermilch möglich wird. Glucose kann jedoch auch beim Säugling nicht vollständig durch Ketonkörper ersetzt werden. Nach dem Abstillen und der Umstellung des Kleinkindes auf kohlenhydratreiche Nahrung fallen die Ketonkörper metabolisierenden Enzymaktivitäten wieder ab.

Und King und Marchesini fügen gar hinzu[497]:

> Acetoacetate and Beta-hydroxybutyrate, in particular, also serve as major substrates for the biosynthesis of neonatal cerebral lipids.

Mit anderen Worten: Die beiden Ketonkörper-Formen Acetoacetat und Beta-Hydroxybutyrat sind sogar für die Entwicklung der kleinkindlichen Gehirnsubstanz erforderlich[498].

Es ist bedauerlich, dass in der medizinischen Fachliteratur die Umstellung des Kleinkindes nach dem Abstillen auf eine kohlenhydratreiche Nahrung als die einzig denkbare Möglichkeit dargestellt wird, zumal dies unter Berücksichtigung der gesamten Entwicklungsgeschichte der Menschheit wohl eher die Ausnahme gewesen sein dürfte.

Löffler und Petrides führen in diesem Zusammenhang weiter aus[499]:

> Die während eines epileptischen Anfalls massiv gesteigerte neuronale Aktivität wird durch eine erhöhte Glucoseaufnahme sichtbar.

---

[496] Löffler, Georg und Petrides, Petro E.: Biochemie und Pathobiochemie, 7. Auflage, 2003, Seite 1055

[497] King MW, Marchesini S: Fatty Acid Oxidation and Ketone Bodies, http://www.med.unibs.it/~marchesi/fatox.html

[498] Morris AAM: Cerebral ketone body metabolism, Journal of Inherited Metabolic Disease, Volume 28, Issue 2, Apr 2005, Pages 109 – 121

[499] Löffler, Georg und Petrides, Petro E.: Biochemie und Pathobiochemie, 7. Auflage, 2003, Seite 1054

Dies ist bemerkenswert, da gleichzeitig bekannt ist, dass insbesondere unter Epilepsie leidende Kinder hervorragend auf die ketogene Diät ansprechen. Es stellt sich unmittelbar die Frage, ob die erhöhte Glucoseaufnahme nicht auch mit der Unfähigkeit zur Ketolyse einige Zeit nach dem Abstillen und der Umstellung auf eine kohlenhydratreiche Ernährungsweise in Zusammenhang stehen könnte.

Doch kommen wir zum Thema Migräne zurück.

Es wird von zahlreichen Migräneexperten angenommen, dass der Migräneattacke eine so genannte Cortical Spreading Depression vorausgeht. Dazu wurde im Abschnitt *Cortical Spreading Depression (CSD)* auf Seite 88 unter anderem ausgeführt:

- Um die in der CSD zusammengebrochene Homöostase der Ionenverteilung wiederzuerlangen, müssen die Zellen erhebliche Mengen zusätzlichen Sauerstoff und Glucose aufwenden. Es konnte ein gestiegener Glucoseverbrauch um 200% und Sauerstoffverbrauch um 50% festgestellt werden.
- Gleichzeitig steigt jedoch die Laktatkonzentration auf etwa 200% an und der Blut-pH-Wert fällt auf etwa 6,9 ab.

Ähnlich wie bei epileptischen Anfällen ist auch hier ein enormer Anstieg des Glucoseverbrauchs festzuhalten.

Verschiedene Studien haben daneben untersucht, welche Veränderungen im Fettstoffwechsel während einer Migräneattacke zu beobachten sind. Hervorzuheben ist insbesondere eine Studie von Shaw et al., bei welcher die gleichen Personen im nüchternen Zustand einmal während einer Migräneattacke und einmal in der attackenfreien Zeit einem intravenösen Glucose-Toleranz-Test unterzogen wurden[500]. Die intravenöse Verabreichung der Glucose-Nahrung erfolgte, um eine verzögerte Magen- und Darmaufnahme während einer Migräneattacke auszuschließen. Der Test mit den gleichen Personen während und außerhalb von Migräneattacken sollte gleichzeitig Verzerrungen durch unterschiedliche Stoffwechselverhältnisse bei unterschiedlichen Personengruppen ausschließen.

Dabei zeigte sich während der Migräneattacken ein generell beachtlicher Anstieg bei den Konzentrationen an freien Fettsäuren, Glycerin und Ketonkörpern. Der gleichzeitige Anstieg bei den freien Fettsäuren und den Glycerin-Konzentrationen deutet auf eine verstärkte Aufspaltung von Triglyceriden und damit einer Aktivierung der Lipolyse hin. Daneben wurden ein Anstieg bei den Cortisol-Spiegeln und ein Abfall

---

[500] Shaw SW, Johnson RH, Keogh HJ: Metabolic changes during glucose tolerance tests in migraine attacks, J Neurol Sci. 1977 Aug;33(1-2):51-9

bei den Insulin-Spiegeln festgestellt. Alle diese Ergebnisse können konsistent als eine Stressreaktion mit sympathischer Aktivierung interpretiert werden[501].

Besonders aufschlussreich ist aber die Entwicklung der Ketonkörperkonzentration (siehe dazu *Abbildung 7: Ketonkörperkonzentrationen während Glucose-Toleranz-Test* auf Seite 199). Zunächst ist diese bereits vor der Attacke erhöht[502], sinkt dann deutlich nach intravenöser Verabreichung von Glucose, um dann nach einiger Zeit parallel zum Absinken des Blutzuckerspiegels wieder deutlich anzusteigen.

Da die Ketonkörperkonzentration während der Glucoseeinnahme abfällt, muss angenommen werden, dass diese im restlichen Zeitraum auf Grund von energetischen Mangelzuständen erhöht ist. Mit anderen Worten: Der Anstieg der Konzentrationen bei den freien Fettsäuren und Ketonkörpern ist Ausdruck einer energetischen Krise. Hierbei muss es sich in erster Linie um eine energetische Krise im Gehirn handeln, da

- bei den Probanden der Studie als einzige Symptomatik eine Migräneattacke vorlag und
- die betroffenen Personen keinen sonstigen körperlichen Stress hatten.

Eine solche energetische Krise ist aber nicht mit einer verstärkten Bereitstellung von freien Fettsäuren und Ketonkörpern überwindbar, da

- das Gehirn freie Fettsäuren nicht nutzen kann (diese können die Blut-Hirnschranke nicht überwinden) und
- es bei üblicher Ernährungsweise auf Grund der fehlenden Enzyme an die Verwertung von Ketonkörpern (Ketolyse) nicht ausreichend adaptiert ist.

Wir haben es hier also mit einer energetischen Krise des Gehirns zu tun, in der zwar prinzipiell genügend Energie vorliegt, die aber vom Gehirn nicht genutzt werden kann.

---

[501] Anthony M: Biochemical indices of sympathetic activity in migraine, Cephalalgia. 1981 Jun;1(2):83-9
[502] Hockaday JM, Williamson DH, Whitty CW: Blood-group levels and fatty-acid metabolism in migraine related to fasting, Lancet. 1971 Jun 5;1(7710):1153-6

Ursachen

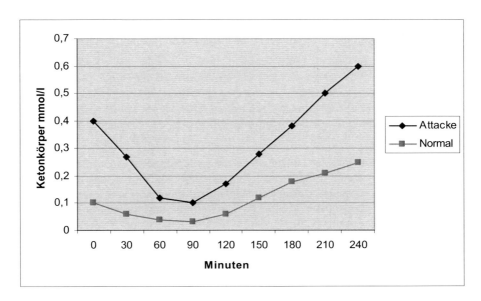

Abbildung 7: Ketonkörperkonzentrationen während Glucose-Toleranz-Test

Daneben wurde festgestellt, dass das Verhältnis der beiden Ketonkörper-Formen Beta-Hydroxybutyrat (3HB) zu Acetoacetat (AcAc) während des gesamten Zeitraums einer Migräneattacke um den Faktor 2 – 4 erhöht war. Mitchell et al. führen dazu aus[503]:

> *An abnormal elevation of the 3HB/AcAc ratio usually implies a non-oxidized state of the hepatocyte mitochondrial matrix resulting from hypoxia-ischemia or other causes.*

Mit anderen Worten: Das abnorm erhöhte Verhältnis der Konzentrationen der beiden Ketonkörper-Formen kann durch einen Sauerstoffmangel (Hypoxie) bzw. eine relative Blutleere (Ischämie), das heißt durch eine Energiemangelsituation, verursacht sein.

Hier rächt es sich, dass der Körper aus ökonomischen Gründen den größten Teil der gespeicherten Energie in Form von Fett vorhält, welches aber nur zu einem geringen Teil in Glucose zurückverwandelt werden kann. Dies mag für Lebewesen mit einem gemessen an der Körpergröße kleineren Gehirn und folglich kleineren relativen

---

[503] Mitchell GA, Kassovska-Bratinova S, Boukaftane Y, Robert MF, Wang SP, Ashmarina L, Lambert M, Lapierre P, Potier E: Medical aspects of ketone body metabolism, Clin Invest Med. 1995 Jun;18(3):193-216

zerebralen Energieanforderungen angemessen sein[504] [505], für den Menschen mit seinem energiehungrigen großen Gehirn ist diese Situation jedoch problematisch.

In Experimenten mit Ratten konnte nachgewiesen werden, dass deren Gehirn in Sauerstoffmangelsituationen (Hypoxie) bei ausreichender Versorgung mit Ketonkörpern länger überlebensfähig ist als bei reiner Glucose-Versorgung[506]. Einige Wissenschaftler vermuten deshalb bereits, dass Ketonkörper für ein auf diese Energieträger eingestelltes Gehirn eine besonders effiziente Energiequelle darstellen[507].

Eine wesentliche Ursache zerebraler Energiekrisen kann folglich die fehlende Bereitschaft des Gehirns zur Nutzung von Ketonkörpern (Ketolyse) in Energiemangelsituationen und damit die zu einseitige Ausrichtung auf den in der Zuführung zu instabilen Brennstoff Glucose sein[508]. Und diese Bereitschaft wird durch die heute übliche kalorien- und kohlenhydratreiche Ernährungsweise ohne Phasen längerer vergeblicher Nahrungssuche (bzw. Fasten) unterbunden. Oder mit den Worten von Löffler und Petrides[509]:

Nach dem Abstillen und der Umstellung des Kleinkindes auf kohlenhydratreiche Nahrung fallen die Ketonkörper metabolisierenden Enzymaktivitäten wieder ab.

Man könnte deshalb die These aufstellen:

Chronische Hypoglykämie ist Ausdruck der fehlenden Ketolysefähigkeit des Gehirns.

Es ist nicht auszuschließen, dass die Bereitschaft des Gehirns zur Verarbeitung von Ketonkörpern nicht nur durch die heutige Ernährungsweise, sondern auch durch die modernen Migränemedikamente – die Triptane – maßgeblich unterbunden wird. Denn ein schwerer Migräneanfall ohne medikamentöse Behandlung bedeutet in der Regel, dass Sie mindestens 10 Stunden (oft sogar deutlich länger) nicht in der Lage sind, Nahrung aufzunehmen. Häufig beginnt eine Migräneattacke dabei bereits aus

---

[504] Morris AAM: Cerebral ketone body metabolism, Journal of Inherited Metabolic Disease, Volume 28, Issue 2, Apr 2005, Pages 109 – 121

[505] Lindsay DB, Setchell BP: The oxidation of glucose, ketone bodies and acetate by the brain of normal and ketonaemic sheep, The Journal of Physiology, 1976 Vol 259, Issue 3 801-823

[506] Kirsch JR, D'Alecy LG: Hypoxia induced preferential ketone utilization by rat brain slices, Stroke. 1984 Mar-Apr;15(2):319-23

[507] Veech RL: The therapeutic implications of ketone bodies: the effects of ketone bodies in pathological conditions: ketosis, ketogenic diet, redox states, insulin resistance, and mitochondrial metabolism, Prostaglandins Leukot Essent Fatty Acids. 2004 Mar;70(3):309-19

[508] Strahlman, R. Scott: Can Ketosis Help Migraine Sufferers? A Case Report. Headache: The Journal of Head and Face Pain. Volume 46 Page 182 – January 2006. doi:10.1111/j.1526-4610.2006.00321_5.x

[509] Löffler, Georg und Petrides, Petro E.: Biochemie und Pathobiochemie, 7. Auflage, 2003, Seite 1055

einem Hungerzustand heraus. Es ist dann leicht möglich, dass Sie durch die Attacke gezwungen sind, 24 Stunden auf Nahrung zu verzichten. In dieser Zeit wird das Gehirn bereits versuchen, Enzyme zur Ketonkörperverarbeitung aufzubauen. Möglicherweise ist die Erholung am Ende der Attacke bereits zum Teil auf die Verwertung von Ketonkörpern zur Energiegewinnung im Gehirn zurückzuführen.

Nach einer solchen Attacke sind Sie nun möglicherweise länger vor einer weiteren Attacke geschützt, weil Ihr Gehirn es gelernt hat, zum Teil Ketonkörper für die Energiegewinnung einzusetzen. All dies wird durch die modernen Triptane unterbunden, denn diese sorgen ja in der Regel dafür, dass Sie spätestens nach 2 Stunden wieder voll einsatzbereit sind, und diese Zeit ist zu kurz für den Aufbau von Ketonkörper-Enzymen im Gehirn.

Dies würde sich auch mit der häufigen Beobachtung von Migränebetroffenen decken, dass Triptane zwar sehr effizient gegen Migräneattacken wirken, allerdings mit der Konsequenz, dass die Attackenfrequenz seit der regelmäßigen Einnahme der Triptane bei ihnen angestiegen ist.

Es ist durchaus vorstellbar, dass die Bereitschaft des Gehirns zur Nutzung von Ketonkörpern in Energiemangelsituationen irgendwann auch medikamentös gefördert werden kann[510].

Und es ist gleichfalls vorstellbar, dass die Wiederherstellung der zerebralen Fähigkeit zur Ketolyse das verbindende Glied zwischen verschiedenen diätischen Ansätzen zur Verbesserung einer Migräneerkrankung bzw. sonstiger Gesundheitsverbesserungen ist[511] [512], wie zum Beispiel:

- LowCarb
- Fasten
- Trennkost
- Unterkalorische Ernährung (Low Calories)

---

[510] Veech RL, Chance B, Kashiwaya Y, Lardy HA, Cahill GF Jr.: Ketone bodies, potential therapeutic uses, IUBMB Life. 2001 Apr;51(4):241-7

[511] Greene AE, Todorova MT, McGowan R, Seyfried TN: Caloric restriction inhibits seizure susceptibility in epileptic EL mice by reducing blood glucose, Epilepsia 2001 Nov;42(11):1371-8

[512] Mantis JG, Centeno NA, Todorova MT, McGowan R, Seyfried TN: Management of multifactorial idiopathic epilepsy in EL mice with caloric restriction and the ketogenic diet: role of glucose and ketone bodies, Nutr Metab (Lond). 2004; 1: 11

Ursachen

Die Antwort der Schulmedizin

Doch was ist die Antwort der Schulmedizin auf die beschriebenen Situationen?

Es wird Ihnen nicht erläutert, dass es Ihre Ernährung ist, die Ihren Gehirnstoffwechsel einschränkt und dann ins Schlingern bringt, sondern die Aussage ist eher die folgende:

Es ist normal, dass Ihr Stoffwechsel schlingert. Um größere Ausfälle zu verhindern, sollten Sie ein regelmäßigeres Leben führen und insbesondere regelmäßig und spätestens alle 3 Stunden eine kleine Mahlzeit zu sich nehmen.

Diese Antwort ist grotesk. Denn das bedeutet ja letztendlich nichts anderes, als dass Sie die im Körper vorhandenen und über Hunderte von Millionen Jahren entstandenen Mechanismen zur Selbststeuerung ignorieren und abschalten und stattdessen zur Handsteuerung übergehen sollen. Es ist fast so, wie wenn ein Kunde seinen nagelneuen geregelten HiFi-Schallplattenspieler wegen Gleichlaufschwankungen reklamiert, und man ihm im Geschäft die Antwort gibt:

Dazu gibt es an der Seite ein kleines Schwungrad wie bei den alten Grammophonen: Kurbeln Sie regelmäßig beim Abspielen, dann jault nichts mehr.

Kurz: Viele Kopfschmerzexperten wollen Ihnen weismachen, dass Sie nicht die so genannte "Krone der Schöpfung" sind, sondern wie ein altes Grammophon funktionieren, welches regelmäßig per Hand angetrieben werden muss, oder wie ein Handy, welches spätestens alle 3 Stunden wieder ans Netz muss, damit es nicht für mehrere Tage ausfällt.

Von dieser Vorstellung sollten Sie sich lösen. Besinnen Sie sich wieder darauf, welch leistungsfähigen Organismus Sie besitzen. Schalten Sie die Handsteuerung aus und Ihren Auto-Piloten an, damit Sie sich wieder auf die wesentlichen Dinge im Leben konzentrieren können. Im Maßnahmen-Teil werde ich Ihnen zeigen, wie das geschehen kann.

Ursachen

Unterzuckerung und Angst/Stress

Ein sich selbst speisender Regelkreis

Zu Unterzuckerung und Angst bzw. Stress schreibt der Psychologe Hans Morschitzky[513]:

> *Bei Angst, Aufregung und Stress wird schnell viel Insulin produziert, was zur Folge hat, dass mehr Insulin ausgeschüttet wird als der Körper benötigt. Dies wiederum führt dazu, dass die verfügbare Glucose schnell aufgebraucht wird und der Blutzuckerspiegel drastisch sinkt. Ein erniedrigter Blutzuckerspiegel trägt dazu bei, dass schon kleine Veränderungen in der Atmung, wie sie in Angstsituationen immer auftreten, körperliche Symptome produzieren. Es treten die typischen Hypoglykämiesymptome auf, die der Körper durch einen massiven Adrenalinschub zu bewältigen versucht.*
>
> *Der Verzehr von Süßigkeiten (zum Beispiel Pralinen) bei Stress und Traurigkeit erhöht nachweislich den Serotonin-Spiegel, was die subjektiv angenehmen Zustände begründet, führt jedoch bei zu großen Mengen zu einem Blutzuckerabfall und infolgedessen zu einem erhöhten Adrenalinschub mit umfassender sympathischer Überaktivierung, was als Auslöser für Panikattacken dienen kann.*
>
> *Bei Angst, Aufregung und Stress besteht oft eine Appetitlosigkeit, die zu einer zeitweiligen Unterzuckerung führt, so dass Angst- und Stresssituationen eine noch größere Unterzuckerung bewirken. Es treten dann die Symptome von Hypoglykämie auf, die der Körper durch einen massiven Adrenalinschub zu bewältigen versucht und damit eine massive körperliche Aktivierung auslöst.*
>
> *Hypoglykämie (Unterzucker) führt zu folgenden Symptomen: Herzklopfen und Herzrasen, Blutdrucksenkung, Schwindel bis hin zur Ohnmacht, dumpfe Kopfschmerzen, Schweißausbruch (kalter Schweiß), Zittern (meistens inneres Zittern ohne entsprechende äußere Anzeichen), Blässe der Haut, kalte Hände und Füße, Übelkeit, Magenkrämpfe, innere Unruhe, Angstzustände (Panik), plötzliche Traurigkeit, Schlaflosigkeit zwischen zwei und drei Uhr morgens (wegen Blutleere im Gehirn), Müdigkeit am Vormittag und am Nachmittag, Koordinationsstörungen, Zucken der Augenlider, Sehstörungen (Doppelbilder), Ataxie, Bewusstseinsstörungen, Heißhunger (Hunger auf Süßes), Hungergefühl eine Stunde nach der Mahlzeit.*

---

[513] Morschitzky H: Vegetatives Nervensystem – Stoffwechsel, http://www.panikattacken.de/angst/veg-stoff.html

Ursachen

> *Bei Angst- und Panikpatienten ist das Phänomen der Unterzuckerung mit anschließender Ankurbelung des Sympathikus eine Erklärung dafür, dass nach einer längeren Konfrontationstherapie keine Gewöhnung (Habituation) an die angstmachenden Situationen eintritt.*

Dies besagt unter anderem das Folgende:

- Stresssituationen begünstigen Unterzuckerungssituationen.

- Der Verzehr von kohlenhydratreichen Speisen (insbesondere Süßigkeiten) wirkt zwar unmittelbar beruhigend (via Serotonin), führt aber anschließend zu noch stärkeren Unterzuckerungen. Diese Unterzuckerungen bewirken einen massiven Adrenalin-Schub und andere körperliche Aktivierungen (häufig zusätzlich via Nebennieren, Schilddrüse).

Man könnte es auch so ausdrücken: Die zur Abwehr von Stress eingesetzten Süßigkeiten und anderen Kohlenhydrate versetzen den Körper mittelbar selbst in einen Stresszustand, ohne dass notwendigerweise ein Stressgrund aktuell vorliegen muss. Gehirn und Körper sind in der Folge übererregt, und das alles ohne äußeren Anlass.

Das vegetative Nervensystem

An dieser Stelle sei ein kleiner Exkurs über das vegetative Nervensystem des Menschen erlaubt.

Das vegetative Nervensystem ist das System, welches Drüsen, innere Organe und das Herz mit Information versorgt. Oft spricht man auch vom autonomen Nervensystem, weil es im Wesentlichen ohne die höheren Zentren der Großhirnrinde arbeitet, und weil es ohne willentliche Steuerung funktioniert. Das vegetative Nervensystem koordiniert alle wichtigen Lebensvorgänge des menschlichen Körpers, zum Beispiel Wärmeregulation, Wasserhaushalt, Schlafen, Atmung, Hunger, Magensaftsekretion, Herztätigkeit, Blutdruck, Sexualfunktion.

Wichtige Kontrollzentren des vegetativen Nervensystems befinden sich im Hirnstamm.

Das vegetative Nervensystem arbeitet eng mit dem Hormonsystem zusammen. Viele vegetative Funktionen werden maßgeblich durch Hormone beeinflusst.

Die Verbindungen des vegetativen Nervensystems treffen im Hypothalamus zusammen, der damit dessen oberste Instanz ist. Ebenfalls ist das Hormonsystem des Menschen hierarchisch ausgelegt mit dem Hypothalamus als oberster Instanz. Dieser hat sozusagen den Gesamtüberblick über die Hormone im Körper. Auf auftretende Veränderungen reagiert der Hypothalamus mit entsprechenden Befehlen an die Hypophyse, welche damit die wichtigste Hormondrüse ist.

Ursachen

Zellen des Hypothalamus können den Zustand von Blut und Wasserhaushalt messen (Temperatur, Salzgehalt, Blutzucker, Hormonkonzentrationen) und über Verschaltungen sowohl auf das untergeordnete vegetative Nervensystem als auch auf die Ausschüttung verschiedener Hormone (via Hypophyse) Einfluss nehmen.

Der Neurologe Karl C. Mayer stellt die Zusammenhänge wie folgt dar[514]:

> Dem Hypothalamus kommt eine wesentliche Funktion für die Aufrechterhaltung des inneren Milieus (Homöostase) zu. Er reguliert die Schilddrüsenfunktion, das Wachstum, den Schlaf-Wach-Rhythmus (innere Uhr), den Appetit und die Sättigung, den Sexualtrieb, Körpertemperatur, den Energiehaushalt und das Körpergewicht ebenso wie den Salz- Wasserhaushalt. Er gehört zum Zwischenhirn und liegt unterhalb des Thalamus in enger Nachbarschaft zum 3. Ventrikel. Zellen des Hypothalamus können somit Zustand von Blut und Liquor messen (Temperatur, Salzgehalt, Hormonkonzentrationen) und über Verschaltungen sowohl auf das untergeordnete vegetative Nervensystem als auch auf die Ausschüttung verschiedener Hormone Einfluß nehmen. Besondere Bedeutung hat das Zusammenspiel von Hypothalamus und Hirnanhangdrüse (Hypophyse). Einerseits über die Ausschüttung verschiedener chemischer Substanzen (Releasinghormone) ins Blut, andererseits über direkte Nervenverbindungen bestehen viele Regelmechanismen zwischen beiden Organen, welche einen Großteil der hormonellen Vorgänge des Körpers steuern. TRH = Thyreotropin-Releasinghormon reguliert die Ausschüttung der Schilddrüsenhormone T3 und T4 ins Blut. CRH = Corticotropin-Releasinghormon steuert über die Hypophyse zur Ausschüttung von ACTH (Adrenocorticotropes Hormon) und damit die Produktion von Cortisol in der Nebennierenrinde. Gn-RH =Gonadotrophes Releasinghormon steuert in der Hypophyse die Ausschüttung der Sexualhormone FSH und LH. GH-RH = Growth Hormone-Releasinghormon und GH-IH oder Growth Hormone-Inhibitinghormon regen die Ausschüttung von Wachstumshormon an und hemmen diese. MSH-Releasinghormon steuert die Freisetzung von Melanotropin (MSH) aus dem Hypophysenvorderlappen. MSH-IH hemmt diese Freisetzung. PRL-Releasinghormon und PRL-IH steuern die Ausschüttung von Prolaktin aus dem Hypophysenvorderlappen. Adiuretin (ADH) reguliert den Wasser und Salzhaushalt, Oxytocin die Wehentätigkeit. Der Hypophysenhinterlappen speichert im Hypothalamus gebildete Hormone (ADH und Oxytocin) und gibt diese in den Blutkreislauf ab, der Vorderlappen stellt nach Steuerung des Hypothalamus solche Hormone (Prolaktin, Wachstumshormon, MSH, ß-Endorphin, GH, LH, FSH, TSH) her. Der Hypophysenvorderlappen ist damit eine endokrine Drüse die vom Hypothalamus kontrolliert wird, der Hinterlappen eine direkte Fortsetzung des Nerven-

---

[514] Mayer, Karl C.: Vegetatives Nervensystem,
http://www.neuro24.de/vegetatives_nervensystem.htm

> *systems (bzw. des Hypothalamus). Außerdem kann der Hypothalamus unter anderem über die Formatio reticularis eine übergeordnete Steuerung zum Beispiel von Herz-Kreislauffunktionen oberhalb der Zentren in der Medulla oblongata ausüben. Bestimmte Zonen des Hypothalamus steuern auch komplexe Verhaltensweisen des Individuums (Abwehr-, Fluchtverhalten, Nahrungs- und Flüssigkeitsaufnahme, Thermoregulation), wobei sich die Zentren anatomisch nur ungenau abgrenzen lassen. Der Hypothalamus scheint eine wichtige Rolle bei der Narcolepsie und den Cluster-Kopfschmerzen zu spielen. Vielleicht spielt er auch eine große Rolle bei Migräne und Depressionen. Dabei spielt der Hypothalamus möglicherweise eine entscheidende Rolle als Trigger beim Beginn von Attacken.*

Das vegetative Nervensystem selbst besteht aus 2 Bereichen, die gegenläufig wirken:

- Parasympathicus
- Sympathicus

Daneben gibt es noch einen dritten weitestgehend unabhängigen Bereich: Das Darmnervensystem (Enterisches Nervensystem, Enteric Nervous System, ENS).

Das Darmnervensystem funktioniert auch ohne zentralnervöse Einflüsse von Parasympathicus und Sympathicus, was bedeutet, dass auch nach Durchtrennung der parasympathischen und sympathischen Versorgung die meisten Funktionen des Gastrointestinaltraktes nicht beeinträchtigt sind. Sympathicus und Parasympathicus greifen allerdings modulierend in die Tätigkeit des Darmnervensystems ein.

Das Darmnervensystem ist dazu fähig die Sekretionsvorgänge und die Bewegungen des Darmes zum Weitertransport und zur Durchmischung seines Inhaltes zu regeln.

Im Allgemeinen wird der Sympathicus bei Stress aktiviert, um den Organismus in Leistungsbereitschaft zu versetzen. Stellen Sie sich vor, Sie stehen in der kanadischen Wildnis vor einem Bär: Ihre Haare sträuben sich, die Pupillen weiten sich, Sie werden kreidebleich, Sie beginnen zu schwitzen, Herzschlag und Atemfrequenz erhöhen sich usw.. Sie bereiten sich auf Flucht oder Kampf vor (in dieser Situation wohl eher auf Flucht).

Der Parasympathicus produziert den gegenläufigen Effekt der Entspannung. Stellen Sie sich vor, Sie haben gerade gegessen, liegen entspannt auf dem Sofa und schauen sich einen Zeichentrickfilm an.

In normalen Situationen (normale Tagesaktivität ohne außergewöhnlichen Stress) besteht ein Ausgleich zwischen den beiden Kontrahenten: Sie sind aktiv und gleichzeitig doch entspannt.

Aus dem weiter oben Gesagten haben wir aber gelernt: Eine kohlenhydratreiche Ernährung – insbesondere mit vielen Süßigkeiten – führt bei entsprechender

Disposition zu häufigen Unterzuckerungen und diese Unterzuckerungen lösen zwecks Sicherstellung der Energieversorgung des Gehirns eine massive Aktivierung des Sympathicus aus. Stellen Sie sich also vor, Sie sitzen an Ihrem Schreibtisch vor Ihrem PC, haben eine dringende Aufgabe zu erledigen und Ihr Körper reagiert, als säße ein Löwe in kampfbereiter Haltung unmittelbar vor Ihnen.

Hypothalamus und Migräne

Die körperliche Aktivierung via Adrenalin und Sympathicus bewirkt eine stärkere Mobilisierung von Zuckerreserven, zum Beispiel durch Leerung von Glykogenspeichern oder durch Ausschüttung des Hormons Cortisol und der daraus folgenden kräftigeren Eiweißverzuckerung. In der Entspannungsphase, wenn der Parasympathicus regiert, kommt es dann zwangsläufig zum Einbruch und gegebenenfalls Zusammenbruch.

Dabei sollten Sie sich erinnern, dass das vegetative Nervensystem nicht willentlich gesteuert wird. Entspannung ist nicht etwa dann angesagt, wenn Sie es meinen, sondern wenn das vegetative Nervensystem entsprechende Informationen signalisiert bekommt. Sie kennen sicherlich auch die Situation: Sie laufen den halben Tag durch die Stadt, um ein paar Einkäufe zu erledigen, und kaum nähern Sie sich Ihrer Wohnung, verspüren Sie plötzlich einen kaum einhaltbaren Harndrang, so dass Sie sich beim Aufschließen Ihrer Wohnungstür sogar beeilen müssen.

Dass all dies, was weiter oben über Adrenalin- und Sympathicus-Aktivierung gesagt wurde, bei Migränepatienten tatsächlich so ablaufen mag, deuten diverse Untersuchungen zur Stoffwechselsituation bei Migränepatienten an. Beispielsweise zeigte eine Studie[515], dass Patienten mit chronischer Migräne (gemäß einer anderen Studie auch bei normaler Migräne[516]) in der Regel erhöhte Cortisol-Spiegel besitzen. Daraus folgern die Autoren,

> *that the hypophyseal-adrenal axis is activated in patients with CM (chronic migraine) compared with controls.*

Mit anderen Worten: Der Patient befindet sich in einem Dauer-Stresszustand mit verstärkter Sympathicus-Aktivierung. Dauerhaft erhöhte Cortisol-Spiegel können auf Grund der dadurch ausgelösten stärkeren Eiweißverzuckerung andere schwere Nebenwirkungen haben, wie empfindliche Haut, Schwangerschaftsstreifen, schwächliche Muskeln usw. (siehe dazu auch die Ausführungen in Abschnitt *Adipositas und Fettstoffwechsel* auf Seite 55). Andere Untersuchungen zeigten umgekehrt, dass

---

[515] Peres MFP et al., Hypothalamic involvement in chronic migraine, J Neurol Neurosurg Psychiatry 2001;71:747-751

[516] Ziegler DK et al.: Circadian rhythms of plasma cortisol in migraine, J Neurol Neurosurg Psychiatry. 1979 Aug;42(8):741-8

Ursachen

40% aller Patienten mit krankhaft erhöhten Cortisol-Spiegeln (Morbus Cushing) auch über Kopfschmerzen klagen[517]. Wolfgang Lutz konnte in "Leben ohne Brot" zeigen, dass sich unter einer kohlenhydratarmen Diät erhöhte Cortisol-Spiegel in der Regel normalisieren[518]. Die Überlegungen in Abschnitt *Adipositas und Fettstoffwechsel* auf Seite 55 lassen vermuten, dass dies für alle Diäten gilt, die die Ketolyse-Fähigkeit des Gehirns reaktivieren.

Ein weiterer wichtiger Hinweis steht darüber hinaus im Schlusssatz des obigen Zitates von Hans Morschitzky:

> *Bei Angst- und Panikpatienten ist das Phänomen der Unterzuckerung mit anschließender Ankurbelung des Sympathikus eine Erklärung dafür, dass nach einer längeren Konfrontationstherapie keine Gewöhnung (Habituation) an die angstmachenden Situationen eintritt.*

Genau diese mangelhafte Gewöhnung ist ein Phänomen, welches bei Migränekranken immer wieder festgestellt worden ist[519].

Hartmut Göbel hat allerdings darauf aufmerksam gemacht, dass dieser fehlenden Gewöhnung mit Beta-Blockern entgegengewirkt werden kann[520]:

> *Diese Messungen sind ein wichtiger Beleg dafür, dass das Gehirn von Migränepatienten offensichtlich besonders aktiv auf Reize reagiert. Aber nicht nur das: Während bei gesunden Menschen die Aufmerksamkeit bei mehrmaliger Reizwiederholung mehr und mehr nachlässt, bleibt das Gehirn des Migränepatienten ständig in maximaler Bereitschaft. Das Gehirn kann anscheinend nicht „abschalten" und steht im wahrsten Sinne des Wortes ständig unter „Hochspannung". Interessanterweise kann eine erfolgreiche Behandlung der Patienten mit Medikamenten zur Migränevorbeugung – so genannten Betarezeptorenblockern – dieses veränderte elektrische Verhalten des Gehirns normalisieren.*

Dies könnte darauf hindeuten, dass die angeblich fehlende Habituation gar kein angeborenes Merkmal von Migränepatienten ("angeborene Reizverarbeitungsstörung") ist, sondern eine natürliche Folge permanent hoher Stressbelastungen mit erhöhten Cortisol-Spiegeln, die ihrerseits durch chronische Hypoglykämie bedingt sein können.

Hartmut Göbel schränkt allerdings an anderer Stelle ein[521]:

---

[517] Troost, Todd: Headache and Metabolic Disorder, http://imigraine.net/other/meta.html
[518] Lutz, Wolfgang: Leben ohne Brot, 14. Auflage, 1998, Seite 198 f
[519] Jenzer, Gerhard: Migräne-Bereitschaft – Übererregbares Gehirn, http://www.neurohelp.ch/migraene_bereitschaft_gehirn.htm
[520] Göbel, Hartmut: Kursbuch Migräne, 2003, S. 50 ff

> *Somit kann angenommen werden, dass bei der Entstehung der Migräne unter anderem eine Hyperaktivität von Nervenzellen im Gehirn besteht, die ihre Informationen über Beta-Rezeptoren austauschen.*

Dies dürfte überraschen, da einige Migräne-wirksame Beta-Blocker die Blut-Hirn-Schranke nicht oder nur sehr eingeschränkt überwinden können.

Die Wirkung von Beta-Blockern

Beta-Blocker wie Metoprolol oder Propranolol gehören zu den Medikamenten zur Migräneprophylaxe der ersten Wahl. Daneben konnte noch mindestens für die Beta-Blocker Bisoprolol, Timolol, Nadolol und Atenolol eine positive Migränewirkung nachgewiesen werden. Nicht wirksam sind dagegen so genannte ISA-Beta-Blocker (ISA = Intrinsische sympathicomimetische Aktivität), welche gleichzeitig eine agonistische Wirkung an den Beta-Rezeptoren auslösen[522].

Allerdings wird häufig darauf hingewiesen, dass der Einsatz der Beta-Blocker auf guten Erfahrungen in der Praxis beruht, die Medizin aber letztendlich keinen schlüssigen Grund kennt, warum diese Medikamente wirken.

Ein Grund könnte aus den obigen Ausführungen über die regelmäßigen Sympathicus-Aktivierungen und Kernfunktionen von Beta-Blockern abgeleitet werden: Beta-Blocker mindern die Wirkung der Katecholamine Adrenalin und Noradrenalin, in dem sie die Betarezeptoren (die "Schlösser", in die die "Schlüssel" Adrenalin bzw. Noradrenalin passen, um ihre Wirkung entfalten zu können) blockieren[523].

Dabei werden Beta1- und Beta2-Rezeptoren unterschieden. Noradrenalin wirkt fast nur auf Beta1-Rezeptoren, wohingegen von Adrenalin beide Beta-Rezeptorenklassen aktiviert werden können.

Und in der Tat legen Untersuchungen nahe, dass die Adrenalin-blockierende Wirkung von Propranolol verantwortlich für dessen Migränewirkung ist[524].

Wie wir gesehen haben, produzieren Süßigkeiten und andere Kohlenhydrate bei entsprechender Disposition den Stress selbst: Sie führen zu verstärkten Unterzuckerungen mit anschließender kräftiger Adrenalin-Reaktion und Sympathicus-Aktivierung, welche unter anderem die letzten Reserven (zum Beispiel Zuckerreser-

---

[521] Göbel, Hartmut: Die Kopfschmerzen, 2003, Seite 245
[522] Shanks RG: Wirkungsmechanimus der Betablocker bei der Migräne. In: Pffaffenrath V, Sjaastad O, Carroll JD (Hrsg): Mig-räne und Betablocker, München, 1985
[523] Medizinfo.de: Endokrinologie – Zielzellensuche, http://www.medizinfo.de/endokrinologie/anatomie/zielzellensuche.htm
[524] Stoica E, Enulescu O, Propranolol corrects the abnormal catecholamine response to light during migraine, Eur Neurol. 1990;30(1):19-22

ven) mobilisieren. In der Entspannungsphase, oder auch schon vorher, wenn alle Reserven aufgebraucht sind, kommt es dann zum Zusammenbruch.

Beta-Blocker verhindern die Auswirkungen dieser problematischen kräftigen Adrenalin-Reaktion. Mit anderen Worten: Der sich selbst steuernde Regelkreis Unterzuckerung – Adrenalin/Sympathicus – Süßigkeit essen – Unterzuckerung wird durchbrochen und die vollständige energetische Erschöpfung des Betroffenen verhindert.

Auch dieses Szenario könnte dafür sprechen, dass es langfristig weniger der Zuckermangel im Gehirn selbst ist, der Migräne auslöst, sondern die regelmäßige massive körperliche Aktivierung und Sympathicus-Reaktion als Folge des Zuckermangels. Denn Beta-Blocker können zunächst das Problem Unterzucker weiter verschärfen (auf Grund der Unterdrückung der Wirkung des Adrenalins) und folglich ist Unterzuckerung eine bekannte Nebenwirkung von ihnen. Erst das Ausbleiben der Adrenalin/Sympathicus-Reaktion scheint die langfristige Erholung und Reduzierung der Migräneattacken des Patienten zu bewirken.

In einem Artikel zur Gewichtszunahme unter Beta-Blockern wird dies weiter präzisiert[525]. Beta-Blocker haben in der Regel unter anderem die folgenden Wirkungen und Nebenwirkungen:

- Der Gesamt-Energieumsatz wird um 4 bis 9% gesenkt.
- Die normalerweise nach der Mahlzeit auftretende Temperaturerhöhung des Körpers kann um 25% durch Beta-Blocker vermindert werden.
- Der Anwender klagt über Müdigkeit und reduzierte Aktivität.
- Die maximale Belastungsfähigkeit kann vermindert werden.
- In der Summe wird der Energieumsatz um 5 bis 10% gesenkt, entsprechend etwa 100 bis 200 kcal /Tag.

Daneben gibt es Vermutungen, dass Beta-Blocker auch die Glucose-Toleranz verbessern können[526].

Der verringerte Grundumsatz bei insgesamt geringerer Aktivität des Anwenders in Verbindung mit einer gegebenenfalls verbesserten Glucose-Toleranz führt automatisch dazu, dass jetzt mehr Energie in normalen Situationen zur Verfügung steht, was auch meist prompt zu einem leichten Gewichtsanstieg führt.

---

[525] Cardiologe.de: Gewichtszunahme unter Betablocker, http://www.cardiologe.de/index_extern.html?/patient/therapie/medikamentoes/betablocker_gewicht.html

[526] Shanks RG: Wirkungsmechanimus der Betablocker bei der Migräne. In: Pffaffenrath V, Sjaastad O, Carroll JD (Hrsg): Mig-räne und Betablocker, München, 1985

Ursachen

Eine solche zusätzliche und vor allem konstanter bereitgestellte Energie kann aber viel leichter und gefahrloser durch Behandlung der eigentlichen Ursache, der Hypoglykämie, gewonnen werden.

Von Medizinern wird gelegentlich bestritten, dass die Migräne-Wirkung der Beta-Blocker auf der Adrenalin-hemmenden Wirkung beruhe, da alle Beta-Blocker über eine solche Eigenschaft verfügen, aber keineswegs alle Beta-Blocker prophylaktisch bei Migräne wirksam sind. Es müsse also einen anderen, bislang unbekannten Mechanismus geben, der für die Migränewirkung der Beta-Blocker sorgt.

Dem widerspricht, dass bei Migräne lediglich die oben bereits erwähnten ISA-Beta-Blocker nachweislich unwirksam sind, welche zum Teil auch agonistisch an den Beta-Rezeptoren wirken[527]. Diese Medikamente sollen aber auch bei instabiler Angina Pectoris, die in vielen Eigenschaften der Migräne gleicht, nicht zum Einsatz kommen. Und bei Herzproblemen und insbesondere Angina Pectoris wird schließlich auch angenommen, dass die entscheidende Wirkung der Beta-Blocker durch die Hemmung von Adrenalin zustande kommt.

Hinzu kommt, dass mindestens die Beta-Blocker Nadolol und Atenolol nicht oder nur in geringem Ausmaß die Blut-Hirn-Schranke überwinden können und keinen kritischen Einfluss auf zentrale und periphere neuronale Funktionen zu haben scheinen, trotzdem aber nachweislich prophylaktisch bei Migräne wirken. Dies spricht ebenfalls dafür, dass die Migränewirkung der Beta-Blocker nicht neuronal, sondern über andere (zum Beispiel hormonelle) Funktionen erfolgt[528].

Beta-Blocker sind zum Teil auch Serotonin-Antagonisten, worüber sie gleichfalls eine prophylaktische Wirkung bei Migräne entfalten können.

Medikamentöse Migräneprophylaxe – Wirkung durch Gewichtszunahme?

Eine ganze Reihe von Wirkstoffen zur Migräneprophylaxe haben Gewichtszunahme als Nebenwirkung[529] [530]. Dazu zählen mindestens Valproinsäure, Flunarizin, Amitriptylin, Pizotifen und die Beta-Blocker[531].

---

[527] Shanks RG: Wirkungsmechanimus der Betablocker bei der Migräne. In: Pffaffenrath V, Sjaastad O, Carroll JD (Hrsg): Mig-räne und Betablocker, München, 1985
[528] Shanks RG: Wirkungsmechanimus der Betablocker bei der Migräne. In: Pffaffenrath V, Sjaastad O, Carroll JD (Hrsg): Mig-räne und Betablocker, München, 1985
[529] Deutsche Gesellschaft für Neurologie (DGN): Therapie der Migräne, http://www.dgn.org/97.0.html
[530] Maggioni F, Ruffatti S, Dainese F, Mainardi F, Zanchin G: Weight variations in the prophylactic therapy of primary headaches: 6-month follow-up, J Headache Pain. 2005 Sep;6(4):322-4

Ursachen

Mit anderen Worten: Insbesondere die wirkungsstärksten verordbaren Medikamente zur Migräneprophylaxe (anders ausgedrückt: die Flaggschiffe der medikamentösen Migräneprophylaxe, Ausnahmen: Topiramat, Gabapentin) führen sehr häufig beim Anwender zu einer Gewichtszunahme.

Dies lässt vermuten, dass ein Teil der Wirkung mit dieser Gewichtszunahme zusammenhängt. Denn wie bei den Beta-Blockern gezeigt wurde, greifen diese direkt in den Energie-Stoffwechsel ein. Sie bewirken insbesondere eine Senkung des Gesamtumsatzes, eine Verbesserung der Glucose-Toleranz, wodurch überschüssige Energie vermehrt als Körperfett abgespeichert wird und die Blutzuckerkurven flacher werden. Dies kann sich auch in langfristig erhöhten Cholesterin-Werten und einem erhöhten Risiko, frühzeitiger an Diabetes zu erkranken, zeigen.

Mindestens bei den Migräne-Prophylaktika Amitriptylin und Flunarizin konnte nachgewiesen werden, dass diese die Insulin-Reaktionen verbessern[532]. Dies wird auch bei einigen Beta-Blockern vermutet[533].

Es ist denkbar, dass eine Schwangerschaft ähnliche Veränderungen zum Schutz des Kindes bewirkt. Denn offenkundig bessert sich eine Migräne nicht nur sehr häufig in den letzten Schwangerschaftsmonaten, sondern viele Frauen zeigen dann auch Symptome einer übertriebenen Gewichtszunahme, Insulin-Resistenz oder gar Schwangerschaftsdiabetes bei gleichzeitig reduzierter Neigung zu Hypoglykämien.

All dies zeigt erneut, wie eng die Migräne mit dem Energie-Stoffwechsel (insbesondere Zucker- und Fettstoffwechsel) zusammenzuhängen scheint.

Die oben beschriebenen Mechanismen können in der Praxis zu Seiteneffekten führen. Beispielsweise könnte das verordnete Prophylaktikum zwar in einem konkreten Fall grundsätzlich wirken. Die Patientin stört sich allerdings an der dann einsetzenden Gewichtszunahme und führt eine fett- und kalorienreduzierte Diät durch, wodurch dem Medikament die Wirkung entzogen wird.

---

[531] Cardiologe.de: Gewichtszunahme unter Betablocker, http://www.cardiologe.de/index_extern.html?/patient/therapie/medikamentoes/betablocker_gewicht.html

[532] Berilgen M et al., Comparison of the effects of amitriptyline and flunarizine on weight gain and serum leptin, C peptide and insulin levels when used as migraine preventive treatment, Cephalalgia. 2005 Nov;25(11):1048-53

[533] Shanks RG: Wirkungsmechanimus der Betablocker bei der Migräne. In: Pffaffenrath V, Sjaastad O, Carroll JD (Hrsg): Mig-räne und Betablocker, München, 1985

Ursachen

Unterzuckerung und Aggressivität

In „Die Rundumschläge Dr. M. O. Brukers"[534] hebt der Vegetarier (Roh-Veganer) Helmut Wandmaker eine andere Nebenwirkung von häufigen Unterzuckerungen hervor: Sie können nicht nur ängstlich und depressiv, sondern auch aggressiv machen:

> *Hier erkennen wir das gefährliche AUF und AB des Blutzuckerspiegels. ... Wenn nun noch Kaffee, Tee, Kakao, Schokolade, Cola, Alkohol und Tabak als Dauerreizmittel hinzukommen, die ebenfalls die Zuckerkurve in das HOCH und TIEF bewegen, dann erkennen wir die um sich greifende Gewalttätigkeit der Menschen.*

Dies lässt sich in der Tat sehr genau mit den in den letzten Abschnitten beschriebenen Reaktionen des Hypothalamus auf existierende oder drohende Unterzuckerungen erklären. Denn wie wir gesehen haben, ist die natürliche Reaktion des vegetativen Nervensystems auf Unterzuckerung die umfassende sympathische Aktivierung: Der gesamte Körper wird mobilisiert und in Alarmbereitschaft versetzt, als ginge es darum, ein feindliches Tier in die Flucht zu schlagen.

So schreibt etwa der Neurologe Karl C. Mayer[535]:

> *Eine Unterzuckerung beim Diabetiker kann Symptome auslösen, die alle Kriterien einer Panikattacke nach modernen Klassifikationsschemen erfüllt. Genauso gut kann sie eine Aggressivität auslösen, die mit einer Manie oder Psychose verwechselt werden kann.*

Dies kann natürlich auch für Unterzuckerungen gelten, die nicht mit einer Diabetes-Erkrankung im Zusammenhang stehen.

In einer Untersuchung mit Kindern wurde ein Zusammenhang zwischen Migräne und einer Störung mit oppositionellem Trotzverhalten festgestellt[536] [537]: Kinder mit Migräne zeigen deutlich häufiger als normal ein extrem verletzendes, feindseliges und trotziges Verhalten gegenüber Autoritätspersonen. Diese Kinder haben eine sehr

---

[534] Wandmaker, Helmut: Die Rundumschläge Dr. M. O. Brukers, http://www.roh-vegan.de/artikel/Bruker.htm

[535] Mayer, Karl C.: Angststörungen. Die Ursachen – und körperliche Erkrankungen die ausgeschlossen werden müssen, http://www.neuro24.de/a6.htm

[536] Pakalnis A, Colvin A, Gibson J: Co-morbidity of behavioral disorders in pediatric migraine. Presented at the XI Congress of the International Headache Society in Rome, Italy, September 14, 2003

[537] Psychologie Heute: Trotzköpfe leiden oft unter Migräne, http://www.psychologie-heute.de/news/dietexte/gesundht/031010z2.php

niedrige Frustrationstoleranz, sind oft streitsüchtig, wütend, schnell beleidigt und haben große Schwierigkeiten, sich an bestehende Regeln und Anweisungen zu halten. Diese Kinder wirken aggressiv.

Im Gehirn ist aber alles miteinander vernetzt: Körper, Gedanken und Gefühle können letztendlich als eine Einheit verstanden werden. Deshalb wirkt eine sympathische Aktivierung des Körpers auch auf unsere Gefühle und Gedanken zurück: Wenn der Körper sich im aggressionsbereiten Zustand befindet, dann sind es die Gedanken irgendwann auch.

Dies erklärt, warum unter ADS leidende Kinder häufig nicht nur unruhig und unaufmerksam, sondern eben auch aggressiv werden, warum Migränepatienten auch an schmerzfreien Tagen häufig gereizt wirken, warum eine Studie bei Kindern mit Migräne häufig ein sehr trotziges Verhalten festgestellt haben will.

Ursachen

Migräne in der Entspannungsphase

Reizverarbeitungsstörung oder energetische Störung?

Die Medizin nimmt heute mehrheitlich an, dass es sich bei Migräne um eine (gegebenenfalls angeborene) Reizverarbeitungsstörung im Gehirn handelt. Beispielsweise führt Medizinfo dazu aus[538]:

> Wie kommt es zu den Gleichgewichtsstörungen im Hirn, die ja letztlich zu den Schmerzen führen? Der Hirnstamm von Migräne-Patienten ist übersensitiv. Sie haben eine Reizverarbeitungsstörung. Die Patienten können mit externen Reizen, wie Licht, Geruch oder akustischen Reizen nicht adäquat umgehen, meist auch nicht mit internen Reizen wie Gefühlen und Gedanken. Von Kindheit an stimulieren sie ihr Gehirn mit solchen Reizen und überfluten dabei total das Hirn. Es kommt zu einer Überforderung, zu einer Reizüberflutung. Der jetzt auf den PET-Bildern gefundene Migräne-Generator im Hirnstamm wird aktiviert und die Migräne-Attacke wird ausgelöst.

Weitere Ausführungen zu den Vorstellungen der Medizin über die Ursachen der Migräne finden sich in den Abschnitten *Medizinische Erklärungen* auf Seite 84 und *Migränegenerator* auf Seite 93.

Obwohl es sich hierbei um die zurzeit vorherrschende Meinung der Medizin bezüglich den Ursachen der Migräne handelt, hat diese Argumentation eine ganz offensichtliche Schwäche: Sehr viele Migränepatienten (vermutlich die Mehrheit) bekommen Migräne vorwiegend nicht in Phasen hoher Reizbelastung, sondern in der Entspannungsphase: Nach dem Sport oder anderen körperlichen Anstrengungen wie zum Beispiel Wandern, Sauna oder Sex, nach beruflicher Tätigkeit am Abend, am Wochenende, zu Urlaubsbeginn, mitten in der Nacht[539] (oft beginnt die Migräne dabei in REM-Schlaf-Phasen[540], wie polysomnographische Untersuchungen zeigen, häufig wachen Betroffene mitten in Alpträumen auf[541]), nach zu viel Schlaf usw.. Rein

---

[538] Medizinfo.de: Migräne und ihre Ursachen,
http://www.medizinfo.de/schmerz/migraene/migraene1.htm

[539] Kelman L, Rains JC: Headache and sleep: examination of sleep patterns and complaints in a large clinical sample of migraineurs, Headache. 2005 Jul-Aug;45(7):904-10

[540] Hsu LK, Crisp AH, Kalucy RS, Koval J, Chen CN, Carruthers M, Zilkha KJ: Early morning migraine. Nocturnal plasma levels of catecholamines, tryptophan, glucose, and free fatty acids and sleep encephalographs, Lancet. 1977 Feb 26;1(8009):447-51

[541] Sahota PK, Dexter JD: Sleep and headache syndromes: a clinical review, Headache. 1990 Mar;30(4):227

Ursachen

körperlich betrachtet muss die weibliche Menstruation im Prinzip auch zur Entspannungsphase gezählt werden.

Hartmut Göbel führt dazu aus[542]:

> *Der Tag mit der größten Migränefrequenz ist der Samstag. ... Der zweithäufigste Tag in der Woche mit Migräneattacken ist der Sonntag. ...*
>
> *Aus dieser Verteilung wird nochmals deutlich, dass das Vorurteil, Migräne würde vorwiegend zu einer Vermeidung von Arbeit von den Patienten angegeben, nicht aufrechterhalten werden kann. Im Gegenteil, gerade das Wochenende und die Freizeit sind die Zeitabschnitte, die in erster Linie unter der Migräne leiden.*

Auch innertäglich ergibt sich ein ähnliches Bild: Am häufigsten beginnen Migräneattacken zu den folgenden Tageszeiten[543]:

- morgens zwischen 06:00 Uhr und 09:00 Uhr,
- nachmittags zwischen 15:00 Uhr und 17:00 Uhr,
- abends zwischen 18:00 Uhr und 24:00 Uhr.

Sie können also auch unter diesem Aspekt keineswegs besonders hohen Reizbelastungen zugeordnet werden.

Daraus folgt: Die Medizin hat zurzeit überhaupt kein Erklärungsmuster für die überwiegende Mehrzahl aller Migräneattacken.

Das Problem hierbei ist, dass weite Teile der Medizin sich zu stark auf die neurologischen Phänomene der Migräne konzentrieren und dabei die vegetativen, hormonellen und energetischen Abläufe weitestgehend ignorieren.

Die Symptome

- Starke Müdigkeit
- Sprachstörungen
- Starkes und häufiges Gähnen, unabhängig von Müdigkeit
- Heißhunger, insbesondere auf Süßes, zum Beispiel Schokolade

sind typische frühe Anzeichen eines aufkommenden Migräneanfalls. Genau diese Anzeichen gelten aber auch als die klassischen Warnzeichen für Unterzuckerungen. In jedem Fall weisen sie auf energetische Probleme (Blutzucker, Sauerstoff) im Gehirn hin.

---

[542] Göbel, Hartmut: Die Kopfschmerzen, 2003, Seite 186 f
[543] Göbel, Hartmut: Die Kopfschmerzen, 2003, Seite 187

Ursachen

Was passiert in der Entspannungsphase nach Anstrengung?

Wie dargestellt wurde, unterscheidet das vegetative (autonome) Nervensystem grob zwischen 2 Zuständen:

- **Entspannung**
  Hier regiert der Parasympathicus.

- **Anspannung**
  In dieser Phase regiert der Sympathicus.

Beide Phasen werden durch eine ganze Reihe von Hormonen unterstützt. Beispielsweise kommt es während der Anspannungsphase zu einer verstärkten Ausschüttung von so genannten Katecholaminen, insbesondere Adrenalin und Noradrenalin und parallel dazu über einen anderen Mechanismus von Cortisol. Wenn Sie beispielsweise eine Bergwanderung machen und dabei Ihr Puls und Ihr Blutdruck gehörig steigen, so liegt dies an der erhöhten Ausschüttung der Stresshormone. Die eventuell erhöhten Cortisol-Spiegel sorgen dabei zusätzlich dafür, dass ausreichend Glucose für die höheren Anforderungen bereitgestellt wird, während gleichzeitig die Lipolyse aktiviert ist und Ihre Körperorgane mit Fettsäuren versorgt.

Die in der Migräneprophylaxe bewährten Beta-Blocker sorgen umgekehrt dafür, dass die Wirkungen von Adrenalin und Noradrenalin abgeschwächt werden. Konkret kann das zum Beispiel bedeuten, dass Blutdruck und Puls nicht so hoch steigen, wie sie das ohne Medikament tun würden. Ferner wird nicht soviel Blutzucker bereitgestellt wie ohne Medikament. Aus diesem Grund werden Beta-Blocker nicht empfohlen, wenn häufig sehr hohe körperliche (zum Beispiel bei Sportlern) oder geistige Leistungen abgerufen werden müssen.

Hat man eine Anspannungsphase beendet und zum Beispiel bei einer Bergwanderung das Ziel erreicht, so schaltet der Körper auf Entspannung um. Dies führt automatisch zu niedrigeren Stress-Hormon-Ausschüttungen. Dabei kann der Körper wesentlich darauf Einfluss nehmen, was als Ziel zu verstehen ist. Haben Sie zum Beispiel im Rahmen einer Bergwanderung den Gipfel erreicht, so wird die dann einsetzende Entspannung viel größer sein, wenn auf dem Gipfel eine Bergbahn ist, die Sie ohne Anstrengung ins Tal zurück führen könnte, als wenn Sie die ganze Strecke auch wieder zu Fuß herunter müssten.

Wenn nun der Blutzuckerspiegel sinkt, wie dies bei chronisch labilen Blutzuckerspiegeln üblich ist, dann hat der Körper nicht mehr die Mittel, um den Blutzuckerspiegel wieder anzuheben, denn die Adrenalin- und Cortisol-Spiegel sind erniedrigt, die Glukoneogenese zur Produktion von Glucose aus Körpermasse ist vermindert.

Die vegetativen und hormonellen Steuerungsorgane müssten in dieser Phase das machen, was sie bei einer drohenden Hypoglykämie immer machen: Massive körperliche Aktivierung über den Sympathicus und Ausschüttung von Adrenalin.

Ursachen

Allerdings befindet sich die Person ja gerade in der Entspannungsphase nach der Anstrengung. Es dürfte einleuchten, dass diese Situation für die "Betriebssystemfunktionen" des Menschen einen Konflikt darstellt, der nur sehr schwer zu bewältigen ist. Bei häufigem Auftreten können solche Konflikte zu Störungen im Gleichgewicht zwischen Sympathicus und Parasympathicus und damit zur vegetativen Dystonie und zur sympathischen Erschöpfung führen[544].

Und tatsächlich konnte eine Studie nachweisen, dass bei Migränikern mit so genannter Aufwachmigräne die Katecholamin-Spiegel in den 3 Stunden vor dem Aufwachen im Vergleich zu gesunden Kontrollpersonen signifikant erhöht sind, während andere wesentliche Stoffwechselparameter wie Blutzucker, Insulin, Tryptophan (Serotonin) keine Auffälligkeiten zeigen. Dies deutet darauf hin, dass der Blutzuckerspiegel von Migränikern mit Aufwachmigräne wesentlich durch eine sympathische Aktivierung gestützt wird – und dies mitten in der Entspannungsphase[545].

All das spricht sehr deutlich dafür, dass es sich bei Migräne in erster Linie nicht um ein neurologisches, sondern um ein energetisches (hormonelles, vegetatives) Problem mit neurologischen Auswirkungen handelt.

Corticosteroide

Die Nebennierenrinde ist eine lebensnotwendige Hormondrüse, die insbesondere die Corticoide produziert, die in zwei Gruppen eingeteilt werden: Gluco- und Mineralocorticoide.

Glucocorticoide beeinflussen den Kohlenhydrat-, Fett- und Eiweißstoffwechsel, Mineralocorticoide dagegen den Mineralstoffwechsel.

Alle Nebennierenhormone sind Stresshormone, die den Körper befähigen, auf innere und äußere Beanspruchungen optimal zu reagieren.

Cortisol (= Hydrocortison) ist das wichtigste der natürlichen Glucocorticoide. Seine Produktion und Freisetzung wird über abgestimmte Regelkreise mit besonderer Beteiligung von Hypothalamus und Hypophyse kontrolliert. Die Ausschüttung zeigt eine ausgeprägte Biorhythmik. Die höchsten Blutspiegel werden am frühen Vormittag erreicht, die niedrigsten zwischen Mitternacht und 4 Uhr nachts. Eine gesunde Nebenniere produziert pro Tag 15 bis 60 mg Cortisol. In Stresssituationen können bis zu 240 mg Cortisol ausgeschüttet werden.

---

[544] Gotoh F, Komatsumoto S, Araki N, Gomi S: Noradrenergic nervous activity in migraine, Arch Neurol. 1984 Sep;41(9):951-5

[545] Hsu LK, Crisp AH, Kalucy RS, Koval J, Chen CN, Carruthers M, Zilkha KJ: Early morning migraine. Nocturnal plasma levels of catecholamines, tryptophan, glucose, and free fatty acids and sleep encephalographs, Lancet. 1977 Feb 26;1(8009):447-51

Ursachen

Die Glucocorticoide fördern den Abbau von Eiweiß und die Umwandlung in Glucose. Sie sind wichtiger Bestandteil der so genannten Glukoneogenese und bewirken eine Erhöhung des Blutzuckerspiegels. Ferner hält Cortisol Natrium im Körper zurück und verstärkt die Ausscheidung von Kalium und Calcium.

Neben den natürlichen Glucocorticoiden gibt es auch künstlich hergestellte Wirkstoffe mit ähnlicher Funktion und zum Teil deutlich höherer Halbwertszeit. Diese werden unter dem Begriff Kortison zusammengefasst. Beispiele sind Prednison und Prednisolon.

Bei anhaltendem Stress (= dauerhaft erhöhter Cortisol-Ausschüttung) und bei therapeutischer Gabe höherer Dosen von Kortison können weitere Effekte entstehen wie: Blockade von entzündlichen Vorgängen unabhängig von der Ursache, Unterdrückung der Bildung von Bindegewebe, eine immunsuppressive Wirkung, Verbesserung des Kreislaufes im Schock und vieles andere mehr.

Migräne und Corticosteroide

Corticosteroide gehören zu den wirksamsten Mitteln, um hartnäckige Migräneattacken zu beenden. Bei der Terminierung von Wiederholungskopfschmerz, langwierigen Migräneepisoden und Status Migraenosus gehören sie zur Standardbehandlung. Dabei kann angenommen werden, dass die Blutzucker-stabilisierende Eigenschaft zu den entscheidenden Wirkungsmechanismen dieser Behandlung zählt.

Wie bereits ausgeführt wurde, lässt sich darüber umgekehrt auch die gehäufte Migränebereitschaft in der Entspannungsphase erklären. Migräneattacken treten ganz oft nach dem Stress auf, genau dann, wenn der natürliche Cortisol-Spiegel zurückgefahren wird. Zusammen mit einer bereits vorhandenen energetischen Erschöpfung und der fehlenden Nahrungsaufnahme, das heißt einer verminderten Glucosebereitstellung aus dem Darm, kann in dieser Zeit der Blutzuckerspiegel besonders rasch abfallen und dann eine starke sympathische Gegensteuerung mit der Ausschüttung von Adrenalin erforderlich machen. Die vom Hypothalamus initiierte Anweisung für diese Gegensteuerung wird umso stärker ausfallen, je erschöpfter die Nebenniere und je stumpfer deren Reaktion bereits ist.

Ursachen

Therapie der Hypoglykämie

Zur Behandlung einer Hypoglykämie werden in der Regel die folgenden Maßnahmen ergriffen (meist ist nur eine Auswahl von einigen der aufgeführten Maßnahmen erforderlich):

- Meidung von Lebensmitteln mit einem hohen glykämischen Index
- Reduzierung der Kohlenhydratzufuhr
- Erhöhung der Fettzufuhr
- Erhöhung der Eiweißzufuhr
- Anfangs: Eher häufigere kleinere Mahlzeiten
- Ggf. Vitamin/Mineralstoffzusätze, insbesondere Chrom.

Manche Autoren[546][547] empfehlen dagegen eine Umstellung auf Vollkornkost und den Verzehr von mehr komplexen Kohlenhydraten. Das könnte insbesondere zu Beginn die falsche Empfehlung sein: Denn Hypoglykämie wird häufig durch einen zu hohen Konsum an Kohlenhydraten verursacht. Wenn die Kohlenhydrate das Problem sind, dann sind eher Maßnahmen anzuraten, die mit möglichst wenig Zucker- und Stärkeprodukten auskommen. Meistens steht hinter einer Empfehlung für mehr komplexe Kohlenhydrate keine wissenschaftliche Erkenntnis, sondern lediglich die Konformität gegenüber herkömmlichen Ernährungsempfehlungen.

Diese haben in der Regel auch einen anderen Hintergrund: Viele Menschen leiden heutzutage unter Übergewicht, das heißt, sie führen sich zu viel Energie zu. Diese überschüssige Energieaufnahme versucht man zum Teil durch eine vermehrte Aufnahme von für den Menschen unverdaulichen Ballaststoffen zu reduzieren. Der Migräniker hat aber ein ganz anderes Problem: Sein Gehirn leidet unter regelmäßigen Energiekrisen, die gewählte Diät liefert also nicht den konstanten Energiestrom, den sein leistungsfähiges Gehirn erwartet. Die meisten wirkungsvollen Migräneprophylaktika sorgen hier für eine Verbesserung der Verhältnisse, in dem sie entweder den Gesamtenergiebedarf reduzieren (zum Beispiel Beta-Blocker[548]), die Energie-

---

[546] Netdoktor.at: Hypoglykämie – Unterzucker bei Nicht-Diabetikern, http://www.netdoktor.at/krankheiten/fakta/hypoglykamie_ohne_diabetes.htm

[547] Low, Rodolfo: Migraine – The Breakthrough Study That Ex-plains What Causes it and How it Can be Completely Pre-vented Through Diet, 1987

[548] Cardiologe.de: Gewichtszunahme unter Betablocker, http://www.cardiologe.de/index_extern.html?/patient/therapie/medikamentoes/betablocker_gewicht.html

aufnahme aus der Nahrung verbessern (zum Beispiel Flunarizin, Amitriptylin[549]) oder den Appetit steigern (zum Beispiel Pizotifen[550]), mit anderen Worten, ganz anders, als dies mit ballaststoffreichen Diäten beabsichtigt wird.

Trotzdem kann auch eine solche Maßnahme besser als nichts und manchmal sogar ausgesprochen erfolgreich sein. Für viele Betroffene ist sie aber nicht ausreichend. Die Erfolgschance kann allerdings deutlich erhöht werden, wenn die Diät gleichzeitig proteinreich ist und aus vielen kleinen Mahlzeiten besteht. Üppige kohlenhydratreiche Mahlzeiten – egal ob mit vielen oder wenigen Ballaststoffen – sind dagegen unbedingt zu vermeiden.

Sehr gute Erfolge können oft mit kohlenhydratarmen Diäten erzielt werden[551] [552] [553]. Diese werden im Maßnahmen-Teil näher beschrieben.

---

[549] Berilgen M et al, Comparison of the effects of amitriptyline and flunarizine on weight gain and serum leptin, C peptide and insulin levels when used as migraine preventive treatment, Cephalalgia. 2005 Nov;25(11):1048-53

[550] Jowett, Nigel I: Severe weight loss after withdrawal of chronic pizotifen treatment, J Neurol Neurosurg Psychiatry 1998;65:137 (July)

[551] Lutz, Wolfgang: Leben ohne Brot, 14. Auflage, 1998

[552] Budd, Martin L: Low Blood Sugar (Hypoglycemia) – The 20th Century Epidemic?, New York, 1981

[553] Amand, R. Paul St.: Diets For Hypoglycemia, http://www.fibromyalgiatreatment.com/Research_HGdiet.htm

Ursachen

Syndrom X und Syndrom Y

Syndrom X

Seit einigen Jahrzehnten wird in der Medizin und Ernährungswissenschaft das Syndrom X, welches sich in 4 markanten und gefährlichen Eigenschaften ausdrückt, diskutiert[554]:

- Hypertonie (erhöhter Blutdruck)
- Hyperlipidämie (erhöhte Blutfettwerte)
- Hyperglykämie (erhöhter Blutzucker)
- Insulin-Resistenz (abgeschwächte Reaktion der Körperzellen auf Insulin)

Sehr häufig treten die obigen Symptome gemeinsam mit einem erhöhten Körpergewicht und anderen Störungen und Symptomen auf.

Dieses Syndrom gilt als das Grundgerüst, auf welchem sich eine ganze Reihe von Wohlstandserkrankungen wie Diabetes oder Herzerkrankungen ausbilden können.

Syndrom Y

Daneben gibt es eine ganze Reihe von Menschen, die zum Teil unter recht gegenläufigen Symptomen leiden (die im Folgenden mit Syndrom Y bezeichnet werden sollen), die im Prinzip genauso krank sind, und denen es in der Regel kein bisschen besser geht als Syndrom-X-Betroffenen:

- Hypotonie (erniedrigter Blutdruck)
- Hypolipidämie (niedrige Blutfettwerte)
- Hypoglykämie (erniedrigter Blutzucker)
- Glucose-Intoleranz (verringerte Insulin-Sensitivität bei gleichzeitig latentem Hyperinsulinismus)
- niedriges Körpergewicht

---

[554] Worm, Nicolai: Syndrom X oder Ein Mammut auf den Teller! Mit Steinzeitdiät aus der Ernährungsfalle, Bern, 2000

Ursachen

Da Cholesterin eine Vorstufe für zahlreiche Hormone wie Cortisol, Östrogen, Progesteron und Testosteron ist, führt die Hypolipidämie unter anderem zu einer Schwächung des Hormonsystems.

Es ist vorstellbar, dass beide Syndrome letztendlich durch die Insulin-Anforderungen bei dauerhaft hoher Kohlenhydratzufuhr verursacht werden:

- Mal wird zunächst reichlich Insulin ausgeschüttet und effizient verwertet[555], was langfristig zur Verfettung und Insulin-Resistenz führt,
- mal wird reichlich Insulin ausgeschüttet aber nicht effizient verwertet[556], was zu schwankenden Blutzuckerspiegeln, Nervosität und bipolaren Störungen führt.

Auf Grund der Konzentration auf den übergewichtigen Syndrom-X-Typ kann man mittlerweile locker zwischen mehreren hundert Diäten zur Reduzierung des Körpergewichts wählen, während Diäten zur Anhebung des Körpergewichts entweder nicht existieren oder auf kein Interesse bei Medizin und Medien stoßen.

So schreibt denn auch Wolfgang Lutz in „Leben ohne Brot" über die Wirkungen seiner kohlenhydratarmen Diät[557]:

> *Dieser Neuaufbau von Substanz, nicht nur von Fett, bewirkt nun, dass dünne Personen dicker werden, eine ganz neue Erkenntnis und noch dazu eine ganz wichtige, denn es gibt bisher kein wirksames Mittel dafür. Wer es schon versucht hat, wird mir Recht geben.*

Häufig tritt das Syndrom Y zusammen mit weiteren nervlichen oder psychischen Problemen auf, so dass oft irrtümlich angenommen wird, dies sei die eigentliche Ursache der Erkrankung. Deshalb werden dünne Menschen mit dem Syndrom Y häufig von der Medizin allein gelassen: Wer unter dem Syndrom X leidet hat ein Stoffwechselproblem und verdient eine umfangreiche medizinische Versorgung, wer dagegen das Syndrom Y hat, zu dünn und zu nervös ist, muss stattdessen mit psychotherapeutischen Maßnahmen vorlieb nehmen.

Migräne-Kranke sind – zumindest in jugendlichem Alter – nicht selten vom Typ Syndrom Y, sie sind zu dünn, haben chronisch labile und zu niedrige Blutzuckerspiegel, sie sind nervös, leiden unter Panikattacken und Depressionen und werden deshalb von der Medizin nicht optimal versorgt.

In Abschnitt *Adipositas und Fettstoffwechsel* auf Seite 55 wurde dargestellt, dass die Substanzprobleme des Syndrom-Y-Typs möglicherweise auf die fehlende Ketolyse-

---

[555] Lutz, Wolfgang: Leben ohne Brot, 14. Auflage, 1998, Seite 196 f
[556] Rainero I et al, Insulin sensitivity is impaired in patients with migraine, Cephalalgia, 2005 Aug;25(8):593-7
[557] Lutz, Wolfgang: Leben ohne Brot, 14. Auflage, 1998, Seite 20

Ursachen

Fähigkeit seines Gehirns und die sehr starke Glucose-Ausrichtung seines Stoffwechsels zurückgeführt werden können.

Ursachen

Erbliche Faktoren

Grundstein im Erbgut?

Es spricht vieles dafür, dass die Disposition, an Migräne zu erkranken, vererbbar ist. Die wesentlichen Resultate können in einer Zusammenfassung der DMKG[558] nachgelesen werden.

Darin wird unter anderem für die häufigste Form der Migräne ausgeführt:

> *Dies deutet auf den Einfluss genetischer und Umweltfaktoren in der Pathogenese der Migräne ohne Aura hin.*

Eine Studie konnte zeigen, dass das Migräne-Risiko für Verwandte ersten Grades von Migränikern nicht nur generell erhöht ist (Faktor 1,88), sondern unter anderem von der Art, der Schwere und dem Eintrittsalter der Migräne abhängt[559]. Generell ist das Risiko noch einmal erhöht bei

- Migräne mit Aura,
- einem frühen Eintrittsalter der Migräne,
- sehr hohen Schmerzpegeln.

Zum Thema Erbkrankheit führt Wikipedia aus[560]:

> *Unter dem Oberbegriff Erbkrankheit werden allgemein solche Erkrankungen und Besonderheiten zusammengefasst, die durch untypisch veränderte Erbanlagen ausgelöst werden oder zu bestimmten Erkrankungsdispositionen führen.*
>
> *Im engeren Sinne zählt man jedoch nur jene Erkrankungen und Besonderheiten zu den Erbkrankheiten, die durch von Anfang an untypisch veränderte Gene ausgelöst und durch Vererbung von den Vorfahren auf ihre Nachkommen übertragen werden.*

---

[558] Klopstock Thomas, Dichgans Martin, Gasser Thomas: Genetik der Migräne, http://www.dmkg.org/archb/genetik.htm

[559] Stewart WF, Bigal ME, Kolodner K, Dowson A, Liberman JN, Lipton RB: Familial risk of migraine – Variation by proband age at onset and headache severity, Neurology 2006;66:344-348

[560] Wikipedia: Erbkrankheit, http://de.wikipedia.org/wiki/Erbkrankheit

Ursachen

Und weiter:

> *Genetisch bedingte Disposition*
>
> *Diverse Erkrankungen, Behinderungen und Besonderheiten sind nicht im Sinne einer klassischen Erbkrankheit erblich, sondern ihr Auftreten kann durch eine (mitunter familiäre) genetische Erkrankungsdisposition (Veranlagung, Anfälligkeit) bedingt sein.*

In der darauf folgenden Liste wird auch die Migräne aufgeführt.

Es besteht deshalb ein allgemeiner Konsens, dass Migräne keine Erbkrankheit im engeren Sinne ist, sondern eine Erkrankung mit genetisch bedingter Disposition.

Dies gilt aber praktisch für jede chronische Erkrankung, egal ob es sich um Depressionen, Herzprobleme, Diabetes, Multiple Sklerose oder Rheuma handelt[561].

Für das eigentliche Geschehen rund um die Migräne und für Prophylaxemaßnahmen spielen migränespezifische erbliche Faktoren eine eher untergeordnete Rolle.

So schreibt denn etwa der Pharmakonzern Pfizer auf seiner Migräne-Online-Site[562]:

> *Migräne tritt zwar familiär gehäuft auf, der Erbgang ist aber unklar und die genetische Komponente darf nicht überschätzt werden. Eine Reihe von Genen und Chromosomen sind bei den verschiedenen Migräneformen bereits identifiziert. Kinder, deren Mutter an Migräne leidet, haben eine höhere Wahrscheinlichkeit, ebenfalls Migräne zu bekommen.*
>
> *Nur für die extrem seltene Form der vererbbaren Migräne mit Halbseitenlähmung wurden bereits die Gene am Chromosom 19 und 1 als Auslöser erkannt.*

Bei der dabei im letzten Satz erwähnten familiären hemiplegischen Migräne handelt es sich um eine extrem seltene Variante der Migräne, die dominant vererbt wird, und die – in Abweichung zu allen anderen Migräneformen – bei Frauen und Männern gleich häufig auftritt, was die genetischen Grundlagen dieser Migräneform deutlich herausstellt.

Gelegentlich wird von Vertretern der Erb-Theorie die folgende Analogie verwendet[563]:

- Menschen mit dunkler Hautfarbe sind genetisch gegen Sonnenbrand geschützt.

---

[561] Wikipedia: Erbkrankheit, http://de.wikipedia.org/wiki/Erbkrankheit
[562] Pfizer: Ursachen der Migräne und Auslöser, http://www.migraene-online.de/patienten/kompakt/ursachen.htm
[563] Göbel, Hartmut: Migräne – Verhalten, http://www.migraene-schule.de/html/verhalten.html

Ursachen

- Menschen mit weißer Hautfarbe können bei intensiver Sonneneinstrahlung leicht einen Sonnenbrand bekommen. Sie sind genetisch nicht gegen Sonnenbrand geschützt.
- Menschen mit Migräne entsprechen bezüglich Sonneneinstrahlung (= Trigger) Menschen mit weißer Hautfarbe.

Leider wird dabei übersehen, dass auch schwarze Menschen keinen genetischen Schutz vor Sonnenbrand besitzen, sondern nur einen besseren Schutz. Auch dieser bessere Schutz würde nicht ausreichen, wenn die Ozon-Schicht der Erde zusammenbrechen und sich die Sonneneinstrahlung intensivieren würde. Es stellt sich deshalb zunächst einmal die Frage, gegen welche Belastungen der Mensch üblicherweise geschützt sein sollte (so dass Anpassungsstörungen als krankhaft angesehen werden können) und für welche eine Anpassung nicht notwendigerweise angenommen werden muss.

Trotz aller gegenläufigen Fakten behauptet die offizielle Migräne-Medizin immer nachhaltiger (und man möchte meinen: immer verzweifelter), dass es sich bei Migräne um eine Erbkrankheit handelt.

- Mal[564] wollen Forschungsergebnisse die Migräne-Gene auf Chromosom 5 gefunden haben,
- mal[565] will man eher auf Chromosom 1 fündig geworden sein.

Daneben wurden zahlreiche weitere Zusammenhänge entdeckt[566], selbst Abweichungen bei Insulin-Rezeptor-Genen konnten bereits ausgemacht werden[567]. Oft stehen die Ankündigungen der Forschungsergebnisse in keinem Verhältnis zu ihrer Bedeutung[568].

---

[564] Nyholt DR et al.; Genomewide significant linkage to migrainous headache on chromosome 5q21, Am J Hum Genet 2005;77:500-512

[565] Todt U, Dichgans M, Jurkat-Rott K, Heinze A, Zifarelli G, Koenderink JB, Goebel I, Zumbroich V, Stiller A, Ramirez A, Friedrich T, Göbel H, Kubisch C: Rare missense variants in ATP1A2 in families with clustering of common forms of migraine, Hum Mutat. 2005 Oct;26(4):315-21

[566] Neurotransmitter.net: Migraine Genetic Research, http://www.neurotransmitter.net/migrainegenetic.html

[567] McCarthy LC et al., Single-nucleotide polymorphism alleles in the insulin receptor gene are associated with typical migraine, Genomics 2001 Dec;78(3):135-49

[568] Göbel, Hartmut et al.: Schlüssel zum Migräne-Erbgut entdeckt, http://www.schmerzklinik.de/Microsoft_Word_-_PI_Migraenegen_gefunden_31-08-05__02_.doc_DiKonietzko_182.pdf

Ursachen

Dabei wird in der Regel verschwiegen, dass man ähnliche Entdeckungen längst auch für Diabetes mellitus und zahlreiche andere Erkrankungen gemacht hat[569]. Dort ist es aber üblich, deutlich behutsamer mit dem Thema umzugehen[570].

Migräne und Umweltfaktoren

Verschiedene Studien zur Epidemiologie der Migräne[571] [572] [573] konnten nachweisen, dass sich Migräne in den westlichen Industrieländern in den letzten 30 bis 40 Jahren – ähnlich wie viele andere Zivilisationserkrankungen – deutlich ausgebreitet hat[574]. Auch dies spricht dafür, dass spezifische erbliche Faktoren im Umfeld der Migräne eine eher untergeordnete Rolle spielen. Dies sieht allerdings anders aus, wenn es um genetische Anpassungen an bestimmte Rahmenbedingungen wie zum Beispiel die Nahrungszusammensetzung oder hormonelle Kontrazeptiva geht.

So äußert sich etwa Stefan Evers über Umweltfaktoren als Auslöser[575]:

> *Die Wissenschaftler beschäftigen sich auch mit der Frage, warum sich in den vergangenen 40 Jahren die Zahl migränekranker Kinder etwa verdreifacht hat. Stefan Evers von der Uniklinik Münster glaubt aber nicht, dass die Menge der Menschen mit einer Veranlagung für Migräne so dramatisch zugenommen hat. Vielmehr gäbe es mehr Auslöser der Krankheit: 'Kinder wie Erwachsene sind heute viel stärker den Faktoren ausgesetzt, die Migräne auslösen', sagt er. Also käme es häufiger zu den Kopfattacken.*
>
> *Zu den Krankmachern gehörten beispielsweise Stress in der Familie, Leistungsdruck und Alkohol.*

Dabei werden einige denkbare Einflussfaktoren wie zum Beispiel der angeblich gestiegene Stress oder Leistungsdruck bei Schulkindern zu leichtfertig und ungeprüft genannt. Heutige Kinder wachsen häufig viel angstfreier auf als noch vor 50 Jahren. Die Angst vor Autoritätspersonen oder vor Strafe ist signifikant zurückgegangen.

---

[569] Wikipedia: Erbkrankheit, http://de.wikipedia.org/wiki/Erbkrankheit
[570] Sauter, Simone: Diabetes mellitus – Erbkrankheit oder Frage des Lebensstils?, http://www.humanmedizin-goettingen.de/aktuelles/medizintag_04/genetik.pdf
[571] CDC: Current Trends Prevalence of Chronic Migraine Headaches, 1991, http://www.cdc.gov/mmwr/preview/mmwrhtml/00001982.htm
[572] Lipton RB, Stewart WF, Reed M, Diamond S: Migraine's impact today – Burden of illness, patterns of care, Vol 109 / No 1 / January 2001 / Postgraduate Medicine
[573] Sillanpaa M, Anttila P: Increasing prevalence of headache in 7-year-old schoolchildren, Headache. 1996 Sep;36(8):466-70
[574] Göbel, Hartmut: Die Kopfschmerzen, 2003, Seite 351 ff
[575] FOCUS Online: Migräne – Umweltfaktoren als Auslöser, http://focus.msn.de/D/DG/DGA/DGAF/DGAF06/DGAF06B/dgaf06b.htm

Ursachen

Körperliche Bestrafung ist in vielen Migränefamilien absolut unbekannt, das war noch vor wenigen Jahrzehnten anders. Auch gibt es viel weniger Tabuthemen (zum Beispiel Fragen zur Sexualität). Gestiegene Leistungsanforderungen in der Schule sind insbesondere in der Grundschule nicht erkennbar, internationale Vergleichsstudien wie PISA kommen darüber hinaus gleichfalls zu einem anderen Ergebnis.

Hartmut Göbel weist auf den Umstand hin, dass Migräne und Kopfschmerzen mit der Einschulung deutlich zunehmen[576]:

> *Aus finnischen Studien ist bekannt, dass mit der Einschulung die Kopfschmerzprävalenz drastisch ansteigt.*

Auf den ersten Blick könnte man hierfür den Schulstress verantwortlich machen, was Mediziner dann meist auch tun. Auf den zweiten Blick kann dies aber auch bedeuten, dass die betroffenen Kinder sich üblicherweise so ernähren, dass für sie ein längeres konzentriertes Arbeiten ohne zusätzliche Nahrungsaufnahme nicht oder nur schwer möglich ist, so dass sie sich dabei energetisch verausgaben und es in der Folge zu häufigen schweren energetischen zerebralen Mangelzuständen kommt. Denn auch heute noch sind die schulischen Anforderungen in der Grundschule üblicherweise kindgerecht, daran hat sich in den letzten 30 Jahren nicht viel geändert, es muss deshalb andere Gründe für das beschriebene Phänomen geben.

Von den wirklichen Veränderungen in der Lebensführung, wie der gerade bei Kindern ins Astronomische gestiegene Zucker-Konsum, wird bei medizinischen Analysen dieser Beobachtungen in der Regel nichts erwähnt, möglicherweise weil es sich hierbei um ein Tabuthema für Ernährungswissenschaftler und Mediziner handelt.

---

[576] Göbel, Hartmut: Die Kopfschmerzen, 2003, Seite 351

Ursachen

Hormonelle Faktoren

Hormone sind mehr als weibliche Sexualhormone

Wenn von Migräne und Hormonen die Rede ist, dann ist meist gemeint, dass bei vielen Frauen Migräne gehäuft um die Regel herum auftritt. Mit anderen Worten: Es ist menstruelle bzw. Menstruations-assoziierte Migräne gemeint.

Damit wird man dem Thema aber nicht gerecht, denn Migräne wird ganz offensichtlich ganz wesentlich durch Hormone gesteuert, und zwar die große Majorität aller Migränen und nicht nur die menstruelle Migräne.

Das Hormonsystem (endokrine System) des Menschen

Dazu soll zunächst einmal erläutert werden, was Hormone[577] sind:

Hormone steuern praktisch alle biologischen Prozesse im Körper. Das Hormonsystem[578] funktioniert als ein Gesamtsystem (das heißt, eine hormonelle Abweichung an einer Stelle kann auf alle anderen Hormone wirken), es ist hierarchisch geordnet mit einer obersten Kontrollinstanz: dem Hypothalamus[579].

Hormone schwanken

Hormone erfüllen bestimmte Aufgaben im Körper und aus diesem Grund kommt es zu Hormonschwankungen. Beispielsweise machen die Sexualhormone der Frau einen regelmäßigen Zyklus durch, der natürlich dann Auswirkungen auf alle anderen Hormone hat.

Aber auch andere Hormone schwanken. Beispielsweise kommt es nach einer kohlenhydratreichen Mahlzeit zu einer kräftigen Insulinausschüttung (ein weiteres Hormon), die für erhebliche Unruhe im Körper sorgen kann. Wie Studien ergeben haben, ist bei Migränikern die Insulin-Antwort häufig inadäquat und verzögert (verringerte Insulin-Sensitivität)[580] und/oder übermäßig stark (Hyperinsulinismus)[581].

---

[577] Wikipedia: Hormon, http://de.wikipedia.org/wiki/Hormon
[578] Wikipedia: Hormonsystem, http://de.wikipedia.org/wiki/Hormonsystem
[579] Wikipedia: Hypothalamus, http://de.wikipedia.org/wiki/Hypothalamus
[580] Rainero I et al, Insulin sensitivity is impaired in patients with migraine, Cephalalgia, 2005 Aug;25(8):593-7
[581] Roberts HJ Migraine and Related Vascular Headaches Due to Diabetogenic Hyperinsulinism Headache 1967, July,41-62

Darüber hinaus ändert sich die Hormonlage des Menschen je nach Entwicklungsstadium: Mit der Pubertät kommen weitere kräftige Hormone ins Spiel, während der Schwangerschaft ändert sich die Hormonlage erneut (bzw. sie stabilisiert sich zum Schutz des Kindes) und nach der Menopause findet eine weitere Veränderung statt.

Migräne reagiert auf die Hormonlage

Es ist auffällig, dass Migräne als Krankheit ganz entschieden auf diese Veränderungen der Hormonlage reagiert:

- Bei vielen Betroffenen beginnt die Migräne erst mit der Pubertät.
- Bei vielen Frauen verschwindet sie während einer Schwangerschaft wie durch ein Wunder.
- Viele Frauen berichten, dass sich ihre Migräne mit der Menopause deutlich bessert.

Studien zeigen zum Beispiel, dass Migräne vor der Pubertät bei Jungen und Mädchen ungefähr gleich häufig auftritt (vielleicht mit einem kleinen Vorsprung bei den Jungen[582]), die wesentlich stärkere Häufigkeit bei Frauen gegenüber Männern ist erst nach der Pubertät vorzufinden[583] [584].

Man könnte es auch so ausdrücken: Mit der Pubertät kommt für die Frau ein weiterer Hormonzyklus hinzu, den Männer in dieser Form nicht kennen. Deshalb erkranken sie ab dieser Zeit häufiger als Männer an Migräne. Vor der Pubertät, während der Schwangerschaft und nach der Menopause haben sie dagegen ähnliche Bedingungen wie Männer.

Es ist seit langem bekannt, dass Stress direkt auf das Hormonsystem wirkt. Hierzu gibt es eine ganze Reihe von Hormonen, die dann verstärkt ausgeschüttet werden, zum Beispiel Adrenalin oder Cortisol, um nur einige zu nennen.

Im Abschnitt *Unterzuckerung und Angst/Stress* auf Seite 203 wurde aber gleichzeitig gezeigt, dass Unterzuckerung den Stress selbst bewirken kann, da der Körper zur Abwehr der Unterzuckerung mit einer massiven Sympathicus-Reaktion und körperlichen Aktivierung antwortet.

Studien haben ermittelt, dass die Hormonlage von Migränikern zum Teil erheblich von denen nicht betroffener Menschen abweicht. Insbesondere sind erhöhte Hor-

---

[582] Göbel, Hartmut: Die Kopfschmerzen, 2003, Seite 352
[583] Wolfgang H. Jost, Oliver Selbach: Migräne bei Frauen, http://www.stiftung-kopfschmerz.de/article.php?sid=148
[584] LeResche L et al.: Relationship of pain and symptoms to pubertal development in adolescents, Pain. 2005 Nov;118(1-2):201-9. Epub 2005 Oct 5

mon-Spiegel des Stress-Hormons Cortisol festzustellen. Die Melatonin-Reaktion ist dagegen verzögert und zum Teil geschwächt, was mit hoher Wahrscheinlichkeit einen schlechteren Schlaf zur Folge haben wird. Die Wissenschaftler sind sich aber zurzeit nicht einig, ob die Hormonverschiebungen die Migräne verursachen bzw. begünstigen oder ob sie Folgeerscheinungen der Migräne sind[585].

Andere Studien zeigten, dass bei vielen Migränikern die Cortisol-Spiegel entweder permanent abnorm erhöht sind oder unerklärliche tägliche Spitzen aufweisen. Entsprechende Werte konnten nicht bei gesunden Kontrollen nachgewiesen werden. Nur bei den Migränikern mit abnormen Cortisolabweichungen konnten begleitende depressive Zustände beobachtet werden[586].

Migräne und Insulin-Sensitivität

Migräne beeinträchtigt die Sensitivität gegenüber Insulin. Dies geht aus einer Studie hervor, die in der Zeitschrift Cephalagia im August 2005 publiziert wurde[587].

Verschiedene Studien hatten bereits das Vorliegen einer Komorbidität zwischen Migräne und Gefäßerkrankungen wie Bluthochdruck und Schlaganfall gezeigt[588][589][590][591]. I. Rainero et. al. vom Kopfschmerzzentrum der Universität Turin schreiben dazu, dass der Mechanismus, der dieser Komorbidität zugrunde liegt, bislang allerdings unbekannt sei. Andererseits wurde bereits eine eingeschränkte Sensitivität gegenüber Insulin als Risikofaktor für Bluthochdruck und Schlaganfall identifiziert.

Um beide Ansätze auf eine Korrelation hin zu analysieren, untersuchten die Wissenschaftler die Insulin-Sensitivität von 30 jungen, nicht übergewichtigen, nicht diabetischen Migränepatienten mit normalem Blutdruck und 15 gesunden Kontrollen. Dabei wurde versucht, beide Personengruppen möglichst vergleichbar zu halten:

---

[585] Peres MFP et al., Hypothalamic involvement in chronic migraine, J Neurol Neurosurg Psychiatry 2001;71:747-751

[586] Ziegler DK et al.: Circadian rhythms of plasma cortisol in migraine, J Neurol Neurosurg Psychiatry. 1979 Aug;42(8):741-8

[587] Rainero I et al, Insulin sensitivity is impaired in patients with migraine, Cephalalgia, 2005 Aug;25(8):593-7

[588] Tzourio C, Iglesias S, Hubert JB, Visy JM, Alperovitch A: Tehindrazanarivelo A et al. Migraine and risk of ischaemic stroke: a case-control study, Br Med J 1993; 307: 289–92

[589] Cirillo M, Stellato D, Lombardi C, De Santo NG, Covelli V. Headache and cardiovascular risk factors: positive association with hypertension. Headache 1999; 39: 409–16

[590] Lanzi G, Termine C, Rossi M, Ferrari Ginevra O, D'Arrigo S, Amica I et al.: Are vascular disorders more prevalent in the relatives of children and adolescents with migraine? Cephalalgia 2003; 23: 887–91

[591] Chang CL, Donaghy M, Poulter N: Migraine and stroke in young women – case-control study. The World Health Organisation Collaborative Study of Cardiovascular Disease and Steroid Hormone Contraception, Br Med J 1999; 318: 13–8

In der Migränegruppe befanden sich 10 Männer und 20 Frauen mit einem mittleren Alter von 30,3 Jahren (Standardabweichung 8,5 Jahre). Kein Patient benutzte Migräneprophylaktika oder litt unter Medikamentenübergebrauchskopfschmerz. Auch lagen weder Angststörungen noch Depressionen vor. 8 Patienten litten unter Migräne mit Aura, die restlichen unter Migräne ohne Aura. In der Vergleichsgruppe befanden sich 5 Männer und 10 Frauen mit einem mittleren Alter von 28,2 Jahren (Standardabweichung 10,3 Jahre). Personen mit einem BMI >= 25, Bluthochdruck (Systolischer Wert >= 140, diastolischer Wert >= 90), Diabetes (2-Stunden Plasma-Glucose >= 200) wurden von der Untersuchung ausgeschlossen. Ferner war in der Vergangenheit niemand wegen Schlaganfall behandelt worden. Bezüglich Ernährung und sportlicher Aktivität waren beide Gruppen vergleichbar.

Während eines oralen Blutzuckertoleranztests (OGTT[592]) waren die Glucose-Plasma-Konzentrationen bei den Migräne-Patienten signifikant höher als bei den Kontrollpersonen. Die Insulin-Sensitivität, gemessen über den Insulin-Sensitivitäts-Index (ISI) und den OGIS-180-Index, war bei den Migränepatienten signifikant verändert.

In der Vergleichsgruppe wurde der maximale durchschnittliche Blutzuckerspiegel (115 mg/dl) bereits nach 30 Minuten erreicht. Danach sank er sukzessive bis schließlich auf 75 mg/dl nach 3 Stunden.

In der Migränegruppe war der Blutzuckerspiegel mit Ausnahme des Ausgangswertes zu allen Zeitpunkten höher als in der Vergleichsgruppe. Der maximale durchschnittliche Blutzuckerspiegel wurde erst nach 1 Stunde mit 132 mg/dl erreicht. Danach sank er sukzessive bis zu einem Wert von 90 mg/dl nach 3 Stunden.

Die durchschnittliche Insulinkonzentration war nach 30 Minuten in der Vergleichsgruppe mit einem Wert von 77 yU/dl höher als in der Migränegruppe (68 yU/dl). Danach sank die durchschnittliche Insulinkonzentration in der Vergleichsgruppe sukzessive bis schließlich auf 35 yU/dl nach 3 Stunden, während sie in der Migränegruppe ihr Maximum erst nach 90 Minuten mit einem Wert von 85 yU/dl erreichte. Danach sanken auch in der Migränegruppe die Insulinspiegel sukzessive wieder bis auf 50 yU/dl nach 3 Stunden.

Aus den Ergebnissen ist ersichtlich, dass bei Migränikern die Insulinreaktion zunächst verzögert ist. Wenn sie denn einsetzt, ist sie kräftiger als bei gesunden Kontrollpersonen, ohne aber zunächst dafür zu sorgen, dass der Blutzuckerspiegel entsprechend fällt. Mit anderen Worten: Es liegt bei Migränikern eine verminderte Insulin-Sensitivität bzw. erhöhte Insulin-Resistenz vor, das heißt, auf das ausgeschüttete Insulin wird von den Insulin-Rezeptoren nicht so reagiert, wie es sein sollte.

Die Autoren weisen darauf hin, dass sich beim Fasten die Insulin-Rezeptor-Aktivität erhöht, Migräne-Patienten bei solchen Anlässen aber verstärkt über Attacken

---

[592] Wikipedia: Orale Glukosetoleranz, http://de.wikipedia.org/wiki/OGTT

klagen[593]. Eine mögliche Begründung für dieses Phänomen könnte sein, dass sich in solchen Situationen die Insulin-Rezeptor-Aktivität einerseits verbessert, bei Migränikern dann aber anderseits die Insulinspiegel immer noch zu hoch sind, so dass der Blutzuckerspiegel nun zu stark abfällt, was wiederum eine umfassende sympathische Aktivierung auslöst. Damit ließe sich gleichzeitig begründen, warum ein – wie von Neurologen empfohlen – regelmäßiger Tagesablauf mit regelmäßigen und nicht ausgelassenen Mahlzeiten die Attackenfrequenz verringern kann: Wenn stets bereits gegessen wird, bevor echter Hunger entsteht, können sich die Insulin-Rezeptoren nicht aktivieren und der Blutzuckerspiegel bleibt im Normbereich.

Maßnahmen zur generellen Verbesserung der Insulin-Sensitivität könnten gemäß den Autoren der Studie auch bei Migräne eine Option sein. Dazu gehören nach ihren Aussagen zuckerarme Diäten[594] und Ausdauersport[595].

Daneben führen sie aus, dass Studien darauf hindeuten, dass Migräne mit Ausbruch einer nicht mit Insulin behandelten Diabetes-Erkrankung häufig stärker wird oder gar erst beginnt[596], mit anderen Worten: Eine Erhöhung der Insulin-Resistenz erhöht das Risiko für Migräneattacken.

Die Autoren fassen insgesamt zusammen:

Unsere Daten zeigen, dass die Insulin-Sensitivität bei Migräne eingeschränkt ist, und deuten auf eine Rolle der Insulinresistenz bei der Komorbidität zwischen Migräne und Gefäßerkrankungen hin.

Diese Untersuchung zeigt die fatale Rolle des Insulins im Zusammenhang mit Migräne. Allerdings muss angemerkt werden, dass bei Migränikern bei einem erweiterten Glucose-Toleranz-Test (erweiterter GTT[597]) über 5 – 6 Stunden dann häufig nach einigen Stunden zu niedrige Blutzuckerspiegel gemessen werden[598]. Oder anders ausgedrückt: Die Blutzuckerspiegel steigen meist einige Zeit nach einer kohlenhydratreichen Mahlzeit zu stark an, um dann zu stark zu fallen. Dies würde

---

[593] Marsters JB, Mortimer MJ, Hay KM: Glucose and diet in the fasting migraineur, Headache 1986; 26: 243–7

[594] Dexter JD, Roberts J, Byer JA: The five hour glucose tolerance test and effect of low sucrose diet in migraine. Headache 1978;18:91–4

[595] Mensink M, Blaak EE, Corpeleijn E, Saris WH, de Bruin TW, Feskens EJ: Lifestyle intervention according to general recommendations improves glucose tolerance, Obes Res 2003; 11: 1588–96

[596] Split W, Szydlowska M: Headaches in non insulin-dependent diabetes mellitus, Funct Neurol 1997; 12: 327–32

[597] Budd, Martin L: Low Blood Sugar (Hypoglycemia) – The 20th Century Epidemic?, New York, 1981, Seite 79 ff

[598] Dexter JD, Roberts J, Byer JA: The five hour glucose tolerance test and effect of low sucrose diet in migraine. Headache 1978;18:91–4

Ursachen

sich auch mit der von I. Rainero et al. erwähnten Verbesserung der Insulin-Sensitivität bei Ausbleiben von Mahlzeiten (Fasten) decken.

Dass stark ansteigende Blutzuckerspiegel nach einer kohlenhydratreichen Mahlzeit (postprandiale Hyperglykämie) problematisch sein können und mit diversen kardiovaskulären Leiden in Verbindung gebracht werden[599 600], zeigen andere Forschungsarbeiten[601]:

> There is increasing evidence that the post-prandial state is an important contributing factor in the development of atherosclerosis. In subjects with impaired glucose tolerance, whereas fasting glycemia is in reference range, the post-prandial phase is characterized by a rapid and large increase in blood glucose levels. The possibility that this post-prandial "hyperglycemic spike" may be relevant to the development of cardiovascular disease in these subjects has received recently much attention. The oral glucose tolerance test, although highly non-physiological, has been used largely as model of the post-prandial state, and epidemiological studies have shown that impaired oral glucose tolerance is associated with an increased risk of cardiovascular disease, because the glycemia level after 2 hours of the glucose challenge is a direct and independent risk factor. Most of the cardiovascular risk factors are modified in the post-prandial phase and are directly affected by an acute increase of glycemia. The mechanisms through which acute hyperglycemia exerts its effects may be identified in the production of free radicals, which favours the development of an endothelial dysfunction, a prothrombotic and proinflammatory condition. Future studies may evaluate whether correcting the post-prandial hyperglycemia in the impaired glucose tolerance state can form part of the strategy for the prevention and management of cardiovascular diseases in these subjects.

Genau diese Symptomatik der postprandialen Hyperglykämie wurde gemäß der Studie von I. Rainero et. al. über die Insulin-Sensitivität bei Migränikern beobachtet.

Eine mögliche Folgerung der Studie ist, dass eine veränderte Insulin-Sensitivität und damit Glucose-Toleranz schlussendlich Migräne bewirken kann, dass die eingeschränkte Insulin-Sensitivität also eine Migräneursache und nicht lediglich ein weiteres Symptom ist. Die veränderte Insulin-Sensitivität selbst könnte genetische

---

[599] Lind L, Berne C, Lithell H: Prevalence of insulin resistance in essential hypertension, J Hypertens 1995; 13: 1457–62

[600] Kernan WN, Inzucchi SE, Viscoli CM, Brass LM, Bravata DM, Horwitz RI: Insulin resistance and risk for stroke, Neurology 2002; 59: 809–15

[601] Ceriello A. Impaired glucose tolerance and cardiovascular disease: the possible role of post-prandial hyperglycemia. Am Heart J. 2004;147:803-807

Ursachen

Gründe haben. Und in der Tat gibt es erste genetische Untersuchungen, die so etwas vermuten lassen könnten[602].

Bei der häufig genannten genetisch bedingten Reizverarbeitungsstörung bei Migräne könnte es sich folglich in Wirklichkeit um genetisch bedingte Abweichungen im Insulinstoffwechsel handeln, die letztendlich zu Glucose-Intoleranz, chronischen Hypoglykämien und einer Überlastung und Beschädigung des Stress-Systems führen.

Eine mögliche Ursache für die bei Migränikern beobachtete verringerte Insulin-Sensitivität könnte in der inadäquaten Insulin-Reaktion selbst liegen. Denn in der Untersuchung von I. Rainero et al. war die Insulin-Reaktion der Migräniker verzögert und dann verstärkt. Eine verstärkte Insulin-Response kann aber zu einer Desensibilisierung der Insulin-Rezeptoren (eben einer Verringerung der Sensitivität) führen[603]. Man könnte die verringerte Insulin-Sensitivität bei Migränikern deshalb auch als verringerte Empfindlichkeit der Insulin-Rezeptoren auf Grund von Hyperinsulinismus interpretieren. Wie im Abschnitt *Alkohol* auf Seite 281 im Fall der Glutamat- und GABA-Rezeptoren erläutert wird, handelt es sich hierbei um eine natürliche und in vielen Stoffwechselprozessen vorzufindende Gegenregulation des Körpers, die auch erklärt, warum bei vielen Medikamenten auf Dauer die Wirkung nachlässt, so dass immer wieder regelmäßige Pausen eingelegt werden müssen, in welchen die Symptomatik dann nicht selten schlimmer ist als vor Beginn der Therapie.

Durch die Gegenregulation ist es möglich, dass eine energetische/funktionelle Störung schleichend mit kleinen Abweichungen beginnt, um sich auf Dauer zu verstärken und zu chronifizieren:

- Inadäquate Ernährung führt bei entsprechend veranlagten Personen zu leichtem Hyperinsulinismus und in der Folge durch Gegenregulation der Insulin-Rezeptoren zu leichter Insulin-Resistenz und postprandialen Hyperglykämien[604].

- Das erhöhte Insulin-Angebot führt zu einer schlechteren energetischen Verwertung des Körperfetts, weil hohe Insulinspiegel die Lipolyse (Fettfreisetzung) und die Nutzung von freien Fettsäuren durch die Körperzellen hemmen. Hierdurch werden dem Stoffwechsel wesentliche Energiequellen entzogen und er ist vorwiegend auf Glucose angewiesen. Siehe dazu die detaillierten Ausführungen im Abschnitt *Die Nährstoffe des Energiestoffwechsels* auf Seite 176.

---

[602] McCarthy LC et al., Single-nucleotide polymorphism alleles in the insulin receptor gene are associated with typical migraine, Genomics 2001 Dec;78(3):135-49

[603] Plesman, Jurriaan: The Serotonin Connection, The Hypoglycemic Health Association of Australia, http://www.hypoglycemia.asn.au/articles/serotonin_connection.html

[604] Rainero I et al, Insulin sensitivity is impaired in patients with migraine, Cephalalgia, 2005 Aug;25(8):593-7

- Das führt bei Ausbleiben von Mahlzeiten zu einer Hochregulierung der Insulin-Rezeptoren[605], dann zu Hypoglykämien und in der Folge zu einer verstärkten sympathischen Aktivierung mit Ausschüttung der Stresshormone Adrenalin, Noradrenalin und Cortisol[606], wodurch die Insulin-Resistenz wiederum verstärkt wird[607].

- Die wechselnden hyper- und hypoglykämischen Zustände führen über den Insulinmechanismus zu stark schwankenden Serotonin-Spiegeln im Gehirn[608] und damit auf Dauer zu Nahrungsmittelabhängigkeiten und Stimmungsschwankungen[609].

- Die wechselnden hyper- und hypoglykämischen Zustände führen gleichzeitig zu erhöhten kardiovaskulären Risiken[610,611].

- Die stark schwankenden Blutzucker-, Serotonin- und Katecholamin-Spiegel (Adrenalin, Noradrenalin) führen zu starken energetischen Schwankungen im Gehirn, zu Ungleichgewichten zwischen Sympathicus und Parasympathicus und damit zu sympathischer Erschöpfung, Migräne[612], Depressionen[613] und anderen Beschwerden.

An dieser Stelle soll angemerkt werden, dass es sich bei dem Befund der eingeschränkten Insulin-Sensitivität um keine Bagatelle handelt. Vielmehr macht das Ergebnis deutlich, dass Migräniker mehrheitlich ein Problem im Insulin-Stoffwechsel und damit unter bestimmten Ernährungsweisen mit der gesamten körperlichen Energieversorgung haben.

---

[605] Marsters JB, Mortimer MJ, Hay KM: Glucose and diet in the fasting migraineur, Headache 1986; 26: 243–7

[606] Morschitzky H: Vegetatives Nervensystem – Stoffwechsel, http://www.panik-attacken.de/angst/veg-stoff.html

[607] Andrews, Robert C. and Walker, Brian R.: Glucocorticoids and insulin resistance – old hormones, new targets, Clinical Science (1999) 96, pages 513-23

[608] Pollmer U, Fock A, Gonder U, Haug K: Prost Mahlzeit! Krank durch gesunde Ernährung, Köln, 1. Auflage, 2001, Seite 204 f

[609] Jochims, Inke: Ausstieg aus der Zuckersucht, 2004

[610] Lind L, Berne C, Lithell H: Prevalence of insulin resistance in essential hypertension, J Hypertens 1995; 13: 1457–62

[611] Kernan WN, Inzucchi SE, Viscoli CM, Brass LM, Bravata DM, Horwitz RI: Insulin resistance and risk for stroke, Neurology 2002; 59: 809–15

[612] Göbel, Hartmut: Die Kopfschmerzen, 2003, Seite 225

[613] Muldoon MF et al.: The Metabolic Syndrom is associated with reduced central serotonergic responsitiviy in healthy community volunteers, Journal of Clinical Endocrinology & Metabolism, http://jcem.endojournals.org/cgi/rapidpdf/jc.2005-1654v1.pdf

Ursachen

Es gibt also kritische Stoffwechselparameter, in denen sich Migräniker auch in symptomfreien Zeiträumen von nicht betroffenen Kontrollpersonen unterscheiden und das ist eine ganz wichtige Erkenntnis. Der Befund wiegt insbesondere für die energetische Versorgung des Gehirns weit gravierender als die angeblich festgestellte Reizverarbeitungsstörung bei der ansonsten so befundarmen Migräne.

Migräne und Cortisol/Kortison

Cortisol ist ein Hormon, eine körpereigene Substanz, die in der Nebennierenrinde gebildet wird und zwar typischerweise ca. 40mg am Tag. Cortisol ist auch als "Stresshormon" bekannt.

Eine lebenswichtige Wirkung des Cortisols besteht darin, die körpereigenen Mechanismen bei der Bewältigung von Entzündungen und Infekten zu ermöglichen und zu unterstützen. Auf andere Stressfunktionen von Cortisol (Eiweißverzuckerung) wird weiter unten eingegangen.

Die Ausschüttung des Hormons Cortisol wird wesentlich vom Hypothalamus, dem Chef des vegetativen und hormonellen Systems, gesteuert. Der Hypothalamus sitzt im Gehirn.

Kortison ist dagegen eine künstlich hergestellte und in der Wirkung mit dem Cortisol vergleichbare Substanz, die dem Körper in Tablettenform oder akut auch über eine Spritze zusätzlich zum körpereigenen Cortisol zugeführt wird. Hierdurch kann die antientzündliche Wirkung des körpereigenen Cortisols verstärkt werden.

Kortison hat eine sehr große therapeutische Bandbreite und wird bei Rheuma genauso eingesetzt wie bei Verbrennungen, Unfallverletzungen, schweren Infekten, Krebs und vieles andere mehr.

Kortison hat auch in der Migränebehandlung eine Bedeutung. Insbesondere kommt es bei Notfallmaßnahmen, in Schmerzkliniken usw., zum Beispiel bei lang anhaltenden Migräneanfällen (Status migraenosus), zum Einsatz.

Bei Migräne kommt es unter anderem zu einer neurogenen Entzündung im Kopfbereich. Eine Vermutung ist deshalb, dass Kortison auf Grund seiner entzündungshemmenden Wirkung hilft.

Wolfgang Lutz schreibt dazu[614]:

> *Es gibt aber keine Mittel, die den Anfall so prompt beenden wie die Kortison-Präparate, und diese wirken auch ausgesprochen prophylaktisch. Wenn jemand*

---

[614] Lutz, Wolfgang: Leben ohne Brot, 14. Auflage, 1998, Seite 45

Ursachen

> *zum Beispiel auf Alkohol regelmäßig Migräne bekommt, dann genügen bei einem Fest 2 Kortison-Tabletten a 5 mg, um den Anfall mit Sicherheit zu verhindern.*

Fairerweise sollte dazu gesagt werden, dass diese Zeilen vor der allgemeinen Verwendung der Triptane geschrieben wurden. Für normale Migräneanfälle wirken die Triptane mindestens so gut wie Kortison. Allerdings weist Lutz mit seiner Anmerkung zum Alkohol auf eine Wirkung des Kortisons hin, welche nur schwer über die Entzündungshemmung erklärt werden kann.

Das körpereigene Hormon Cortisol hat im Körper neben der Entzündungshemmung noch eine andere wichtige Aufgabe, und zwar die Bereitstellung von zusätzlicher Glucose im Rahmen der Glukoneogenese. Hierbei handelt es sich unter anderem um eine ganz wichtige Stressfunktion, nämlich bei Stress = "erhöhten Anforderungen" zusätzliche Energie für den Körper bereitzustellen. Wie bereits ausgeführt wurde: Cortisol ist ein Stresshormon.

Die Bereitstellung von Glucose erfolgt durch die so genannte Eiweißverzuckerung im Rahmen der Glukoneogenese. Mit anderen Worten: Der Körper baut eigenes Körpereiweiß ab, um Glucose = "Energie" zu bekommen. Das Eiweiß wird aus Muskeln, Haut, Haaren, Bindegewebe usw. genommen. Das ist der Grund, warum etwa bei Morbus Cushing (einer krankhaften Erhöhung des Cortisol-Spiegels) die Haut dünn wird, am Ende sogar reißt und die Patienten überall Striae (= Schwangerschaftsstreifen) bekommen. Das ist auch der Hauptgrund, warum sich bei Frauen in der Schwangerschaft Schwangerschaftsstreifen herausbilden: In der Schwangerschaft ist der Cortisol-Spiegel gleichfalls erhöht, bei einer bestimmten Ernährungsweise ganz besonders.

Schätzungen lassen vermuten, dass im Rahmen der Eiweißverzuckerung pro g Glucose 1,8 g Eiweiß entspechend 9 g Muskelmasse oder Bindegewebe aufgewendet werden müssen.

Wenn sich nun jemand herkömmlich ernährt, das heißt mit viel Getreide, Zucker usw., dann lebt sein Körper im Wesentlichen von der Glucose, die die Nahrung bereitgestellt hat. Speziell nachts bleibt dann aber die Nahrung aus und der Körper muss die Glucose selbst produzieren. Die geringen echten Glucosespeicher (Glykogen) werden vom Körper aus Gründen der Notfallversorgung und ohne Stresshormonausschüttung nur ungern angegangen. Es lässt sich nachweisen, dass bei vielen Menschen schon wenige Stunden nach dem Einschlafen dieser Prozess der Eiweißverzuckerung beginnt und bis zum Morgen stärker ansteigt. Bei Migränikern mit Aufwachmigräne konnte gezeigt werden, dass bei Ihnen die Katecholamin-

Konzentrationen bereits 3 Stunden vor dem Aufwachen ungewöhnlich stark zunehmen[615].

Der Körper wird gleichzeitig das eigene Körperfett angreifen, allerdings ist die Nutzung in der Regel in einer solchen Situation noch nicht effizient genug. Das Gehirn benötigt üblicherweise einige Vorlaufzeit, um für die Verwendung von Ketonkörpern (die aus der Lipolyse – der Fettverbrennung – entstehen) optimiert zu sein. Freie Fettsäuren können vom Gehirn nicht genutzt werden.

Kommt es im Vorfeld eines Migräneanfalls zu Hypoglykämien oder anderen Stresszuständen, dann wird der Körper durch den Hypothalamus veranlasst, Adrenalin und Cortisol auszuschütten. Wie bereits an anderer Stelle beschrieben wurde: Dies führt gleichzeitig zur Ausschüttung von Prostaglandinen und einer Veränderung der Serotonin-Konzentrationen im Gehirn und damit möglicherweise zu einer Migräneattacke.

Wenn man nun zusätzlich Kortison spritzt oder in Tablettenform einnimmt, wird der Blutzuckerspiegel automatisch erhöht, weil jetzt vermehrt Eiweiß verzuckert wird.

Dies kann bei Daueranwendung gravierende Folgen haben. Denn ein Zuviel an Cortisol/Kortison bewirkt eine verstärkte Fettablagerung, besonders im Bereich des Gesichts, des Nackens und des Bauches. Dadurch kommt es zur Gewichtszunahme und zu charakteristischen Veränderungen, wie zur "stammbetonten Adipositas", zum "Vollmondgesicht" und zum so genannten "Büffelnacken". Eine vermehrte Flüssigkeitsansammlung in den Geweben und Gefäßen bewirkt eine Blutdrucksteigerung. Durch eine eiweißabbauende Wirkung kommt es zu einem Abbau von Muskeln und zu Dehnungsstreifen des Bindegewebes. Teilweise entstehen aus Cortisol/Kortison Substanzen, die ähnlich wie das männliche Geschlechtshormon wirken können. Deshalb können bei einem Zuviel an Cortisol/Kortison vermehrte Körperbehaarung, Ausdünnung der Kopfbehaarung und Akne auftreten.

Dies kann aber den positiven Aspekt haben, dass die Hypoglykämien, und damit die Migräneanfälle, ausbleiben. Durch die zusätzliche Gabe von Kortison kann auch die sich gegebenenfalls im Dauerstress befindende oder gar erschöpfte Nebenniere wieder entlastet werden.

Dass der Glucose-Mechanismus des Cortisols/Kortisons im Rahmen der Migräne eine entscheidende Bedeutung haben könnte, zeigt sich auch an dem von Lutz beschriebenen Alkohol-Phänomen: Alkohol beschäftigt die Leber erheblich und blockiert damit zum Teil die interne Glucoseproduktion (Glukoneogenese) der Leber. Viele Menschen bekommen unter anderem deshalb bei Alkohol Kopfschmerzen bzw.

---

[615] Hsu LK, Crisp AH, Kalucy RS, Koval J, Chen CN, Carruthers M, Zilkha KJ: Early morning migraine. Nocturnal plasma levels of catecholamines, tryptophan, glucose, and free fatty acids and sleep encephalographs, Lancet. 1977 Feb 26;1(8009):447-51

Migräne. Diese Migräneattacken unterbleiben aber, wenn man, wie von Lutz beschrieben, vor dem Alkohol etwas Kortison einnimmt.

Auch aus diesem Grund können diätische Maßnahmen, die die interne Energieversorgung des Körpers in wesentlichen Teilen von den Kohlenhydraten auf Fett umstellen, hilfreich sein.

Menstruelle Migräne

Obwohl sehr vieles dafür spricht, dass Migräne generell und nicht nur die häufig um die Menstruation auftretende Migräne maßgeblich durch hormonelle Prozesse verursacht wird, soll der so genannten "menstruellen" bzw. "Menstruationsassoziierten" Migräne ein eigener Abschnitt gewidmet werden.

Dies im Wesentlichen aus 2 Gründen:

- Bei den meisten Migräne-betroffenen Frauen tritt Migräne gehäuft oder bevorzugt rund um die Menstruation auf. Ein solcher Migräneverlauf ist also besonders häufig anzutreffen.

- Der Begriff der menstruellen Migräne wird nicht als eigenständige Migräne-Unterform in der IHS-Klassifikation (IHS = International Headache Society) aufgeführt. Dafür wird häufig die angeblich spärliche Datenlage und unpräzise Definition als Grund genannt[616]. Wahrscheinlicher ist aber, dass die allgemeine Einordnung der Migräne als neurologische Erkrankung keinen Platz für hormonelle Ursachen hat. Ich habe dazu eine andere Auffassung.

Jost und Selbach führen zur Pathogenese der menstruellen Migräne in „Migräne bei Frauen" aus[617]:

> *Klinische und experimentelle Studien legen nahe, dass der ursächliche Zusammenhang von Menstruation und Migräne vermutlich in dem physiologischen, prämenstruellen Abfall der Östrogenspiegel liegt. Offensichtlich ist dabei nicht die absolute Höhe der Hormonspiegel, sondern nur die Veränderung derselben bedeutsam. Die Veränderungen hypophysealer Hormone (FSH, follikelstimulierendes und luteinisierendes Hormon) scheint kein relevanter Trigger der Migräne zu sein.*
>
> *Bei empfindlichen Frauen können Östrogen-, nicht aber Progesteron-Gaben das Auftreten der Migräneattacken hinauszögern.*

---

[616] Wolfgang H. Jost, Oliver Selbach: Migräne bei Frauen, http://www.stiftung-kopfschmerz.de/article.php?sid=148

[617] Wolfgang H. Jost, Oliver Selbach: Migräne bei Frauen, http://www.stiftung-kopfschmerz.de/article.php?sid=148

Ursachen

> *Andererseits können Ovulationshemmer bzw. Östrogensubstitution in der Menopause auch eine erhöhte Migräneinzidenz bedingen. Die Wirkung von Östrogenen genau wie die hormonellen Veränderungen in der Menopause [sind] daher nicht genau vorhersagbar, was die Beeinflussung der Migräne betrifft.*
>
> *Die pathophysiologische Bedeutung der sinkenden Östradiolspiegel bei Migräne ist noch nicht definitiv geklärt. Mit den Östradiolspiegeln sinken während der Menstruation auch die Katecholamin- und Magnesiumkonzentrationen im Blut und Thrombozyten bzw. Leukozyten. Ein entsprechend gestörter Katecholamin- und Energiemetabolismus im ZNS, insbesondere im Bereich des prospektiven Migränegenerators im Hirnstamm, könnte zur veränderten Verarbeitung schmerzhafter Reize beitragen und auch die psychischen Veränderungen i.R. des prämenstruellen Syndroms miterklären, wobei hier vor allem sinkende Progesteron-Spiegel eine Rolle zu spielen scheinen. Offensichtlich ist prämenstruell die Migräneschwelle erniedrigt und die Anfälligkeit gegenüber Stressfaktoren erhöht.*
>
> *Darüber hinaus fand sich in Hormonprovokationstests bei Patienten mit menstrueller Migräne eine reduzierte ß2-Adrenorezeptor-Sensitivität, reduzierte hypothalamische Opioidaktivität, sowie eine erhöhte hypothalamische Serotoninaktivität.*
>
> *Die molekularen Wirkmechanismen der sinkenden Östradiolspiegel sind nicht genau bekannt. Vermutet wird u.a. eine Beeinflussung des Prostaglandin-Stoffwechsels.*

Hierbei sind unter anderem die folgenden Aussagen bemerkenswert:

- *Nicht die absolute Höhe der Hormonspiegel ist entscheidend, sondern primär deren Veränderung.*

  Das deckt sich mit anderen Behauptungen, dass für den Hypothalamus weniger die absolute Höhe des Blutzuckerspiegels von Bedeutung ist, als vielmehr die Geschwindigkeit, mit welcher dieser sich verändert[618]. Offenbar reagieren die vegetativen und hormonellen Steuerungsorgane generell mehr auf Änderungen denn auf Zustandsgrößen.

- *Mit den Östradiolspiegeln sinken während der Menstruation auch die Katecholamin – und Magnesiumkonzentrationen im Blut und Thrombozyten bzw. Leukozyten. Ein entsprechend gestörter Katecholamin- und Energiemetabolismus im ZNS, insbesondere im Bereich des prospektiven Migränegenerators im Hirnstamm, könnte zur veränderten Verarbeitung schmerzhafter Reize beitragen und auch die psychischen Veränderungen i.R. des prämenstruellen Syndroms miterklären...*

---

[618] Wikipedia: Hypoglykämie, http://de.wikipedia.org/wiki/Hypoglyk%C3%A4mie#Symptome

Ursachen

Sinkende Katecholamin-Konzentrationen im Blut bedeuten bei sonst unveränderten Bedingungen (gleicher Ernährung, gleicher Stress usw.) unter anderem eine verminderte Glykogenolyse und Glukoneogenese ("Energiemetabolismus") und damit eine verschlechterte Blutzuckerversorgung. Dies allein könnte manchen Heißhungeranfall auf Süßes in dieser Zeit erklären. Interessant ist aber, dass in den Ausführungen dieser gestörte Energiemetabolismus als Grund für Migräneattacken und Stimmungsveränderungen genannt wird.

- *Darüber hinaus fand sich in Hormonprovokationstests bei Patienten mit menstrueller Migräne eine reduzierte ß2-Adrenorezeptor-Sensitivität...*

Dies könnte erklären, warum Beta-Blocker bei menstrueller Migräne wenig wirksam sind. Denn wenn die ß-Adrenorezeptor-Sensitivität bereits reduziert ist, dürfte eine weitere Reduzierung dieser Sensitivität (bzw. Blockierung/Hemmung) durch Beta-Blocker wirkungslos sein.

Gleichzeitig deutet dies darauf hin, dass die betroffenen Personen in dieser Zeit über eine abgestumpfte Stress-Reaktion verfügen, die es ihnen gleichfalls weniger erlaubt, adäquat auf energetische Ausnahmezustände zu reagieren.

- *Bei empfindlichen Frauen können Östrogen-, nicht aber Progesteron-Gaben das Auftreten der Migräneattacken hinauszögern.*

Dies steht im Widerspruch zu anderen Berichten, dass gerade die Verabreichung von natürlichem Progesteron eine positive Wirkung auf menstruelle Migräne haben kann[619].

Allerdings weisen andere Autoren darauf hin, dass die Verabreichung von natürlichem Progesteron nicht in allen Fällen Sinn macht, bei Stress etwa würde eine solche Maßnahme nicht helfen, die Ursachen zu bekämpfen[620]. Auf Grund der bei Migränikern häufig vorzufindenden erhöhten Cortisol-Spiegeln muss aber in diesem Umfeld von einer Dauer-Stress-Belastung (zum Beispiel auf Grund chronischer Hypoglykämien) ausgegangen werden.

Dies wird weiter gestützt durch die Tatsache, dass Progesteron ein Basis-Hormon für zahlreiche andere Hormone ist. Insbesondere kann es über diverse Stoffwechselprozesse in Cortisol umgewandelt werden[621]. Steht der Körper unter Stress, dann werden die Sexualfunktionen geschwächt, da sie in einer Gefahrensituation nicht erforderlich sind. Dabei wird dann Progesteron in Cortisol um-

---

[619] Smith, Elizabeth: A True Help for Migraine Headaches associated with Menstrual Cycles, http://www.migraine101.com/
[620] Pick, Marcelle: Estrogen dominance — Is it real?, http://www.womentowomen.com/menopause/estrogendominance.asp
[621] Wikipedia: Cortisol, http://en.wikipedia.org/wiki/Cortisol (Englisch)

gewandelt, um die hohen Cortisol-Anforderungen zu befriedigen. Hohe Cortisol-Spiegel ziehen also eine Schwächung des Progesteron-Spiegels nach sich[622].

Bei Frauen mit sehr schweren und über mehrere Tage andauernden menstruellen Migräneanfällen (Status migraenosus) konnte des Weiteren und im Gegensatz zu Frauen mit kurzen menstruellen Attacken eine fehlende Cortisol-Reaktion bei Anforderungen („Challenge") festgestellt werden[623]. Diesen Frauen fehlt folglich die hormonelle Reaktion, um mit zusätzlichen Anforderungen, zum Beispiel spontanen Hypoglykämien, zurechtzukommen. Es konnte allerdings gezeigt werden, dass zusätzliche Östrogen-Gaben diesen Zustand bessern können[624].

Östrogen und Insulin

Dass ein enger Zusammenhang speziell zwischen Insulin und den weiblichen Sexualhormonen besteht, lässt sich an verschiedenen gesundheitlichen Störungen erkennen.

- PCOS (polyzystisches Ovarsyndrom) tritt häufig gemeinsam mit Insulin-Resistenz auf.

- Frauen nach der Menopause, die im Rahmen einer Hormon-Ersatz-Therapie zusätzliches Östrogen erhalten, neigen stärker zu Insulin-Resistenz als Frauen ohne zusätzliches Östrogen[625].

Diese Zusammenhänge werden von Elizabeth Smith wie folgt interpretiert[626]:

> If your blood sugar is not steady and goes extremely up and down, this will also trigger a migraine headache. The extreme varying of blood sugar causes a corresponding increase and decrese in blood insulin. The wide varying of blood insulin causes the release of epinephrine (adrenaline) and norephineprine (noradrenaline). The adrenaline and noradrenaline release causes the vessels in your brain

---

[622] Pick, Marcelle: Estrogen dominance — Is it real?, http://www.womentowomen.com/menopause/estrogendominance.asp

[623] Nappi RE, Sances G, Brundu B, Ghiotto N, Detaddei S, Biancardi C, Polatti F, Nappi G: Neuroendocrine response to the serotonin agonist M-chlorophenylpiperazine in women with menstrual status migrainosus, Neuroendocrinology. 2003;78:52-60

[624] Nappi RE et al.: Estradiol supplementation modulates neuroendocrine response to M-chlorophenylpiperazine in menstrual status migrainosus triggered by oral contraception-free interval, Human Reproduction 2005 20(12):3423-3428

[625] Ryan AS, Nicklas BF, Berman DM: Hormone Replacement Therapy, Insulin Sensitivity, and Abdominal Obesity in Postmenopausal Women, Diabetes Care 25:127-133, 2002

[626] Smith, Elizabeth: A True Help for Migraine Headaches associated with Menstrual Cycles, http://www.migraine101.com/

Ursachen

> *to contract and expand. The vessels contracting and expanding is implicated in causing a migraine headache.*
>
> *Here again, estrogen dominance has been shown to cause insulin resistance. Women taking estrogen had a 31 percent lower utilization rate of insulin compared to postmenopausal women not on estrogen replacement therapy. In other words, excess estrogen causes your body to become less sensitive to insulin. Thus, for a given sugar load your body has to produce more insulin. More variation in insulin, more variation in adrenaline and noradrenaline, more vessel expansion and contraction gives rise to more migraine headache.*
>
> *The link to estrogen dominance as a contributor to diabetes type II and insulin resistance is clearly seen in the side effects of birth control pills. Some diabetes type II women blood sugars are greatly affected by birth control pills. Also anecdotally, many women that I have treated with natural progesterone have been able to lower their requirements for their diabetes medication.*

Mit anderen Worten: Östrogen-haltige Kontrazeptiva stehen im Verdacht, die Insulin-Sensitivität zu verringern. Eine verringerte Insulin-Sensitivität ist aber ohnehin bei Migränikern nachgewiesen worden[627], so dass hier additive Effekte vorstellbar sind.

Prämenstruelles Syndrom (PMS)

Jost und Selbach nennen den prämenstruellen Östrogenabfall als vermutliche Ursache für die menstruelle Migräne. Sie weisen gleichzeitig auf starke Symptomübereinstimmungen zwischen PMS und menstrueller Migräne hin[628]:

> *Beim prämenstruellen Syndrom, welches in der Regel jedoch nicht mit Kopfschmerzen einhergeht, treten 2 bis 7 Tage vor der Menstruation Ängstlichkeit, Depressivität, Schlaflosigkeit, Gereiztheit, Hyperaktivität, Abgeschlagenheit, Bauch- bzw. Unterleibschmerzen und Darmträgheit auf, also Symptome, wie sie auch in der Prodromalphase der Migräne beobachtet werden können.*

Dennoch sind sie zurückhaltend bezüglich der Einordnung beider Symptomatiken als gleiche Erkrankung:

> *Eine Komorbidität mit Migräne oder eine Einordnung des prämenstruellen Syndroms als Migräneäquivalent bzw. möglichem Triggerfaktor ist wissenschaftlich jedoch nicht bewiesen.*

---

[627] Rainero I et al, Insulin sensitivity is impaired in patients with migraine, Cephalalgia, 2005 Aug;25(8):593-7
[628] Wolfgang H. Jost, Oliver Selbach: Migräne bei Frauen, http://www.stiftung-kopfschmerz.de/article.php?sid=148

Ursachen

Dies mag insoweit etwas überraschen, als dass in beiden Fällen der prämenstruelle Hormonabfall als eigentliche Ursache angenommen wird.

Ferner haben andere Studien einen deutlichen Zusammenhang zwischen PMS und menstrueller Migräne herstellen können[629].

Vor der Menstruation stellen viele Frauen eine Naschsucht fest[630]:

> *Sugar craving, fatigue and headaches signify a different type of PMS. In addition to sugar, women may crave chocolate, white bread, white rice, pastries, and noodles. These food cravings may be caused by the increased responsiveness to insulin related to increased hormone levels before menstruation. In this circumstance, women may experience symptoms of low blood sugar; their brains are signaling a need for fuel.*

Diese ist häufig ernährungsbedingt:

> *The hormones in our bodies are especially sensitive to diet and nutrition. PMS and menstrual cramping are not diseases, but rather, symptoms of poor nutrition.*

Mit anderen Worten:

Gemäß einigen Publikationen sind PMS und Menstruationskrämpfe keine Krankheiten, sondern Symptome einer nährstoffarmen Zucker- und Stärke-reichen Ernährung.

Serotonin und Melatonin

Serotonin wird in verschiedenen Körperteilen angetroffen, insbesondere[631]

- im Zentral-Nervensystem (ZNS, Gehirn)
- in den Blutplättchen (Thrombozyten)
- im Darmtrakt (gastrointestinale Mukosa, Darmschleimhaut)

und nimmt unterschiedliche Aufgaben im Organismus wahr.

Im Gehirn wirkt Serotonin unter anderem auf:

- Erinnerungs- und Lernvermögen,
- Appetitkontrolle,

---

[629] Facchinetti F, Neri I, Martignoni E, Fioroni L, Nappi G, Genazzani AR: The association of menstrual migraine with the premenstrual syndrome, Cephalalgia. 1993 Dec;13(6):422-5

[630] Feminist Women's Health Center: Menstrual Cycles: What Really Happens in those 28 Days?!, http://www.fwhc.org/health/moon.htm

[631] Göbel, Hartmut: Die Kopfschmerzen, 2003, Seite 212

Ursachen

- Sexualität,
- Vorstellungskraft,
- Schlafverhalten,
- Stimmung,
- körperliche Temperaturregelung,
- Muskelbewegungen,
- Drüsenfunktionen,
- Schmerz,
- Blutdruck und
- kardiovaskuläre Funktionen.

Auf Grund seiner aktivierenden und stimmungsaufhellenden Wirkung wird es auch als "Glückshormon" bezeichnet. Es wirkt antriebssteigernd und wird insbesondere bei Helligkeit und vermehrt in den Sommermonaten gebildet. Der Nervenbotenstoff beeinflusst Wohlbefinden, Antrieb und Schlaf.

Die Serotoninproduktion im Gehirn kann aber kurzfristig auch durch kohlenhydratreiche Mahlzeiten gesteigert werden[632]:

> *Serotonin wird nicht aus Zucker gebildet, sondern – so paradox es klingen mag – aus einem Eiweißbaustein, der Aminosäure Tryptophan. Doch bevor daraus Serotonin entstehen kann, muss das Tryptophan erst einmal ins Gehirn gelangen, und das ist gar nicht so einfach. Denn es benötigt an der „Grenze", der Blut-Hirn-Schranke, erst einmal eine Transporthilfe, ein „Taxi", das es ins Gehirn befördert. Und dieses „Taxi" transportiert nun nicht nur Tryptophan, sondern auch noch andere Aminosäuren. Gewöhnlich ist Tryptophan ein selten gesehener Fahrgast, weil unser Nahrungseiweiß davon nur 1,5 Prozent enthält.*
>
> *Das ändert sich, wenn wir Süßes naschen. Dann stellt unser Körper Insulin bereit, um den rasch ins Blut strömenden Zucker zu verarbeiten. Das Insulin entfernt nicht nur den Zucker aus dem Blut, sondern versorgt auch die Muskeln mit Aminosäuren. Dadurch sinkt ihr Gehalt im Blut, und es drängeln sich nicht mehr so viele an der Blut-Hirn-Schranke ins Taxi. Eine Ausnahme bildet das Tryptophan. Es wird im Blut zurückgehalten, so dass seine Konzentration gleich bleibt. Deshalb kann nun das Tryptophan mehr Sitzplätze ins „Taxi" ergattern. In der Folge gelangt mehr Tryptophan ins Gehirn, und dadurch wird mehr Serotonin gebildet.*

---

[632] Pollmer U, Fock A, Gonder U, Haug K: Prost Mahlzeit! Krank durch gesunde Ernährung, Köln, 1. Auflage, 2001, Seite 204 f

Ursachen

> *Essen wir nun statt Kohlenhydraten viel Eiweiß, so tritt genau der gegenteilige Effekt ein. Dann erhöht sich die Masse an Aminosäuren. Das seltene Tryptophan hat nur noch wenig Chancen ins Gehirn zu gelangen.*

Ein hoher Serotonin-Spiegel im Gehirn führt zu einem verringerten Appetit, ein niedriger Serotonin-Spiegel dagegen zu einer Steigerung des Appetits, was erklärt, warum Antidepressivas wie die Serotonin-steigernden SSRIs (Selective Serotonin Reuptake Inhibitor, zum Beispiel Fluoxetin) häufig zu einer Gewichtsreduktion führen, während Serotonin-senkende Serotonin-Antagonisten, wie das bei Migräne eingesetzte Pizotifen, den Appetit und das Gewicht in der Regel kräftig ansteigen lassen[633].

Serotonin wird allerdings im Gehirn verbraucht und dann als 5-Hydroxyindolessigsäure (5-HIE) über den Urin ausgeschieden. Unter normalen Umständen hat der Verbrauch den Effekt, dass der Serotonin-Spiegel nach einiger Zeit wieder sinkt. Das muss er sogar, denn bei einem erhöhten Serotonin-Spiegel bei gleichzeitig niedrigem Melatoninspiegel lässt sich schlecht schlafen.

Durch das Sinken des Serotonin-Spiegels bei gleichzeitigem Abfall des Blutzuckerspiegels kann sich die Stimmung senken und der Appetit erhöhen. Dies erklärt, warum speziell in der lichtarmen Winterzeit, wenn andere Serotonin-bildende Maßnahmen fehlen, Serotonin-bildende kohlenhydratreiche Mahlzeiten zu Heißhunger und einem ausgesprochenen Suchtverhalten führen können[634].

All dies lässt vermuten, dass kohlenhydratreiche Ernährungsweisen häufig zu sehr stark fluktuierenden Serotonin-Spiegeln im Gehirn führen.

Die stark schwankenden und häufig abfallenden Serotonin-Spiegel können bei einigen Betroffenen zu Depressionen führen. Dies deckt sich auch mit der Erkenntnis, dass die fast kohlenhydratfreie ketogene Diät antidepressive Effekte haben kann[635].

Auf der anderen Seite kann das ausgeprägte Suchtverhalten die schon bei Kindern bekannte labile Persönlichkeit des Kohlenhydratkonsumenten hervorrufen: Himmelhoch jauchzend, zu Tode betrübt, im Fachjargon auch bipolare Störung genannt. Bipolare Störungen gehören zu den bekannten Migräne-Komorbiditäten[636].

---

[633] Jowett, Nigel I: Severe weight loss after withdrawal of chronic pizotifen treatment, J Neurol Neurosurg Psychiatry 1998;65:137 (July)
[634] Jochims, Inke: Zucker und Bulimie, 2003
[635] Murphy P, Likhodii S, Nylen K, Burnham WM: The antidepressant properties of the ketogenic diet. Biol Psychiatry. 2004;56: 981-983
[636] Mahmood T, Romans S, Silverstone T.: Prevalence of migraine in bipolar disorder, J Affect Disord. 1999 Jan-Mar;52(1-3):239-41

Ursachen

Einige Autoren diskutieren die Möglichkeit, dass drogenähnliche Eigenschaften der Grund waren, dass der Mensch überhaupt zum Getreide gefunden hat[637], denn immerhin stellten sich sehr bald nach der Einführung des Getreides Zeichen der Selbstüberhöhung (siehe Pyramiden, Babylon, Propheten) ein.

Allerdings werden wesentliche Vorgänge im Rahmen des Serotonin-Stoffwechsels durch die Medizin noch immer nicht endgültig verstanden und zahlreiche Ergebnisse und Thesen sind sogar ausgesprochen widersprüchlich.

Beispielsweise wird meist behauptet, dass Depressionen mit einem zu niedrigen Serotonin-Spiegel einhergehen[638], und dass dieser – wie dargestellt – durch eine kohlenhydratreiche Ernährung, welche den Tryptophan-Transport ins Gehirn erhöht, angehoben werden kann[639]. Dagegen behaupten andere Autoren, dass bei älteren Personen, depressiven Patienten und einigen anderen Erkrankungen ein erhöhter Tryptophan-Transport ins Gehirn beobachtet werden kann[640]. Andere Studien wiederum konnten zeigen, dass Verliebte einen niedrigen Serotonin-Spiegel haben[641].

Daneben kann auch die Lipolyse (Fettabbau) den Tryptophan-Transport ins Gehirn erhöhen. Denn das meiste Tryptophan im Blut ist an das Protein Albumin gebunden. Werden durch die Lipolyse mehr freie Fettsäuren ins Blut abgegeben, dann erhöht sich der Anteil des ungebundenen (freien) Tryptophans im Blut, denn die freien Fettsäuren können die Tryptophan-Albumin-Bindungen lösen. Freies Tryptophan kann über bestimmte Transporter die Blut-Hirn-Schranke überwinden[642].

Möglicherweise stellen die serotoninergen Energiefluktuationen für das Gehirn ein größeres Problem dar als generell leicht erhöhte oder gar niedrige Werte. Dies deckt

---

[637] Wadley G, Martin A: The origins of agriculture – a biological perspective and a new hypothesis, Journal of Australasian College of Nutrional and Environmental Medicine Vol 19 No. 1; April 2000; pages 3 – 12

[638] Wikipedia: Selective serotonin reuptake inhibitor, http://en.wikipedia.org/wiki/Selective_serotonin_reuptake_inhibitor

[639] Fernstrom JD and Wurtman RJ: Brain serotonin content: increase following ingestion of a carbohydrate diet, Science 1971; 174: 1023-1025

[640] Davis JM, Alderson NL, Welsh RS: Serotonin and central nervous system fatigue: nutritional considerations, American Journal of Clinical Nutrition, Vol. 72, No. 2, 573S-578s, August 2000

[641] AOK: Die biochemische Beziehungskiste, http://www.aok.de/bund/monats_spezial/spezial0603/chemie.php

[642] Davis JM, Alderson NL, Welsh RS: Serotonin and central nervous system fatigue: nutritional considerations, American Journal of Clinical Nutrition, Vol. 72, No. 2, 573S-578s, August 2000

Ursachen

sich mit Behauptungen, dass Migräniker zu viel Serotonin produzieren[643][644]. Dies deckt sich auch mit der Tatsache, dass in der Migräneprophylaxe sehr häufig so genannte Serotonin-Antagonisten erfolgreich eingesetzt werden, die den Serotonin-Spiegel im Gehirn senken.

Hartmut Göbel führt dazu aus[645] (Anmerkung: In den Texten von Göbel wird von einem $5-HT_{1C}$-Rezeptor gesprochen, dieser wurde in der Zwischenzeit in $5-HT_{2C}$ umbenannt[646].):

> *Die Serotoninspiegel verändern sich in Abhängigkeit von Migräneattacke und Migräneintervall. Ungeklärt ist die Frage, ob eine mögliche Störung in den Strukturen, die das Serotonin freisetzen, mit der Pathophysiologie der Migräne in Verbindung steht oder aber ob das Überangebot von Serotonin durch die erhöhte Freisetzung unmittelbare Bedeutung hat. Seit Beginn der 90er Jahre ergeben sich Hinweise, dass eine erhöhte 5-HT-Aktivität für die Initiierung der Migräneattacke verantwortlich ist. Dabei soll der $5-HT_{1C}$-Rezeptor die entscheidende Rolle spielen. Für diese Annahme sprechen mehrere Gründe:*
>
> *Gibt man Migränepatienten eine einzelne Dosis von Reserpin intravenös, wird mit großer Sicherheit eine Kopfschmerzattacke induziert. Das gleiche Vorgehen führt bei Nichtmigränepatienten nicht zu Kopfschmerzen. Ebenso wie bei der spontanen Migräneattacke zeigt sich bei der reserpininduzierten Kopfschmerzattacke ein Abfall der Thrombozyten-5-HT-Konzentration und ein Anstieg der 5-Hydroxyindolessigsäure-Konzentration im Urin. Gibt man den Patienten einen Antagonisten, der die $5-HT_{1C}$- und $5-HT_{2}$-Rezeptoren blockiert, zeigt sich, dass das Ausmaß der durch Reserpin induzierten Kopfschmerzen deutlich reduziert ist. Die Freisetzung von 5-HT aus den Thrombozyten wird durch den Rezeptorantagonisten nicht blockiert. Dies ist ein klarer Hinweis darauf, dass nicht die Entleerung der Serotoninspeicher für den Kopfschmerz verantwortlich ist, sondern das Überangebot an serotoninerger Aktivität, die durch die Freisetzung zur Wirkung gelangen kann.*

Und weiter[647]:

---

[643] Zimmer, Dieter E, Der hämmernde Terror im Kopf – Falsche Diagnosen und veraltete Therapien lassen Migränepatienten unnötig leiden, 1999 http://www.schmerzklinik.de/Die_Zeit.htm
[644] Handicap Network: Migräne, http://www.handicap-network.de/handicap/Glossar/glossarm.htm
[645] Göbel, Hartmut: Die Kopfschmerzen, 2003, Seite 221
[646] Wikipedia: 5-HT receptor, http://en.wikipedia.org/wiki/5-HT_receptor
[647] Göbel, Hartmut: Die Kopfschmerzen, 2003, Seite 221

Ursachen

> *Aus den Daten ist zu entnehmen, dass durch eine erhöhte 5-HT-Aktivität bei entsprechend empfindlichen Patienten Migräneattacken induziert werden können. Dies gelingt bei einer erhöhten Freisetzung von 5-HT aus den Speichern, bei einer Wiederaufnahmehemmung von 5-HT und durch eine Kombination dieser Mechanismen. Bei einer Langzeittherapie mit Reserpin oder mit 5-HT-Reuptake-hemmer und einer entsprechenden Erschöpfung von 5-HT in den Speichern ergibt sich dagegen eine reduzierte Migränehäufigkeit. Dies zeigt, dass eine reduzierte Aktivität von 5-HT mit einer geringeren Wahrscheinlichkeit für die Generierung von Migräneattacken einhergeht.*

Und schließlich[648]:

> *Möglicherweise ist nicht die absolute Höhe des 5-HT-Spiegels, sondern die plötzliche relative Konzentrationsänderung zu Beginn der Migräneattacke entscheidender pathogenetischer Faktor.*

Aus all dem lässt sich unzweifelhaft schließen, dass sehr hohe und vor allem stark schwankende Serotonin-Aktivitäten bei Migräne unbedingt vermieden werden sollten, da sie zu stark schwankenden und zu hohen zerebralen Erregungsmustern führen. All dies lässt sich aber mit einer kohlenhydratreichen Diät, speziell wenn die gewählten Lebensmittel gleichzeitig auch noch reich an Tryptophan sind (zum Beispiel Schokolade, Müsli) nicht erreichen. Trotzdem – und im Widerspruch zu seinen eigenen Ausarbeitungen – empfiehlt Hartmut Göbel Migränikern eine kohlenhydratreiche Ernährung[649].

Aus Serotonin entsteht des Nachts oder generell bei Lichtmangel das Hormon Melatonin.

Die mit den kürzer werdenden Tagen abnehmende Sonneneinstrahlung im Herbst führt zu einer vermehrten Melatoninausschüttung in den Blutkreislauf. Die Produktion von Melatonin wird durch das Licht, was der Mensch vor allem über das Auge und auch etwas über die Haut aufnimmt, gesteuert. Helles Licht, das auf die Netzhaut des Auges trifft, löst ein Signal aus, das die Ausschüttung von Melatonin hemmt. Dunkelheit sorgt für vermehrte Melatoninproduktion. Melatonin ist somit ein "natürliches" Schlafmittel, welches vor allem nachts in der Zirbeldrüse gebildet wird.

Melatonin ist das "Schlüsselhormon" der Inneren Uhr. Es steht in ganz enger Wechselwirkung mit dem Schlaf-/Wach-Rhythmus und der Steuerung vieler chronobiologischer Funktionen.

In den lichtarmen Monaten kann es vorkommen, dass der Körper das überschüssige und nachts gebildete Melatonin tagsüber nicht ausreichend abbaut. Die Folge: Der

---

[648] Göbel, Hartmut: Die Kopfschmerzen, 2003, Seite 225
[649] Göbel, Hartmut: Kursbuch Migräne, 2003, Seite 160

Ursachen

Mensch bleibt müde und antriebsarm, die Innere Uhr des Menschen funktioniert nicht mehr richtig, das hormonelle Gleichgewicht im Gehirn gerät auseinander.

Kommt es im Frühjahr zu einer zunehmenden Helligkeit (bei gleichzeitig stärker nach draußen verlegten Aktivitäten), dann wird tagsüber verstärkt Serotonin gebildet und Melatonin verstärkt abgebaut. Es kommt zu einer deutlichen Antriebsteigerung und einer signifikanten Serotonin-Dominanz, speziell wenn gleichzeitig eine Serotonin-bildende kohlenhydratreiche Diät eingehalten wird.

In dieser Zeit leiden sehr viele Migränebetroffene unter langanhaltenden Migräneepisoden mit oft täglichen und sehr häufig in der Nacht stattfindenden Migräneanfällen. Auch Cluster-Kopfschmerz-Episoden sind besonders häufig in dieser Jahreszeit anzutreffen. Es ist zu vermuten, dass die Veränderungen im Serotonin/Melatonin-Haushalt hierbei eine entscheidende Rolle spielen. Häufig können Serotonin-senkende Medikamente wie Pizotifen solche Phasen erheblich verkürzen.

Dafür spricht auch, dass viele Migräniker unbewusst Licht und starke Sonneneinstrahlungen meiden. Bei einem akuten Anfall ist sogar der Aufenthalt in einem abgedunkelten Raum die erste Notfallmaßnahme, eine Nahrungsaufnahme ist kaum möglich. All das trägt mit dazu bei, dass die Serotoninproduktion dann auf niedrigem Niveau gehalten wird.

Eine Studie in arktischer Umgebung ergab, dass Migräniker im Sommer bei regelmäßiger Sonneneinstrahlung deutlich häufiger unter Migräne litten als im Winter[650].

Untersuchungen konnten zeigen, dass Betroffene mit chronischer Migräne häufig eine verzögerte Melatonin-Ausschüttung in der Nacht aufweisen[651]. Eine andere Studie konnte zeigen, dass die regelmäßige nächtliche Gabe von 3mg Melatonin zu einer Verbesserung der Migräne führen kann[652]. Ähnliche Erfolge konnten bei Clusterkopfschmerz-Patienten erzielt werden[653].

Als Migräne-wirksam wird auch die Verabreichung von 5-HTP, einer Serotonin-Vorstufe, diskutiert. Da aus 5-HTP Serotonin entsteht und bei fehlendem Licht hieraus wiederum Melatonin gebildet wird, wird die abendliche Gabe von 5-HTP auch als Melatonin-Ersatz diskutiert. Studien, die eine Migränewirksamkeit ähnlich wie bei Melatonin belegen, fehlen zurzeit allerdings noch.

---

[650] Alstadhaug, KB, Salvesen, R & Bekkelund, SI: Seasonal variation in migraine. Cephalalgia 25 (10), 811-816. doi: 10.1111/j.1468-2982.2005.01018.x

[651] Peres MFP et al., Hypothalamic involvement in chronic migraine, J Neurol Neurosurg Psychiatry 2001;71:747-751

[652] Peres MFP, Zuckermann E, da Cunha Tanuri F, Moreira FR, Cipolla-Neto J: Melatonin, 3 mg, is effective for migraine prevention. Neurology 2004; 63: 757

[653] Peres MFP, Rozen TD: Melatonin in the preventive treatment of chronic cluster headache. Cephalalgia 2001; 21:993–995. London. ISSN 0333-1024

Ursachen

Anders als Serotonin kann 5-HTP die Blut-Hirn-Schranke überwinden.

Ziel ist die stabile Hormonlage

All dies lässt eigentlich nur die folgenden Schlüsse zu:

- Hormonelle Faktoren spielen bei Migräne in der Regel eine entscheidende Rolle.
- Ziel eines Migräne-Erkrankten sollte es weniger sein, ein regelmäßiges Leben zu führen, sondern in erster Linie dafür zu sorgen, dass seine Hormonlage relativ konstant bleibt.

Um eine solche ideale stabile Hormonlage zu erreichen, gibt es ein paar nahe liegende Maßnahmen:

- Deutliche Reduzierung der Kohlenhydratzufuhr, um plötzliche drastische Insulin-Ausschüttungen mit daraus folgenden Unterzuckerungen und körperlichen Stressreaktionen zu vermeiden und um die Serotonin-Aktivität auf einem gleichmäßigen Niveau zu halten. Insbesondere sollten Lebensmittel mit einem sehr hohen glykämischen Index gemieden werden.
- Kräftigende Nahrung (Hormone benötigen Fette und Proteine, Cholesterin ist die Basis zahlreicher Hormone).
- Maßnahmen zur hormonellen Stabilisierung, zum Beispiel leichten Ausdauersport.
- Regelmäßige Entspannung
- Übertriebene Aufregungen vermeiden
- Meiden von Hormonpräparaten (zum Beispiel hormonelle Kontrazeptiva, sprich: Die Pille), insbesondere solchen, bei denen regelmäßige Einnahmepausen eingehalten werden müssen oder deren Inhaltsstoffe zyklusbedingt stark variieren.

Wolfgang Lutz fasst dies in Leben ohne Brot so zusammen:

> *Was wir essen, ist sozusagen gleichgültig, wenn wir nur unsere Insulinproduktion niedrig und damit unseren Hormonhaushalt in Ordnung halten.*

An dieser Stelle soll noch einmal daran erinnert werden, was ein schwerer Migräneanfall bedeuten kann: lebenslängliche Empfänglichkeit (Sensibilität, erworbene Disposition) für weitere Migräneanfälle. Manche Frauen bekommen nur deshalb lebenslänglich Migräne, weil sie irgendwann eine für sie ungeeignete Pille (gegebenenfalls gegen Akne) verschrieben bekommen haben. Auch aus diesem Grund sollten hormonelle Kontrazeptiva immer mit Vorsicht betrachtet werden.

Ursachen

Trigger

Trigger sind Auslöser, nicht Ursache

Trigger werden im Umfeld der Migräne nicht als deren Ursache, sondern als die Auslöser einzelner Migräneanfälle verstanden. Reagiert ein Patient zum Beispiel sehr stark auf Wettereinflüsse und bekommt etwa bei Aufzug eines Sturmtiefs eine Migräne, dann gilt der plötzliche Luftdruckeinbruch als Trigger.

Migränepatienten werden deshalb meist aufgefordert ein Kopfschmerztagebuch (Kopfschmerzkalender) zu führen, in der Hoffnung, einzelne Trigger zu isolieren, die in der Folge dann gemieden werden sollten[654].

Auf meiner Website www.miginfo.de können Sie 2 verschiedene Kalender, die sich gegenseitig ergänzen, online führen:

- Einen Migräne-Kalender, der es Ihnen erlaubt, Ihre Schmerzentwicklung zu verfolgen und mit frei wählbaren Ereignissen in Verbindung zu setzen. Unter anderem ermöglicht dieser Kalender es Ihnen auch, die Wirkung einer medikamentösen Verordnung auf Ihre Schmerzen zu verfolgen und zu bewerten[655].

- Einen Trigger-Kalender, mit dem Sie gezielt auf die Suche nach so genannten Triggern für Ihre Migräne-Attacken gehen können. Dabei kann der Zeitraum, in welchem die Auslöser als Trigger zugelassen werden, frei gewählt werden[656].

    Konkret bedeutet das: Sie können festlegen, ob ein Ereignis, was 24 Stunden vor einem Migräneanfall stattfand noch in der Triggeranalyse berücksichtigt werden soll, oder ob das zum Beispiel nur für Ereignisse mit einer Vorlaufzeit von 12 Stunden geschehen soll.

Betroffene, die unter chronischen täglichen Kopfschmerzen und weniger unter einzelnen klar isolierbaren Attacken leiden, können daneben einen weiteren (dritten), speziell auf sie zugeschnittenen Online-Schmerzkalender führen.

Die Resultate aller Online-Kalender können ausgedruckt und gegebenenfalls Ihrem Arzt vorgelegt werden.

Leider funktioniert die Triggeranalyse mit solchen Methoden häufig nicht.

---

[654] DMKG: Kopfschmerz-Kalender, http://www.dmkg.de/patient/ks_kal.pdf
[655] migraeneinformation.de: Migräne-Kalender, http://www.miginfo.de/molmain/main.php?docid=678
[656] migraeneinformation.de: Trigger-Kalender, http://www.miginfo.de/molmain/main.php?docid=704

Ursachen

Hier soll keineswegs suggeriert werden, dass eine gezielte Trigger-Suche grundsätzlich keinen Sinn macht. Es ist im Einzelfall durchaus denkbar, dass ein Migräne-Betroffener sehr stark auf bestimmte Reize reagiert (zum Beispiel einen bestimmten Lebensmittelzusatz). In diesem Fall handelt es sich aber bei diesem Trigger weniger um einen Auslöser als um die wirkliche Ursache.

Denn angenommen, eine Person reagiert schockartig auf den Lebensmittelzusatz Natriumglutamat mit schweren Migräneattacken. Dann macht es keinen Sinn, in diesem Fall von einer Grunderkrankung Migräne auszugehen, deren Attacken durch Natriumglutamat lediglich getriggert werden. Stattdessen lautet die richtige Diagnose: Unverträglichkeit von Natriumglutamat, Symptome: Schwere Migräneattacken.

Trigger wirken zufällig, nicht kausal

In den meisten Fällen wird sich aber sehr schnell eine sehr lange Trigger-Liste herauskristallisieren und spätestens dann wird man dem Thema nicht mehr gerecht. Hinzu kommt dass einige Auslöser (zum Beispiel Unterzuckerung, aber auch Gluten) nicht wirklich kausal als Auslöser fungieren. Wer unter Hypoglykämie oder Zöliakie leidet, der hat ein Grundleiden mit eigenen Regeln. Wem etwa nicht bekannt ist, dass er eine Gluten-Unverträglichkeit besitzt, der wird dies durch das Führen eines Kopfschmerz- oder Bauchweh-Tagebuchs schwerlich herausfinden können, zu unspezifisch und scheinbar zufällig ist die Reaktion des Körpers. Denn alle Krankheitszustände (von der Grippe bis zur Migräne) haben die Eigenschaft, sich bei zusätzlichem Stress zu verschlechtern. Und es ist kaum möglich, die verschiedenen Stresskomponenten – von einem ärgerlichen Telefongespräch über das Wetter bis hin zur aufgenommenen oder auch nicht aufgenommenen Nahrung in ihrer Bedeutung ausreichend zu würdigen.

Menschen mit einem Grundleiden reagieren deshalb bezüglich einer Krankheitssymptomatik nicht zwangsläufig kausal, frei nach dem Motto: Morgens Käse gegessen – abends Migräne.

Trigger können die Ursache verschleiern

Bei der ganzen Diskussion um die so genannten Migränetrigger wird allerdings den Patienten etwas ganz anderes suggeriert – und das könnte sich im Umfeld der Migräne als schwerer Fehler erweisen:

- *Sie leiden unter Migräne und Ihre einzelnen Migräneanfälle werden durch Trigger ausgelöst, die Sie nach Möglichkeit meiden sollten. Ansonsten sind Sie kerngesund.*

Die wenigsten Migränepatienten leiden nur unter Migräne. Bei vielen anderen zeigen sich bald weitere Erkrankungen (weitere Informationen finden sich in Abschnitt

Komorbidität auf Seite 111) wie rheumatische Beschwerden, Nervosität, Panikattacken, Allergien, scheinbare Schilddrüsenprobleme, Übergewicht, Untergewicht, Menstruationsbeschwerden, Magen/Darmprobleme usw.. Deswegen ist viel eher anzunehmen: Ein Migränekranker ist schwer krank. Die körperliche und seelische Verfassung ist so schlecht, dass die Person sich ständig im Grenzbereich bewegt. In diesem Zustand können dann auch kleinere Zusatzbelastungen fatale Folgen haben. Am Ende ist man soweit, dass sogar eine einfache Banane oder ein Wetterwechsel zum Anfall und damit zum Zusammenbruch führen.

Ursachen

Stress

Was ist Stress?

Stress spielt im Rahmen der Entstehung einer Migräneattacke eine bedeutende, um nicht zu sagen entscheidende Rolle. Allerdings ist oft nicht ganz klar, was eigentlich Stress ist.

Meist wird Stress mit psychischen Einflussfaktoren verwechselt. So wird denn von manchen Betroffenen ein Mobbing-Versuch am Arbeitsplatz als Stress gewertet, der Wetterumschwung aber nicht.

Zunächst einmal wirkt jeglicher Stress auf das vegetative/hormonelle System und damit körperlich. Stress ist etwas, was den Körper genötigt sieht, steuernd einzugreifen, insbesondere durch vegetative/hormonelle Reaktionen. Mit anderen Worten: Stress ist etwas, was den Körper zu einer verstärkten Ausschüttung der Stresshormone Noradrenalin, Adrenalin und Cortisol und weiterer Neurotransmitter veranlasst. Erfolgt eine solche körperliche Reaktion nicht, dann war die Situation für die betroffene Person auch nicht stressreich, sie mag es vielleicht für andere Personen gewesen sein, die betroffene Person ist dagegen "cool" geblieben.

Viele unterschiedliche Situationen können Stressreaktionen auslösen. Körperliche Stresssituationen sind zum Beispiel Verletzungen, Operationen, Verbrennungen, Kälte, Schmerzen, Sauerstoffmangel oder niedriger Blutzucker. Psychische Stressreaktionen sind unter anderem Ärger, Angst, Leistungsdruck, Freude, oder Trauer.

Stressreaktionen werden über das Hypothalamus-Hypophysen-System, das heißt das vegetative/hormonelle System, reguliert.

Dabei unterscheidet der Körper nicht, ob es sich um positiven Stress (Eustress), zum Beispiel Freude, oder negativen Stress (Disstress), zum Beispiel Schmerzen, handelt, die Reaktionskette ist immer dieselbe. Sie gliedert sich in zwei gleichzeitig verlaufende Reaktionen:

- Der Hypothalamus reagiert auf stressauslösende Situationen mit der Ausschüttung von CRH (Corticotropin-Releasinghormon). CRH stimuliert die Hypophyse zur Ausschüttung von ACTH (Adrenocorticotropes Hormon). ACTH wiederum regt die Nebennierenrinde zur Ausschüttung von Glucocorticoiden (Cortisol) und damit zur internen Blutzuckerproduktion (Eiweißverzuckerung) an. Dies geschieht, um die körperliche Leistungsfähigkeit für die bevorstehenden zusätzlichen Anforderungen grundsätzlich zu erhöhen.

Ursachen

- In der zweiten Reaktionskette wird über den Sympathicus das Nebennierenmark aktiviert. Das schüttet dann innerhalb von Sekunden eine Mischung von 80 Prozent Adrenalin und 20 Prozent Noradrenalin aus. In der Folge steigen der Blutdruck und der Pulsschlag und es werden Blutzuckerreserven der Leber mobilisiert (Glykogenolyse). Auch dies trägt dazu bei, um die körperliche Leistungsfähigkeit im Rahmen der Stressbeantwortung zu erhöhen.

- Gleichzeitig wird Beta-Endorphin ausgeschüttet, was den Körper schmerzunempfindlicher machen soll (als Vorbereitung auf eine Flucht- oder Kampf-Situation).

- Parallel dazu wird die Lipolyse (Fettverbrennung) aktiviert und Insulin gehemmt.

- Ferner wird Serotonin ausgeschüttet bzw. dessen Konzentrationsverteilung im Gehirn verändert, welches antidepressiv, stimmungsaufhellend und schmerzsenkend wirkt (bzw. Optimismus für den bevorstehenden Kampf produziert) und die Kommunikation zwischen den Nervenzellen beschleunigt. Es ist denkbar, dass die verstärkte Ausschüttung von Serotonin zu erhöhten energetischen Anforderungen im Gehirn führen kann.

Die zweite Reaktionskette über den Sympathicus (vegetatives Nervensystem) wirkt kurzfristig. Bei langfristigem Stress überwiegt die erste Reaktionskette über das Hormonsystem.

Langanhaltender Dauerstress kann die Gesundheit schädigen.

Wird nun zusätzlich zum Stress noch ein Versorgungsproblem im Gehirn festgestellt (bzw. das Versorgungsproblem ist die Stressursache), dann reagiert das vegetative/hormonelle System mit einem Warnsignal: Schmerz. Hypothalamus und Hirnstamm senden dazu verstärkt Schmerzimpulse an den Versorgungsnerv der Blutgefäße im Gehirn (Nervus Trigeminus). Gleichzeitig werden Prostaglandine ausgeschüttet, welche gefäßerweiternd und entzündungsauslösend wirken. Auch setzen Prostaglandine die Schmerzschwelle herab, so dass der Schmerz (das Warnsignal) leichter wahrgenommen wird. Prostaglandine sind Hormone, welche zur Klasse der Eicosanoide gehören. Es konnte nachgewiesen werden, dass die Wirkung der nichtsteroidalen Analgetika wie ASS (Aspirin) oder Ibuprofen darin besteht, die Entstehung der Prostaglandine zu hemmen. Sie wirken dadurch einerseits entzündungshemmend und gleichzeitig schmerzsenkend, da sie die Schmerzschwelle wieder erhöhen.

Die unterschiedlichen Aktionen im Rahmen der standardisierten körperlichen Reaktion bei Stress bzw. zerebralen Versorgungsproblemen bieten unterschiedliche Möglichkeiten für medikamentöse Gegenmaßnahmen:

- Beta-Blocker mildern die Adrenalin-Reaktion (2. Reaktionskette über den Sympathicus) ab.

Ursachen

- Nichtsteroidale Analgetika wie ASS (Aspirin) oder Ibuprofen hemmen die Enstehung der Prostaglandine und wirken hierüber entzündungshemmend und schmerzsenkend. Ferner wirken sie der Gefäßweitung durch die Prostaglandine entgegen. Sie können auch günstig wirken, wenn sie bereits prophylaktisch eingenommen werden.

- Serotonin-Antagonisten wie Pizotifen hemmen die Serotonin-Rezeptoren im Gehirn und verhindern hierdurch eine überstarke Gefäßverengung zu Beginn einer Migräneattacke auf Grund einer Entleerung der Serotonin-Speicher.

- Selektive Serotoninrezeptor-Agonisten (Triptane) verhindern eine weitere Ausschüttung von Serotonin, indem sie die Wirkung von Serotonin an bestimmten Rezeptoren[657] simulieren. Dies führt gleichzeitig zu einer Verengung (Vasokonstriktion) der Gefäße und einer Hemmung der entzündlichen Prozesse.

Im Sinne der obigen Erläuterungen und der im Körper ablaufenden Stressreaktionen gehören zum Stress nicht nur äußere Faktoren sondern auch innere: Eine Erkrankung ist genau so als Stress zu bewerten wie etwa

- eine schwer verdauliche Mahlzeit,
- ein erhöhter Alkoholkonsum
- eine starke Lärmbelästigung
- starke optische Reize, flackerndes Licht
- Überforderung von Gehirnregionen, zum Beispiel bei Augenfehlstellungen bei gleichzeitig hohen Leseanforderungen
- hohe körperliche Anforderungen, zum Beispiel beim Leistungssport

Wie sehr eine innere oder äußere Belastung für den Körper Stress ist, kann an der Ausschüttung der Stresshormone abgeschätzt werden.

G. Strobel stellt in einem Artikel zu Katecholaminen und körperlicher Aktivität[658] dar, wie stark die Noradrenalin- und Adrenalin-Ausschüttungen bei verschiedenen Belastungsarten sein können. Dabei zeigt sich, dass Hypoglykämie die stärkste Adrenalin-Freisetzung überhaupt veranlasst, noch vor einem Herzinfarkt, deutlich vor der sportlichen Maximalbelastung und weit vor psychischen Belastungen. Bezogen auf Adrenalin gibt es hormonell gesehen keine vergleichbare körperliche oder psychische Belastungssituation.

---

[657] Wikipedia: 5-HT-Rezeptor, http://de.wikipedia.org/wiki/ 5-HT-Rezeptor
[658] Strobel, G: Wechselwirkungen zwischen Katecholaminen, Beta-Adrenozeptoren, akuter körperlicher Belastung und Training, 2002, http://www.zeitschrift-sportmedizin.de/images/heft0402/a02_0402.pdf

Ursachen

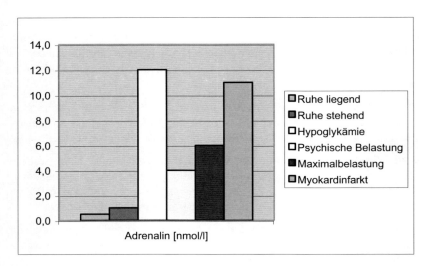

Abbildung 8: Ausschüttung von Adrenalin auf diverse Ereignisse

Beta-Blocker und Stress

Im Abschnitt *Unterzuckerung und Angst/Stress* auf Seite 203 wurde näher erläutert, warum Beta-Blocker wie Metoprolol oder Propranolol eine Wirkung gegen Migräne entfalten können:

- Beta-Blocker mildern die Wirkung des Adrenalins.

Bei starkem Stress (egal welcher Ursache) kommt es zu einer kräftigen Adrenalin-Reaktion mit Sympathicus-Aktivierung, welche unter anderem die letzten Reserven (zum Beispiel Zuckerreserven) mobilisiert. In der Entspannungsphase kommt es dann zum energetischen Zusammenbruch, da in dieser Situation – bei fehlenden Speicherreserven – die körpereigene Glucosefabrik heruntergefahren wird.

Beta-Blocker verhindern die Auswirkungen dieser problematischen kräftigen Adrenalin-Reaktion und damit auf Dauer die vollständige energetische Erschöpfung des Betroffenen (Burn-out usw.).

Ursachen

Ausdauersport und Stress

Leichter Ausdauersport kann nachweislich positiv auf Migräne wirken[659]:

Ein Team von Neurologen an der türkischen Universitätsklinik von Erciyes überprüfte an 40 Migränepatienten die prophylaktische Wirkung von Ausdauersport auf Häufigkeit und Schwere der Kopfschmerzattacken. Zunächst mussten die 40 Studienteilnehmer sechs Wochen lang ihre vorbeugenden Medikamente absetzen. Anschließend trainierten sie dreimal pro Woche eine halbe Stunde lang ein aerobes Übungsprogramm.

Schon nach sechs Wochen ging es den Patienten deutlich besser: die Anzahl der Migräneattacken sowie die monatlichen Kopfschmerzstunden hatten sich halbiert, die Intensität der Schmerzen war um ein Drittel gesunken.

Durch Ausdauersport kommt es zu einer momentanen Stressbelastung: Der Puls steigt, die Atmung aktiviert sich, das Gesicht rötet sich, man fängt an zu Schwitzen usw. Diese Reaktionen sind die Handschrift des Adrenalins und anderer Stresshormone. Beim Laufen beschleunigt sich der Puls nicht etwa deshalb, weil man läuft und folglich das Herz mitlaufen muss, sondern weil erhöhte Anforderungen bestehen und das Herz durch die Stresshormone und das vegetative Nervensystem entsprechend zu erhöhter Leistung anwiesen wird.

Durch regelmäßigen Ausdauersport entsteht nachweislich ein Trainingseffekt. Man stellt dann fest, dass man nach kurzer Zeit die gleiche Leistung bei wesentlich geringerer Pulsbeschleunigung erbringen kann. Oder man stellt fest, dass der Puls nach einer Belastung viel schneller wieder in Normalbereiche zurückkehrt als im untrainierten Zustand. Dies weist darauf hin, dass auch die Stresshormonspiegel bei Belastung viel schwächer ansteigen und sich nach Belastung viel schneller normalisieren als ohne Training, so dass von einer insgesamt besseren Stressbelastung ausgegangen werden kann.

- Ausdauersport verbessert die Adrenalin-Reaktion und deren Auswirkungen.

G. Strobel führt in diesem Zusammenhang aus[660]:

> *Es wird angenommen, dass eine gesteigerte Katecholaminfreisetzung unter Maximalbelastung die Leistungsfähigkeit erhöht. Ausdauertraining vermindert zudem die Katecholaminfreisetzung in Ruhe bei submaximaler Belastung. Des-*

---

[659] Medizinauskunft.de: Körperliches Training gegen Migräneattacken, http://www.medizinauskunft.de/artikel/diagnose/krankheiten/09_08_migraene.php

[660] Strobel, G: Wechselwirkungen zwischen Katecholaminen, Beta-Adrenozeptoren, akuter körperlicher Belastung und Training, 2002, http://www.zeitschrift-sportmedizin.de/images/heft0402/a02_0402.pdf

> *halb wird bei chronischem Stress und Erkrankungen wie Hypertonie die Einflussnahme auf das sympathoadrenerge System via körperliche Aktivität als Möglichkeit für Behandlung und Prävention genutzt.*

Dies ist eine präzise Erklärung, warum Ausdauersport bei Migräne langfristig helfen kann: Ausdauersport wirkt nicht neuronal, sondern über die Stärkung des hormonellen Stresssystems.

Anders als Beta-Blocker, die die Wirkungen überschießender Adrenalin-Freisetzungen mildern, trainiert Ausdauersport das Stresssystem und stärkt es dadurch.

Es darf aber nicht übersehen werden, dass Migräne-Betroffene mit bereits hoher Stressbelastung möglicherweise keinen zusätzlichen Stress ertragen, auch leichten Ausdauersport nicht, ohne zusätzliche Migräneanfälle zu bekommen. In diesem Fall kann es Sinn machen, zunächst bereits vorhandene Stressbelastungen (zum Beispiel Hypoglykämien) zu reduzieren bzw. zu eliminieren.

Ausdauersport stärkt den Parasympathicus und optimiert die Insulinwirkung

Regelmäßiger Ausdauersport hat eine ganze Reihe von weiteren langfristigen Auswirkungen auf den Körper. Boldt et al. stellen dazu unter anderem fest[661]:

> - *Unter Stressbedingungen reagiert ein Ausdauersportlerherz wesentlich ruhiger als das eines stressgeplagten Durchschnittsbürgers, da der ruhigere Gegenspieler der beiden vegetativen Steuernerven, der so genannte Nervus vagus bei einem ausdauertrainierten Körper überwiegt, und einen beruhigenden und herzschlagsenkenden Einfluss hat.*
>
> - *Bei Personen im Ausdauertraining sinken die Blutdruckwerte sowohl in Ruhe als auch bei Belastung – ein Effekt, der auch beim Gesundheitssport zum Beispiel mit Bluthochdruckkranken genutzt wird. Dies kommt dadurch zustande, dass das Blut in die Muskeln umverteilt, und die Elastizität der großen Gefäße trainiert wird. Innerhalb der Muskulatur bildet sich durch Ausdauertraining außerdem ein wesentlich dichteres Netz der feinsten blutführenden Äderchen aus (Kapillarnetz). Die Muskeln werden dadurch zum einen besser mit Sauerstoff und Nährstoffen versorgt, zum anderen fließen giftige Stoffwechselprodukte und Ermüdungsstoffe besser ab.*

---

[661] Thor S, Boldt F, Völker K, Wessinghage T, Neumann G: Vor- und Nachteile von Ausdauersport und Konditionsaufbau, 2000,
http://www2.lifeline.de/yavivo/GesundesLeben/10Sport/Konditionsaufbau/30vorteile.html

Ursachen

- Bis zu 25 Prozent, das heißt um ein bis zwei Liter, kann sich die Blutmenge beim Erwachsenen durch Ausdauersport erhöhen. Dabei steigt das Plasmavolumen um etwa zwei Drittel, das der roten Blutkörperchen um etwa ein Drittel.

  Die jetzt vorhandene höhere Zahl an roten Blutkörperchen (Erythrozyten) erhöht die Sauerstofftransportfähigkeit des Blutes. Auch wird der Sauerstoff leichter ins Gewebe abgegeben (bessere Sauerstoffausnützung). Die im Vergleich zur Menge der roten Blutkörperchen gesteigerte Wasserzunahme hat den Vorteil, dass das Blut dünnflüssiger wird. Gleichzeitig hat der Körper im Ausdauersport eine „Wasserreserve" beim erhöhten Wasserumsatz. Auch lassen sich die Erythrozyten besser plastisch verformen und können so Engstellen leichter passieren. Auch das Blutgerinnungssystem wird durch Ausdauersport stabilisiert und im Sinne einer Thrombosevorbeugung beeinflusst.

- Dass es auch im Wechselspiel der Hormone Anpassungen an die sportliche Belastung gibt, kann man bereits an der vergrößerten Hirnanhangdrüse (Hypophyse) und Nebennierenrinde beim trainierten Sportler erkennen. Ausdauertraining vermindert einerseits den Hormonbedarf unter Ruhebedingungen, erhöht aber auf der anderen Seite die Mobilisationsreserven der Hormone unter Belastungsbedingungen.

  Die im Ausdauerbereich wichtigsten Hormone sind die Hypophysen-, die Schilddrüsen-, die Bauchspeicheldrüsen-, die Nebennieren-, die Eierstocks- und die Hodenhormone.

  So vermindern zum Beispiel chronische Ausdauerreize den Insulinbedarf bei gleichzeitiger besserer Ausnutzung der Insulinwirkung. Insgesamt spart der Körper Insulin, was auch beim Ausdauersport mit Zuckerkranken genutzt wird. Insulin wirkt grundsätzlich zuckersenkend, in dem es Zucker in die Zelle einschleust und die Zuckerverbrennung fördert.

Zusammenfassend kann hervorgehoben werden, dass regelmäßiger Ausdauersport

- den Parasympathicus (Nervus vagus) stärkt und damit dazu beitragen kann, die häufig bei Migränikern vorzufindende Erregung des Sympathicus zu normalisieren,
- das Gefäßsystem trainiert,
- die Fließeigenschaften des Blutes verbessert,
- die Sauerstoffversorgung erhöht,
- die Hormondrüsen kräftigt und
- die Insulinwirkung optimiert.

Ursachen

Diese Wirkungen können – sofern nicht übertrieben wird – allesamt zu einer Besserung einer vorhandenen Migräneerkrankung beitragen. Insbesondere können sie die bei Migränikern beobachtete verringerte Insulin-Sensitivität[662] verbessern und damit einer Neigung zu Hypoglykämien entgegenwirken, wodurch der innere Stress signifikant reduziert werden kann.

Nicht bestätigt haben sich bislang Vermutungen, dass Migräne zum Teil auch Folge eines Bewegungsmangels sein könne. Speziell bei Kindern und Jugendlichen wurde der Anstieg der Erkrankungsraten damit schon begründet. Allerdings zeigte eine epidemiologische Studie, dass sich gerade unter jugendlichen Migränikern zahlreiche Betroffene finden, die besonders intensiv Sport betreiben[663]. Leichter Ausdauersport scheint demnach eine schützende Wirkung bei Migräne zu haben, intensiver und anstrengender Sport dagegen genau den gegenteiligen Effekt.

Migränepatienten haben zu viel Stress

In diversen Untersuchungen konnte bei vielen Migränepatienten ein erhöhter Spiegel an bestimmten Stresshormonen (zum Beispiel Cortisol) nachgewiesen werden[664] [665]. Körperlich befindet sich der Patient also im Dauerstress. Dauerstress bedeutet aber häufig auch, dass der Körper insgesamt in einer erhöhten Alarmbereitschaft ist, denn Stress in der Natur hieß ja vor allem: Achtung, eine Gefahr droht. In diesem Fall greift der Körper auf Maßnahmen zurück, die für ein Überleben in der Natur optimiert sind, in der sicheren Umgebung eines gewärmten Büroarbeitsplatzes aber keinen Sinn mehr machen, zum Beispiel:

- Beschleunigung des Pulses
- Erhöhung der Blutzufuhr ins Gehirn zwecks Verbesserung der Aufmerksamkeit
- Maßnahmen zur Verletzungsabwehr (Serotonin, Prostaglandine)

Dabei muss er sogar mit sehr widersprüchlichen Informationen zurechtkommen. Beispielsweise wird der Körper (Hypothalamus) – wenn etwa jemand bei Sonneneinstrahlung und großer Hitze eine Bergwanderung durchführt – feststellen, dass der Kopf zu heiß wird und dagegen entsprechende Gefäßreaktionen einleiten. Gleichzeitig mag er signalisiert bekommen, dass aber der Blutzuckerspiegel auf Grund der

---

[662] Rainero I et al, Insulin sensitivity is impaired in patients with migraine, Cephalalgia, 2005 Aug;25(8):593-7

[663] Oksanen, A. et al.: Leisure activities in adolescents with headache, Acta Paediatrica, Volume 94, Number 5, May 2005, pp. 609-615(7)

[664] Peres MFP et al., Hypothalamic involvement in chronic migraine, J Neurol Neurosurg Psychiatry 2001;71:747-751

[665] Ziegler DK et al.: Circadian rhythms of plasma cortisol in migraine, J Neurol Neurosurg Psychiatry. 1979 Aug;42(8):741-8

Anstrengung zu niedrig ist und sich gezwungen sehen, gegenläufige Maßnahmen zu ergreifen. All dies wird fortlaufend vom Hypothalamus und anderen Organen des vegetativen Nervensystems registriert und entsprechend bearbeitet. Es sollte klar sein, dass auch für das leistungsfähigste vegetative Nervensystem und Hormonsystem irgendwann Grenzen erreicht sind, was diese aus dem Tritt bringen und Fehlsteuerungen veranlassen kann.

Der Neurologe Gerhard Jenzer formuliert das so[666]:

> *Das Gehirn weist dafür nämlich eine bestimmte, je nach Alter und momentaner Lebenssituation höher oder tiefer liegende Belastbarkeitsgrenze oder Schwelle auf. Wird sie überschritten, macht das Gehirn nicht mehr mit und es kommt zum 'Absturz' in den Anfall. Diese Schwellenhöhe schwankt in Abhängigkeit vom jeweiligen, neuerdings ebenfalls messbaren Leistungsvorrat des Gehirns. Wenn wir davon ausgehen, dass eine Übererregbarkeit desselben zu viel Energie verbraucht, kann dies in den Alltag umgesetzt werden: Reizüberflutung soll vermieden werden.*
>
> *Bei aufgebrauchten Reserven und in einer besonderen Verfassung wird die Hirnfunktion instabil. Es braucht dann nur noch eine besonders belastende Situation. In einer solchen kann die kritische Hemmschwelle überschritten werden. Ein unmittelbarer Auslöser (sog. Trigger) bringt dann den ersten Stein ins Rollen, was die ganze Kaskade des Migräneanfalls nach sich zieht. Oftmals sind solche Trigger aber gar nicht identifizierbar und somit auch nicht zu vermeiden.*

Mit anderen Worten: Die Summe des inneren und äußeren Stresses überfordern das vegetative Nervensystem und das Hormonsystem und machen sie, wird eine bestimmte Schwelle überschritten, instabil. Es kann dann zum Zusammenbruch in Form eines Migräneanfalls kommen.

Migräne häufig nach dem Stress

Eine häufige Beobachtung von Migräne-Patienten ist, dass ihre Migräne nicht während höherer Anforderungen, sondern erst danach – in der Entspannungsphase, am Wochenende, im Schlaf, nach dem Joggen usw. – auftritt.

Dies lässt sich plausibel erklären, und zwar nicht neurologisch, sondern energetisch:

- Nach dem Stress schaltet der Körper auf Entspannung um, und in dieser Zeit regiert im vegetativen Nervensystem der Parasympathicus und nicht mehr der Sympathicus.

---

[666] Jenzer, Gerhard: Neues Migräne-Verständnis – "Warum gerade ich – was mache ich falsch?", http://www.neurohelp.ch/migraene_wer.htm

Ursachen

- Hierdurch wird insbesondere die Ausschüttung der Stress-Hormone wie Adrenalin und Cortisol reduziert.
- Sollte die Person unter einem labilen Blutzuckerspiegel bzw. einem sonstigen zerebralen Energieproblem leiden (und davon ist bei Migräne-Patienten grundsätzlich auszugehen) dann können nun die Mittel fehlen, einen fallenden Blutzuckerspiegel bzw. generell das Energieniveau wieder anzuheben, zumal durch die Reduzierung von Cortisol auch die körpereigene Glucoseproduktion (via Glukoneogenese) reduziert ist.
- In dieser Situation werden dem Hypothalamus widersprechende Botschaften vermittelt:

    (a) Es liegen keine äußeren Anforderungen vor. Wir können uns endlich entspannen.

    (b) Der Blutzuckerspiegel fällt sehr schnell und wird bald kritische Werte erreichen. Wir müssen dringend eine umfassende körperliche Aktivierung mittels Adrenalin und Cortisol vornehmen.

Es ist leicht vorstellbar, dass diese Situation mit sich völlig widersprechenden Botschaften dann zum Zusammenbruch in Form einer Migräne führt.

Das Ziel ist: Stressreduzierung und Hormonstabilisierung

Vorrangiges Ziel eines Migränepatienten sollte es deshalb sein, den Gesamtstress zu reduzieren und hormonelle Schwankungen in natürlichen Grenzen zu halten, Grenzen, in denen vegetatives Nervensystem und Hormonsystem in der Lage sind, ihrer steuernden Aufgabe nachzukommen.

Ein Beispiel einer inneren Stressreduzierung

Betrachten wir einmal den folgenden bewusst vereinfachten Fall:

Zwei Hormone – zum Beispiel Östrogen und Insulin – schwanken in bestimmten Zyklen und abhängig von bestimmten Ereignissen, zum Beispiel Nahrungsaufnahmen.

Die Summe der Hormonausschüttungen zu einem Zeitpunkt definieren wir einfachheitshalber einmal als die Summe der körperlichen Stressbelastung, da sie ja den momentanen Regelungsbedarf widerspiegelt.

Ursachen

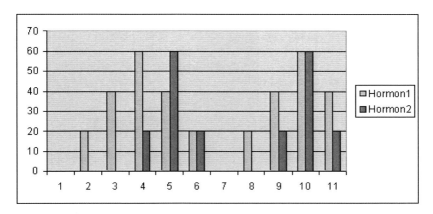

Abbildung 9: Zwei unabhängige Hormonspiegel

Nehmen wir nun einmal an, dass die Grenze der Stressbelastung bei 100 liegt. Bei allem was darüber liegt, geraten das vegetative Nervensystem oder das Hormonsystem aus dem Tritt. In diesem Fall kommt es in diesen Bereichen zu einer "abnormen Aktivitätsveränderung" und es wird ein Migräneanfall ausgelöst – so wie die moderne Medizin die Entstehung einer Migräneattacke beschreibt.

Die folgende Abbildung zeigt, dass in unserem Beispiel dieser Zustand einmal (Zeitpunkt 10) erreicht wird: In diesem Fall überschreitet die Summe des Regelungsbedarfs die kritische Größe und die Attacke beginnt. Dies erklärt auch, warum an anderen Tagen keine Probleme bestehen, obwohl doch angeblich genau das gleiche getan und gegessen wurde, obwohl zum Teil genauso viel Insulin bzw. Östrogen ausgeschüttet wurden.

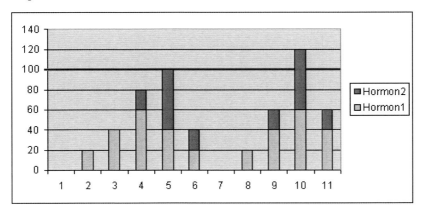

Abbildung 10: Summierte Hormonspiegel

Ursachen

Der/die Betroffene könnte in diesem Fall versuchen, die Hormone weniger schwanken zu lassen. Dies ist einerseits ein wenig durch Entspannungs- bzw. Abhärtungsmaßnahmen möglich bzw. durch Meiden bekannter Trigger. Eine direkte weitere Maßnahme liegt aber auf der Hand: Vermeiden von übermäßig großen Insulinausschüttungen, denn auf diese heute üblichen Pegel ist das Hormonsystem bei den meisten Menschen nicht eingestellt.

Danach würde sich der folgende modifizierte Hormon-Fahrplan ergeben:

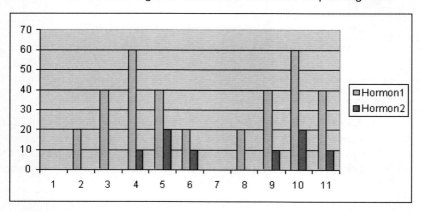

Abbildung 11: Modifizierter Hormonfahrplan

Die daraus resultierende Gesamt-Stressbelastung würde dann stets unterhalb der kritischen Grenze von 100 liegen.

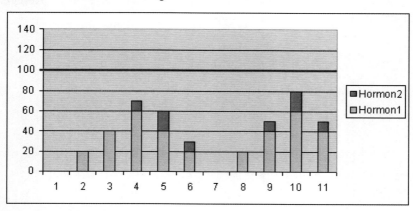

Abbildung 12: Gesamtstressbelastung nach Hormonberuhigung

Ursachen

Unverträglichkeiten

Nahrungsmittelallergien

Es gibt Menschen, die auf bestimmte Nahrungsmittel allergisch reagieren. Bekannt sind zum Beispiel lebensgefährliche Schockreaktionen auf bestimmte Nüsse. Deshalb können auch Allergien gegen bestimmte Lebensmittel im Rahmen der Migräne eine Rolle spielen.

Häufig werden dazu verschiedene Blutuntersuchungen durchgeführt und eine Rotations- bzw. auch Eliminationsdiät empfohlen. Bei klar erkannten Allergien ist es in jedem Fall anzuraten, das entsprechende Lebensmittel zu meiden, was (zum Beispiel bei Milch, aber auch Gluten) manchmal nicht ganz einfach ist.

Trotzdem wird das Thema in seiner Bedeutung möglicherweise überschätzt.

Loren Cordain führt dazu in „Das Getreide – zweischneidiges Schwert der Menschheit" aus[667]:

> *Während die Jäger und Sammler noch den überwiegenden Anteil ihres Kalorienbedarfs aus einer Vielzahl von Quellen deckten, nämlich dem Fleisch wilder Tiere, sowie mit Früchten und Gemüse – dabei griffen sie auf 100 bis 200 verschiedene Arten von Pflanzen und Tieren zurück – wurde der Ackerbau treibende Mensch abhängig von nur wenigen Grundnahrungsmitteln auf Getreidebasis, dem Fleisch von 3 bis 5 gezüchteten Tieren und zwischen 20 und 50 anderen pflanzlichen Lebensmitteln.*

Es ist aus diesem Grund unwahrscheinlich, dass heutige Menschen besonders häufig unter Allergien gegen bestimmte Lebensmittel leiden, wenn sich die Artenvielfalt bei der Ernährung drastisch reduziert hat. Viel wahrscheinlicher ist es dann, dass immer mehr Lebensmittel Bestandteil der menschlichen Nahrung geworden sind, für die eine genetische Anpassung nicht notwendigerweise angenommen werden kann (zum Beispiel Getreide, Milch, Zucker).

Was sind Unverträglichkeiten?

Wie im Abschnitt *Trigger* auf Seite 254 erläutert wurde, dominiert der Trigger-Gedanke zurzeit die Migränediskussion. Zu diesen Auslösern können auch Unverträglichkeiten, chemische Belastungen und natürlich erst Recht Vergiftungen

---

[667] Cordain, Loren: Das Getreide – Zweischneidiges Schwert der Menschheit, 2004

gehören. Im Folgenden werden alle 3 Auslösergruppen einfachheitshalber unter dem Namen "Unverträglichkeiten" zusammengefasst.

Unverträglichkeiten können sehr individuell sein und in vielen Fällen bedarf es viel Detektivarbeit, um sie herauszufinden. Manche Unverträglichkeiten können auch so versteckt im Körper operieren (zum Beispiel durch allgemeine Schwächung von Körperfunktionen), dass ein kausaler und zeitlicher Zusammenhang kaum nachweisbar sein wird: Ein Migräneanfall mag in einem solchen Fall zwar durch die Unverträglichkeit bewirkt worden sein, aber letztendlich nicht durch die Aussetzung gegenüber dem Stoff in den letzten 24 Stunden, sondern der letzten Jahre.

Eine weitere Schwierigkeit ist, dass die Reaktion des Körpers auf die Unverträglichkeit nicht generell eingeschätzt werden kann. So ist es bei Giftstoffen oft möglich, durch kleine regelmäßige Gaben eine Gegenregulation des Körpers zu erwirken. Dies wird zum Beispiel in der Homöopathie ausgenutzt. Langfristig kann eine solche regelmäßige Aussetzung gegenüber dem Stoff sogar wie eine Impfung wirken: Der Körper ist dann quasi abgehärtet und verträgt auch größere Mengen ohne Probleme. Es gibt beispielsweise Menschen, die durch dieses Verfahren resistent gegen Bisse einer giftigen Cobra geworden sind, Bisse, die bei anderen Menschen binnen kurzer Zeit zum Tod führen würden.

Aber: In manchen Fällen kann die Gegenregulation dazu führen, dass der Körper in der Folge die regelmäßige Anwesenheit des Stoffs erwartet (Gewöhnung) und rebellisch reagiert, wenn dieser ausbleibt, etwas, was bei allen Suchterkrankungen eine große Rolle spielt. Auch Unterzuckerung fällt in diese Kategorie. In diesem Fall wird ein Migräneanfall nicht durch einen für den Körper/das Gehirn problematischen Stoff ausgelöst, sondern durch das Fehlen dessen.

In anderen Fällen – und darauf wird von Vertretern der Unverträglichkeitshypothese gleichfalls richtigerweise hingewiesen – kann eine Gegenregulation ausbleiben und die Giftkonzentration reichert sich über Jahre an. Der Körper reagiert dann gegebenenfalls immer empfindlicher selbst auf kleinste Gaben. In diesem Fall ist aus einer zunächst eher langfristig wirkenden Unverträglichkeit ein richtiger Trigger entstanden, der meist sofort seine Wirkung zeigt.

Die moderne Migräneforschung bestreitet nicht die Bedeutung von Unverträglichkeiten im Zusammenhang mit Migräne. Insbesondere werden sehr häufig bestimmte Stoffgruppen genannt, die im Folgenden etwas ausführlicher diskutiert werden sollen. Trotzdem gibt es Gründe, die dafür sprechen, dass Unverträglichkeiten mengenmäßig eine eher untergeordnete Rolle spielen und in vielen Fällen auf die durch andere Ursachen bewirkte allgemeine Schwächung des Betroffenen zurückzuführen sind.

Beispielsweise kann eine verdünnte oder entzündete Darmschleimhaut dazu führen, dass Allergene leichter ins Blut dringen. Der Körper mag zwar dann auf die Unverträglichkeit reagieren – und im Blut mögen auch solche Allergene nachweisbar sein, die Ursache ist trotzdem woanders zu suchen.

Auch kann ein Befall mit Mikroorganismen (weitere Information in Abschnitt *Befall mit Mikroorganismen* auf Seite 293) zu völlig falschen Schlüssen führen. Manchmal können sogar gerade Stoffe oder Lebensmittel, die den Lebensraum dieser feindlichen Mikroorganismen einschränken – und dann zu deren massenhaften Absterben führen – Probleme hervorrufen. Die Auslöser sind dann letztendlich nicht die entsprechenden Lebensmittel, sondern die von den feindlichen Mikroorganismen beim Absterben ausgestoßenen Giftstoffe[668].

Tyramin

Tyramin gehört zu den biogenen Aminen. Diese entstehen überall dort, wo Mikroben Lebensmittel zersetzen, zum Beispiel bei der Wein-, Sauerkraut-, Käseproduktion. Aber auch andere Lebensmittel wie Leber oder Avocados enthalten Tyramin.

Eine sehr hohe Konzentration an Tyramin ist in gelbem Hartkäse enthalten.

Gelegentlich werden bei Depressionen und Migräne auch so genannte MAO-Hemmer zur Prophylaxe eingesetzt. Das Enzym Monoaminooxidase (MAO Typ A) baut freies, ungebundenes Serotonin zu 5-Hydroxy-indolyl-acetaldehyd ab. Dieses Enzym und damit der 5-HT-Abbau werden durch MAO-A-Hemmer (Moclobemid, Tranylcypromin) gehemmt.

Bei Einsatz solcher Medikamente muss auf Lebensmittel, die sehr viel Tyramin enthalten, verzichtet werden. Denn MAO-Hemmer wirken dem Abbau von biogenen Aminen entgegen.

Biogene Amine[669] sind primäre Amine, die im Stoffwechsel der Mikroorganismen, Pflanzen und Tiere durch enzymatische Decarboxylierung von Aminosäuren entstehen. Sie sind häufig Synthesevorstufen von Alkaloiden oder Hormonen. Zu den biogenen Aminen zählen unter anderem Tyramin, Dopamin und Histamin.

Werden jetzt mit der Nahrung zusätzliche Amine wie zum Beispiel Tyramin oder Histamin zugeführt, kommt es zu einem Überangebot an Aminen. Dieses Überangebot wird noch verstärkt, weil durch die MAO-Hemmer auch der Abbau der Vorstufen der biogenen Amine gehemmt wird. So kommt es zu einer vermehrten Bildung von biogenen Aminen, die alle Einfluss auf den Blutdruck nehmen können.

---

[668] Wikipedia: Jarisch-Herxheimer-Reaktion, http://de.wikipedia.org/wiki/Jarisch-Herxheimer-Reaktion
[669] Wikipedia: Biogene Amine, http://de.wikipedia.org/wiki/Biogenes_Amin

Ursachen

In der Folge kann es zu erheblichen bis lebensgefährlichen Blutdruckschwankungen kommen, wobei der Blutdruck sowohl stark ansteigen, als auch abfallen kann[670].

Auch dieser Umstand zeigt, dass es einen Zusammenhang zwischen Migräneattacken und Tyraminaufnahme geben mag.

Histamine

Ebenfalls zu den biogenen Aminen gehören die Histamine, welche gleichfalls die Gefäßweiten und den Blutdruck ändern können. Sie sind im Rahmen der Migräne ebenso zu beachten.

Histamin ist der wichtigste Mittler allergischer Reaktionen. Es handelt sich hierbei um ein hochpotentes biogenes Amin, das unter anderem die Magensaftsekretion stimuliert, Gefäße erweitert, als Neurotransmitter fungiert (wichtig zum Beispiel für Schlaf-Wach-Rhythmus, Appetitkontrolle, Lernfähigkeit und Gedächtnis) und für die Immunmodulation wichtig ist.

Erhöhte Histamin-Spiegel im Blut können durch

- eine Freisetzung aus den eigenen Köperzellen (vor allem aus Mastzellen),
- die Aufnahme histaminreicher Nahrungsmittel und/oder
- einen Mangel an histaminabbauender Diaminoxidase

ausgelöst werden. Das Enzym Diaminooxidase (DOA) wird durch Alkoholgenuss oder Einnahme verschiedener Medikamente gehemmt, zu denen auch einige Substanzen zählen, die bei Asthmatikern häufig eingesetzt werden. Patienten, die diese Substanzen einnehmen, sollten histaminhaltige Speisen meiden, da sie Histamin aufgrund der Diaminooxidase-Hemmung nicht genügend abbauen können.

Erhöhte Histaminspiegel im Blut stehen im Verdacht, Kopfschmerzen und zum Teil auch Migräne auslösen zu können.

Die wichtigste Gegenmaßnahme ist eine Histamin-arme Diät nach Prof. Jarisch[671] [672]. Daneben kann auch der Einsatz bestimmter Medikamente sinnvoll sein. Mittlerweile sind auch Enzympräparate auf dem Markt, die eine vorhandene Histaminintole-

---

[670] Medizinfo.de: Ernährung und Arzneimittelwirkung, http://www.medizinfo.de/arzneimittel/pharmakokinetik/ernaehrung.shtml

[671] ECARF: Histaminintoleranz, http://www.ecarf.org/fileadmin/ecarf/downloads/histamin_intoleranz_2005_de.pdf

[672] Jarisch, Reinhard: Histamin-Intoleranz, Histamin und Seekrankheit, 2004

Ursachen

ranz mildern können sollen. Möglicherweise können auch Erfolge mittels subkutan verabreichten Histamin-Injektionen erzielt werden[673].

Beschwerden können durch Nahrungsmittel ausgelöst werden, die entweder selbst viel Histamin enthalten, eine Histaminausschüttung bewirken oder die Diaminooxidase hemmen.

Die häufigsten Auslöser von Beschwerden sind die folgenden Lebensmittel:

- Alkoholische Getränke, insbesondere Rotwein und Champagner
- Käse, insbesondere langgereifter Hartkäse wie Emmentaler oder Parmesan
- Schokolade und Kakao
- Rohwurstsorten, wie zum Beispiel Salami
- Nüsse, insbesondere Walnüsse
- Tomaten und Tomatenketchup
- Sauerkraut und andere milchsauer eingelegte Gemüsesorten
- Spinat
- Fischzubereitungen wie zum Beispiel Fischkonserven
- Gelegentlich Obst, insbesondere sehr reife Tomaten, Erdbeeren, Himbeeren usw..
- Rotweinessig

Ein Problem besteht darin, dass der Histamingehalt von Nahrungsmitteln sehr stark schwanken kann. Beispielsweise sind beim Emmentaler Werte zwischen 1mg und 250mg pro 100g Ware festgestellt worden.

Daneben sollten Histamin-sensitive Personen nach Möglichkeit auch Medikamente meiden, die die Diaminooxidase hemmen können[674]. Das gilt insbesondere dann, wenn nicht verhindert werden kann, dass stark Histamin-haltige Lebensmittel zu sich genommen werden. Zu den Medikamenten zählen unter anderem die folgenden Wirkstoffe:

- Acetylcystein
- Ambroxol

---

[673] Millan R, Trujillo B, Tene C: Subcutaneous histamine in migraine prophylaxis. Initial effects and long-term outcome. Neurologia. 2006 Mar;21(2):55-9

[674] Medical Tribune: Histamin-Intoleranz, http://www.medical-tribune.at/dynasite.cfm?dssid=4133&dsmid=59317&dspaid=396908

Ursachen

- Aminophyllin
- Amitriptylin
- Chloroquin
- Clavulansäure
- Isoniazid
- Metamizol
- Metoclopramid
- Propafenon
- Verapamil

Ferner sollen unter anderem die folgenden Wirkstoffe eine Histaminfreisetzung steigern können:

- Acetylsalicylsäure (ASS, Aspirin)
- Diclofenac
- Naproxen

Auffällig ist allerdings, dass sich auf der Liste einige Wirkstoffe (zum Beispiel Amitriptylin, Metamizol, Metoclopramid, Verapamil, Acetylsalicylsäure, Diclofenac, Naproxen) befinden, die auch in der Migräne- bzw. Cluster-Kopfschmerzbehandlung zum Einsatz kommen.

Dies könnte darauf hinweisen, dass eine Histamin-Intoleranz häufig nicht die eigentliche Migräne-Ursache, sondern eher die Folge anderer Ursachen ist. Denn:

- Histamin kann die Magenbewegung beschleunigen. Migränepatienten haben aber im Vergleich zu Kontrollpersonen durchschnittlich eine deutlich verlangsamte Magenentleerung, und zwar sowohl während, als auch außerhalb von Migräneattacken[675].

- Auf Grund der verlangsamten Magenentleerung wirken bei vielen Migränebetroffenen Schmerztabletten nur nach vorheriger Einnahme von Metoclopramid (MCP-Tropfen). Dieser Wirkstoff steht aber auf der Liste der Medikamente, die die DAO hemmen können, also zu meiden sind.

---

[675] Aurora, Sheena K., Kori, Shashidhar H., Barrodale, Pat, McDonald, Susan A. & Haseley, David (2006). Gastric Stasis in Migraine: More Than Just a Paroxysmal Abnormality During a Migraine Attack. Headache: The Journal of Head and Face Pain 46 (1), 57-63. doi: 10.1111/j.1526-4610.2006.00311.x

Ursachen

Es ist deshalb vorstellbar, dass bei dem Geschehen nicht primär Histamin, sondern andere biogene Amine wie Adrenalin im Vordergrund stehen.

Nicht selten tritt eine Histamin-Intoleranz[676] zusammen mit einer Milchzucker[677]- und Fructose-Intoleranz[678] auf, was darauf hindeuten könnte, dass bei allen 3 Symptomatiken eine Überwucherung des Darms mit unerwünschten Mikroorganismen eine Rolle spielt. Hierbei sind auch mögliche Jarisch-Herxheimer-Reaktionen zu berücksichtigen[679]. Weitere Ausführungen dazu finden sich im Abschnitt *Befall mit Mikroorganismen* auf Seite 293.

Polyphenole

Migränepatienten vertragen in der Regel speziell Rotwein sehr schlecht. Der Alkohol allein kann es nicht sein, denn andere alkoholische Getränke werden zum Teil etwas besser vertragen (wenngleich Migräniker Alkohol grundsätzlich schlecht vertragen und deshalb meiden sollten). Gleichfalls ist der Tyramin-Gehalt in Rotwein eher gering. Stattdessen werden seit einiger Zeit die im Rotwein enthaltenen Polyphenole (zum Beispiel Flavonoide) verdächtigt, die Migräneanfälle auszulösen[680]. Dies deckt sich auch mit der Tatsache, dass Schokolade ebenfalls reich an Polyphenolen ist und gleichfalls im Verdacht steht, vermehrt Migräneattacken auslösen zu können.

Glutamat

Glutamat ist in vielen Lebensmitteln als Geschmacksverstärker in unterschiedlichen chemischen Verbindungen enthalten.

Als Lebensmittelzusatz wird Glutamat bzw. die Ausgangssäure Glutaminsäure durch folgende E-Nummern ausgewiesen:

E-Nummern für Glutamat-Lebensmittelzusätze

BEZEICHNUNG	WIRKSTOFF
E620	Glutaminsäure
E621	Natrium-Glutamat
E622	Kalium-Glutamat
E623	Calcium-Glutamat

---

[676] Schleip, Thilo: Histamin-Intoleranz, 2004
[677] Schleip, Thilo: Laktose-Intoleranz: Wenn Milchzucker krank macht, 2005
[678] Schleip, Thilo: Fructose-Intoleranz: Wenn Fruchtzucker krank macht, 2005
[679] Wikipedia: Jarisch-Herxheimer-Reaktion, http://de.wikipedia.org/wiki/Jarisch-Herxheimer-Reaktion
[680] Littlewood, JT et al: Red wine as a cause of migraine, Lancet 1988/1/S.558-559

Ursachen

E624	Ammonium-Glutamat
E625	Magnesium-Glutamat

Ein Vorteil bei Verwendung von Glutamat besteht darin, dass Kochsalz eingespart werden kann, da die Speise durch Glutamat einen würzig-salzigen Geschmack bekommt. Daneben sollen weitere Vorteile bestehen[681].

Der japanische Forscher Kikunae Ikeda entdeckte neben den 4 bekannten natürlichen Geschmacksqualitäten süß, sauer, salzig und bitter eine weitere natürliche Geschmacksqualität, die er Umami nannte, und die proteinreichen Speisen zu eigen ist. Glutamat entspricht geschmacklich der Umami-Qualität.

Glutamat kommt in sehr vielen Lebensmitteln auf natürliche Weise vor. Es gibt aber Behauptungen, dass nur die künstlichen Zusätze Probleme bereiten.

Glutamat wird in Asien bereits seit Jahrtausenden als Würzmittel eingesetzt. Allerdings wird das dabei verwendete Glutamat aus Algen gewonnen. In Europa wird Glutamat in der Regel aus Getreide hergestellt, und zwar unter Verwendung des Getreideklebers Gluten. Da Migräne auch im Zusammenhang mit einer Gluten-Unverträglichkeit (Zöliakie/Sprue) diskutiert wird, ist nicht auszuschließen, dass insbesondere auf diese Weise hergestelltes Glutamat Probleme bereitet.

Daneben gibt es auch Behauptungen, dass Glutamat eine zerstörerische Wirkung auf das Gehirn haben kann.

Allerdings ist festzustellen, dass Glutamat ein Salz der Glutaminsäure ist, und gemäß anderen Untersuchungen bewirkte die regelmäßige Einnahme von Glutaminsäure-haltigen Produkten in vielen Fällen eine Steigerung der Intelligenz. Auch einige handelsübliche Medikamente zur psychischen Leistungssteigerung enthalten Glutamin (ein eng mit der Glutaminsäure verwandtes Protein).

Weiterhin ist seit einiger Zeit bekannt, dass Glutamat wichtiger Bestandteil der Kommunikation zwischen Nervenzellen im Gehirn ist[682]: Durch Glutamat wird der Erregungszustand einer Nervenzelle angezeigt und entsprechend weitere Zellen erregt. Neuere Antiepileptika gehen deshalb zum Teil den Weg, dass sie die Erregung von Nervenzellen durch den Überträgerstoff Glutamat hemmen bzw. dessen Kontrahenten GABA stärken[683]. Es ist folglich keineswegs auszuschließen, dass eine zusätzliche isolierte Aufnahme von Glutamat in Mengen die Erregung des Gehirns

---

[681] Igis: Internationaler Glutamat Informationsdienst, http://www.glutamat.info/

[682] Universität Oldenburg: Mechanismen der synaptischen Kommunikation, http://www.uni-oldenburg.de/presse/f-aktuell/01-nervenzellen.html

[683] Epilepsie-informationen.de: Die neuen Antiepileptika, http://www.epilepsie-informationen.de/Neue%20Medikamente.htm

Ursachen

generell steigern kann. Die in Untersuchungen dokumentierte verbesserte Intelligenz könnte dies ebenfalls andeuten.

Da Epilepsie und Migräne aber offenbar häufig durch temporäre Übererregungen von Gehirnregionen ausgelöst werden (man beachte, dass einem Migräneanfall eine "abnorme Aktivitätsveränderung" von Gehirnbereichen wie Hirnstamm oder Hypothalamus vorausgeht), wobei die lokale Übererregung durch ein energetisches Problem verursacht sein kann, erscheinen Nahrungsmittelzusätze, die eine weitere Erregung eher fördern, generell problematisch zu sein.

Glutamat und Kohlenhydrate

Verschiedene Untersuchungen haben gezeigt, dass der Glutamatspiegel im Blut umso mehr steigt, je weniger Kohlenhydrate gleichzeitig verzehrt werden[684][685][686].

Dies heißt in der Konsequenz, dass eine auf nüchternen Magen genommene stark Glutamat-haltige Suppe für Glutamat-empfindliche Personen größere Auswirkungen hat, als etwa eine Glutamat-haltige Soja-Soße auf dem Reis. Dies hat aber auch die Konsequenz, dass Anwender kohlenhydratarmer Diäten noch mehr auf den Glutamatgehalt von Lebensmitteln (Würste, Suppen, Soßen, ...) achten sollten als Menschen, die sich an herkömmliche Diäten halten.

Dies gilt ganz besonders für Schwangere, da nicht ausgeschlossen werden kann, dass eine Erhöhung des Glutamatspiegels im Blut das Gehirn des Fötus schädigen kann, wie Tierversuche andeuten. Schwangere sollten deshalb aus Sicherheitsgründen penibel darauf achten, dass die aufgenommene Nahrung kein zusätzliches Glutamat als Geschmacksverstärker enthält.

Dabei ist zu berücksichtigen, dass der Mensch offenbar Glutamat-sensitiver ist als andere Tiere. Entsprechende Glutamat-Dosen erhöhten beim Menschen den Glutamatspiegel im Blut im Vergleich zu Affen um das 20-fache und im Vergleich zu Mäusen um das 5-fache. Ferner blieb der Glutamatspiegel beim Menschen deutlich länger erhöht als bei anderen Primaten. Dies deutet darauf hin, dass Tierversuche mit Glutamat nicht ohne weiteres auf den Menschen übertragbar sind: Ein wenig besorgniserregendes Resultat etwa bei Primaten muss deshalb keineswegs die Entwarnung beim Menschen bedeuten[687].

---

[684] FASEB: Evaluation of the health aspects of certain glutamates as food ingredients. FDA/NTIS-Report, Washington 1980

[685] Graham TE et al.: Glutamate ingestion: the plasma and muscle free amino acid pools of resting humans. Am J Physiology: Endocrinology and Metabolism 2000;278:E83-89

[686] Stegink LD et al.: Effect of sucrose ingestion on plasma glutamate concentrations in humans administered monosodium-l-glutamate. Am J Clinical Nutrition 1986;43:510-515

[687] Pollmer, Udo: Vorsicht Falle: Glutamat im Tierversuch, EU.L.E.n-Spiegel 4-5/2004

Ursachen

Glutamant und Gehirn

Wie bereits dargestellt wurde, basiert das Denken wesentlich auf Gehirnprozessen, die durch Glutamat und GABA gesteuert werden, wobei Glutamat für die neuronale Erregung sorgt.

Praktisch alle modernen Antiepileptika greifen deshalb in dieses kritische Glutamat/GABA-Verhältnis ein.

Nun liegt es nahe anzunehmen, dass eine hohe Glutamataufnahme mit anschließenden hohen Glutamatspiegeln im Blut zu einer neuronalen Übererregung führen kann. Tatsächlich ist eine bekannte Nebenwirkung von Glutamin-Tabletten eine erhöhte Nervösität und innere Erregung.

Demgegenüber wird aber behauptet, dass das über die Nahrung aufgenommene Glutamat die so genannte Blut-Hirn-Schranke nicht in größeren Mengen überwinden und damit im Gehirn Schaden anrichten kann.

Lässt man einmal Menschen mit gestörter Blut-Hirn-Schranke unberücksichtigt, dann ist demgegenüber aber festzuhalten, dass Teile des Gehirns – die circumventrikulären Organe (CVO) – nicht durch die Blut-Hirn-Schranke abgeschirmt sind und somit direkt einem hohen Glutamatspiegel ausgesetzt sind. Teile des CVOs sind direkt mit Hypothalamus und Hypophyse verbunden und damit mit den zentralen Organen des autonomen Nervensystems und des Hormonsystems[688].

In Tierversuchen wurde ermittelt, dass eine Schädigung des CVOs einen lebenslänglich erhöhten Cortisol-Spiegel zur Folge haben kann[689]. Glutamat-behandelte Ratten entwickelten darüber hinaus eine Insulin-Resistenz sowie eine Glucose-Intoleranz[690]. Generell erhöhte Cortisol-Spiegel, Insulin-Resistenzen und Glucose-Intoleranzen wurden unter anderem auch bei Migränikern nachgewiesen[691][692].

Daneben besitzt auch der Darm einen eigenständigen, sehr leistungsfähigen Gehirnbereich, das so genannte Enteric Nervous System (ENS). Dieses ist nicht

---

[688] Pollmer, Udo: Vorsicht Falle: Glutamat im Tierversuch, EU.L.E.n-Spiegel 4-5/2004

[689] Skultetyova I et al.: Neurotoxic lesions induced by monosodium glutamate result in increased adenopituitary proopiomelanocortin gene expression and decreased corticosterone clearance in rats, Neuroendocrinology 1998/67; pages 412-420

[690] Hirata AE et al.: MSG-obese rats develop glucose intolerance and insulin resistance to peripheral glucose uptake, Brazilian Journal of Medical & Biological Research 1997/30; pages 671 – 674

[691] Peres MFP et al., Hypothalamic involvement in chronic migraine, J Neurol Neurosurg Psychiatry 2001;71:747-751

[692] Rainero I et al, Insulin sensitivity is impaired in patients with migraine, Cephalalgia, 2005 Aug;25(8):593-7

durch eine Blut-Hirn-Schranke abgeschirmt und kann deshalb durch eine übermäßige Glutamataufnahme direkt geschädigt werden.

Glutamat und Insulin

Glutamat ist appetitanregend. Dies führt in der Regel dazu, dass etwa Glutamat-haltige Kartoffelchips rasch und vollständig verzehrt werden. Glutamat verstärkt schon mit dem ersten Kontakt den Speichelfluss.

Daneben wurde nachgewiesen, dass beispielsweise eine Glutamat-Dosis von 150mg / Körpergewicht den Insulinspiegel innerhalb von 15 Minuten verdreifachen kann[693] [694]. Der Körper wird durch die Geschmackskomponente getäuscht und erwartet eine Energiezufuhr, die es zu verarbeiten gilt, die aber gegebenenfalls nicht folgt. Eine Erhöhung des Insulinspiegels bei gleichzeitig fehlender adäquater Nahrung kann aber zu massiven Unterzuckerungen führen, wie viele Diabetiker leidvoll bestätigen können.

Aspartam

Es gibt Hinweise, dass durch Aspartam (bzw. Phenylalanin) bei entsprechend empfindlichen Personen Migräne-Anfälle ausgelöst werden können[695] [696] [697]. Des Weiteren wird ähnlich wie von Glutamat behauptet, dass Aspartam das Gehirn schädigen kann[698].

Aspartam, auch bekannt als Nutra-Sweet, Equal, Spoonfull, Canderel, Sanecta ist ein so genannter Zuckerersatzstoff (E950-999). Die chemische Bezeichnung lautet "L-Aspartyl-L-Phenylalaninmethylester". Aspartam besitzt die 200-fache Süßkraft von Zucker.

Als Lebensmittelzusatz wird Aspartam durch die E-Nummer E951 ausgewiesen.

---

[693] Fernstrom JD et al: Short-term neuroendocrine effects of a large oral dose of monosodium glutamate in fasting male subjects, Journal of Clinical Endocrinology and Metabolism 1996/81; pages 184-191

[694] Niijima A et al.: Cephalic-phase insulin release induced by taste stimulus of monosodium glutamate (umami taste), Physiology & Behaviour 1990/48; pages 905-908

[695] Johns, Donald R: Migraine Provoked by Aspartame, New England Journal of Medicine, Volume 314, August 14, 1986, page 456

[696] Koehler SM, Glaros A: The Effect of Aspartame on Migraine Headache, Headache, 1988, Volume 28, page 10-14

[697] Roberts HJ: Aspartame and Headache, Letter to the Editor. Neurology, 1995, Volume 45, page 1631

[698] Thomas, Christiane, Vom Leckerbissen zum Nervengift, http://www.naturel.biz/vom_leckerbissen_zum_nervengift.htm

Ursachen

Alkaloide

Die meisten Alkaloide sind giftige Substanzen. Häufig haben sie eine temporär anregende und gefäßweitenverändernde Wirkung. Auf Dauer ist ein Suchtverhalten nicht auszuschließen.

Zu den Alkaloiden zählen auch das Coffein und die im Rahmen der Bekämpfung von Migräneattacken eingesetzten Mutterkorn-Alkaloide (Ergotamine). Allerdings gilt hier der Grundsatz: Das was bei einem akuten Anfall hilfreich sein kann, hat bei der regelmäßigen Einnahme eher eine problematische Wirkung.

Gefäßwirkend ist ebenfalls das in der Schokolade[699] enthaltene Alkaloid Theobromin. Schokolade enthält auf Grund des Herstellungsprozesses zusätzlich auch reichlich Tyramin und Polyphenole. Ferner enthält es sowohl Zucker als auch Tryptophan und kann damit zu einer deutlichen Erhöhung der zerebralen Serotonin-Aktivität führen, was bei Migräne unbedingt vermieden werden sollte[700]. Dies zeigt, wie problematisch der regelmäßige Konsum von Schokolade bei einer bestehenden Migräneerkrankung sein kann. Häufig kann allein schon der vollständige Verzicht auf Schokolade zu einer Verbesserung der Symptomatik führen.

Gluten, Antinutritiva, Pilzbefall

Bei Gluten handelt es sich um den so genannten Getreidekleber, ein Protein in vielen Getreidesorten, welches unter anderem dafür sorgt, dass Brot beim Backen seine Konsistenz behält und "zusammenklebt". Gluten ist nicht in Mais und Reis enthalten.

Gluten nimmt im Vergleich zu den bislang aufgeführten Unverträglichkeiten eine Sonderstellung ein, als dass Gluten nicht im Verdacht steht, unmittelbar Migräneanfälle auslösen zu können, sondern eher über grundsätzliche körperliche Schwächungen wirkt. Man könnte es auch so ausdrücken: Biogene Amine oder Glutamat wirken in Stunden, Gluten eher in Monaten und Jahren.

Im Rahmen von Migräne sollte auch stets überprüft werden (sei es durch Blutanalysen oder experimentell durch wochenlange Einhaltung einer glutenfreien Ernährung), ob eine Glutenunverträglichkeit (Zöliakie/Sprue) vorliegt.

Viele Migränepatienten vertragen darüber hinaus ganz besonders Vollkornprodukte schlecht. Im Vollkorn können sich eine ganze Reihe so genannter "Antinutritiva" (zum Beispiel Lektine, Phytine, Enzyminhibitoren) befinden, die die Pflanze als natürlichen Schutz gegen Schädlinge einsetzt, und auf die entsprechend prädisponierte Menschen allergisch, mit Verwertungsstörungen oder mit Unverträglichkeiten reagieren

---

[699] Homborg, Arne: Schokolade & Kakao, http://www.theobroma-cacao.de/
[700] Göbel, Hartmut: Die Kopfschmerzen, 2003, Seiten 221 – 225

können[701] [702] [703] [704] [705] [706] [707] [708] [709], wobei die Beschwerden zum Teil durch die Art der Verarbeitung reduziert werden können[710] [711]. Andere Probleme können durch Verunreinigungen im Rahmen der Lagerung (Fungizide, Mutterkorn) entstehen.

Alkohol

Alkohol wird im gesamten Verdauungstrakt, beginnend mit der Mundschleimhaut, aufgenommen. Über die Mundschleimhaut können besonders schnell hohe Alkoholblutwerte erreicht werden, da der Alkohol dabei die Leber umgeht. Die Alkoholresorbtion wird durch Erhitzen (zum Beispiel Grog, Glühwein), durch Zuckerzusatz (zum Beispiel Likör) und durch Kohlensäure (zum Beispiel Sekt) auf Grund der dadurch verursachten verstärkten Magen-Darm-Durchblutung beschleunigt. Dagegen vermindert eine Nahrungsaufnahme, insbesondere Fette und Proteine, die Geschwindigkeit der Alkoholresorbtion. Die endgültige Alkoholaufnahme bleibt aber die gleiche, sie geschieht letztendlich nur langsamer.

Nach seiner Aufnahme wird der Alkohol über das Pfortaderblut zur Leber transportiert und dort verstoffwechselt. In der Leber wird der Alkohol durch das Enzym Alkoholdehydrogenase zu Acetaldehyd (CH_3-CHO) abgebaut.

---

[701] Pusztai A et al.: Antinutritive effects of wheat-germ agglutinin and other N-acethylglucosamine-specific lectins, British Journal of Nutrition 1993/70/ pages 313 – 321

[702] Choct M, Annison G: The inhibition of nutrient digestion by wheat pentosans, British Journal of Nutrition 1992/67/ pages 123 – 132

[703] Musehold J: Alkyl-Resorcine in Nutzpflanzen – Versuch einer biologischen Bewertung unter besonderer Berücksichtigung von Getreide. Getreide, Mehl, Brot 1980/34/ pages 304 – 306

[704] Zhang N et al.: Purification and characterization of a new class of insect alpha-amylase inhibitors from barley. Cereal Chemistry 1997/74/ pages 119 – 122

[705] Cordain L et al: Modulation of immune function by dietary lectins in rheumatoid arthritis. British Journal of Nutrition 2000/83/ pages 207 – 217

[706] Sandberg A-S: Antinutrient effects of phytate. Ernährung/Nutrition 1994/18/ pages 429 – 432

[707] Sandberg A-S et al: Iron absorbtion from bread in humans. Journal of Nutrition 1992/122/ pages 442 – 449

[708] Sandberg A-S, Svanberg U: Phytate hydrolysis by phytase in cereals. Journal of Food Science 1991/56/ pages 1330 – 1334

[709] McCance, Widdowson EM: Mineral metabolism of healthy adults on white and brown bread dietaries. Journal of Physiology 1942/101/ pages 44 – 85

[710] Cara L et al: Milling and processing of wheat and other cereals affect their capacity to inhibit pancreatic lipase in vitro, Journal of Food Science 1992/57/ pages 466 – 469

[711] Meuser F, Meissner U: Verfahrenstechnische Maßnahmen zur Verbesserung des Phytatabbaus bei der Vollkornbrotherstellung. Ernährung/Nutrition 1987/11/ pages 102 – 109

Ursachen

Das Enzym Alkoholdehydrogenase beginnt etwa ein bis zwei Stunden nach der Alkoholaufnahme mit dem Abbau des Alkohols. Da die Leberzellen nun in erheblichem Maße damit beschäftigt sind, den Alkohol zu verstoffwechseln, geraten andere Stoffwechselprozesse aus dem Gleichgewicht. Beispielsweise ist der Körper gegebenenfalls nicht mehr ausreichend in der Lage, Glucose im Rahmen der Glukoneogenese für die übrigen Organe und vor allem für das Gehirn zur Verfügung zu stellen. Die Folge kann eine Hypoglykämie sein, die in leichten Fällen zu Kopfschmerzen und Gereiztheit, in extremen Fällen bis zu Bewusstlosigkeit und Koma führen kann.

Es wurde festgestellt, dass die Leber bei chronischen Alkoholikern etwa 80 bis 90 Prozent ihrer Aktivität allein dafür aufwendet, um den Alkohol abzubauen. Dadurch gerät das chemische Gleichgewicht im Körper gänzlich aus den Fugen.

In der Leber kommt es durch die Entgiftungsfunktion zum Teil zur Überlastung des Leberstoffwechsels und durch die hohe Alkoholkonzentration auch zur toxischen Zellschädigung. Dies führt anfangs zur Leberzellverfettung, später dann zur Fettleber-Hepatitis und in der Folge durch Zerstörung der Läppchenstruktur der Leber zur Leberzirrhose. Die Folgen der Leberzirrhose bestehen dann im Ausfall der Leber als wichtigste Körperdrüse, und zwar sowohl für die Blutbildung (Transportproteine, Gerinnungsfaktoren, Energiestoffwechsel, Glukoneogense) und für die Verdauung (Gallensäuren) und Ausscheidung von Giftstoffen. Aufgrund dieses Ausfalls kommt es zur Bauchwassersucht und zur langsamen Vergiftung des Körpers mit Stoffwechselschlacken bis hin zum Leberkoma.

Eine häufige unangenehme Nebenwirkung des Alkoholkonsums ist der darauf folgende Alkohol-Kater. Ein ausgeprägter Alkohol-Kater hat bezüglich der körperlichen Befindlichkeit einige Ähnlichkeiten mit einem Migräneanfall.

Einige Wissenschaftler vermuten, dass der Katerschmerz mit der erweiternden Wirkung des Alkohols auf die Gefäße zusammenhängt.

Unter seinem Einfluss setzen nämlich Blutplättchen, die so genannten Thrombozyten, vermehrt das Hormon Serotonin frei, so dass es später zu einer Serotonin-Verarmung im Gehirn kommen kann. Bezüglich Gefäßerweiterung und Schmerzbildung laufen dann die gleichen Prozesse ab, die in den Abschnitten *Medizinische Erklärungen* auf Seite 84 und *Migränegenerator* auf Seite 93 erläutert wurden.

Andere Wissenschaftler vermuten dagegen, dass der Alkoholkater durch Acetaldehyd verursacht wird. Für diese These sprechen verschiedene Tatsachen:

- Disulfiram, ein Medikament, mit dem Alkoholiker ihre Sucht bekämpfen, hemmt ein Enzym, das Acetaldehyd zu Essigsäure abbaut. Hierdurch kommt es nach Alkoholgenuss zu höheren Acetaldehyd-Konzentrationen und in der Folge zu sehr starken Kopfschmerzen, so dass dem Alkoholiker der Genuss von Alkohol verleidet wird.

Ursachen

- Ein anderer Indikator ist die Tatsache, dass bei vielen Japanern der Abbau von Acetaldehyd zu Essigsäure aus genetischen Gründen unterbunden wird. Auch wenn sie nur wenig Alkohol trinken, leiden daher viele Japaner unter ähnlich heftigen Kopfschmerzen wie Disulfiram-Patienten.
- Der Abbau von Acetaldehyd wird durch Zucker gehemmt. Deswegen ist der Kater beispielsweise nach zuckerhaltigen Alkoholgetränken wie etwa Bowle häufig besonders schlimm.

Im Normalfall (bei einwandfreier Alkohol-Verdauung) wird Acetaldehyd durch die Acetaldehydrogenase zu Acetat (CH_3-COOH) bzw. Essigsäure abgebaut. Die Essigsäure wird dann im ganzen Körper dem Energiestoffwechsel zugeführt und über den Zitratzyklus und die Atmungskette zu Kohlendioxyd (CO_2) und Wasser oxidiert. Hierbei entsteht Energie. Falls der Körper keinen Energiebedarf hat, kann die Essigsäure auch in die Lipogenese eingeschleust werden und dann als Körperfett eingelagert werden.

Der Alkoholabbau durch die Alkoholhydrogenase ist mengenmäßig durch die Anzahl der vorhandenen Enzyme begrenzt. Pro 10 kg Körpergewicht kann in einer Stunde ca. 1 g Alkohol abgebaut werden. Die Enzymdichte der Alkoholhydrogenase kann durch regelmäßigen Alkoholkonsum nicht beeinflusst werden, so dass die Gewöhnung an große Alkoholmengen eine reine Gewöhnung des zentralen Nervensystems ist. Das bedeutet, ein Alkoholiker, der zehnmal soviel trinken kann, hat auch die zehnfache Giftdosis im Körper. Im Alkohol enthaltene Zusatzstoffe (Fuselöle) werden ebenfalls über die Alkoholhydrogenase abgebaut und verlangsamen die Alkoholentgiftung.

Alkohol verändert in erster Linie die Stimmung. Dabei wirkt er in kleineren Dosen anregend, bei größeren Dosen eher hemmend. Der Trinkende fällt zunächst in einen euphorischen Zustand, welcher bei weiterer Alkoholzufuhr in Ermüdung endet. Dies mag auch mit sich verändernden Serotonin- und Elektrolyt-Konzentrationen zusammenhängen.

Regelmäßiger Alkoholgenuss kann aber noch weitere körperliche Auswirkungen haben:

- GABA (GammaAminoButterAcid) ist der wichtigste hemmende Überträgerstoff von Nerv zu Nerv (Synapsen). Seine Wirkung wird durch Alkohol verstärkt. Der Körper versucht gegenzusteuern, indem er die Rezeptoren vermindert.
- Glutamat ist ein aktivierender Botenstoff und der Gegenspieler von GABA. Unter dem Einfluss von Alkohol lässt seine Wirkung nach. In der Folge werden mehr Glutamat-Rezeptoren gebildet und das Nervensystem reagiert empfindlicher auf erhöhte Glutamat-Spiegel.

Ursachen

Ein Großteil der Anitepileptika und Medikamente zur Migräneprophylaxe versucht, am Glutamat/GABA-Mechanismus anzusetzen, insbesondere zwecks Stärkung von GABA. Manche Medikamente wie Gabapentin drücken dies bereits im Namen aus. Durch regelmäßigen Alkoholgenuss wird also langfristig genau die gegenteilige Wirkung erzielt, so dass sich das Risiko für epileptische Anfälle und Migräneattacken erhöht.

Weitere Langzeitwirkungen eines regelmäßigen Alkoholkonsums können sein:

- Dopamin ist unter anderem ein wichtiger Überträgerstoff des limbischen Systems, das für unser Gefühlsleben eine starke Bedeutung hat. Es verliert seine Wirksamkeit unter dauerndem Alkoholeinfluss. Bleibt der Alkohol aus (zum Beispiel beim Entzug), scheint sich seine Wirkung aber zu überschlagen – es kommt zu Halluzinationen.

- Acetylcholin ist einer der Hauptneurotransmitter, der Emotionen und Verhalten im Gehirn steuert und ein wichtiger Überträgerstoff im gesamten Körper. Seine Rezeptoren im Gehirn nehmen unter ständigem Alkoholeinfluss ab. Das soll für "kognitive Defizite" verantwortlich sein – es kann zu Fehleinschätzungen und Gedächtnisschwäche kommen. Lecithin ist eine wichtige Substanz zur Synthese des Acetylcholins.

- Der Sympathicusnerv des autonomen Nervensystems, der insbesondere für alle Stressreaktionen verantwortlich ist, kann überempfindlich reagieren, weil es zu einem Abbau von Rezeptoren, die ihn normalerweise bremsen, kommt.

Alkoholgenuss kann zu einem Elektrolytmangel führen. So hemmt er beispielsweise in der Hirnanhangdrüse die Ausschüttung des Hormons Vasopressin. Dieses Hormon hat die Aufgabe, den Flüssigkeitsverlust über die Nieren zu begrenzen. Nimmt ein Trinkender beispielsweise literweise Bier zu sich, überlädt er damit seinen Organismus mit Wasser und Alkohol, was zu regelmäßigem Wasserlassen führt. Mit dem Urin schwemmen aber auch wichtige Mineralien wie Kalium, Magnesium und Natrium aus dem Körper. Der Mangel an Elektrolyten wiederum beeinflusst die Aktivität der Nervenzellen im Gehirn, insbesondere der Verlust an Magnesium kann für Migräniker von Bedeutung sein.

Der Elektrolytmangel wird für die Ermattung der Glieder verantwortlich gemacht, die viele Trinker am nächsten Tag verspüren. In manchen Arbeiten wird dieser Effekt auch als „Übersäuerung" bezeichnet.

Alkohol bewirkt eine verstärkte Magen-Darm-Durchblutung und eine vermehrte Sekretion von Salzsäure und Verdauungsenzymen. Diese Eigenschaften des Alkohols nutzt man beispielsweise mit einem Magenbitter nach einem schweren Essen.

Ursachen

Ferner wird die periphere Durchblutung angeregt, dadurch ist die Haut gerötet und warm. Dies wird als angenehme Wirkung des Alkohols empfunden, insbesondere bei Kälte. Allerdings wird durch die vermehrte Hautdurchblutung auch vermehrt Wärme abgegeben. Beispielsweise besteht für obdachlose Alkoholiker im Winter eine erhöhte Gefahr des Erfrierens. Die chronische Gefäßerweiterung kann an Nase, Fingern und Zehen zu einer dauerhaften Erweiterung der Gefäße führen und so zur so genannten "Schnapsnase".

Und schließlich wird Alkohol in der Leber mit Priorität verarbeitet und behindert hierdurch die Glukoneogenese. Alkoholkonsum kann deshalb zu Hypoglykämien führen. Manche Autoren führen den Alkoholkater maßgeblich auf Hypoglykämien zurück[712].

Zu beachten ist, dass eine erhöhte Alkoholbelastung im Körper auch ohne Alkoholkonsum entstehen kann, etwa durch Alkoholvergärung von Rohkost – insbesondere in Verbindung mit Zucker – im Darm. Wolfgang Lutz beschreibt in "Leben ohne Brot", dass er einige Rohköstler in seiner Praxis hatte, die bereits die alkoholtypischen Schapsnasen auswiesen[713].

Unverträglichkeiten außerhalb der Nahrung

Manche problematischen Stoffe werden nicht durch die Nahrung aufgenommen, sondern vor allem durch die Atmung, aber auch über die Haut (zum Beispiel bei der Körperpflege). Problematisch im Rahmen von Migräne scheinen insbesondere Formaldehyd und Zigarettenrauch zu sein.

Zigarettenrauch

Nach Meinung vieler Experten ist Zigarettenrauch das Gefäßgift Nr. 1. Dies ist auch bei Migräne zu berücksichtigen, da die Gefäße bei Migräne eine entscheidende Rolle spielen.

Zigarettenrauch löst im Körper unter anderem eine Sympathicus-Reaktion, das heißt eine Reaktion mit aktivierender Wirkung aus. Die Folgen:

- Der Herzschlag wird beschleunigt und unregelmäßige Herzschläge können auftreten.
- Die Blutgefäße verengen sich.
- Der Blutdruck steigt an.

---

[712] Lutz, Wolfgang: Leben ohne Brot, 14. Auflage, 1998
[713] Lutz, Wolfgang: Leben ohne Brot, 14. Auflage, 1998

Ursachen

- Das Herz muss gegen einen erhöhten Blutdruck in den peripheren Körperregionen anpumpen.
- Der Sauerstoffgehalt des Blutes sinkt durch den aufgenommenen Zigarettenrauch.
- Körpergewebe (Herzmuskel, gegebenenfalls Gehirn) bekommt zu wenig Sauerstoff. Bezüglich den Auswirkungen zwischen Herz und Gehirn sind auch die bezüglich PFO (Loch in der Herzscheidewand) gemachten Erfahrungen zu berücksichtigen[714][715][716].
- Infolge der Veränderung der Zusammensetzung des Blutes durch den Zigarettenrauch werden die Bildung von Blutgerinnseln (Thrombosen) und die Ausschüttung von Prostaglandinen gefördert.
- Fazit: Der Herzmuskel wird geschädigt, und die Gefäße (Arterien) haben ein deutlich erhöhtes Risiko, durch ein Blutgerinnsel verstopft zu werden. Dies betrifft sowohl die Gefäße des Herzens, des Gehirns als auch der Beine.

Beim Zigarettenrauch spielen neben dem im Tabak enthaltenen Nikotin auch weitere Begleitstoffe wie Teere bzw. durch die Tabakindustrie hinzugefügte Geschmacksverstärker eine Rolle.

Formaldehyd

Aufgrund seines stechenden Geruchs ist Formaldehyd in der Raumluft ab einer Konzentration von etwa 0,1 Milligramm pro Kubikmeter deutlich wahrnehmbar. Ab etwa 1 Milligramm pro Kubikmeter kommt es zu einer Reizung der oberen Atemwege, sowie der Augen-, Nasen- und Rachenschleimhaut. In höheren Konzentrationen treten Kopfschmerz, Atemnot, Übelkeit und Tränenfluss hinzu. Die Empfindlichkeit gegenüber Formaldehyd ist jedoch individuell sehr unterschiedlich. Die Symptome verschwinden, sobald Formaldehyd nicht mehr einwirkt.

Ob Formaldehyd nicht nur Kopfschmerzen, sondern auch echte Migräne auslösen kann, ist nicht geklärt.

Formaldehyd ist ein Kontaktallergen, das heißt bei wiederholtem Hautkontakt können allergische Reaktionen auftreten.

---

[714] Anzola GP et al.: Shunt-Associated Migraine Responds Favorably to Atrial Septal Repair. A Case-Control Study, Stroke 2005, doi:10.1161/01.STR.0000199082.07317.43

[715] Wammes-van der Heijden EA, Tijssen CC & Egberts ACG. Right-to-left shunt and migraine: the strength of the relationship. Cephalalgia 2005. London. ISSN 0333-1024

[716] Schwerzmann M et al.: Prevalence and size of directly detected patent foramen ovale in migraine with aura, Neurology. 2005 Nov 8;65(9):1415-8. Epub 2005 Sep 7

Ursachen

Bisher stand die Substanz lediglich unter dem begründeten Verdacht, beim Menschen Krebs auszulösen. Im Juni 2004 hat die IARC (International Agency for Research on Cancer) Formaldehyd als (erwiesenes) Humankanzerogen eingestuft. Formaldehydeinwirkung kann zu Tumoren des Nasen-Rachenraums führen.

Ursachen

Störungen im Elektrolythaushalt (Salzhaushalt)

Was sind Elektrolyte?

Die für den menschlichen Körper wichtigsten Elektrolyte sind Natrium, Chlorid, Kalium, Kalzium, Magnesium und Phosphat. Im menschlichen Körper sind Elektrolyte in der Zellflüssigkeit, in den Zellzwischenräumen und im Blutserum gelöst. Die Elektrolyte sind in diesen Bereichen sehr unterschiedlich konzentriert, werden aber stabil gehalten, indem sie aus den Zellen heraus- und hineintransportiert werden.

Die Nieren kontrollieren die Elektrolytausscheidung. Elektrolytkonzentrationen lassen sich im Labor aus Blut- oder Urinproben bestimmen. Langfristige Elektrolytkonzentrationen können auch über Haaranalysen ermittelt werden.

Statt vom Elektrolythaushalt wird häufig auch vom Salzhaushalt des Körpers gesprochen. Dies führt aber bei vielen Menschen zu Missverständnissen, da Salz nicht selten rein mit Kochsalz (NaCl = Natriumchlorid) assoziiert wird.

Die Rolle des Hypothalamus

Der Wasser- und Salzhaushalt (Elektrolythaushalt) des menschlichen Körpers wird ganz wesentlich vom Hypothalamus[717] gesteuert. Dabei spielt vor allem das Hormon Adiuretin (ADH) eine Rolle.

Untersuchungen lassen vermuten, dass der Hypothalamus an der Entstehung von Migräneattacken entscheidend beteiligt ist[718][719].

Kalzium und Magnesium

Kalzium (chemisch = Ca, Calcium) wird bei der Blutgerinnung, dem Knochen- und Zahnaufbau benötigt und steuert die Erregbarkeit der Muskeln. Kalzium wird durch die Darmzotten aufgenommen. Die Aufnahme wird durch Hormone gesteuert. Des Weiteren ist Vitamin D entscheidend an der Kalziumaufnahme beteiligt. Überschüssiges Kalzium wird ausgeschieden. Im Blut befinden sich 100 mg/l, in einem 75 kg schweren Menschen rund 1,5 kg Kalzium.

---

[717] Wikipedia: Hypothalamus, http://de.wikipedia.org/wiki/Hypothalamus
[718] Peres MFP et al., Hypothalamic involvement in chronic migraine, J Neurol Neurosurg Psychiatry 2001;71:747-751
[719] Overeem S, van Vliet JA, Lammers GJ, Zitman FG, Swaab DF, Ferrari MD: The hypothalamus in episodic brain disorders, Lancet Neurol. 2002 Nov;1(7):437-44

Ursachen

In einer Studie konnte nachgewiesen werden, dass der Vitamin-D-Status für den Kalziumhaushalt wichtiger ist, als eine hohe Kalzium-Aufnahme[720].

Magnesium (chemisch = Mg) ist an über 300 Stoffwechselprozessen beteiligt. Magnesium gilt als Antagonist (Gegenspieler) des Kalziums. Magnesium wirkt beruhigend bei Stress, dämpft die Erregbarkeit und kann so spannungs- und stressbedingte Kopfschmerzen mildern. Auf 70 kg Körpergewicht kommen ca. 20 bis 28 g Magnesium. Am Morgen ist im Blut weniger Magnesium zu finden als am Abend. Magnesium gelangt über die Darmschleimhaut ins Blut.

Magnesium spielt eine wesentliche Rolle in der Migräneprophylaxe. Verschiedene Studien haben eindeutig belegt, dass hohe Magnesiumgaben die Häufigkeit und Schwere von Migräneattacken verringern können.

Da Magnesium und Kalzium als Elektrolytantagonisten gelten, kann eine tägliche hohe Magnesiumgabe auch Auswirkungen auf den Kalziumhaushalt haben und umgekehrt.

Muttermilch versus Tiermilch

Ein großer Teil der Kalziumversorgung in den Industrieländern erfolgt über die Milch. Immer wieder wird von Ernährungsexperten betont, dass gerade der regelmäßige Milchkonsum wichtig für den Erhalt der Knochendichte und für die Vorbeugung gegen Osteoporose sei.

Vergleicht man aber zum Beispiel Muttermilch mit üblicher Tiermilch (zum Beispiel Kuh, Schaf, Ziege), dann fallen bei Kalzium (aber auch zum Teil bei anderen Mineralstoffen) erhebliche Unterschiede auf:

- 100 g Muttermilch enthält 31 mg Kalzium.
- 100 g Kuhmilch dagegen mehr als 120 mg Kalzium.

Grundsätzlich ist übliche Tiermilch wesentlich mineralstoffdichter als Muttermilch. Kleinkindern wird bei fehlender Muttermilch in der Regel so genannte adaptierte und deutlich verdünnte Milch verabreicht, da diese nicht ausreichend an Tiermilch angepasst (adaptiert) sind.

Hartkäse

Hartkäse ist das kalziumreichste Lebensmittel überhaupt, bei gleichzeitiger relativer Armut an Magnesium. Anbei einige Werte bekannter Hartkäsesorten.

---

[720] Sigurdsson, Gunnar: Vitamin D status appears more important than high calcium intake for maintaining calcium metabolism, JAMA.2005; 294:2336-2341

Ursachen

- Emmentaler: 1.033 mg Kalzium, 33 mg Magnesium
- Gouda: 800 mg Kalzium, 28 mg Magnesium
- Hobelkäse: 1.200 mg Kalzium, 44 mg Magnesium
- Parmesan: 1.178 mg Kalzium, 41 mg Magnesium

Es ist bekannt, dass der häufige Genuss von Hartkäse zu einem sehr festen Stuhl bis hin zu Verstopfung führen kann. Demgegenüber ist eine Nebenwirkung einer sehr hohen Magnesiumzufuhr: Weicher Stuhl, gegebenenfalls Durchfall. Auch hier zeigt sich, dass es sich bei den beiden Elektrolyten um Gegenspieler handelt.

Hartkäse gehört zu den bekanntesten Migränetriggern. In der Regel werden dafür der Tyramin- bzw. auch Histamin-Gehalt verantwortlich gemacht. Denkbar ist aber auch, dass der Konsum von größeren Mengen Hartkäse das Gleichgewicht zwischen den Elektrolyten Kalzium und Magnesium stören kann.

Hyperkalzämie

Hyperkalzämie (zu hoher Blut-Kalzium-Spiegel) kann durch Nierenfunktionsstörungen, diverse Hormonstörungen (Hyperparathyreoidismus, Nebennierenrindeninsuffizienz, Hyperthyreose), eine sehr hohe Kalziumzufuhr oder Vitamin-D-Überdosierung oder auch andere Gründe verursacht werden.

Bei schweren und insbesondere chronischen Fällen sind unter anderem die folgenden Nebenwirkungen/Langzeitwirkungen typisch:

- Herzrhythmusstörungen
- Bluthochdruck
- Arteriosklerose
- Gelenkbeschwerden
- Verkalkung von Weichteilgeweben
- Muskelschwäche
- Knochenschmerzen
- Knochenverformungen und Brüche
- Müdigkeit
- Durst
- Gewichtsverlust
- Schlafstörungen

Ursachen

- Erbrechen
- Verstopfung
- Darmgeschwüre
- Bindehautentzündungen
- Depression
- Psychosen

Zahlreiche der obigen Nebenwirkungen treten häufig auch bei Langzeit-Migränikern auf.

Bei chronischer Hyperkalzämie ist insbesondere ein Weglassen von Milch und Milchprodukten zu empfehlen. Ferner kann die Gabe von Corticosteroiden angesagt sein. Und schließlich sollte die Ausscheidung durch Erhöhung der Salzzufuhr (NaCl) verbessert werden.

Eine Milderung kann auch durch zusätzliche Magnesiumgaben erreicht werden.

Speziell bei Frauen sind häufig Lebensstile mit den folgenden Prämissen vorzufinden:

- Milchprodukte sind gut (je mehr, desto besser) und insbesondere für die Knochen sehr wichtig.
- Es sollte möglichst viel mineralstoffreiches (manchmal auch mineralstoffarmes), aber natriumarmes Wasser getrunken werden.
- Das Essen sollte möglichst salzarm genossen werden.

In dieser Kombination und vor dem Hintergrund einer sich durch häufige Migräneanfälle zunehmend erschöpfenden Nebenniere sind erhöhte Blutkalziumspiegel dann möglich bis wahrscheinlich, wodurch eine Chronifizierung der Migräne noch weiter begünstigt werden kann.

Elektrolythaushalt und kohlenhydratarme Diät

Der Elektrolythaushalt des menschlichen Körpers hängt von vielen Faktoren ab. Da er entscheidend vom Hypothalamus gesteuert wird, spielt die hormonelle Gesamtsituation eine wesentliche Rolle.

Somit hängt die Aufnahme der Elektrolyte nicht nur von der Zufuhr, sondern auch von der Aufnahmefähigkeit des Darms, von Gegenspielern, Ballaststoffen und hormonellen Faktoren ab.

Wolfgang Lutz konnte in „Leben ohne Brot" zeigen, dass sich zu niedrige Blutkalziumspiegel unter einer kohlenhydratarmen Diät normalisieren können, und zwar

Ursachen

unabhängig von der Kalziumzufuhr über die Nahrung[721]. Es ist vorstellbar, dass dies für zu hohe Blutkalziumspiegel ähnlich gilt.

---

[721] Lutz, Wolfgang: Leben ohne Brot, 14. Auflage, 1998, Seite 97 f

Ursachen

Befall mit Mikroorganismen

Giftquelle im Darm

Viele Probleme können auch durch im Darm lebende „feindliche" Bakterien und Pilze verursacht werden, die nur darauf warten, dass teilweise unverdaute Nahrung in den Darm gelangt, von der sie leben können. Anschließend stoßen die Bakterien/Pilze Stoffwechselprodukte aus (wie das jedes Lebewesen tut), die für den menschlichen Organismus hochgiftig sein können. Im Rahmen von Gärungsprozessen (ähnlich wie bei der Alkoholvergärung durch Hefen) kommt es darüber hinaus zu einer starken Kohlendioxyd-Bildung, die für schmerzhafte Blähungen sorgen kann.

Manchmal können sogar gerade Stoffe oder Lebensmittel, die den Lebensraum der Bakterien bzw. Pilze einschränken – und dann zu deren massenhaften Absterben führen – Probleme hervorrufen. Der Auslöser ist dann nicht das entsprechende Lebensmittel, welches als allergisch eingestuft wird, obwohl es eigentlich eher heilend wirkt, sondern die beim Absterben durch die Bakterien/Pilze ausgestoßenen Giftstoffe (Jarisch-Herxheimer-Reaktion[722]).

Mit anderen Worten: Giftstoffe müssen nicht notwendigerweise durch die Nahrung aufgenommen werden. Oft ist es so, dass diese erst im Darm durch darin wohnende Mikroorganismen produziert werden.

In der Regel leben diese feindlichen Bakterien und Pilze von Kohlenhydraten.

Das fängt schon in der Mundhöhle, der ersten Instanz des menschlichen Verdauungstraktes an:

Bakterien sitzen an und auf den Zähnen, stürzen sich auf Zucker, Honig oder eingespeichelte Brotkrümel und stoßen anschließend Säure (Milchsäure) aus, die dann den Zahnschmelz angreift. Es ist also nicht der Zucker selbst, der die Zähne schädigt, sondern die Stoffwechselprodukte von an den Zähnen lebenden Bakterien. Und aus gleichem Grunde ist es nicht der Zucker selbst, der ein Problem für den Darm darstellt, sondern die Stoffwechselprodukte der im Darm vom Zucker lebenden Bakterien und Pilze.

Die meisten Menschen messen diesen Tatsachen der Zahnmedizin nicht mehr viel Bedeutung zu, denn durch regelmäßiges Zähneputzen, Fluorcremes, die den Zahnschmelz unempfindlicher gegen die Säuren machen, und natürlich die Repara-

---

[722] Wikipedia: Jarisch-Herxheimer-Reaktion, http://de.wikipedia.org/wiki/Jarisch-Herxheimer-Reaktion

Ursachen

turleistungen des Zahnarztes kann man heute in der Regel das Schlimmste verhindern. Nur 200 Jahre zurückgedacht hätte die heute übliche Form der Ernährung aber unweigerlich zu einem frühzeitigen Zahnverlust bei einem größeren Teil der Bevölkerung geführt.

Übersäuerung durch Bakterien/Pilze

Wie das Beispiel mit den Zähnen zeigt, sind die Stoffwechselprodukte der feindlichen Bakterien/Pilze häufig nicht nur giftig, sondern vor allem auch sauer: Die Bakterien und Pilze leben vom Zucker und wandeln diesen unter anderem in Säure um. Aus dem gleichen Grund wird Milch bei der Yoghurt-Herstellung sauer.

Langfristig kann dies zu einer schleichenden Übersäuerung des Organismus führen.

Häufig wird sauren Speisen wie Yoghurt eine basische Wirkung im Körper nachgesagt. Einige Heilpraktiker behaupten, dass Sauermilchprodukte mit bestimmten Bakterien einer Übersäuerung des Körpers entgegenwirken können. Es ist anzunehmen, dass diese Wirkung vor allem dadurch entsteht, dass geeignete Produkte den Lebensraum feindlicher Bakterien und Pilze einschränken können, in dem sie den Darm mit physiologisch günstigeren Bakterien überwuchern lassen.

Kohlenhydrat-Intoleranzen

Dieser Begriff darf in diesem Zusammenhang nicht mit dem sonst in diesem Buch verwendeten Begriff der Glucose- oder Kohlenhydrat-Intoleranz verwechselt werden. Hier ist etwas ganz anderes gemeint.

Viele der im Darm existierenden Mikroorganismen leben von bestimmten Kohlenhydraten. Je nachdem bereiten eher Laktose[723] (Milchzucker), Fructose (Fruchtzucker) oder die komplexen Kohlenhydrate Probleme.

Deshalb haben die einen eine so genannte Laktose-Intoleranz[724], bei den anderen ist es eher die Fructose (Fructosemalabsorption[725] [726]) und Dritte haben besondere Probleme bei ballaststoffreichen Lebensmitteln wie zum Beispiel Vollkorn, bei deren Verzehr viele Ballaststoffe in den Darm gelangen (Ballaststoffe = für den Menschen unverdaulich, für bestimmte Mikroorganismen aber doch), die dann ein Fressen für

---

[723] Schleip, Thilo: Laktose-Intoleranz: Wenn Milchzucker krank macht, 2005
[724] Wikipedia: Laktoseintoleranz, http://de.wikipedia.org/wiki/Laktoseintoleranz
[725] Wikipedia: Fruktosemalabsorption, http://de.wikipedia.org/wiki/Fruktosemalabsorption
[726] Schleip, Thilo: Fructose-Intoleranz: Wenn Fruchtzucker krank macht, 2005

Ursachen

spezialisierte Bakterien/Pilze sein können, so dass sich eine Intoleranz gegenüber komplexen Kohlenhydraten[727] entwickelt.

Ohne feindliche Bakterien/Pilze im Darm wäre es beispielsweise völlig egal, ob man Milchzucker verdauen kann oder nicht, denn alles, was nicht verdaut werden kann, wird normalerweise als unverdaute Ballaststoffe wieder ausgeschieden. Erst die im Darm von diesen Ballaststoffen lebenden Bakterien oder Pilze und deren Stoffwechselprodukte bereiten dann die Probleme.

FX Mayr-Diät

Die obigen Ausführungen sind letztendlich auch der Grund, warum beispielsweise die FX Mayr-Diät in der Migräne-Klinik in Königstein als therapeutisches Mittel bei chronischer Migräne angewendet wird.

Denn die FX Mayr-Diät beruht auf den folgenden Grundgedanken:

- Reinigung des Darms (Ausspülen der feindlichen Bakterien/Pilze)
- Zunächst ballaststofffreie Nahrung, die durch langes Einspeicheln und Kauen möglichst vollständig im Mund vorverdaut wird, so dass möglichst keine unverdaute Nahrung mehr in den Darm gelangen kann.

Ziel ist es folglich, die feindlichen Bakterien und Pilze im Darm auszuhungern und auszuspülen und hierdurch die Belastung für den Körper zu reduzieren.

Low Carb

Wirkungsvoller bei solchen Problemen sind aber in der Regel Low-Carb-Diäten:

- Bei Candida-Erkrankungen gehören kohlenhydratarme Anti-Pilz-Diäten zum Behandlungskonzept[728].
- Bei Reizdarm, Morbus Crohn oder Colitis Ulcerosa, zum Teil also bei schweren Endformen solcher durch Bakterien- bzw. Pilzbefall verursachten Störungen, haben sich Diäten wie die Lutz-Diät[729] oder die Specific Carbohydrate Diet (SCD) von Elaine Gottschall[730] [731] bewährt. Die Crohn V-Studie der DCCV (Deutsche Crohn Colitis-Vereinigung) hat zum Beispiel ergeben, dass selbst eine deutlich abgeschwächte Lutz-Diät mit hoher Wahrscheinlichkeit zu einer län-

---

[727] Complex Carbohydrate Intolerance Information Center: http://www.preventcci.com/
[728] Siedentopp, Uwe: Die Anti-Pilz-Diät, http://www.candida.de/pages/service/diaet.html
[729] Lutz, Wolfgang: Leben ohne Brot, 14. Auflage, 1998
[730] SCDiet.de: Die spezielle Kohlenhydratdiät (SCD), http://www.scdiet.de/
[731] SCDiet.org: SCD Web Library, http://www.scdiet.org/

Ursachen

geren Symptomfreiheit führen kann[732]. Eine Zucker-freie und Ballaststoff-reiche Diät zeigte dagegen keinerlei Symptomverbesserungen.

---

[732] Lorenz-Meyer, H: Ernährung und innere Umwelt, http://www.dccv.de/bauchredner/br97_1/br97_1_ernaehrung_und_innere_umwelt.pdf

Ursachen

Sonstige Umweltbelastungen

Die moderne Lebensweise führt automatisch dazu, dass der Mensch mit immer mehr Reizen konfrontiert wird, die es in dieser Form Millionen Jahre davor nicht gegeben hat, eine genetische Anpassung also zweifelhaft ist, und die folglich zumindest bei entsprechend veranlagten und dementsprechend empfindlichen Personen zu Störungen führen können.

Zu nennen sind unter anderem:

- Lärmbelastung
- Lichtreize (zum Beispiel Neonlicht, Computerbildschirm)
- Elektromagnetische Felder (zum Beispiel Handy)
- Geruchsbelastung

Aber auch eine ungewöhnliche Reizarmut kann empfindlich machen. In der Regel reagieren etwa die Menschen am stärksten auf Wetterschwankungen, die sich (als so genannte Stubenhocker) gewohnheitsmäßig kaum mehr dem Wetter direkt aussetzen.

Ursachen

Psychische Faktoren

Die Migränepersönlichkeit

Lange galt Migräne als eine psychische Erkrankung, die in erster Linie Frauen befällt, deren Psyche der mehrheitlich männlichen Forscherriege ohnehin schon immer eher ein Rätsel war. Des Weiteren wurde eine so genannte Migränepersönlichkeit ausgemacht: Kontrolliert, von hohem Verantwortungsbewusstsein, ängstlich, gehemmt aber reizbar, ordentlich, nachgiebig, mit einer narzisstischen Kränkbarkeit und latenter, versteckter Aggressivität.

Die moderne Medizin verneint in der Regel die Existenz einer solchen Migränepersönlichkeit. Migräne gilt nicht mehr als psychosomatische Erkrankung.

Allerdings schreibt beispielsweise die Schmerzklinik am Arkauwald dazu[733]:

> Obwohl Studien die Theorie von der 'Migräne-Persönlichkeit' widerlegt haben wollen, fällt in der täglichen Praxis auf, dass bei Patienten mit einer Migräne die pflichtbewusste Persönlichkeit deutlich überwiegt. Der typische Migräne-Patient kommt zum Beispiel sehr pünktlich zu einer Verabredung bzw. ist meist schon vor der verabredeten Zeit da. Im Beruf achtet ein Migräne-Patient sehr darauf, dass alles geordnet abläuft, er mag es nicht, wenn gegen Feierabend noch unerledigte Vorgänge herumliegen. Auffallend ist auch, dass Patienten mit einer Migräne sehr wenige, krankheitsbedingte Fehltage aufweisen. Der Haushalt einer Migräne-Patientin ist in aller Regel sehr geordnet und vor allem sauber ('man könnte fast vom Fußboden essen'). Hinter der 'Migräne-Persönlichkeit' steckt also eine gewisse Zwanghaftigkeit.

Diese Beobachtungen mögen richtig sein. Allerdings könnte es auch umgekehrt sein, dass solche Menschen sich schneller erschöpfen, öfter an ihre Grenzen gehen, sich häufiger in kritischen Situationen mit Zucker, Koffein und stärkereichen Lebensmitteln aufputschen, und dass sie dadurch eine Krankheit produzieren, deren Ursachen nicht Pflichtbewusstsein, Genauigkeit und Pünktlichkeit sind, sondern unser heutiger Lebensstil, der sich mit solchen Attributen schlecht kombinieren lässt. Dies wurde im Rahmen der Unterzuckerungsproblematik näher erläutert.

Allerdings konnte eine Studie unter Kindern zeigen, dass trotziges Verhalten und andere aggressive Verhaltensweisen signifikant häufiger unter Migränikern auftreten als unter symptomfreien Kindern[734].

---

[733] Schmerzklinik am Arkauwald: Unser Informationsservice zum Thema Migräne, http://www.1-migraene.de/

Ursachen

Es ist unbestritten, dass eine permanente Stressbelastung wie chronischer Schmerz umgekehrt Auswirkungen auf die Psyche haben kann. Gleichfalls können bestimmte Medikamente zur Akutbehandlung und Prophylaxe Persönlichkeitsveränderungen nach sich ziehen.

Ferner haben viele Migränekranke noch weitere Krankheitssymptome, die ebenfalls psychisch belastend sein können. Ein Migränepatient ist als schwer krank einzustufen, und in diesem Sinne hat seine Erkrankung zwangsläufig auch Auswirkungen auf die Psyche. Unter anderem wurde eine erhöhte Anfälligkeit für Depressionen festgestellt[735]. Ferner besteht ein 3,5-fach erhöhtes Risiko, gleichzeitig auch noch unter Panikattacken zu leiden[736][737]. Ähnliche Resultate wurden für eine ganze Reihe psychischer Beschwerden erzielt.

Sollte allerdings ein anderes Grundleiden vorliegen, welches zu einer grundsätzlichen Schwächung des Körpers führt, dann kann dieses gleichfalls starke Auswirkungen auf die psychische Erscheinung des Betroffenen haben. Martin Budd beschreibt in seinem Buch "Low Blood Sugar" beispielsweise eine so genannte Unterzuckerungspersönlichkeit, die viele Eigenschaften aufweist, die man gemeinhin der Migränepersönlichkeit zuordnet[738]. Im Abschnitt *Unterzuckerung und Angst/Stress* auf Seite 203 wird ein möglicher Zusammenhang zwischen Unterzuckerung und Panikattacken beschrieben (zu denen Migränepatienten – wie oben festgestellt wurde – verstärkt tendieren). Dort wird erläutert, dass die Folge einer chronischen Hypoglykämie (mit mehrfach-täglichen Unterzuckerungen) permanenter Stress ist, weil der Hypothalamus nach Feststellen einer drohenden stärkeren Unterzuckerung zu deren Abwendung mit einer massiven körperlichen Aktivierung reagieren muss, so ähnlich, als habe gerade ein Raubtier eine Verletzung mit Blutverlust verursacht. Mehrfach-tägliche massive Aktivierungen des Stresssystems müssen zwangsläufig direkte Auswirkungen auf die Psyche des Betroffenen haben und können langfristig krank machen.

Ebenso können andere Erkrankungen wie Zöliakie oder ein Befall mit Mikroorganismen psychisch verändernd wirken.

---

[734] Psychologie Heute: Trotzköpfe leiden oft unter Migräne, http://www.psychologie-heute.de/news/dietexte/gesundht/031010z2.php

[735] Ärztliche Praxis: Migräne und Depression: Zwei Seiten einer Medaille?, http://www.aerztlichepraxis.de/artikel?number=1055777160

[736] Mayer, Karl C.: Ursachen der Panikstörung, http://www.neuro24.de/a6.htm

[737] Fasmer OB, Oedegaard KJ: Are Migraines and Bipolar Disorder Related? Psychiatric Times, August 2002, Vol. XIX, Issue 8, http://www.psychiatrictimes.com/p020848.html

[738] Budd, Martin L: Low Blood Sugar (Hypoglycemia) – The 20th Century Epidemic?, New York, 1981

Ursachen

Krankheit als Weg

Neben der Argumentation über die angebliche Migränepersönlichkeit gab es aber schon immer andere Begründungen für eine psychosomatische Ursache der Migräne.

Thorwald Dethlefsen und Rüdiger Dahlke interpretieren in verschiedenen Büchern die Krankheit als Weg, als etwas, was uns etwas sagen und die Richtung weisen will[739].

Und auch Oliver Sacks ist in „Migräne" stellenweise nicht sehr weit von dieser Auffassung entfernt. Beispielsweise schreibt er im Abschnitt 12: „Migräne aus biologischer Sicht"[740]:

> *Die Migräne, so glaube ich, hat primär die Rolle, eines Schutzreflexes, ..., eines Rückzugs des ganzen Körpers aus dem 'Wirkungsbereich eines schädlichen oder gefährlichen Reizes', kurz, einer besonderen Form der Reaktion auf Gefahr.*

Dies entspricht zum Beispiel der Vorstellung, dass wir mit unserem verstandesmäßigen Verhalten die wirkliche Gefahr eines Besuchs bei den Schwiegereltern nicht sehen oder nicht sehen wollen, weswegen die Migräne uns dies zeigen muss.

Die Schwachstelle dieser ganzen Argumentation liegt darin, dass eine Migräneattacke nach heutigen Erkenntnissen ihren Ursprung vermutlich im Hypothalamus oder dem Hirnstamm hat, oberen Instanzen des vegetativen (autonomen) Nervensystems und des Hormonsystems. Der Hypothalamus hat die Aufgabe, grundlegende biologische Funktionen zu kontrollieren und zu steuern. Er operiert also vorwiegend auf einer sehr niedrigen biologischen Ebene und nicht auf der Ebene der Gedanken. Dies zeigt auch die Tatsache, dass Migräne ganz wesentlich durch grundlegende hormonelle Veränderungen wie Menstruation, Pubertät, Schwangerschaft, Menopause beeinflusst wird. Ähnliches gilt für den Hirnstamm, der wesentliche vegetative Funktionen ausführt.

In Computerterminologie ausgedrückt heißt dies nichts anderes als:

Hypothalamus und Hirnstamm sind Teil der Hardware, ihre in ihnen ablaufenden Steuerungsprogramme Teil des Betriebssystems, nicht der Anwendungssoftware. Wenn also ein Computer eine Datei nicht mehr abspeichern kann, weil die Festplatte voll ist, dann will er uns damit nur sagen: "Die Festplatte ist voll!" und nicht Dinge wie "Warum hast Du nicht das nächst teurere Modell mit mehr Speicherplatz gekauft?" oder "Beim nächsten Mal bitte Linux statt Windows".

---

[739] Dethlefsen, Thorwald und Dahlke, Rüdiger: Krankheit als Weg, 2000
[740] Sacks, Oliver: Migräne, 1994

Ursachen

Dies sind mögliche Schlussfolgerungen aus dem Problem, die muss aber jeder selber (oder auch der konsultierte Psychotherapeut) ziehen. Unter anderem dafür hat der Mensch die Großhirnrinde. Leider werden diese einfachen Zusammenhänge in Büchern von Thorwald Dethlefsen und anderen nicht verstanden, weil Ihnen vor lauter Ganzheitlichkeit der Einblick in grundlegende Strukturierungen komplexer Systeme fehlt.

Komplexe Systeme sind aus historischen Gründen (um nicht stets das Rad neu erfinden zu müssen) und aus Gründen der Komplexitätsreduzierung immer in Ebenen mit geringer Kommunikation zwischen den verschiedenen Ebenen gliedert, wobei die jeweiligen Ebenen eigene Zuständigkeitsbereiche haben. Das ist in Staaten, Unternehmen, großen Gebäuden oder Computern nicht anders als beim Menschen. Aus diesem Grund finden sich in den vegetativen Funktionen des Menschen viele Komponenten, die selbst bei Reptilien in ähnlicher Form anzutreffen sind.

Die Argumentation von Dethlefsen und Sacks hat aber auch noch eine andere Schwachstelle und dabei handelt es sich um einen Punkt, der schon fast chronisch ignoriert wird, wenn es um Migräne geht: Die meisten Migräneattacken entstehen in der Entspannungsphase, nach dem Stress, dem Sport, der Sauna usw..

Eine Migräneattacke lässt sich nicht als „Rückzug des ganzen Körpers aus dem 'Wirkungsbereich eines schädlichen oder gefährlichen Reizes'" erklären, wenn die Person mitten in der Nacht bei scheinbar völliger Reizarmut mit Migräne aufwacht.

Ursachen

Medikamenten-induzierter Kopfschmerz

Was ist ein Medikamenten-induzierter Kopfschmerz (Rebound Headache)?

Die Klinik und Poliklinik für Neurologie Regensburg der Universität Regensburg definiert den Medikamenten-induzierten Kopfschmerz (MIK, Medikamenten-Übergebrauchskopfschmerz, MÜK, Rebound Headache) so[741]:

> *Medikamenten-induzierter Kopfschmerz: Diese praktisch täglich auftretende Kopfschmerzform wird, wie der Name schon sagt, von Medikamenten, und zwar genauer von Schmerz- und Kopfschmerzmitteln hervorgerufen. Es klingt paradox, aber alle Schmerzmittel können, wenn sie regelmäßig über längere Zeit eingenommen werden, Kopfschmerzen hervorrufen. Der Kopfschmerz ist wie eine Mischung aus einer Migräne und einem Spannungskopfschmerz und der einzige Kopfschmerz, den man heilen kann! Die einzig sinnvolle Therapie besteht in einem vollständigen Absetzen der Schmerzmittel. Nach etwa 4-6 Wochen ist meist der tägliche Kopfschmerz rückläufig und der eigentliche Kopfschmerz (zum Beispiel eine Migräne) mit dem alles angefangen hat, kommt wieder zum Vorschein. Diesen kann man dann wieder mit geeigneten Medikamenten behandeln.*

Hierbei sind einige Dinge auffällig:

- Es wird behauptet, dass man lediglich die Schmerzmittel absetzen muss, dann kehrt nach 4 bis 6 Wochen wieder der "eigentliche" (nicht tägliche) Kopfschmerz zum Vorschein, der dann mit "geeigneten" Medikamenten behandelt werden kann. In wie weit sich diese Medikamente von den Medikamenten unterscheiden, die zum Medikamenten-induzierten Kopfschmerz geführt haben, wird nicht erläutert.

- Es wird ferner behauptet, dass der Medikamenten-induzierte Kopfschmerz der einzige Kopfschmerz ist, den man heilen kann. Es fragt sich unmittelbar, warum gleiche Erfolge bei Kohlenhydrat-, Glutamat-, Zigaretten-, Speiseeis-, Cola-induzierten und sonstigen Lebensmittel-induzierten Kopfschmerzen nicht erzielbar sein sollen. Möglicherweise wird angenommen, dass Kopfschmerztabletten Medikamente sind, auf die man verzichten kann, während dies für unser täglich Brot nicht möglich ist.

---

[741] Universität Regensburg: Patienten Service – Kopfschmerz Ambulanz, http://www.uni-regensburg.de/Fakultaeten/Medizin/Neurologie/patienten/ks2.html

Ursachen

Die natürliche Gegensteuerung des Körpers

Andere Quellen machen deutlich, dass es sich beim Medikamenten-induzierten Kopfschmerz (MIK, Rebound Headache) um eine natürliche Gegensteuerung des Körpers handelt[742]:

> *When you take pain medicine daily, even if it's just an over-the-counter remedy, your body can gradually become accustomed to it. You may not realize that you've been dosing yourself too often until, for some reason, you miss a day. Then your pain medicine will wear off and your head will start hurting again. You may think you just have an especially persistent headache, but the recurring pain actually is a symptom of medication withdrawal. The more often your head hurts, the more often you take your pain medicine. It becomes a vicious cycle.*

Mit anderen Worten: Der Körper gewöhnt sich an die regelmäßige Zuführung der Stoffe und reagiert mit Entzugssymptomen, wenn sie denn plötzlich ausbleiben.

Dies ist ein natürlicher Mechanismus des Körpers, der insbesondere bei allen Suchterkrankungen, unter anderem auch bei Kohlenhydratsucht, eine Rolle spielt. Speziell die Homöopathie versucht, sich diese grundsätzliche Reaktion therapeutisch zu Nutzen zu machen.

Wen betrifft es?

Studien deuten an, dass Migräne-Patienten ein deutlich erhöhtes Risiko tragen, an einem Medikamenten-induzierten Kopfschmerz zu erkranken[743]. Dies gilt insbesondere bei Einnahme von Opiaten, Ergotaminen (Mutterkornextrakten) aber auch bei Triptanen. Eine Umfrage auf migraeneinformation.de ergab, dass mehr als 60% aller Teilnehmer den Eindruck haben, dass Triptane bei ihnen langfristig die Anfallshäufigkeit erhöht haben[744].

Inwieweit klassische nichtverschreibungspflichtige Monopräparate wie ASS, Ibuprofen oder Kombinationspräparate wie Thomapyrin einen Medikamenten-induzierten Kopfschmerz auslösen können, ist weiterhin umstritten.

---

[742] MayoClinic.com: Rebound headache: The cost of overmedication, http://www.cnn.com/HEALTH/library/HQ/01292.html

[743] Bahra A, Walsh M, Menon S, Goadsby PJ; Does chronic daily headache arise de novo in association with regular use of analgesics? Headache 2003;43:179-190

[744] migraeneinformation.de: Haben Sie den Eindruck, dass die Anzahl Ihrer Migräneanfälle durch Triptane zugenommen hat? http://www.miginfo.de/index.php?molgo=triptanumfrage

Ursachen

Andere Studien zeigten beispielsweise, dass regelmäßiger Cola-Genuss bei Kindern häufige Kopfschmerzen auslösen kann[745]. Insoweit ist zu fragen, ob ein regelmäßiger Konsum handelsüblicher Schmerzmittel häufiger zu chronischen Kopfschmerzen führt als etwa der tägliche Genuss von Cola, Schokolade und anderen Genussmitteln.

Denn anders als bei Nahrungsmitteln, die aus Lust oder Frust verspeist werden, hat die Einnahme von Schmerzmitteln ja meist einen ganz konkreten Grund: Schmerzen. Und diese Ausgangsschmerzen wird man in aller Regel nicht durch das Absetzen handelsüblicher Schmerzmittel beseitigen können.

---

[745] Hering-Hanit, R & Gadoth, N: Caffeine-induced headache in children and adolescents, Cephalalgia 23 (5), 2003, pages 332-335. doi: 10.1046/j.1468-2982.2003.00576.x

Ursachen

Sonstige Ursachen

Auf Grund des typischen Erscheinungsmusters der Migräne spricht vieles dafür, dass Migräneanfälle in der Regel durch starke energetische Schwankungen im Gehirn ausgelöst werden, die zu Fehlsteuerungen des Hypothalamus und des Hirnstamms führen. Hierzu gehören Unterversorgungen, zum Beispiel bei ausgelassenen Mahlzeiten, Hormonschwankungen durch Insulinausschüttungen, chronischer Stress, Menstruation usw..

Alles was dazu beiträgt, solche energetischen Schwankungen und Unterversorgungen zu fördern, kommt als zusätzliche Ursache in Frage.

Zu nennen sind unter anderem:

- Verspannungen der Halswirbelsäule und des Nackenbereichs, entweder permanent durch Fehlhaltungen oder spontan, zum Beispiel nach stundenlangem Arbeiten vor dem PC oder nach dem Stricken[746 747].

- Verspannungen der Gesichtsmuskulatur, des Augenbereichs usw., zum Beispiel nach längerem Arbeiten vor dem PC[748 749].

---

[746] Strackharn, Klaus: Nie wieder Migräne!, München, 2000
[747] Leitner, Andreas und Kiem, Do Thanh: Wie wär's ohne Migräne? Ong Song – die neue ganzheitliche Therapie für Kopfschmerzpatienten, München, 2004
[748] Chilson CN, Brown SJ: Role of botulinum toxin type a in the prophylactic treatment of migraine headaches, Ann Pharmacother. 2005 Dec;39(12):2081-5. Epub 2005 Nov 1

Ursachen

- Astigmatismus, Ungleichsichtigkeit, Winkelfehlstellungen der Augen[750]
- Verengungen der Nase
- Loch in der Herzscheidewand (PFO)[751] [752] [753]

---

[749] Guyuron, Bahman et al.: Surgical Treatment of Migraine Headaches, Plastic and Reconstructive Surgery, June 2002, Vol. 109, No. 7, pp. 2183-2189

[750] Harle DE, Evans BJ: The correlation between migraine headache and refractive errors, Optom Vis Sci. 2006 Feb;83(2):82-7

[751] Anzola GP et al.: Shunt-Associated Migraine Responds Favorably to Atrial Septal Repair. A Case-Control Study, Stroke 2005, doi:10.1161/01.STR.0000199082.07317.43

[752] Wammes-van der Heijden EA, Tijssen CC & Egberts ACG. Right-to-left shunt and migraine: the strength of the relationship. Cephalalgia 2005. London. ISSN 0333-1024

[753] Schwerzmann M et al.: Prevalence and size of directly detected patent foramen ovale in migraine with aura, Neurology. 2005 Nov 8;65(9):1415-8. Epub 2005 Sep 7

4 Maßnahmen

Die Bedeutung der Prophylaxe

Kommt es zu häufigen und regelmäßigen Migräneanfällen, zum Beispiel 3-mal pro Monat oder öfter, dann ist eine ernsthafte Migräneprophylaxe anzuraten.

Anders als bei akuten Migräneattacken, wo es zur medikamentösen Behandlung praktisch keine Alternativen gibt, können in der Migräneprophylaxe neben der medikamentösen Therapie auch Alternativen – insbesondere solche mit Änderungen in der Lebensführung – zum Erfolg führen, zum Teil sogar so weit, dass lebenslängliche Anfallsfreiheit erzielt wird.

Allerdings können diese Alternativen in der Regel nicht durch Ärzte verordnet oder begleitet werden, da sie durch die Krankenkassen nicht vergütet werden. Beispielsweise gehört eine Ernährungsberatung im Rahmen einer Migränebehandlung nicht zu den für Ärzte abrechenbaren Leistungen, folglich wird eine solche auch nicht angeboten.

Viel wichtiger als die Prophylaxe im Rahmen einer Migränebehandlung wird aber zunehmend die Prophylaxe zur Migräneverhinderung, das heißt zur Vermeidung eines späteren Ausbruchs der Erkrankung. Denn Migräne ist ähnlich wie Diabetes eine sich ausbreitende Erkrankung, von der unter anderem auch immer mehr und immer jüngere Kinder betroffen sind[754]. Lebensstiländerungen sind zurzeit die einzigen Mittel, die eine solche vorbeugende Wirkung haben können, zumal Impfungen oder Gen-Manipulationen noch nicht in Sicht sind.

In den folgenden Abschnitten wird darauf näher eingegangen. Sollten Sie sich zusätzlich für die medikamentöse Migräne-Prophylaxe interessieren, dann empfehle ich Ihnen einen Besuch meiner Website www.miginfo.de[755].

---

[754] Sillanpaa M, Anttila P: Increasing prevalence of headache in 7-year-old schoolchildren, Headache. 1996 Sep;36(8):466-70

[755] migraeneinformation.de: Migräne-Prophylaxe – Medikamentöse Therapie, http://www.miginfo.de/molmain/main.php?docid=57

Maßnahmen

Lebensstiländerungen

Eigenmaßnahmen

Lebensstiländerungen gehören zu den wirkungsvollsten Maßnahmen zur Behandlung einer Migräne. Sie sind darüber hinaus die einzigen Maßnahmen, die zurzeit in der Lage sind, einen späteren Ausbruch einer Migräneerkrankung zu verhindern.

Lebensstiländerungen sind eigene Maßnahmen, Ihr eigener Beitrag zur Überwindung oder gar Vermeidung der Krankheit.

Zu nennen sind insbesondere:

- Vermeidung bekannter Trigger
- Ernährungsumstellung
- Veränderung der Verhütungsmethode
- Stressreduzierung
- Häufigere Entspannung
- Regelmäßige Lebensweise
- Gesündere Lebensweise (zum Beispiel Rauchverzicht)
- Leichter Ausdauersport
- Persönlichkeitstraining und -stärkung

Der Neurologe Gerhard Jenzer äußert sich zu Eigenmaßnahmen wie folgt[756]:

> Der eigene Beitrag zur Verbesserung der Situation steht immer im Vordergrund. Die Erwartungen dürfen dabei aber nicht zu hoch sein, haben Sie sich doch schon von jeher die größte Mühe gegeben, Anfälle zu vermeiden, ohne dass dies half.
>
> Trigger, welche mit großer Regelmäßigkeit zum Anfall führen, soll man zwar zu vermeiden suchen. Dem Wetter kann man jedoch nicht davonrennen und auch sonst lässt sich einiges eben nicht verhindern. Bei einer zeitweiligen Bereitschaft des Gehirns zur Fehlfunktion braucht es manchmal scheinbar gar nichts, damit es dennoch zur Krise kommt. Eine Schuld sollten Sie sich künftig nicht mehr leichtfertig selbst zuschieben.

---

[756] Jenzer, Gerhard: Migränevorbeugung – Allgemeine Massnahmen, http://www.neurohelp.ch/migraene_bereitschaft.htm

Maßnahmen

> *3 Hauptpunkte können jedoch wichtig sein und zur Stabilität beitragen: Besonders hilfreich ist regelmäßiger, ausreichender Schlaf mit morgendlichem Aufstehen zur gleichen Zeit, also auch sonntags. Oftmals wird damit eine «Wochenendmigräne» vermieden. Essen zu gleichen Zeiten, eventuell mit Zwischenmahlzeiten vormittags und nachmittags, trägt zur Unterteilung und zur Beruhigung des Tagesablaufs bei und verhindern eine Unterzuckerung (Hypoglykämie), welche besonders oft Migräneanfälle begünstigen kann. Vermeiden Sie starke Lichteinwirkung und namentlich raschen Wechsel von hell zu dunkel (zum Beispiel Lichteffekte in der Disco).*
>
> *Sonnenbrille und Hut, oder wenigstens Wegschauen, kann man nur empfehlen. Tun Sie sich sonst nicht allzu schwer mit selbst auferlegten Einschränkungen, welche lediglich Ihre Lebensfreude beeinträchtigen und dann doch nicht schützen.*

Wie im Ursachen-Teil bereits erläutert wurde, werden Hypoglykämie und energetische Probleme nach längerem Schlaf in erster Linie nicht durch unregelmäßige Mahlzeiten bzw. unregelmäßigen Schlaf verursacht, sondern durch ungeeignete und insbesondere zu viel Insulin ausschüttende Ernährungsweisen, durch Histamin-Intoleranzen und gegebenenfalls andere Nahrungsmittelunverträglichkeiten.

Maßnahmen

Einfache Verhaltensmaßnahmen

10 Regeln, die Ihnen das Leben mit Migräne erleichtern können

Migräneärzte nennen häufig eine Reihe von Verhaltensmaßnahmen, die helfen können, eine Migräne zu mildern bzw. damit besser umzugehen[757] [758]. Einige der dabei aufgeführten Maßnahmen werden in den folgenden Kapiteln noch näher erläutert. Die von Migräneärzten empfohlenen Maßnahmen („10 Regeln") werden auf den folgenden Seiten kommentiert (kursive Schrift), um sie in den Gesamtkontext der Ausführungen dieses Buches zu stellen.

1. Meiden Sie Ihre persönlichen Migränetrigger.

   Diese Maßnahme ist dann problematisch, wenn Sie bereits unter erheblichen energetischen Problemen leiden und Ihr Hormonsystem folglich sehr geschwächt ist und mit vielen Belastungen nicht mehr fertig wird. Dann ist es möglich, dass Sie auf zahlreiche Trigger mit Migräne reagieren, die Sie normalerweise problemlos verarbeiten können. Ein typisches Beispiel ist: Wetterwechsel.

2. Führen Sie ein Kopfschmerztagebuch, um Ihre Trigger ausfindig zu machen.

   Dafür steht Ihnen unter anderem auf meiner Website www.miginfo.de ein Online-Trigger-Kalender[759] und unterstützend ein Online-Migräne-Kalender[760] zur Verfügung. Allerdings sollten Sie sich davon nicht zu viel versprechen, denn nur in seltenen Fällen lassen sich verlässliche und vermeidbare Trigger wie Alkohol, Hartkäse usw. ausfindig machen und meistens kennen Sie diese bereits.

   Ein zu starkes und ängstliches Meiden aller möglichen Auslöser kann Sie darüber hinaus weiter schwächen und noch empfindlicher für Trigger machen, denn Sie nehmen dabei Ihrem Hormonsystem jegliche Trainingseffekte.

3. Behalten Sie einen gleichmäßigen Schlaf- und Wachrhythmus, insbesondere auch am Wochenende und an Feiertagen bei.

---

[757] Göbel, Hartmut: Kursbuch Migräne, 2003, Seite 99
[758] Migräneliga: 10 goldene Regeln für Migräne-Patienten, http://www.migraeneliga.de/regeln.htm
[759] migraeneinformation.de: Trigger-Kalender, http://www.miginfo.de/molmain/main.php?docid=704
[760] migraeneinformation.de: Migräne-Kalender, http://www.miginfo.de/molmain/main.php?docid=678

Maßnahmen

Diese Maßnahme dient insbesondere dazu, für einen gleichmäßigen Blutzuckerspiegel und eine gleichmäßige Hormonlage zu sorgen. Wer ungewöhnlich lange schläft, verzichtet auch ungewöhnlich lange auf Nahrung. Häufig wird sogar die Empfehlung gegeben, nur zum Frühstück aufzustehen, um dann wieder weiterzuschlafen[761].

Für eine durchgreifende Stabilisierung Ihres Blutzuckerspiegels, Ihrer Hormonlage und der energetischen Versorgung Ihres Gehirns folgen Sie bitte den Ausführungen im Kapitel Ernährung auf Seite 314.

4. Essen Sie regelmäßig und möglichst zu den gleichen Zeiten.

Hier gelten zunächst die gleichen Anmerkungen, wie bei Punkt 3: Im Wesentlichen geht es dabei um eine Stabilisierung des Blutzuckerspiegels und Ihrer Hormonlage.

Der Punkt weist aber besonders deutlich auf die in diesem Buch herausgestellte Hypoglykämie-Problematik hin. Hypoglykämie ist gemäß den Definitionen in diesem Buch ein körperliches Phänomen, bei welchem der Blutzuckerspiegel auch in Ruhe nicht mehr vorwiegend durch die Hormone Insulin und Glucagon (das heißt ohne Stress) reguliert werden kann, sondern dazu zusätzlich noch die massive Unterstützung der Stresshormone Adrenalin und Cortisol oder alternativ weitere Mahlzeiten benötigt.

Durch regelmäßige kleine kohlenhydratreiche Mahlzeiten können Sie den Blutzuckerspiegel quasi manuell stabilisieren, ohne dass es zu einer regelmäßigen Ausschüttung der Stresshormone kommt. Diese Maßnahme entlastet somit das Stresssystem und wirkt folglich ähnlich entspannend wie Beta-Blocker. Allerdings greift die Maßnahme nicht bei längeren Nahrungspausen (zum Beispiel Nachts). Ferner ist sie rein symptomatisch ausgelegt und geht das eigentliche Problem nicht ursächlich an.

Sie sollten es unbedingt vermeiden, im Stress Nahrung zu sich zu nehmen, denn während der Nahrungsaufnahme bzw. während der Verdauung regiert üblicherweise der Parasympathicus, im Stress dagegen der Sympathicus. Ein häufiges Mischen beider Zustände könnte auf Dauer die Balance zwischen Sympathicus und Parasympathicus empfindlich stören. Es ist deshalb von Vorteil, zu den Mahlzeiten explizite Pausen einzulegen, bei denen Sie sich entspannen. Auch diese Tatsache spricht eher für wenige, dafür entspannte Mahlzeiten. Viele kleine Mahlzeiten führen meistens nur dazu, dass diese direkt während der Arbeit im Stress eingenommen werden. Da die Verdauungsfunktionen in der Stressphase gehemmt sind, werden dann nur mehr leicht resorbierbare Kohlenhydrate vertragen, die ohne jegliche Verdauungsleistung sofort als Energie dem Körper

---

[761] Göbel, Hartmut: Kursbuch Migräne, 2003, Seite 99

zur Verfügung gestellt werden können. Sie verhalten sich dann wie ein Tour-de-France-Teilnehmer, der sich bei höchster Belastung Glucose-Riegel einverleibt. Da in einer solchen Stressphase Insulin gehemmt ist – was für den Leistungssportler kein Problem darstellt, da er die Glucose sofort verbrauchen wird – kann dieses Verhalten bei Ihnen erhebliche Blutzuckerschwankungen nach oben und nach unten auslösen. Eine solche Ernährung und ein solches Ernährungsverhalten sind also nicht nur extrem ungesund, sie zementieren darüber hinaus auch eine bereits vorhandene Migräneerkrankung.

Regelmäßige kleine kohlenhydratreiche Mahlzeiten hemmen auf lange Sicht die Ketolyse-Fähigkeit des Gehirns und können auch deshalb im Rahmen einer Migräneerkrankung auf Dauer problematisch sein.

5. Versuchen Sie einen möglichst gleichmäßigen Tagesablauf einzuhalten.

    Auch hier gelten die gleichen Anmerkungen wie bei Punkt 3: Durch einen gleichmäßigen Tagesablauf vermeiden Sie unnötige und unerwartete energetische Anforderungen und hormonelle Schwankungen, so dass Sie weniger leicht anfällig für Migräneattacken werden.

6. Setzen Sie sich nicht selbst unter Druck und lassen Sie sich nicht von anderen unnötig unter Druck setzen. Versuchen Sie auch einmal "Nein" zu sagen. Versuchen Sie, Ihrem regelmäßigen Tagesablauf Priorität zu geben.

    Hier gelten die gleichen Anmerkungen wie bei Punkt 3: Durch diese Maßnahme vermeiden Sie außergewöhnliche energetische Anforderungen und hormonelle Schwankungen (es sei denn, dass "Nein-Sagen" für Sie allein schon eine enorme Belastung darstellt), so dass Sie möglicherweise weniger leicht anfällig für Migräneanfälle werden.

7. Legen Sie regelmäßige Pausen ein und versuchen Sie, gelassener zu werden. Wenn Sie mit Migräne ausfallen, dann können Sie die Dinge, zu denen Sie sich gerade zwingen wollten, erst Recht nicht mehr machen.

    Auch hier gelten die gleichen Anmerkungen wie bei Punkt 3.

8. Treiben Sie regelmäßig leichten und vor allem nicht-erschöpfenden Sport, insbesondere Ausdauersport wie Nordic Walking, Joggen, Schwimmen, Wandern. Achten Sie darauf, dass Ihnen die Bewegung Freude macht und dass Sie sich dabei nicht zu sehr verausgaben.

    Diese Maßnahme ist anders zu bewerten, als die 7 ersten Punkte. Bei Punkt 1 und 2 ging es um die Vermeidung von Belastungen, die Ihr empfindliches Hormonsystem nicht mehr ausreichend verarbeiten kann. Bei den Punkten 3 bis 7 standen Maßnahmen im Vordergrund, um für eine möglichst gleichmäßige Energieversorgung und Hormonlage zu sorgen. Auch hierbei stand also indirekt die Meidung von Belastungen/Triggern im Vordergrund. Bei Punkt 8 soll nun das

Maßnahmen

Hormonsystem und die energetische Versorgung durch gezieltes Training gestärkt werden. Auf Grund dieser Stärkung wären Sie dann in Zukunft in der Lage, mehr potenzielle Trigger ohne Probleme verarbeiten zu können. Es ist aber ganz wichtig, dass es dabei wirklich zu einer Stärkung und nicht zu einer weiteren Erschöpfung kommt. Deshalb ist der Hinweis, dass Sie sich beim Sport nicht verausgaben sollen und der Spaßfaktor im Vordergrund stehen sollte, ganz entscheidend.

9. Lernen Sie ein Entspannungstraining, zum Beispiel die progressive Muskelrelaxation nach Jacobson, autogenes Training, transzendentale Meditation usw..

   Durch diese Maßnahmen kann insbesondere Ihr Stresssystem entlastet werden. Ihr Hormonsystem verfügt dann wieder über mehr Kapazität, um mit üblichen und gegebenenfalls außergewöhnlichen Anforderungen fertig zu werden. Anders als beim Ausdauersport, wo ein systematisches Training des Hormonsystems (und damit dessen Kapazitätserweiterung) im Vordergrund steht, soll durch diese Maßnahme das Hormonsystem gezielt beruhigt werden, so dass ihm wieder die volle Kapazität in belastenden Situationen zur Verfügung steht. Die progressive Muskelrelaxation nach Jacobson kann Sie darüber hinaus in die Lage versetzen, sich bei einer Migräneattacke gezielt zu entspannen.

10. Nehmen Sie prophylaktische Medikamente regelmäßig und zur gleichen Zeit ein. Lassen Sie sich Schmerzmittel verschreiben, die bei Attacken auch wirklich helfen. Warten Sie bei einer beginnenden Migräneattacke nicht zu lange mit der Medikamenteneinnahme und sorgen Sie für eine ausreichend hohe Anfangsdosierung (das heißt beginnen Sie nicht mit niedrigen Anfangsdosierungen, die bei Migräne von vornherein untauglich sind). Nehmen Sie Schmerzmittel zwecks Vermeidung von Kopfschmerzen durch Medikamentenübergebrauch an nicht mehr als 10 Tagen pro Monat ein.

    Hierbei handelt es sich um medizinische Verhaltensmaßregeln.

Alle aufgeführten Maßnahmen können sinnvolle Beiträge zu einer Migräneprophylaxe sein, allerdings müssen die meisten davon vor dem Hintergrund einer nichtneurologischen Migränetheorie anders bewertet werden. Ein Zwang zur Regelmäßigkeit ist ein entscheidendes Symptom, welches auf die wirkliche Ursache hinweist (starke hormonelle und energetische Fluktuationen) und nichts, was auf Dauer mit einer regelmäßigen Lebensführung behandelt werden sollte.

Maßnahmen

Ernährung

Vor lauter Triggern sieht man die Ursache nicht mehr

Schon immer gab es Diskussionen darüber, ob Migräne durch Ernährung beeinflussbar ist bzw. sogar durch falsche Ernährung verursacht wird.

Leider muss man feststellen, dass in der medizinischen Forschung das Thema Migräne und Ernährung so gut wie keine Rolle spielt. Das gleiche gilt für die medizinische Praxis.

In der Migräneliteratur dominieren bezüglich Diätempfehlungen bei Migräne ganz eindeutig so genannte Auslassdiäten[762] [763]. Dies hat einen einfachen Grund: Die meisten Menschen – inklusive Medizinern – denken in einfachen Ursache-Wirkungs-Zusammenhängen (Aus A folgt B), während komplexere Regelkreise mit Rückkopplungsmechanismen nicht zu den Standard-Denkmodellen gehören.

Beispiele solcher vereinfachten – und falschen – Schlussfolgerungen sind:

- Wer viel Fett isst, wird fett.
- Wer einen hohen Cholesterin-Spiegel hat, sollte Nahrungsmittel meiden, die viel Cholesterin enthalten.
- Wer unter Unterzuckerung leidet, sollte mehr Zucker essen.

Dies gilt auch im Umfeld der Migräne: Da Migräne nicht ständig vorhanden ist, ist die vorherrschende Meinung, dass die gelegentlichen oder häufigen Anfälle durch etwas ausgelöst werden, die so genannten Trigger.

Und weil eben diese Trigger zwar in der Regel nicht als Ursache der Erkrankung Migräne, wohl aber als Ursache einzelner Migräneanfälle angesehen werden, muss dies nach Vorstellung der meisten Mediziner auch für die Ernährung gelten.

Mit anderen Worten: Gemäß der offiziellen Lehre ist Ernährung nur dann Migräne-relevant, wenn sich in der Nahrung Komponenten befinden, die für die jeweilige Person als Migräne-Trigger wirken, wenn also zum Beispiel gesagt werden kann:

> *Zitrusfrüchte sind für Sie ein Trigger, der Migräneanfälle auslösen kann. Also sollten Sie Zitrusfrüchte meiden.*

---

[762] Braun, Stefanie: Abwechselungsreiche Diät bei Migräne, Stuttgart, 2000
[763] Ostrov, Ricki: Kopfschmerzen & Migräne – Rezepte und Ratschläge für ein schmerzfreies Leben, Frankfurt/Main, 2001

Maßnahmen

Die übliche Empfehlung ist deshalb: Führen eines Kopfschmerztagebuchs mit anschließendem Meiden der dadurch herausgefundenen Trigger.
Beispielsweise schreibt die DMKG in „Migräne und Ernährung"[764]:

> *Darum gibt es auch keine besondere Ernährung bei Migräne oder gar eine 'Migräne-Diät'. Vielmehr kommt es darauf an, im Einzelfall die ganz persönlichen ernährungsbedingten Einflüsse mit Hilfe des Kopfschmerztagebuches herauszufinden und nur diese gezielt vom Speiseplan zu streichen. Bei dieser 'Detektivarbeit' muss man bedenken, dass zwischen der Aufnahme eines Nahrungsmittels und einer Attacke zumeist mehrere Stunden liegen, mitunter sogar ein ganzer Tag.*

Es könnte sich herausstellen, dass dies eine viel zu einseitige Sicht auf das Geschehen ist, die mit dazu beigetragen hat, dass Ernährungsbehandlungen im Rahmen von Migräne kaum eine Rolle spielen, obwohl es viele gute Gründe gibt, dass gerade hierdurch fundamentale Gesundheitsverbesserungen erzielbar wären.

Durch diese Sicht wird insbesondere der Blick auf mögliche größere und langfristiger wirkende Einflüsse verstellt, Einflüsse die eher in Jahren denn in Stunden wirken. Man könnte in Anlehnung an den Spruch mit dem Wald und den Bäumen auch sagen: Man sieht vor lauter Triggern die Ursache nicht mehr.

Leben im Grenzbereich

Nehmen wir einmal an, Sie fahren auf einem Jahrmarkt mit der Achterbahn. Für Migräniker ist so etwas normalerweise tabu, denn deren Stresssystem ist zu angeschlagen, um das auszuhalten. Doch nehmen wir einmal an, für Sie wäre das möglich, selbst eine zweite oder dritte Fahrt würden Sie aushalten.

Ganz anders wird die Situation, wenn Sie nun pausenlos Achterbahn fahren müssten. Dann bekommen Ihr Organismus und insbesondere Ihr Stresssystem keine Zeit für eine Erholung: Sie würden unter Dauerstress leiden.

Entsprechend ist aber die Situation, wenn Sie ernährungsbedingt über Jahre oder gar Jahrzehnte mit ihren Hormonen und ihrem Blutzuckerspiegel Achterbahn fahren: Ihr Organismus wird das nicht aushalten, dafür ist er nicht gebaut. Sehr bald wird er sich in Grenzbereichen bewegen und wenn diese Grenzen überschritten sind, sogar temporär mit einer Migräne oder anderen Beschwerden zusammenbrechen, je nach dem, wo sich gerade die größte Schwachstelle bei Ihnen befindet. Und wie bei jedem anderen Organismus oder auch technischen Gerät werden sich im Grenzbereich Empfindlichkeiten herauskristallisieren, fehlerhafte Reaktionen in unterschiedlichsten

---

[764] DMKG: Migräne und Ernährung, http://www.dmkg.de/patient/ernaehrung.pdf

Maßnahmen

Situationen, die Sie vermuten lassen, es handele sich bei diesen Situationen um Trigger (= Bäume), die das fehlerhafte Verhalten verursachen.

Sollten Sie statt unter Migräne unter Herzbeschwerden leiden, dann wird Ihnen möglicherweise das Treppensteigen schwer fallen, manchmal wird es sogar einen Herzanfall triggern. Sie werden daraus schließen, dass Treppensteigen für Sie ein Trigger ist und Treppen in Zukunft meiden. Dabei übersehen Sie, dass alle Trigger nur Ausdruck eines Lebens im Grenzbereich (= Wald) sind.

Ernährungsmaßnahmen zur vegetativen, hormonellen und energetischen Stabilisierung

Im Ursachen-Teil wurde ausführlich dargestellt, dass eine langjährig eingehaltene Ernährung (Diät), die ein ungünstiges Verhältnis von Proteinen / Fetten / Kohlenhydraten aufweist oder in der bestimmte ungünstige Nahrungskomponenten dominieren (zum Beispiel hochglykämische Kohlenhydrate), zu chronischem Stress und einer Schädigung des vegetativen und hormonellen Systems führen kann, wodurch eine Krankheit wie Migräne verursacht werden kann.

In den folgenden Abschnitten werden verschiedene Diät-Alternativen vorgestellt und diskutiert, inwieweit diese zu einer Stabilisierung des vegetativen und hormonellen Systems und der energetischen Versorgung und damit zu einer Besserung der Migräne beitragen können, und zwar:

- Kohlenhydratarme Diäten (Seite 317)
- Kohlenhydratreiche Diäten (Seite 338)
- Auslassdiäten (Seite 345)
- Bio-Diäten (Seite 348)
- Vegetarische Diäten (Seite 351)
- Basenbildende Diäten (Seite355)
- Die Mersch-Diät (Seite 368)

Maßnahmen

Kohlenhydratarme Diäten

> Arzt: "Sie essen zu viel rohes Fleisch, zu viel Weißbrot, und Sie trinken zu viel trockene Martinis."
>
> James Bond 007: "Hm, dann werde ich das Weißbrot weglassen, Sir."

Was ist eine kohlenhydratarme Diät?

Aktuelle Ernährungsempfehlungen, zum Beispiel der Deutschen Gesellschaft für Ernährung e. V., sprechen von einer gesunden, ausgewogenen Ernährung, wenn der Kohlenhydratanteil 50 bis 60% der aufgenommenen Kalorien beträgt. Jede Diät, die diesen Wert deutlich unterschreitet oder auch sonst den Kohlenhydratkonsum einschränkt, gilt als kohlenhydratarm bzw. kohlenhydratreduziert.

Andere übliche Begriffe für kohlenhydratarme Diäten sind Low-Carb-Diät oder auch LC-Diät.

Im Folgenden sollen einige wichtige Richtungen gelistet werden.

Ketogene Diät

Wird der Kohlenhydratanteil der Nahrung drastisch eingeschränkt, dann benötigt der Körper und ganz besonders das Gehirn – ähnlich wie beim Fasten – eine andere Energieversorgung. In diesem Fall wird gespeichertes Fett in der Leber zu so genannten Ketonkörpern umgewandelt, die von verschiedenen Organen, insbesondere auch vom Gehirn, für die eigene Energieversorgung verwendet werden können. Befinden sich im Blut schließlich mehr Ketonkörper als Glucose, dann nennt man den erreichten Zustand *Ketose*.

Man kann das Erreichen der Ketose durch Anwendung von Harnteststreifen aus der Apotheke (Ketostix) überprüfen.

Ist die Ketose Ziel der Diät, dann nennt man die Diät eine ketogene Diät. In diesem Sinne gehört die Anfangsphase der Atkins-Diät zu den ketogenen Diäten. Allerdings ist der Begriff „Ketogene Diät" – speziell im Rahmen der Epilepsiebehandlung – üblicherweise für eine bestimmte sehr fettreiche Diät (Fettanteil an den Gesamtkalorien >= 80%) reserviert[765]. Im Folgenden wird der Begriff „ketogene Diät" etwas allgemeiner im obigen Sinne verwendet.

---

[765] Platte, Petra und Korenke, Christoph: Epilepsie: Neue Chancen mit der ketogenen Diät, 2005

Maßnahmen

Ketogene Diäten haben sich unter anderem bei Epilepsien bewährt[766] [767] [768] [769] [770] [771] [772]. An einem erheblichen therapeutischen Nutzen bei Epilepsie kann es überhaupt keinen Zweifel mehr geben[773].

Auch bei Depressionen konnte eine günstige Wirkung der ketogenen Diät beobachtet werden[774]. Ferner wird sie bei der Behandlung von Gehirntumoren diskutiert (durch Einschränkung der Glykolyse, von der auch Krebszellen partizipieren)[775] [776] und es konnten Erfolge bei PCOS[777] nachgewiesen werden.

Bezüglich der Wirkung der ketogenen Diät auf Migräne gibt es eindrucksvolle Fallbeispiele[778] [779].

In einem Fall berichtet der Arzt R. Scott Strahlman in der angesehenen Fachzeitschrift „Headache" von der Migräne seiner Ehefrau.

---

[766] Deutscher Ketarier & Selbsthilfeverein: Anwendungsgebiet Epilepsie, http://www.ketarier.de/anwendungsgebiete/epilepsie.html

[767] Wissenschaft.de: Fettreiche Diät hilft gegen Epilepsie, 04.10.2001, http://www.wissenschaft.de/wissen/news/151876.html

[768] Wissenschaft.de: Fett bewahrt kindliches Hirn vor Epilepsieschäden, 01.03.2003, http://www.wissenschaft.de/wissen/news/203887

[769] Sinha SR, Kossoff EH: The ketogenic diet. Neurologist. 2005;11: 161-170

[770] Mady MA, et al.: The ketogenic diet: adolescents can do it, too. Epilepsia. 2003;44: 847-851

[771] Sirven J, et al.: The ketogenic diet for intractable epilepsy in adults: preliminary results. Epilepsia. 1999;40: 1721-726

[772] Kossoff EH, Krauss GL, McGrogan JR, Freeman JM: Efficacy of the Atkins diet as therapy for intractable epilepsy. Neurology. 2003;61: 1789-1791

[773] Platte, Petra und Korenke, Christoph: Epilepsie: Neue Chancen mit der ketogenen Diät, 2005

[774] Murphy P, Likhodii S, Nylen K, Burnham WM: The antidepressant properties of the ketogenic diet. Biol Psychiatry. 2004;56: 981-983

[775] Seyfried TN, Sanderson TM, El-Abbadi MM, McGowan R, Mukherjee P: Role of glucose and ketone bodies in the metabolic control of experimental brain cancer, Br J Cancer. 2003 Oct 6;89(7):1375-82

[776] Seyfried TN, Mukherjee P: Targeting energy metabolism in brain cancer: review and hypothesis. Nutr Metab (Lond). 2005; 2: 30

[777] Mavropoulos JC, Yancy WS, Hepburn J, Westman EC: The effects of a low-carbohydrate, ketogenic diet on the polycystic ovary syndrome: A pilot study, Nutr Metab (Lond). 2005; 2: 35

[778] Strahlman, R. Scott: Can Ketosis Help Migraine Sufferers? A Case Report. Headache: The Journal of Head and Face Pain. Volume 46 Page 182 – January 2006. doi:10.1111/j.1526-4610.2006.00321_5.x

[779] Mersch, Peter: Eine Migräne-Geschichte, 2004, http://www.miginfo.de/molmain/main.php?docid=46

Maßnahmen

Diese litt seit ihrer Schulzeit unter Kopfschmerzen. Während der Pubertät verschlimmerten sich die Schmerzen und wurden offiziell als Migräne diagnostiziert.

Im Erwachsenenalter verstärkte sich die Migräne weiter. Sie versuchte verschiedene Lebensstiländerungen, aber weder Diäten, Sport noch 2 Schwangerschaften brachten eine Besserung.

Unzählige Medikamente wurden im Laufe der Jahre von Neurologen verordnet. Am besten wirkten die folgenden Medikamente:

- Imigran
- Naramig
- Fioricet (eine Kombination aus Butalbital, Paracetamol und Koffein. Bei Butalbital handelt es sich um ein Barbiturat.)

Schließlich nahm sie alle 6 Wochen regelmäßig 18 Imigran 50mg, 9 Naramig 2,5 mg und 30 Fioricet ein. Imigran und Naramig sind beides Triptane.

Im Alter von 43 Jahren wurde im Anschluss an die 2. Schwangerschaft eine Diät begonnen, um das Übergewicht nach der Schwangerschaft zu reduzieren. Dabei wurde ein proteinreiches aber kohlenhydratarmes Diät-Pulver verabreicht. Im Rahmen der Diät durften zunächst nicht mehr als 600 – 800 Kcal pro Tag aufgenommen werden. Die Diät wurde unter ärztlicher Aufsicht durchgeführt.

R. Scott Strahlman berichtet dann weiter, dass seine Ehefrau unmittelbar nach Beginn der Ketose von fast täglichen Kopfschmerzen zu völliger Schmerzfreiheit überging.

Sie hielt den Zustand der Ketose mit der gewählten Diät 7 Monate lang durch. Danach ging sie wieder zu normaler Diät über und erweitert seit dem ihre Nahrung sukzessive um Trigger-Nahrung wie Alkohol oder Schokolade. Trotzdem hat sie seit über 14 Monaten keinen Migräneanfall mehr erlebt.

R. Scott Strahlman schließt daraus, dass die Ketose seine Frau geheilt hat. Er merkt an, dass die Intention seines Briefes an „Headache" war, die Forschung bezüglich der Wirkung von ketogenen Diäten auf Migräne anzuregen.

Denn leider gibt es aus unerfindlichen Gründen keinerlei Studien zum Thema.

Dabei ist eine positive Migräne-Wirkung der ketogenen Diät mehr als nahe liegend und eine Anwendung der Diät drängt sich bei Migräne geradezu auf:

- Die ketogene Diät wirkt nachweislich bei Epilepsie.

Maßnahmen

- Zwischen Epilepsie und Migräne bestehen große Ähnlichkeiten[780]. Einige Autoren sind gar der Ansicht, dass es sich bei Migräne um einen Spezialfall der Epilepsie handelt[781].

- Verschiedene Antiepileptika wie Valproinsäure, Topiramat, Gabapentin gehören zu den leistungsstärksten bekannten Migräne-Prophylaktika.

Bei der Anwendung der ketogenen Diät wird meist darauf geachtet, dass der Fettanteil der Nahrung recht hoch ist. Werden die eingesparten Kohlenhydrate im Wesentlichen gegen Proteine und nicht gegen Fett ausgetauscht, ist es für einige Personen kaum möglich, den Zustand der Ketose zu erreichen. Dagegen kann eine geringe Kalorienaufnahme günstig wirken, wie auch das obige Fallbeispiel von Strahlman zeigt, da dann die Fettkalorien aus dem Körperfett kommen (letztendlich ist die Diät hierdurch fettreich).

Die Anwendung einer ketogenen Diät sollte unbedingt mit Ihrem Arzt abgesprochen werden. Auch ist eine regelmäßige Überprüfung der Blutwerte zu empfehlen. Ein sehr schneller und radikaler Einstieg kann zu Beginn zu starken Stressreaktionen und Hypoglykämien führen und sollte deshalb nach Möglichkeit vermieden werden. Ferner sollte eine ketogene Diät bei vorhandenen Autoimmun-Erkrankungen nur mit ständiger ärztlicher Begleitung durchgeführt werden. Eine Kombination der ketogenen Diät mit Antiepileptika (zum Beispiel Valproinsäure, Topiramat) empfiehlt sich nicht.

Hier soll nicht suggeriert werden, dass eine ketogene Diät langfristig ungesund ist. Auch muss sie nicht langweilig sein[782]. Aber es gibt verschiedene Stoffwechseltypen, die auf solche Diäten ungünstig reagieren. Außerdem besteht bei Diäten mit eingeschränkter Nahrungsvielfalt immer die Gefahr einer zu einseitigen Ernährung (zum Beispiel nur Salami).

Kohlenhydratarme Diäten mit stark eingeschränkter Gesamtmenge an Kohlenhydraten

Einige Diäten schränken die täglich zugelassene Menge an Kohlenhydraten stark ein, ohne gleichzeitig den Zustand der Ketose anzustreben.

Die Lutz-Diät nennt zum Beispiel eine Obergrenze von 6 BE = 72 g Kohlenhydrate pro Tag. Diese Grenze muss in den meisten Fällen nicht sklavisch eingehalten

---

[780] Mumenthaler M.: Epilepsie und Migräne, http://www.medicalforum.ch/pdf/pdf_d/2002/2002-07/2002-07-297.PDF
[781] Sacks, Oliver: Migräne, 1994
[782] Platte, Petra und Korenke, Christoph: Epilepsie: Neue Chancen mit der ketogenen Diät, 2005

Maßnahmen

werden, schwankende Muster sind durchaus erlaubt (zum Beispiel 100 g am Montag, 30 g am Dienstag) und auf Dauer sogar wünschenswert.

Gemäß Wolfgang Lutz[783] braucht das Gehirn pro Tag durchschnittlich 150 g Glucose und sonstige Organe 75 g, also zusammen etwa 225 g Glucose in 24 Stunden. Dies ergibt einen Glucose-Bedarf von 9,4 g pro Stunde.

Lutz empfiehlt, nur so viele Kohlenhydrate zu essen, wie man unmittelbar während der Verdauung auch wieder verbrauchen kann. Alles darüber hinaus ist gemäß seiner Vorstellung von Nachteil, weil es mittels Insulin in Fett umgewandelt wird.

Nimmt man eine tägliche Verdauungszeit von 8 Stunden für 3 Mahlzeiten an[784], so ergibt sich ein sinnvoller täglicher Glucose-Bedarf von 8 x 9,4 g = ungefähr 72 g Kohlenhydrate = 6 Broteinheiten (BE).

Diese Rechnung ergibt also eine optimale Menge an täglich aufgenommenen Kohlenhydraten von 6 BE.

Gleichzeitig wird dabei auf einen auch für die Krankheit Migräne entscheidenden Punkt aufmerksam gemacht: Bei dieser Form der Low-Carb-Diät ist die Gesamtmenge der täglich aufgenommenen Kohlenhydrate üblicherweise niedriger als der Gesamtbedarf des Körpers, sogar deutlich niedriger als der des Gehirns. Die restlichen Kohlenhydrate müssen also entweder durch den Stoffwechsel selbst produziert werden oder die Energieversorgung muss wie bei der ketogenen Diät teilweise über Ketonkörper sichergestellt werden. Kohlenhydratarme Diäten mit einer stark eingeschränkten Gesamtmenge an täglich aufgenommenen Kohlenhydraten führen also zwangsläufig zu einer fundamentalen Stoffwechselumstellung im Körper, wobei sie unter anderem die Ketolyse-Fähigkeit des Gehirns reaktivieren.

Gemäß der obigen Rechnung von Lutz kann sogar gefolgert werden: Während den Mahlzeiten werden nur so viele Kohlenhydrate verzehrt, wie auch unmittelbar in den darauffolgenden Verdauungsphasen energetisch verwertet werden können. Außerhalb der Verdauungsphasen ist die Diät dagegen strikt ketogen.

Es kann ratsam sein, einmal kurzzeitig zu verifizieren, ob man tatsächlich in den Zustand der Ketose gelangen kann. Denn andernfalls besteht die Gefahr, dass lediglich die Cortisolausschüttung zur Produktion von Glucose angekurbelt wird und dies ist auf Dauer zu vermeiden.

Typische Vertreter von Diäten mit Obergrenzen bezüglich der täglich aufgenommenen Menge an Kohlenhydraten (ohne den Zustand der Ketose bewusst anzustre-

---

[783] Lutz, Wolfgang: Leben ohne Brot, 14. Auflage, 1998
[784] Lowcarbo.de: LowCarbo – Die anabole, kohlenhydratarme Diät, http://www.lowcarbo.de

ben) sind die Lutz-Diät[785], die Optimale Diät von Jan Kwasniewski[786], aber auch die Atkins-Diät ab Phase 3[787] und entsprechend die South Beach-Diät[788].

Kohlenhydratarme Diäten mit einer täglichen maximalen Kohlenhydratmenge von 30 bis 75g können von gesunden Personen ohne spezielle Stoffwechselerkrankungen lebenslänglich durchgehalten werden, ohne dass irgendwelche gesundheitlichen Probleme zu erwarten sind. Auf Grund des hohen Anteils tierischer Lebensmittel sind solche Diäten in der Regel sehr nährstoffreich und zum Beispiel bezüglich Vitaminen, Mineralstoffen und Spurenelementen vegetarischen Diäten weit überlegen. Bei sehr hohen körperlichen Anforderungen (zum Beispiel einem sportlichen Wettkampf) kann es Sinn machen, die Kohlenhydratzufuhr entsprechend anzuheben.

Auf der Website zur LOGI-Methode führt Nicolai Worm dazu aus[789]:

> *Neue Studien belegen: Eine Kost mit rund 30 Prozent Eiweiß und rund 60 Prozent Fett, die überwiegend aus tierischen Lebensmitteln stammen, verbessert die Blutfettwerte deutlich und senkt den Insulinspiegel, wenn die Kohlenhydrate auf etwa zehn Prozent der Energiezufuhr reduziert werden.*

Die Anwendung einer Diät mit fester (niedriger) Limitation der täglichen Kohlenhydratzufuhr sollte unbedingt mit Ihrem Arzt abgesprochen werden, dies insbesondere dann, wenn Sie unter weiteren Gesundheitsstörungen wie Autoimmun-Erkrankungen leiden bzw. wenn Sie gleichzeitig Medikamente wie Antiepileptika einnehmen. Vor Aufnahme der Diät ist die Erstellung eines Blutbildes empfehlenswert, denn durch die Diät bessern sich sehr häufig kritische Blutwerte wie HDL/LDL-Verhältnis, Triglyceride, Harnsäure. Bei einer späteren Blutabnahme könnten Sie den Erfolg also auch in dieser Hinsicht überprüfen. Ein sehr schneller und radikaler Einstieg kann zu Beginn zu starken Stressreaktionen und Hypoglykämien führen und sollte deshalb nach Möglichkeit vermieden werden.

Anabole Diät

Die Anabole Diät ist eine Diät, die speziell für Bodybuilder entwickelt wurde[790]. Hier ist das Ziel: Muskeln aufbauen, Fett abbauen. Sie ist auch unter dem Namen High Fat-Diät oder nach ihrem Entwickler DiPasquale-Diät bekannt.

---

[785] Lutz, Wolfgang: Leben ohne Brot, 14. Auflage, 1998
[786] Kwasniewsi, Jan: Optimal Essen, 2. Auflage, 2000
[787] Atkins, Robert C.: Die neue Atkins-Diät – Abnehmen ohne Hunger, 2004
[788] Agatston, Arthur: Die South Beach Diät, 2004
[789] Worm, Nicolai: Unterschiede zu Atkins, Glyx & Co, http://www.logi-methode.de/unterschiede-zu-anderen-ernaehrungsformen.html

Maßnahmen

Die Anabole Diät kennt so genannte Aufladetage. Im Prinzip entspricht sie damit auch dem seit Generationen gewohnten Wochenrhythmus: Montags bis Freitags wird sehr kohlenhydratarm gelebt (ketogen), die Nahrung besteht im Wesentlichen aus Proteinen und sehr viel Fett.

Am Wochenende darf dann geschlemmt werden. Kohlenhydratreiche Mahlzeiten (selbst Eis und Kuchen) sind dann erlaubt. Diese Kohlenhydrate werden gemäß dieser Diät dann aber nicht in die Fettzellen geschleust, sondern sie dienen dazu, die Muskeln mit Glykogen anzureichern.

Auch unmittelbar vor Wettkämpfen erfolgt dann noch ein weiteres Aufladen. Durch die Glykogen-Anreicherung führt dies dann zu dem von Bodybuildern angestrebten Effekt, dass die Muskeln wie aufgepumpt aussehen.

Bei der anabolen Diät wechseln folglich längere ketogene (= anabole) Phasen mit kürzeren Phasen zum Aufladen der Glykogenspeicher ab. Arndt und Korte merken dazu an[791]:

> *Die Anabole Diät kann auch als 'antikatabole Diät' bezeichnet werden. Sie ermöglicht Ihnen, gleichzeitig mehr Muskelmasse aufzubauen und den Abbau von Muskelmasse durch Cortisol und die damit verbundenen katabolen Zustände zu verringern. Ein Vorteil, der Ihnen eine fettarme, kohlenhydratreiche Ernährung nicht bieten kann. Bei der herkömmlichen Ernährung können Sie die anabolen Hormone nicht steuern, sondern sind ihren täglichen Schwankungen unterworfen. Nach jeder Mahlzeit produziert ihre Bauchspeicheldrüse vermehrt Insulin, die Wachstumshormonausschüttung wird für einige Zeit gehemmt.*

Die anabole Diät sollten Sie im Rahmen von Migräne nur dann anwenden, wenn Sie gleichzeitig einen gezielten Muskelaufbau durchführen möchten. Für diese Diät gelten die gleichen Hinweise bezüglich einer ärztlichen Überwachung wie bei der ketogenen Diät.

Diäten mit Lebensmitteln mit niedrigem glykämischen Index (niedriger glykämischer Last)

Manche Lebensmittel lassen den Blutzucker sehr schnell ansteigen. Entsprechend schnell muss der Körper mit einer hohen Menge an Insulin gegensteuern. Es wird vermutet, dass dies bei regelmäßigem Konsum langfristig zu Unterzuckerungen, aber auch zu Insulinerschöpfungen und Diabetes führen kann. Mittlerweile ist der Zucker-

---

[790] Arndt, Klaus und Korte, Stephan: Die Anabole Diät – Ketogene Ernährung für Bodybuilder, 3. Auflage, 2001
[791] Arndt, Klaus und Korte, Stephan: Die Anabole Diät – Ketogene Ernährung für Bodybuilder, 3. Auflage, 2001, Seite 57

konsum selbst bei kleinen Kindern so hoch, dass bereits vereinzelt Kinder in Kindergärten unter Altersdiabetes leiden.

Der glykämische Index (GI) ist eine Maßzahl für die Wirkung eines Lebensmittels auf den Blutzuckerspiegel. Ein hoher glykämischer Index bedeutet, dass die im Lebensmittel enthaltenen Kohlenhydrate vergleichsweise schnell verdaut werden (leicht resorbierbar sind) und ins Blut gelangen, so dass der Blutzuckerspiegel rasch ansteigt. Ein Lebensmittel mit einem geringen glykämischen Index bewirkt dagegen nur einen langsamen und auch insgesamt geringeren Anstieg des Blutzuckerspiegels. Der Körper produziert daraufhin pro Zeiteinheit weniger Insulin.

Berücksichtigt man die bei Migränikern gemessene geringere Insulin-Sensitivität[792], dann ist davon auszugehen, dass Migräniker auf Lebensmittel mit mittlerem oder hohem glykämischen Index ungünstig reagieren, da sie für das gleiche Lebensmittel noch mehr Insulin ausschütten müssten als Gesunde, um es einwandfrei verstoffwechseln zu können.

Der glykämische Index eines Lebensmittels wird ermittelt, in dem bei Testpersonen zwei Stunden nach einer Mahlzeit der Blutzuckerverlauf gemessen wird. Hierzu erhalten die Teilnehmer das Lebensmittel, dessen glykämischer Index festgestellt werden soll, in einer Menge, die genau 50 Gramm Kohlenhydrate enthält. Nach der Mahlzeit wird der Blutzuckerspiegel regelmäßig gemessen und protokolliert: Es entsteht eine Blutzuckerkurve.

Die Fläche unter der Blutzuckerkurve wird berechnet und in Beziehung zu der Fläche gesetzt, die sich nach der Aufnahme von 50 g Traubenzucker (Glucose) ergibt. Ein glykämischer Index von 80 besagt demnach, dass der Blutzuckeranstieg 80 Prozent des Anstiegs nach der Aufnahme von 50 g Glucose beträgt. Ein glykämischer Index von unter 50 wird im Allgemeinen als niedrig und ein glykämischer Index von über 70 als hoch eingestuft.

Die Messungen werden stets für verschiedene Personen durchgeführt und dann gemittelt, da unterschiedliche Personen bei dem gleichen Lebensmittel unterschiedliche Blutzuckerreaktionen aufweisen können.

Der glykämische Index stellt lediglich die Blutzuckerreaktion eines Lebensmittels mit 50 g Kohlenhydraten einer solchen bei 50 g Glucose gegenüber und sagt nichts darüber aus, wie die Person insgesamt auf das Kohlenhydratangebot reagiert. Bei Migränikern wurde festgestellt, dass diese auf 50 g Glucose zwei Stunden postprandial mit einem viel stärkeren Blutzuckeranstieg reagieren als gesunde Kontrollperso-

---

[792] Rainero I et al, Insulin sensitivity is impaired in patients with migraine, Cephalalgia, 2005 Aug;25(8):593-7

Maßnahmen

nen[793], folglich ist die Blutzuckerfläche bei 50 g Glucose für Migräniker größer. Da anzunehmen ist, dass Migräniker auf kohlenhydratarme Lebensmittel bzw. Lebensmittel mit „langsamen" Kohlenhydraten mit einer normalen flachen Blutzuckerkurve reagieren, werden Lebensmittel mit einem niedrigen glykämischen Index bei Migränikern einen noch niedrigeren glykämischen Index als bei gesunden Kontrollpersonen haben.

Da sich der glykämische Index immer auf die Menge eines Lebensmittels bezieht, die 50 Gramm Kohlenhydrate enthält, ist der glykämische Index allein noch nicht sehr aussagekräftig. Bei Möhren entsprechen 50 g Kohlenhydrate einer Portion von 670 g, was deutlich mehr ist, als man üblicherweise in einer Portion zu sich nehmen würde. Bei Fleisch, Fisch oder Eiern müssten sogar Tonnen verzehrt werden, um auf 50 g Kohlenhydrate zu kommen. Um übliche Portionsmengen zu berücksichtigen, wurde der Begriff der glykämischen Last (GL) eingeführt. Zur Berechnung der glykämischen Last wird der glykämische Index mit der Kohlenhydratmenge einer Portion multipliziert. Eine Portion von 80 Gramm gekochten Karotten hat beispielsweise nur mehr eine glykämische Last von 3 im Vergleich zu einem glykämischen Index von 47. Die glykämische Last ist immer abhängig von der Portionsgröße, eine doppelt so große Portion eines Lebensmittels hat dementsprechend auch eine doppelt so hohe glykämische Last. Als niedrig gilt eine glykämische Last, wenn sie unter 10 liegt. Von einer hohen glykämischen Last spricht man bei Werten über 20.

Die folgende Tabelle enthält den glykämischen Index und die glykämische Last von ausgesuchten Lebensmitteln in üblichen Portionsmengen. Im Internet und in Büchern finden sich zum Teil umfangreiche Listen mit einer großen Auswahl an Lebensmitteln[794].

---

[793] Rainero I et al, Insulin sensitivity is impaired in patients with migraine, Cephalalgia, 2005 Aug;25(8):593-7

[794] Foster-Powell K, Holt SHA, Brand-Miller JC: International table of glycemic index and glycemic load values: 2002, American Journal of Clinical Nutrition, Vol. 76, No. 1, 5-56, 2002

Maßnahmen

Glykämischer Index / glykämische Last

LEBENSMITTEL	GI	PORTION (GRAMM)	GL
Äpfel	38	120	6
Baguette	95	30	15
Bananen	52	120	12
Bohnen (grün)	38	150	12
Cornflakes	81	30	21
Croissant	67	57	17
Erdbeeren	40	120	1
Haferflocken-Porridge	58	250	13
Karotten (gekocht)	47	80	3
Kartoffeln (gekocht)	50	150	14
Kartoffelpüree	74	150	15
Kirschen	22	120	3
Linsen	29	150	5
Müsli natur	49	30	10
Orangen	42	120	5
Reis (Langkorn)	58	150	23
Reis (Parboiled)	47	150	17
Roggen-Knäckebrot	64	25	11
Roggenvollkornbrot	58	30	8
Spaghetti	42	180	20

Diäten, die über den glykämischen Index argumentieren und nur Lebensmittel mit einem niedrigen glykämischen Index zulassen, sind zum Beispiel die Montignac-

Methode[795], aber auch die GLYX-Diät[796]. Auch die Strunz-Diät kann in diese Richtung interpretiert werden[797]. Vielfach werden diese Diäten auch Low Glycemic Index-Diäten genannt. In diesem Sinn muss deshalb auch die LOGI-Methode diesen Diäten zugerechnet werden[798], obwohl diese bezüglich der Menge der empfohlenen Kohlenhydrate etwas restriktiver ist und sich darüber hinaus explizit an der glykämischen Last ausrichtet.

Unter den Migräne-Diäten fällt die Dr. Rieglers Migräne Diät und die Martin-Budd-Diät in diese Gruppe[799] [800].

Günstige Effekte von Low-Glycemic-Index-Diäten auf Stoffwechselerkrankungen konnten in zahlreichen Studien nachgewiesen werden. Selbst bei Epilepsie scheinen mit solchen Diäten Erfolge möglich zu sein[801].

Einen hohen glykämischen Index und je nach verzehrter Menge auch eine hohe glykämische Last haben zuckerreiche Produkte, aber auch die meisten stärkehaltigen Lebensmittel wie Weißmehl und Vollkornmehl.

Ein Problem von Low-Glycemic-Index-Diäten stellt die Interpretation der Daten dar. Der glykämische Index eines Lebensmittels sinkt nämlich sehr stark, wenn die Kohlenhydrate zusammen mit Fett aufgenommen werden. So hat ein Stück Obstkuchen etwa einen hohen Wert, ein Stück Obstkuchen mit reichlich Schlagsahne einen deutlich niedrigeren Wert. Auch Speiseeis hat auf Grund der enthaltenen Sahne einen deutlich niedrigeren Wert als etwa Vollkorn, bei Spaghetti sorgen unter anderem die darin enthaltenen Eier für den gleichen Effekt.

Auf der anderen Seite scheinen bestimmte Nahrungsmittel und Nahrungszusammensetzungen, die Eiweiß und Kohlenhydrate kombinieren, zu einem besonders steilen Anstieg der Insulinkurve zu führen. Werden die Kohlenhydrate und Proteine dagegen getrennt aufgenommen, so führen sie selbst dann nicht zu einem derart steilen Anstieg des Insulinspiegels, wenn sie vergleichsweise hochglykämisch sind. Möglicherweise liegt die Ursache darin, dass Insulin sowohl für die Regulierung des Blutzuckerspiegels nach kohlenhydratreichen Mahlzeiten als auch für die Zuführung

---

[795] Montignac, Michel: Die Montignac-Methode, 4. Auflage, 2002
[796] Grillparzer, Marion: Die GLYX-Diät – Abnehmen mit Glücksgefühlen, 10. Auflage, 2003
[797] Strunz, Ulrich Th.: Die Diät, 2004
[798] Worm, Nicolai: Die LOGI-Methode – Glücklich und schlank, 3. Auflage 2003
[799] Riegler, Ewald: Dr. Rieglers Migräne-Diät – Schmerzfrei ohne Medikamente, 1987
[800] Budd, Martin: Diets to help Migraine – The nutritional approach to managing migraine, 1997
[801] Pfeifer HH, Thiele EA: Low-glycemic-index treatment: a liberalized ketogenic diet for treatment of intractable epilepsy. Neurology. 2005 Dec 13;65(11):1810-2

von Proteinen in die Zellen benötigt wird. Anhänger der Hay'schen Trennkost sehen dies als einen Beleg dafür an, dass die Trennkost physiologisch sinnvoll ist[802].

Auf Grund der bereits erwähnten verringerten Insulin-Sensitivität von Migränikern empfiehlt sich für diese Personengruppe unmittelbar eine Diät, in der nur Kohlenhydrate mit ausreichend niedrigem glykämischen Index zugelassen sind. Für manche Migräniker mag ein Verzicht auf Zucker und Weißmehl und eine Umstellung auf ballaststoffreichere und damit etwas niedrig-glykämischere Lebensmittel wie Müsli oder Vollkornbrot (eine Verträglichkeit vorausgesetzt) ausreichend sein, für andere Migräne-Betroffene ist aber der glykämischer Index auch dieser Speisen noch viel zu hoch.

Sollte eine solche Diät nicht zum Erfolg führen, dann kann die Kohlenhydratzufuhr sukzessive weiter eingeschränkt werden, zunächst auf ein festes tägliches Limit (zum Beispiel 72 g Kohlenhydrate wie bei der Lutz-Diät oder auch etwas mehr). Wenn das immer noch nicht ausreicht, dann kann auch eine strikte ketogene Diät versucht werden, wobei in beiden Fällen die entsprechenden Hinweise zu beachten sind.

An dieser Stelle soll auf einen wesentlichen Unterschied zwischen den verschiedenen Low-Carb-Diäten aufmerksam gemacht werden:

- Low-Glycemic-Index-Diäten haben primär das Ziel, den Blutzuckerspiegel nicht zu stark schwanken zu lassen. Sie sind damit ein wenig mit den Empfehlungen der Neurologen zu vergleichen, keine Mahlzeiten auszulassen und stattdessen regelmäßig über den Tag kleinere kohlenhydratreiche Mahlzeiten zu verzehren. Bei diesen Diäten geht es folglich primär um den Kohlenhydratstoffwechsel, der zu optimieren ist.

- Ketogene Diäten, aber auch Diäten mit einer starken Einschränkung der täglich aufzunehmenden Kohlenhydratmenge wie zum Beispiel die Lutz-Diät, führen dagegen zu einer fundamentalen Stoffwechselumstellung, in dem sie den Fettstoffwechsel ins Zentrum stellen. Der Kohlenhydratstoffwechsel – sofern überhaupt noch erforderlich – wird auschließlich auf eine unterstützende Funktion reduziert. In diesem Zusammenhang ist es dann folglich auch nur von sekundärer Bedeutung, ob die wenigen noch aufgenommenen Kohlenhydrate einen niedrigen glykämischen Index haben oder nicht.

Sears- oder Zone-Diät

Die Sears- bzw. Zone-Diät geht auf den amerikanischen Biochemiker Barry Sears zurück[803]. Bei ihr kommt es darauf an, dass bei jeder einzelnen Mahlzeit ein für den

---

[802] Wikipedia: Trennkost, http://de.wikipedia.org/wiki/Trennkost

Körper angeblich optimales Verhältnis an Proteinen, Fetten und Kohlenhydraten eingehalten wird. Dieses Verhältnis wird mit 30:30:40 angegeben. Hält man dieses Verhältnis ein, befindet man sich in der optimalen "Zone". Ferner sollen über den Tag bevorzugt 5 bis 6 kleinere Mahlzeiten zu sich genommen werden.

Mit 40% Kohlenhydraten an der Gesamtkalorienmenge gehört diese Diät nur zu den kohlenhydratreduzierten Diäten.

Das feste Einhalten von Mahlzeiten mit einem fixen Verhältnis an Proteinen, Fetten und Kohlenhydraten dürfte in der Praxis Schwierigkeiten bereiten. Ferner ist auch häufiges regelmäßiges Essen nicht immer durchführbar.

Bezüglich Migräne gibt es kaum Erfahrungen mit der Sears-Diät. Da aber die Diät durch den verringerten Anteil an Kohlenhydraten, den relativ hohen Proteinanteil und die häufigen kleinen Mahlzeiten im Vergleich zu herkömmlichen Diäten automatisch für eine Stabilisierung des Blutzuckerspiegels und der Hormonlage sorgen wird, kann ein Versuch durchaus Sinn machen.

Nachteilig dürfte in jedem Fall sein, dass die Diät durch die geforderte Regelmäßigkeit und dem doch immer noch recht hohen Kohlenhydratanteil keinen Beitrag zur Reaktivierung der Ketolyse-Fähigkeit des Gehirns leisten dürfte.

Nur bei Übergewicht?

Die meisten kohlenhydratarmen Diäten wenden sich vorwiegend an Übergewichtige. Umgekehrt scheinen die meisten Menschen sich nur dann für Diäten zu interessieren, wenn es ums Gewicht geht, denn Diät wird mit Abnehmen gleichgesetzt. Warum sollte man also eine Diät einhalten, wenn man primär gar nicht abnehmen will, sondern zum Beispiel lediglich unter fürchterlichen Schmerzen leidet? Viele Menschen nehmen auch deshalb eine unbewusste Abwehrhaltung ein, weil sie befürchten, neben den durch die Krankheit ausgelösten Einschränkungen weitere Abstriche bei der Lebensfreude machen zu müssen.

Dabei wird völlig übersehen, dass Übergewicht nur die bekannteste und am wenigsten übersehbare Fehlsteuerung bei falscher Ernährung ist. Schon seit Jahrzehnten weisen zahlreiche Ärzte darauf hin, dass sich unter kohlenhydratarmen Diäten nicht nur das Gewicht (und zwar sowohl Übergewicht wie Untergewicht) bessern kann, sondern dass diese auf eine ganze Reihe zum Teil sehr schwerer Erkrankungen günstig wirken können. Ich bin davon überzeugt, dass die Migräne dazugehört.

---

[803] Sears, Barry und Lawren, Bill: Das Optimum: Die Sears-Diät – Für optimale körperliche und geistige Leistungsfähigkeit, München, 4. Auflage, 2002

Maßnahmen

Das böse Fett

"Wir essen zu viel, wir essen zu fett!"

Die Botschaft vom bösen Fett wurde von der Medizin, der Ernährungswissenschaft, der Lebensmittelindustrie, den Medien und schließlich den Bildungseinrichtungen jahrzehntelang in einer konzertierten Aktion verbreitet, so dass jetzt jedes Kind weiß, dass man Fett meiden sollte, will man nicht an Übergewicht oder späteren Herzerkrankungen leiden. Die Botschaft ist heute integraler Bestandteil der Standardlektüre für Medizinstudenten.

So schreiben zum Beispiel Horn et al.[804]:

> *Eine "gesunde Ernährung" soll durchschnittlich 60% Kohlenhydrate, 25% Fette und 15% Proteine enthalten.*

Und bei Löffler und Petrides heißt es entsprechend[805]:

> *Um dieser Gefahr vorzubeugen, sollte die Fettzufuhr mit der Nahrung 30% der Energie nicht wesentlich übersteigen. Da tierisches Fett LDL Cholesterin anhebt, dessen Plasmakonzentration eng mit dem Auftreten der Arteriosklerose korreliert, sollten Pflanzenöle bevorzugt werden.*

Die konzertierte Aktion der Fettgegner war so stark, dass kritische Stimmen wie Atkins oder Lutz geflissentlich ignoriert werden konnten, obwohl sie sehr gute Begründungen und praktische Belege für ihre Theorien ablieferten.

Das Ganze ging so weit, dass sich praktisch jeder dazu berufen sah, zum Beispiel die Atkins-Diät als schädlich, ungesund oder wirkungslos abzutun, obwohl es keinerlei unabhängige Studien zum Thema gab. Dies änderte sich erst in den letzten Jahren, als offenkundig wurde, dass die US-Amerikaner immer weniger Fett mit der Nahrung aufnehmen, gleichzeitig statistisch aber immer dicker werden[806].

---

[804] Horn F, Moc I, Schneider N, Grillhösl C, Berghold S, Lindenmeier, G: Biochemie des Menschen – Das Lehrbuch für das Medizinstudium, Stuttgart, 3. Auflage, 2005, Seite 458

[805] Löffler, Georg und Petrides, Petro E.: Biochemie und Pathobiochemie, 7. Auflage, 2003, Seite 688

[806] Koch, Klaus: Ernährungsempfehlungen ohne Gewähr, http://www.evibase.de/texte/rahmen_text.htm?/texte/sz/texte/ernaehrungsempfehlungen_ohne.htm

Maßnahmen

Mittlerweile häufen sich die Studienergebnisse, die bestätigen, dass die Atkins-Methode funktioniert[807] und dass sich diese sogar positiv auf den Cholesterin-Spiegel auswirkt, obwohl mit dieser Ernährung üblicherweise sehr viel Cholesterin aufgenommen wird[808] [809].

Trotzdem hat es die Ernährungswissenschaft bei dieser Auseinandersetzung verpasst, rechtzeitig für einen Ausgleich zwischen den verschiedenen konkurrierenden Theorien zu suchen und insbesondere Modelle zu entwickeln, die mit den verschiedenen Ansätzen vereinbar wären. Beispielsweise ist es ja durchaus denkbar, dass die Kombination kohlenhydratreich und gleichzeitig reich an tierischen Fetten zu ungünstigen gesundheitlichen Effekten führt – und dies wurde dann auch in tausenden entsprechenden Studien bestätigt, während auf der anderen Seite die Kombination kohlenhydratarm und gleichzeitig reich an tierischen Fetten günstige gesundheitliche Effekte hat, was aber nie ausreichend wissenschaftlich verifiziert wurde, da man auf Grund des angenommenen hohen zerebralen Glucosebedarfs dogmatisch von einer hohen Glucosezufuhr über die Nahrung ausging. Die verschiedenen konkurrierenden Ansätze könnten alle Recht bzw. ihre Berechtigung haben, allerdings jeweils unter verschiedenen Rahmenbedingungen und diese Rahmenbedingungen gilt es zu nennen – was leider unterblieb (siehe dazu auch die Diskussion des Themas in Abschnitt *Adipositas und Fettstoffwechsel* auf Seite 55).

Was sagt eigentlich der Volksmund dazu?

Auch Ihnen sind sicherlich die folgenden Redewendungen bekannt:

- absahnen (das Beste nehmen)
- das ist alles erste Sahne (das ist erste Qualität, ist super)
- ins Fettnäpfchen treten (in den Futternapf treten: kränken, beleidigen)
- es geht um die Wurst (es geht ums Wesentliche)
- Schwein gehabt (Glück gehabt)
- das Gelbe vom Ei (das Beste)
- macht den Braten nicht fett (hat keinen großen Einfluss)

---

[807] Krieger JW, Sitren HS, Daniels MJ, Langkamp-Henken B: Effects of variation in protein and carbohydrate intake on body mass and composition during energy restriction: a meta-regression, American Journal of Clinical Nutrition, Vol. 83, No. 2, 260-274, February 2006

[808] Foster GD et al.: A Randomized Trial of a Low-Carbohydrate Diet for Obesity, N Engl J Med. 2003 May 22;348(21):2082-2090

[809] Samaha FF et al.: Low-Carbohydrate as Compared with a Low-Fat Diet in Severe Obesity, N Engl J Med. 2003 May 22;348(21):2074-2081

Maßnahmen

- Butter bei die Fische tun (zur Sache kommen)
- weder Fisch noch Fleisch (langweilig, unbedeutend)
- der Bock ist fett! (jetzt reicht es, es kann losgehen)
- sich die Butter vom Brot nehmen lassen (einer wichtigen Sache beraubt werden)
- das Fett abschöpfen (das Beste nehmen)
- ran an den Speck! (los geht's)

...und was folgt daraus?

All das lässt eigentlich nur eine Interpretation zu: Es war – bevor uns die Lebensmittelindustrie mit all ihren süßen Verlockungen zuschüttete – längst allgemein bekannt, dass das Fett – und insbesondere dabei tierisches Fett – der wichtigste Nahrungsbestandteil ist.

Wie konnte es geschehen, dass wir uns in den letzten Jahrzehnten die Butter vom Brot haben nehmen lassen?

Maßnahmen

Das gute Fett

Fett ist lebensnotwendig

Bestimmte Fettsäuren sind für den Körper lebensnotwendig und müssen über die Nahrung aufgenommen werden (sofern nicht die Speicherfunktionen des Körpers angezapft werden können). Fett ist also essentiell, Kohlenhydrate sind es nicht.

Fett ist darüber hinaus der wichtigste Energiespeicher des Körpers. Dies macht Sinn, denn Fett hat die meisten Kalorien und folglich ist die geringste Menge an zusätzlichem Körpergewicht für die gleiche gespeicherte Energiemenge erforderlich. Das erlaubt einem Lebewesen, sehr viel Energie mit sich herumzutragen und trotzdem relativ leicht zu bleiben. In der Automobilindustrie verfolgt man die gleiche Strategie.

1 kg Körperfett kann in 7.000 kcal Energie mobilisiert werden. Ein Mann mit 80 kg Körpergewicht und einem Körperfettanteil von 20% trägt somit 112.000 Kcal in Form von Fett mit sich herum. Selbst bei einem täglichen Kalorienverbrauch von 1.500 Kcal (welcher im Hungermodus üblicherweise deutlich unterschritten wird) ist allein damit eine theoretische Überlebensdauer von mehr als 60 Tagen möglich.

Daneben hat Fett aber noch andere wichtige Eigenschaften. Untersuchungen deuten an, dass bei Epilepsie möglicherweise nicht nur die Reduzierung der Kohlenhydrate und die Verringerung von Hypoglykämien und energetischen Mangelzuständen, sondern speziell auch die Erhöhung der Fettmenge von Vorteil sein kann. Es wird bereits davon gesprochen, dass Fett einen Schutzfaktor für das Hirn haben könne[810].

Dabei sollte auch berücksichtigt werden, dass das Gehirn des Menschen selbst zu ca. 60% aus Fett besteht und ganz nebenbei das Organ mit dem höchsten Cholesterin-Anteil ist.

Trotzdem wird in der Ernährungswissenschaft das Thema wieder unnötig verkompliziert.

Nachdem jahrelang gepredigt wurde, Fett an sich wäre schlecht und man solle nicht mehr als 30% Fett mit der Nahrung aufnehmen, sich dieses Dogma auf Grund zahlreicher neuer Forschungsergebnisse aber nicht mehr aufrecht erhalten ließ, wird jetzt versucht, eine Unterteilung in gute und schlechte Fette zu machen. Dabei sollen vor allem einfach ungesättigte Fettsäuren und mehrfach ungesättigte Omega-3-Fettsäuren gesund sein. Gesättigte Fette sind danach weiterhin ungesund.

---

[810] Wissenschaft.de: Fett bewahrt kindliches Hirn vor Epilepsieschäden, 01.03.2003, http://www.wissenschaft.de/wissen/news/203887

Im gleichen Atemzug werden die Kohlenhydrate in schlechte und gute Kohlenhydrate unterteilt. Schlechte Kohlenhydrate sind Zucker und Weißmehl, Kohlenhydrate mit einem niedrigen glykämischen Index und sonderbarerweise auch Vollkorn sollen dagegen gut sein.

In beiden Fällen scheint es aber eher um das Problem der Ernährungswissenschaft zu gehen, wie sie den plötzlichen Sinneswandel von fettarm zu "Fett kann sehr gesund sein" an den Mann bringen kann.

Dabei werden Fakten einfach unter den Tisch gekehrt. Beispielsweise geht mit der Behauptung, gesättigte Fette wären ungesund, meist in einem Atemzug auch die Behauptung daher, man solle deshalb hauptsächlich pflanzliche Fette wie zum Beispiel Rapsöl oder Olivenöl zu sich nehmen, denn tierische Fette wären gesättigt. Dies unterschlägt leider völlig, dass zum Beispiel Schweinefett bezüglich gesättigten und ungesättigten Fetten eine ganz ähnliche Zusammensetzung wie Olivenöl besitzt[811].

Es spricht deshalb viel mehr dafür, in der Praxis eine einfache Haltung einzunehmen, die vor allem die genetischen Wurzeln des Menschen berücksichtigt, dies auch deshalb, weil die heutige Ernährungswissenschaft nicht in der Lage ist, alle gesunden oder ungesunden Komponenten einer Nahrung aufzuschlüsseln und zu berücksichtigen.

In diesem Zusammenhang darf angemerkt werden, dass der Mensch überschüssige Energie ohnehin in Form von „tierischem" Körperfett abspeichert und daraus später wieder mobilisieren kann. Bei der Mobilisierung von Körperfett werden folglich „tierische" Fette verstoffwechselt.

Fett ist wesentlicher Teil einer artgerechten Ernährung des Menschen

Der Mensch hat über Millionen Jahre Fett in Mengen hauptsächlich von Tieren konsumiert und es ist davon auszugehen, dass er an deren Fett optimal angepasst ist. Eine Anpassung an Margarine mit zum Teil künstlich gehärteten Fetten ist dagegen nicht anzunehmen. Auch kann nicht davon ausgegangen werden, dass eine optimale Anpassung an Fette aus Sonnenblumenkernen oder Raps – in Mengen konsumiert – besteht. Sonnenblumenkerne waren bis vor kurzem in erster Linie Vogelfutter und gehörten nicht zur artgerechten Ernährung des Menschen.

Beobachtungen bei heutigen Naturvölkern, anthropologische Funde und eine Reihe theoretischer Überlegungen zur Gehirnentwicklung und dessen Energieverbrauch

---

[811] Speiseoele.com: Fleisch – in der Fettsäurenzusammensetzung besser als sein Ruf, http://www.speiseoele.com/Fleisch_Fisch/Fleisch.htm

Maßnahmen

legen sogar nahe, dass tierische Fette stets der wichtigste Nahrungsbestandteil der Menschheit waren.

Ulrike Gonder führt in ihrem Buch „Fett!" dazu aus[812]:

> *Mit der Zeit wagten sich die Hominiden an immer größere Tiere. Obwohl es anstrengend und gefährlich ist, ein Mammut oder einen Riesenhirsch zu erlegen, setzten sie alles daran, große Beute zu machen. Mit Speeren und Pfeilen, Fallen und Äxten überwanden sie ihre körperliche Unterlegenheit. ... Als treibende Kraft hinter der Großwildjagd ermittelten die Anthropologen den höheren Ertrag pro aufgewendeter Kalorie. Einen Hirsch von 45kg zu erlegen ist sicherlich anstrengend. Für die gleiche Menge an tierischer Nahrung müsste man jedoch 1.600 Mäuse fangen, was noch viel anstrengender ist. Am uneffektivsten wäre es jedoch in vielen Fällen gewesen, die gleiche Menge an verwertbaren Kalorien durch das Sammeln von Pflanzen 'erbeuten' zu wollen.*
>
> *Kleine Tiere liefern pro Kilo Körpergewicht weniger Fett als große: Während ein Eichhörnchen auf rund 5% Fett kommt, liefert ein Hirsch etwa 15% und ein Moschusochse 20% Fett. Das heißt, dass die Jagd eines großen Mammuts trotz der Anstrengung und Gefahr unter energetischen Gesichtspunkten viel lohnender war als das Fangen von Eidechsen, Hasen und Vögeln.*
>
> *Zu viele kleine oder abgemagerte Tiere hätten zudem die Eiweißzufuhr stark erhöht. Da die Fähigkeit der menschlichen Leber zur Ausscheidung begrenzt ist, können Menschen höchstens um die 40% ihrer Kalorien in Form von Eiweiß aufnehmen. Essen sie mehr davon, reichern sich Ammoniak und Aminosäuren im Körper an und es kommt zu Übelkeit und Erbrechen. Im schlimmsten Fall ging der Jäger, der nur die mageren Stücke herauspickte und zu viel Eiweiß verschlang, selbst in die ewigen Jagdgründe ein. Eine proteinreiche Kost erfordert also immer auch einen angemessen hohen Fettanteil.*
>
> *Zusammengefasst besagt diese so genannte 'Theorie der optimalen Futterbeschaffung' (optimal foraging theory): Pflanzliche Kost war (meistens) weniger lohnend als tierische. Und: Je größer die Beute, desto fetter ist sie und desto lohnender war die Jagd für die Gemeinschaft.*

---

[812] Gonder, Ulrike: Fett – Unterhaltsames und Informatives über fette Lügen und mehrfach ungesättigte Versprechungen, Stuttgart, 2004, Seite 59 f

Kohlenhydratarme Diäten in der Migräneprophylaxe

> Following the eating plan seems to reduce migraines by about 80%. Avoiding wheat, grains, sugar and all fluids but water seem to be particularly effective.[813]

Die Vorteile

Kohlenhydratarme Diäten versprechen bezüglich der Migräneprophylaxe einige Vorteile:

- Richtig (und nicht halbherzig) durchgeführt, sind sie in der Lage, Hypoglykämien deutlich zu bessern. In der Tat sind sie die beste Therapie bei häufigen Unterzuckerungen.

- Durch die fehlenden Unterzuckerungen werden regelmäßige sympathische Überreaktionen mit massiver Adrenalin-Ausschüttung und körperlicher Aktivierung vermieden, was eine deutliche Stressreduzierung zur Folge haben kann.

- Durch den hohen Protein- und Fettanteil in der Nahrung wird die Produktion von Hormonen angeregt, was zu einer Erholung und Stabilisierung der Hormonlage und einer Erhöhung der Widerstandskräfte des Körpers insgesamt führen kann. Cholesterin etwa ist Ausgangsstoff zahlreicher lebensnotwendiger Hormone[814].

- Durch die veränderte Zusammensetzung der Nahrung wird der Stoffwechsel völlig umgekrempelt und zwar stärker, als dies in der Regel mit Medikamenten erreichbar ist.

- Durch den niedrigen Kohlenhydratanteil in der Nahrung wird die Serotonin-Produktion im Gehirn nicht zu sehr angeheizt. Ferner bleibt die Energiezufuhr für das Gehirn stets relativ konstant. Dies könnte zu einer Senkung der Erregung des Gehirns führen, ein Fakt, der auch bei ADS-Erkrankungen beobachtet wird.

- Durch eine Reaktivierung der zerebralen Ketolyse-Fähigkeit kann die energetische Versorgung des Gehirns deutlich verbessert werden.

- Durch den Zustand der Ketose kann das Gehirn nachhaltig beruhigt werden, wie speziell Erfahrungen mit Epileptikern zeigen.

---

[813] Mercola, Joseph: Many Migraine Sufferers Undertreated – What Can You Do For Migraines?, http://www.mercola.com/2001/sep/29/migraine_treatment.htm

[814] Pollmer U, Fock A, Gonder U, Haug K: Prost Mahlzeit! Krank durch gesunde Ernährung, Köln, 1. Auflage, 2001, Seite 83 ff

Maßnahmen

Bezüglich den verschiedenen kohlenhydratarmen Diätrichtungen versprechen speziell bei sehr schweren Fällen eher Diäten einen Vorteil, die den täglichen Kohlenhydratanteil klar einschränken (zum Beispiel auf 6 BE) oder gar ketogen sind und die bei einem zusätzlichen Kalorienbedarf empfehlen, eher Fett als Proteine einzunehmen.

Die Gefahren

Bei jedem Versuch mit kohlenhydratarmen Diäten sollte aber unbedingt berücksichtigt werden, dass – speziell dann, wenn ohnehin eine Tendenz zu Hypoglykämien vorliegt – in den ersten Tagen häufige Unterzuckerungen eintreten können, da sich der Stoffwechsel dann noch nicht umgestellt hat. Diese Unterzuckerungen können zu Migräneattacken führen.

Ferner weist Wolfgang Lutz in „Leben ohne Brot" deutlich darauf hin, dass kohlenhydratarme Diäten zu einer Stärkung des Immunsystems führen können. Betroffene, die gleichzeitig unter Autoimmun-Erkrankungen leiden, sollten solche Diäten nur mit ärztlicher Unterstützung durchführen[815] und sich möglichst einschleichend der Zieldiät nähern, so wie das bei Dosierungen für Medikamente zur Migräneprophylaxe üblicherweise auch gemacht wird.

Grundsätzlich ist es darüber hinaus ratsam, behandelnde Ärzte in solche Diätmaßnahmen einzuweihen, denn Diäten können gleiche oder stärkere Wirkungen als Medikamente haben. Ferner können Sie bei einer gleichzeitigen medikamentösen Behandlung kontraindiziert sein, dies gilt zum Beispiel für die ketogene Diät bei gleichzeitiger Anwendung von Antiepileptika. Der Arzt sollte deshalb informiert sein.

---

[815] Lutz, Wolfgang: Leben ohne Brot, 14. Auflage, 1998

Maßnahmen

Kohlenhydratreiche Diäten

Die Empfehlung der letzten Jahrzehnte

Die letzten Jahrzehnte des 20. Jahrhunderts waren, was die Ernährung angeht, von einer Verteufelung des Nahrungsfetts und in der Folge einer Empfehlung von kohlenhydratreichen, aber fettarmen Diäten gekennzeichnet. Der Kohlenhydratanteil der täglichen Nahrung sollte 50 bis 60% der täglichen Kalorien abdecken, wobei dieser zum großen Teil aus Vollkorn und nicht Weißmehl oder Zucker bestehen sollte. Kohlenhydratreich heißt zwangsläufig gleichzeitig auch fettarm, genauso wie umgekehrt eine kohlenhydratarme Diät stets reich an Nahrungsfett sein wird.

Diese grundsätzliche Empfehlung zu kohlenhydratreichen und fettarmen Diäten war überraschend, da von den 3 wesentlichen Nahrungskomponenten

- Eiweiße (Proteine)
- Fette
- Kohlenhydrate

nur die Kohlenhydrate nicht zwingend zum Überleben erforderlich sind: Es gibt keine "essentiellen" Kohlenhydrate[816]. Warum sollte ausgerechnet von der Nahrungskomponente am meisten verzehrt werden, die für das Überleben die geringste Bedeutung hat?

In der Praxis führte das zwar dazu, dass tatsächlich viele Menschen versuchten am Fett zu sparen (vor allem viele junge Mädchen, die ein paar Kilos abspecken wollten und in der Folge dann nicht selten an Bulimie oder anderen Essstörungen erkrankten), leider aber den anderen Teil der Empfehlung (Vollkorn) nicht annahmen, da sie diese Nahrungsmittel nicht vertrugen[817].

Dies war eigentlich nicht weiter erstaunlich, da historische Untersuchungen zeigen, dass der Mensch von Anfang an Getreide vor allem als Weißmehl verzehrt hat, es also alles andere als natürlich zu sein scheint, regelmäßig größere Mengen Vollkorn zu essen[818]. Daneben gibt es klare Anzeichen dafür, dass der Mensch als biologische Spezies unter anderem deshalb so erfolgreich ist, weil er über seine gesamte

---

[816] Horn F, Moc I, Schneider N, Grillhösl C, Berghold S, Lindenmeier, G: Biochemie des Menschen – Das Lehrbuch für das Medizinstudium, Stuttgart, 3. Auflage, 2005, Seite 18

[817] Pollmer U, Fock A, Gonder U, Haug K: Prost Mahlzeit! Krank durch gesunde Ernährung, Köln, 1. Auflage, 2001, Seite 125 ff

[818] Pollmer, Udo et al.: Weißmehl: so alt wie das Brot, EU.L.E.n-Spiegel 1/2001

Maßnahmen

Entwicklungsgeschichte immer mehr zu konzentrierter und zum Teil außerhalb der eigenen Verdauungsorgane aufgeschlüsselter Nahrung übergegangen ist, was über einen Zeitraum von mehreren Millionen Jahren zu einer gravierenden Änderung der Körperstruktur und der energetischen Verteilung im Körper geführt hat. Die Empfehlung einer ballaststoffreichen Ernährung mit geringerer Nährstoffdichte steht deshalb im Widerspruch zur Entwicklungsgeschichte der Menschheit[819]. Weitere Informationen zum Thema finden sich in den Abschnitten *Was uns die Anthropologie lehrt* auf Seite 40 und *Vom Raubtier zum Menschen* auf Seite 160.

Fazit: Die typische Ernährung des Fettsparers sah wie folgt aus: Wenig Fett, relativ wenig Eiweiß und ganz viel Zucker und Weißmehl.

Kohlenhydrate und Serotonin

Auf Migräne bezogen ist allerdings zu beachten, dass eine kohlenhydratreiche Mahlzeit einen direkten positiven Einfluss auf den Serotonin-Spiegel im Gehirn hat.

Dies hat ganze Generationen von Migräneforschern (und so finden sich heute immer noch offizielle Empfehlungen in diese Richtung) zu der irrigen Ansicht verleiten lassen, bei Migräne solle man sich vor allem kohlenhydratreich ernähren, denn dies würde den Serotonin-Spiegel heben.

Eine detaillierte Diskussion des Themas findet sich in den Abschnitten *Insulin und Serotonin* auf Seite 28 *und Serotonin und Melatonin* auf Seite 246.

Die bislang erzielten Ergebnisse zum Thema lassen nur einen Schluss zu:

Kohlenhydratreiche Diäten können zu starken Fluktuationen in der zerebralen Serotonin-Aktivität führen und sind bei einer Neigung zu Migräne aus Serotonin-Gesichtspunkten kontraindiziert, dies gilt insbesondere dann, wenn die betroffene Person gleichzeitig weiteren Serotonin-aktivierenden Effekten (Medikamente, Sonnenlicht) ausgesetzt ist.

Kohlenhydrate und Sport

In der Sportmedizin wurden ähnliche Denkfehler gemacht. Beginnend mit der Dr. Haas Leistungsdiät[820] hatte sich im Sport die Vorstellung durchgesetzt, dass Spitzenleistungen insbesondere durch Kohlenhydrate zustande kommen. Dabei wurde unter anderem argumentiert, dass bei der Verbrennung der Kohlenhydrate weniger bzw. kein Sauerstoff erforderlich sei und dies sei in Wettkampf-Situationen entscheidend.

---

[819] Aiello LC, Wheeler P: The expensive-tissue hypothesis: the brain and the digestive system in human and primate evolution, Curr Anthropol 1995 36:199-221

[820] Haas, Robert: Die Dr. Haas Leistungsdiät, München, 1989

Maßnahmen

Dies mag alles richtig sein – für den Wettkampf. Nur leider befinden sich Leistungssportler oft nur wenige Stunden pro Woche (wenn überhaupt) im Wettkampf und ansonsten im Training. Und da stellte sich heraus, dass Substanzgewinn, Muskelzuwachs, systematischer Leistungsaufbau eben vor allem durch eine Reduzierung des Kohlenhydratkonsums (bis hin zum zeitweisen völligen Verzicht) erreichbar sind.

Barry Sears schreibt in "Das Optimum – Die Sears-Diät" dazu[821]:

> *Dennoch bildet kohlenhydratreiche Kost die Basis der derzeit allgemein empfohlenen Sportlernahrung, und zwar weltweit. Die Ernährungswissenschaftler liegen hier völlig falsch.*
>
> *Sportliche Höchstleistung wird nicht am Tag des Wettkampfes bestimmt, und sie hängt mit Sicherheit nicht von irgendeinem Energieriegel oder -getränk ab.*
>
> *...*
>
> *Sportliche Spitzenleistung hängt vom Training und von einer über Wochen oder sogar Monate eingehaltenen Diät vor dem Rennen oder Wettbewerb ab. Nichts in der veröffentlichten Fachliteratur stützt die Annahme, dass das lange Einhalten (mehr als 5 Tage) einer kohlenhydratreichen Diät sportliche Leistung verbessert.*

In vielen Sportarten kommt man zunehmend von der Kohlenhydratmast der letzten Jahrzehnte ab[822][823].

Kohlenhydrate und Alltag

Diese Erkenntnisse kann man auch direkt auf die Normalbevölkerung übertragen: Im Alltagsleben sollten nach Möglichkeit eher wenige Kohlenhydrate konsumiert werden, stehen außerordentliche Anforderungen über einen begrenzten Zeitraum an (zum Beispiel ein Umzug), dann kann die Kohlenhydratzufuhr gegebenenfalls gesteigert werden.

Fett und Hormone

Es ist immer wieder behauptet worden, dass eine sehr fettarme Ernährung zu einer Verbesserung bei Migräne führen könne. Auf vielen Migräne-Sites findet sich der Hinweis, dass man sich bei Migräne fettarm ernähren solle.

---

[821] Sears, Barry und Lawren, Bill: Das Optimum: Die Sears-Diät – Für optimale körperliche und geistige Leistungsfähigkeit, München, 4. Auflage, 2002
[822] Heide Rosendahl, John Ecker in: Opoku-Afari, Clifford: Die Diät-Katastrophe. Über das Kohlenhydrat-Kartell, süße Machenschaften und Wege aus dem Diätendschungel, 2006
[823] Prinzhausen, Jan: LOGI und Low Carb in der Sporternährung, 2005

Maßnahmen

Fett spielt bei sehr vielen körperlichen Prozessen eine entscheidende Rolle.

So ist beispielsweise beobachtet worden, dass bei Leistungssportlerinnen, die sich sehr fett- und kalorienarm ernähren, der Körperfettanteil so weit zurückgehen kann, dass die Menstruation aussetzt.

Keine Menstruation bedeutet automatisch: Keine menstruelle Migräne.

Oft wirken diese Leistungssportlerinnen von der Statur her sehr kindlich. Befindet sich die Sportlerin noch in der Entwicklung, können normale Entwicklungsprozesse deutlich verzögert ablaufen. Insbesondere wird die sexuelle Entwicklung hinausgezögert und das Mädchen/die Frau verbleibt körperlich quasi in einem vorpubertären Stadium.

Bei vielen Betroffenen beginnt die Migräne aber erst mit der Pubertät, wenn weitere kräftige Hormone für zusätzliche Unruhe sorgen.

Eine sehr fettarme Ernährung kann einen Menschen körperlich geradezu in die Zeit vor der Pubertät zurückversetzen und das erklärt, warum dies eine positive Auswirkung auf die Migräne haben kann.

Ob dies auf diese Weise anzustreben ist, muss allerdings bezweifelt werden.

Da alle Sexualhormone und auch Cortisol aus Cholesterin erzeugt werden, erklärt sich, warum eine fettarme und cholesterinarme Diät auf Dauer zu Schädigungen des Hormonsystems führen kann. Die niedrige Konzentration bei den Sexualhormonen kann weitere Folgen nach sich ziehen, zum Beispiel eine Schwächung der Knochen.

Richtige Ergebnisse – falsche Schlüsse

Häufig wird eine Studie der Loma Linda University zitiert, bei der durch eine starke Einschränkung der Fettzufuhr auf 20 – 30g pro Tag in einer Testgruppe eine deutliche Reduzierung an Migräneanfällen erreicht werden konnte[824].

Die Ergebnisse können eine Fehlinterpretation sein, denn im Fazit der Studie wird mitgeteilt:

> *The Loma Linda University study demonstrated beyond any doubt that a low-fat/high-complex-carbohydrate diet significantly decreases the occurrence of migraine headaches."*

Ferner:

> *One of the most important contributions of the study was to identify increased levels of blood fat as the common denominator of primary headaches. These*

---

[824] Loma Linda University: Migraine Headache Study, http://www.ics.uci.edu/~bic/migraines/

Maßnahmen

> *findings linked together a multitude of seemingly unrelated headache triggers, all of which cause levels of blood fat to rise.*

Mit anderen Worten: Es wurde in der Versuchsanordnung nicht nur die Fettzufuhr gesenkt, sondern gleichzeitig auch die aufgenommenen Kohlenhydrate auf "High-Complex-Carbohydrates" beschränkt, was allein schon zu einer Verbesserung von Blutzuckerspiegeln führen kann. Die Schlüsse aus den verbesserten Blut-Fett-Werten sind ebenfalls sehr problematisch, da neuere Studien allesamt gezeigt haben, dass die Blut-Fett-Werte nach fettreichen, kohlenhydratarmen Diäten in aller Regel deutlich besser sind als nach fettarmen, kohlenhydratreichen Diäten, und zwar insbesondere auch dann, wenn die Diäten mehr als 1 Jahr lang durchgeführt wurden[825] [826].

Möglicherweise wurden bei dem Versuch der Loma Linda University also richtige Ergebnisse erzielt, aber – wie praktisch bei der gesamten Verifizierung der so genannten Fetttheorie während der letzten 30 Jahre – daraus letztendlich die falschen Schlussfolgerungen gezogen.

Sind kohlenhydratreiche Diäten eine Option?

Kohlenhydratreiche Diäten können im Rahmen der Migräneprophylaxe dann eine Option sein, wenn sich auf den Verzehr von Kohlenhydraten mit niedrigem glykämischen Index beschränkt wird. In diese Richtung gehen auch die Diät-Vorschläge von Rodolfo Low[827].

Ferner sollten bei solchen Diäten unbedingt die folgenden Empfehlungen beachtet werden:

- Achten Sie auf eine reichliche Proteinzufuhr. Essen Sie vor allem abends eher proteinreich, um den Proteinverlust durch die nächtliche Glukoneogenese in Grenzen zu halten. Sollten Sie sich gleichzeitig an der Trennkost orientieren, dann scheint es für Migräniker eher günstig zu sein, die Proteinmahlzeit in die Abendstunden zu verlegen.

  Dabei ist auch zu berücksichtigen, dass für die Verstoffwechselung der Proteine Insulin benötigt wird, wodurch der Blutzuckerspiegel gesenkt wird, so dass automatisch die Glukoneogenese über Glucagon angekurbelt wird, um die Versor-

---

[825] Foster GD et al.: A Randomized Trial of a Low-Carbohydrate Diet for Obesity, N Engl J Med. 2003 May 22;348(21):2082-2090

[826] Samaha FF et al.: Low-Carbohydrate as Compared with a Low-Fat Diet in Severe Obesity, N Engl J Med. 2003 May 22;348(21):2074-2081

[827] Low, Rodolfo: Migraine – The Breakthrough Study That Explains What Causes it and How it Can be Completely Prevented Through Diet, 1987

gung der Glucose-abhängigen Organe sicherzustellen[828]. Da die Ausschüttung von Glucagon maßgeblich über den Parasympathicus stimuliert wird[829], harmoniert diese Art der Blutzuckerregulierung mit der entspannenden abendlichen Phase.

Die Kombination aus Proteinen und Kohlenhydraten steht darüber hinaus in dem Ruf, den Insulinspiegel besonders schnell in die Höhe schießen zu lassen, da hierbei Insulin sowohl für die Verstoffwechselung der Proteine als auch der Kohlenhydrate benötigt wird[830].

- Essen Sie eher häufige kleine Mahlzeiten. Vermeiden Sie große kohlenhydratreiche Mahlzeiten mit hoher glykämischer Last.

Eine solche Diät kann insbesondere immer dann versucht werden, wenn die betroffene Person Vegetarier ist und das auch bleiben möchte.

Bezüglich Migräne sind dabei möglicherweise Diäten mit einem Verzicht auf Getreide und eventuell auch Milchprodukten besonders interessant. Speziell die vegane Ernährung kann eine Erfolg versprechende Option sein, setzt aber erhebliche Kenntnisse und eine beträchtliche Disziplin beim Anwender voraus.

Allerdings muss auch festgestellt werden, dass bei solchen Diäten das Risiko für Nahrungsmittelunverträglichkeiten deutlich ansteigt. Viele Menschen vertragen keine Vollkornprodukte[831] oder sind gar Gluten-sensitiv bzw. Laktose-intolerant. Nüsse gehören gleichfalls zu den bekannten Migränetriggern, ebenso einige Obstsorten, so dass insbesondere ganz wesentliche Kalorien- und Nährstoffträger ausfallen können.

Hinzu kommt, dass ein Großteil der Migräniker unter unspezifischen Magen- und Oberbauchbeschwerden leidet und deshalb ballaststoffreiche Nahrung in der Regel nicht einwandfrei verdauen kann[832] [833].

---

[828] Horn F, Moc I, Schneider N, Grillhösl C, Berghold S, Lindenmeier, G: Biochemie des Menschen – Das Lehrbuch für das Medizinstudium, Stuttgart, 3. Auflage, 2005, Seite 359

[829] Wikipedia: Glucagon, http://de.wikipedia.org/wiki/Glucagon

[830] Wikipedia: Trennkost, http://de.wikipedia.org/wiki/Trennkost

[831] Pollmer U, Fock A, Gonder U, Haug K: Prost Mahlzeit! Krank durch gesunde Ernährung, Köln, 1. Auflage, 2001, Seite 125 ff

[832] Kurth T, Holtmann G, Neufang-Hüber J, Gerken G & Diener H-C. Prevalence of unexplained upper abdominal symptoms in patients with migraine. Cephalalgia 2005. London. ISSN 0333-1024

[833] Aurora, Sheena K., Kori, Shashidhar H., Barrodale, Pat, McDonald, Susan A. & Haseley, David (2006). Gastric Stasis in Migraine: More Than Just a Paroxysmal Abnormality During a Migraine Attack. Headache: The Journal of Head and Face Pain 46 (1), 57-63. doi: 10.1111/j.1526-4610.2006.00311.x

Maßnahmen

Ferner besteht die Gefahr, dass bei solchen Diäten der gesamte Stoffwechsel zu stark auf Glucose ausgerichtet wird, so dass es viel leichter zu Energiemangelsituationen kommen kann, speziell dann, wenn die betroffene Person kaum über Fettreserven verfügt (siehe dazu auch die Ausführungen in Abschnitt *Adipositas und Fettstoffwechsel* auf Seite 55).

Aus all diesen Gründen sind kohlenhydratreiche Diäten nur eine Option mit geringerer Erfolgsaussicht. Speziell bei schwerster chronischer Migräne sind kohlenhydratarme oder gar ketogene Diäten vorzuziehen.

Maßnahmen

Auslassdiäten

Auslassdiäten dominieren bei den Ernährungsmaßnahmen zur Migräne

Wenn es um Migräne und Ernährung geht, dann dominieren zurzeit ganz klar die Auslass- und Ausschlussdiäten, obwohl deren Erfolgsaussichten allgemein als gering eingeschätzt werden. Dies zeigen sehr deutlich auch die entsprechenden Ausführungen der DMKG zum Thema[834].

Die Diskussion um Migräne ist allgemein sehr Trigger-orientiert: Es gilt die Trigger herauszufinden und in der Folge zu meiden, egal ob es sich um Orangen oder Zigarettenrauch handelt.

Typische Bücher dieser Richtung sind zum Beispiel:

- Stefanie Braun: Abwechslungsreiche Diät bei Migräne[835]
- Ricki Ostrov: Kopfschmerzen & Migräne – Ratschläge und Rezepte für ein schmerzfreies Leben[836]

In der Regel werden solche Bücher von heilpraktisch orientierten Autoren geschrieben, die aus irgendeinem Grund glauben, dass es grundsätzlich Sinn macht, eher wenig Fleisch zu essen.

Leider wird bei Auslassdiäten sehr häufig übersehen, dass selbst unter der Annahme einer Trigger-gesteuerten Migräne ein Nahrungsmittel auch dann ein Trigger sein kann, wenn es eigentlich allergiefrei oder sogar Ursache-beseitigend ist[837].

Dies kann zum Beispiel der Fall sein, wenn bei dem Betroffenen eine Darmpilzerkrankung vorliegt. Diese Darmpilze leben von den mit der Nahrung aufgenommenen Kohlenhydraten. Bleiben nun die Kohlenhydrate aus, wird zusätzlich noch Nystatin (ein Mittel gegen Darmpilze) verabreicht bzw. werden über die Nahrung Bakterien oder Pilze (zum Beispiel in Joghurt, Käse) aufgenommen, die mit den schädlichen Darmpilzen in Konkurrenz stehen, dann kann es zu einem massenhaften Absterben der Darmpilze kommen. Die dabei durch die Pilze ausgeschiedenen Stoffwechselprodukte sind giftig und können für den Patienten als Trigger wirken,

---

[834] DMKG: Migräne und Ernährung, http://www.dmkg.de/patient/ernaehrung.pdf
[835] Braun, Stefanie: Abwechselungsreiche Diät bei Migräne, Stuttgart, 2000
[836] Ostrov, Ricki: Kopfschmerzen & Migräne – Rezepte und Ratschläge für ein schmerzfreies Leben, Frankfurt/Main, 2001
[837] Wikipedia: Jarisch-Herxheimer-Reaktion, http://de.wikipedia.org/wiki/Jarisch-Herxheimer-Reaktion

obwohl überhaupt keine Trigger über die Nahrung aufgenommen wurden. Das genaue Gegenteil war eigentlich der Fall. Der Patient schließt dann etwa, dass er Joghurt meiden sollte, weil dies ein Trigger ist, in Wirklichkeit leidet er unter einer pathologischen Überwucherung der Darmflora, die die Probleme verursacht.

Oligoantigene Diät

Zu den Auslassdiäten zählt auch die "Oligoantigene Diät" von Joseph Egger. Sie besteht aus wenigen (= oligo) Nahrungsmitteln, die erfahrungsgemäß kaum Allergien und Unverträglichkeiten auslösen.

Die Behandlung vollzieht sich in verschiedenen Phasen: Nach einer abgesicherten Diagnose müssen die Patienten für drei bis vier Wochen die oligoantigene Diät einhalten. Während dieser Zeit dürfen sie nur Lebensmittel verzehren, von denen bekannt ist, dass sie keine Allergien auslösen. Nach der strikten Diät sollten die Betroffenen frei von Symptomen sein. Da mit dieser Kost nicht alle Nährstoffe in ausreichender Menge zugeführt werden, sollte sie unter Aufsicht eines Arztes gemeinsam mit einer Ernährungsfachkraft durchgeführt werden. Zusätzliche Gaben von Kalzium und Vitaminen können erforderlich sein. Wenn sich die Symptome gebessert haben, beginnt die letzte Phase der Behandlung. Die Diät wird nach und nach im Abstand von etwa einer Woche durch einzelne Nahrungsmittel ergänzt. Während dieser Zeit sollte der Patient auf mögliche Reaktionen hin beobachtet werden. Nahrungsmittel, die das Verhalten des Betroffenen beeinflussen oder eine Unverträglichkeitsreaktion auslösen, sollten gemieden oder durch andere Lebensmittel ersetzt werden. Bis die Kost vervollständigt ist, vergehen durch die stufenweise Ergänzung von Lebensmitteln etwa drei bis sechs Monate. Da Allergien neu entstehen und vorhandene verschwinden können, sollten die provozierenden Lebensmittel jedes Jahr auf ihre Wirkung hin getestet werden.

In der Anfangsphase besteht die oligoantigene Diät beispielsweise aus den folgenden Lebensmitteln, wobei bei Unverträglichkeit gegen eines oder mehrere der gelisteten Lebensmittel auch andere Nahrungsmittel ausgewählt werden können:

- Lamm, Truthahn
- Reis, Kartoffeln
- Kohlgemüse
- Birnen, Bananen
- Olivenöl
- Quell- und Mineralwasser
- Kalzium - und Vitaminpräparate

Maßnahmen

Kalzium selbst besitzt ausgesprochen antiallergene Wirkungen.

Die Wirksamkeit der oligoantigenen Diät bei Migräne, Epilepsie und ADHS wurde in verschiedenen Studien bestätigt[838][839][840], die allerdings alle vom gleichen Autor durchgeführt wurden.

Sind Auslassdiäten eine Option?

Auslassdiäten können im Rahmen der Migräneprophylaxe vor allem dann eine Option sein, wenn sie sich auf häufig verzehrte Lebensmittel, Grundnahrungsmittel und Lebensmittelzusätze konzentrieren.

Zu nennen sind insbesondere:

- Alkohol
- Zucker
- Getreide
- Milchprodukte
- Glutamat
- Aspartam

Speziell sollte auf Lebensmittel geachtet werden, auf die nicht sofort mit einer Migräne reagiert wird, sondern die eher über eine langfristige Schädigung des Körpers wirken.

Eindeutige Allergene wie etwa Nüsse sind den meisten Betroffenen dagegen in der Regel bekannt und müssen nicht über einen Trigger-Kalender erst noch ermittelt werden. Bei Allergien sind meist auch weitere starke Symptome wie Atemnot, Schleimhautschwellungen, Rötungen usw. zu beobachten.

Auslassdiäten basieren auf dem Trigger-Konzept und dieses Konzept ist – wie im Abschnitt *Trigger* auf Seite 254 deutlich gemacht wurde – im Rahmen von Migräne limitiert. In der Regel wird eine Migräneattacke nicht durch Trigger angestoßen, sondern die Migräne selbst produziert die Trigger.

---

[838] Egger J, Carter CM, Graham PJ, Gumley D, Soothill JF: A controlled trial of oligoantigenic diet treatment in the hypercinetic syndrome. Lancet 1985; i:540-45

[839] Egger J, Carter CM, Wilson J, et al.: Is migraine food allergy? A double-blind controlled trial of oligoantigenic diet treatment. Lancet 1983;ii:865-9

[840] Egger J, Carter CM, Soothill JF, Wilson J: Oligoantigenic diet treatment of children with epilepsy and migraine. J Pediatr 1989;114:51-8

Maßnahmen

Bio-Diäten

Unter Bio-Diäten sollen solche Diäten verstanden werden, bei welcher die Nahrungsmittel unter anderem

- besonders schadstoffarm sind (zum Beispiel durch Vermeidung chemischer Verfahren zur Schädlingsbekämpfung),
- nur natürlich hergestellt werden (zum Beispiel ohne Verwendung von Kunstdünger oder strenger, durch Erzeugung gemäß den Grundsätzen der ökologischen oder biologisch-dynamischen Landwirtschaft) und
- besonders schonend hergestellt werden.

Bezüglich der Migränewirksamkeit wird hierbei davon ausgegangen, dass der Mensch an eine solche Ernährung besser angepasst ist, mit allen wesentlichen Nährstoffen versorgt und weniger mit Schadstoffen oder Lebensmittelzusätzen belastet wird.

In der Praxis erweist sich dies oft als Trugschluss. Sicherlich gibt es einige Nahrungskomponenten die bei Migräne besonders zu beachten sind, zum Beispiel Gluten, Tyramin, Histamine, Glutamat, Aspartam.

Bezüglich der reinen Schadstoffbelastung gibt es aber überhaupt keine Hinweise, dass diese in irgendeiner Weise im großen Stil für Migräne verantwortlich ist, und dass das langjährige Meiden dieser Schadstoffe zu einer Verbesserung führt. Erschwerend kommt hinzu, dass Bio-Lebensmittel möglicherweise eine geringere Konzentration an bestimmten Schadstoffen aufweisen, dies muss aber nicht für andere Schadstoffe gelten, insbesondere solche, die generell über die Luft verteilt werden.

Und schließlich kommt hinzu, dass es sehr unterschiedliche Meinungen bezüglich natürlicher Ernährung gibt. Eine biologisch-dynamische Schokolade ist sicherlich ein Widerspruch in sich, da Schokolade selbst ein reines Kunstprodukt ist. Und selbst das im Wert so hoch angesehene Vollkorngetreide ist zunächst einmal kein natürliches Produkt, da es vom Menschen nur durch aufwendige Technik geerntet und genießbar gemacht werden kann. Das gleiche gilt für alle Milchprodukte: Es ist in freier Wildbahn praktisch nicht möglich, eine ausgewachsene wilde Kuh zu melken, die die Milch eigentlich für ihre Kälber benötigt. Ein Melken von Kühen ist nur bei domestizierten Kühen möglich.

Aber es geht noch weiter: Natürlich lebende Hühner ernähren sich zu einem erheblichen Teil von Fleisch (zum Beispiel Würmer, Käfer). Auch Bio-Eier stammen von Hühnern, die in der Regel fast ausschließlich mit Getreide gemästet werden. Dieses

Maßnahmen

mag zwar schadstoffärmer als bei anderen Eier-Farmen sein, dennoch ist es denkbar, dass auch das Bio-Ei Veränderungen gegenüber dem Ei eines wirklich natürlich lebenden Huhnes aufweist.

Und so ist denn längst der Nachweis gelungen, dass das Fett von Schlachtvieh ein ungünstigeres Omega3/Omega6-Verhältnis aufweist als Fleisch von wilden Tieren[841] [842]. Das gleiche gilt für Hühner-Eier.

Bezüglich der Fütterung von Kühen gibt es allerdings bei den Öko-Verbänden feste Regeln, die einen festen Prozentsatz von Grünfutter garantieren. In einigen Bio-Läden werden Fleischprodukte und Wurstwaren angeboten, die speziell von Weidetieren stammen. Solche Produkte dürften in der Fettqualität handelsüblichen Fleischprodukten überlegen sein.

Grundsätzlich gilt aber zunächst einmal, dass auch die Wirksamkeit von so genannten Bio-Diäten durch Messwerte (zum Beispiel dem Bessern von Blutwerten) nachgewiesen werden sollte.

Wolfgang Lutz formuliert dies in der Einführung von „Leben ohne Brot" so[843]:

> *Wohlgemerkt: Ich rede hier nicht einer weiteren Sorglosigkeit gegenüber Umweltschadstoffen das Wort. Ich bin dafür, dass man Medikamente und Chemikalien nicht oder doch nicht ohne Grund einnimmt, dass man misstrauisch ist gegen Medikamente, Insektizide, Cyclamate, Antidiabetika und Autoabgase, dass man das Rauchen möglichst einschränken soll, aber man soll nicht immer wieder irgend etwas für unsere Krankheiten verantwortlich machen, ohne sich um Beweise zu bemühen. Da wir nämlich nie allen Schadstoffen in unserer Umwelt werden aus dem Wege gehen können, müssen wir für eine vernünftige Planung wissen, wie schädlich das eine oder das andere ist.*
>
> *Ich habe meine Ansicht, dass es in erster Linie die Kohlenhydrate sind, die uns krank machen, an mir selbst, an meiner Familie und an vielen Tausenden von Patienten meiner Praxis zu erhärten versucht und mich dabei um den wissenschaftlichen Nachweis bemüht, dass objektiv messbare Größen, zum Beispiel Blutspiegel von Cholesterin, Harnsäure, Hämoglobin, Calcium, Eisen sich ändern, dass die Enzymreaktionen bei Leberkrankheiten und die EKGs bei Herzkranken sich bessern; und ich glaube, man sollte dies ausnahmslos auch von anderen Ernährungsaposteln verlangen.*

Ein solcher Nachweis ist den Vertretern von Bio-Diäten bislang nicht gelungen.

---

[841] Cordain, Loren: Das Getreide – Zweischneidiges Schwert der Menschheit, 2004
[842] Worm, Nicolai: Syndrom X oder Ein Mammut auf den Teller! Mit Steinzeitdiät aus der Ernährungsfalle, Bern, 2000
[843] Lutz, Wolfgang: Leben ohne Brot, 14. Auflage, 1998, Seite 2

Maßnahmen

Qualitativ hochwertige Nahrung kann nie schaden. Aber durch ausschließliches Einkaufen im Bio-Laden kann eine Migräne nicht geheilt werden. Im Gegenteil: Häufig wird auf diese Weise vermehrt Unverträgliches (zum Beispiel Vollkorn, Hefe, Milchprodukte) aufgenommen, was zu einer Verschlechterung des Gesundheitszustands führen kann.

Maßnahmen

Vegetarische Diäten

Viele Behauptungen – kaum Belege

Es gibt keinen Hinweis, dass Migräne durch einen erhöhten Fleischkonsum verursacht wird. Im Gegenteil: In Migräne-Trigger-Aufstellungen rangiert gerade Frischfleisch in aller Regel ganz weit unten.

Dennoch wird bzw. wurde immer wieder behauptet, dass eine vegetarische Ernährung bei Migräne hilfreich sein kann.

Hierbei sollte allerdings angemerkt werden, dass es die vegetarische Ernährung an sich nicht gibt, sondern stattdessen sehr viele unterschiedliche Formen.

Die bekanntesten vegetarischen Ernährungsformen sind sicherlich:

- Laktovegetabile Vollwertkost (wesentliche Ernährungsbestandteile sind: Vollkorn und Milchprodukte)
- Ovo-lakto-vegetabile Vollwerkost (wie vorher, jedoch sind zusätzlich Eier erlaubt)
- Pudding-Vegetarismus (die Ernährungsform vieler Jugendlicher: Auf Fleisch wird aus ethischen Gründen verzichtet. Stattdessen werden vermehrt Süßigkeiten verzehrt.
- Vegane Ernährung (nur pflanzliche Nahrungsmittel).
- Roh-vegane Ernährung (nur pflanzliche Rohkost)

Vegetarische Ernährung kann ohne genaue Kenntnisse zu Mangelzuständen führen, da tierische Produkte in der Regel eine viel höhere Nährstoffdichte besitzen. Dies gilt insbesondere für den modernen Pudding-Vegetarismus. Studien haben gezeigt, dass sich mehr als 50% aller Essgestörten vegetarisch ernähren.

Einige der aufgeführten vegetarischen Richtungen sind reich an Produkten, die im Verdacht stehen, Migräneanfälle zu triggern. Ferner sind sie zum Teil sehr zucker- und stärkehaltig und führen deshalb leichter zu Hypoglykämien.

Die Kritik des Roh-Veganers Helmut Wandmaker setzt deshalb genau an diesem Punkt an. In „Die Rundumschläge Dr. M. O. Brukers" bemängelt er übliche laktovegetabile Vollwerternährungen, weil sie zu Unterzuckerungen führen können[844]:

---

[844] Wandmaker, Helmut: Die Rundumschläge Dr. M. O. Brukers, http://www.roh-vegan.de/artikel/Bruker.htm

> *Warum kann Dr. Bruker derart bösartig werden? Es kann die Epidemie des 20. Jahrhunderts sein, die gefährliche, kriminelle Hypoglykämie oder Unterzuckerung, unter der bereits die Hälfte der Bevölkerung leidet. Bruker hat ein Leben lang gegen die isolierten Kohlenhydrate gekämpft, aber nicht erfaßt, daß die Stärke in seinen Körnern in dieselbe Unterzuckerung führt!*
>
> *Dr.Jenkins von der Universität Toronto hat den glycemischen Index entwickelt, der festlegt, wie schnell Zuckerstoffe ins Blut übergehen. Da kommt die Überraschung: Vollkornbrot mit 72 steht viel höher als der weiße Zucker mit 59. Das verteufelte Weißbrot ist mit 69 gar niedriger als Vollkorn! Fruchtzucker (Obst) hat den ganz niedrigen Wert von 20! Der von den Vollwertleuten geliebte Bienenhonig 87! Je niedriger die Zahl, je besser. Klar, daß Fleisch- und Milchprodukte viel niedriger als die Körner rangieren.*
>
> *Hier erkennen wir das gefährliche AUF und AB des Blutzuckerspiegels. Die Stärkeleute machen ihre Sache zu gut, sie leben nicht länger als die Fleischesser! Sie haben mit ihrem Kleister sogar mehr Probleme. Wenn nun noch Kaffee, Tee, Kakao, Schokolade, Cola, Alkohol und Tabak als Dauerreizmittel hinzukommen, die ebenfalls die Zuckerkurve in das HOCH und TIEF bewegen, dann erkennen wir die um sich greifende Gewalttätigkeit der Menschen. Jack LaLanne ist jetzt 79 Jahre alt und ein bekannter Fitnesspionier in den USA. Ich las gerade in Florida, daß er jetzt sein bestgehütetes Geheimnis preisgab: er hat in jungen Jahren als "Zucker-Kuchen- und Colamann" versucht, dreimal seinen älteren Bruder umzubringen!*

Es spricht deshalb manches dafür, dass, wenn Erfolge gegen die Migräne mit vegetarischer Ernährung erzielt werden können, dies am ehesten mit einer getreidefreien veganen Ernährung möglich ist, denn diese ist letztendlich kohlenhydratarm und führt weniger schnell zu Unterzuckerungssituationen. Allerdings sind solche Diäten im Gegensatz zu fleischbetonten Ernährungsweisen wesentlich schwerer und nur mit guten Kenntnissen durchführbar. Auch deuten Studien an, dass das langfristige Einhalten von veganen Diäten zu Nährstoffdefiziten führen kann[845].

Die Evers-Diät

Die Evers-Diät wurde von Joseph Evers (1894-1975) konzipiert. Er lebte und wirkte als praktischer Arzt in Hachen (Westfalen/Sauerland).

---

[845] Waldmann A, Koschizke JW, Leitzmann C, Hahn A: German Vegan Study: Diet, Life-Style Factors, and Cardiovascular Risk Profile, Annals of Nutrition and Metabolism 2005;49:366-372 (DOI: 10.1159/000088888)

Maßnahmen

Durch Studium der vergleichenden Anatomie des Gebisses und der Verdauungsorgane der Säugetiere und des Menschen folgerte er, dass der Mensch vorwiegend ein Früchte- und Wurzelesser ist. Beispielsweise schrieb er[846]:

> *Der Mensch ist aufgrund seines Gebisses wie seines Instinktes von Natur aus ein Früchte- und Wurzelesser, als Säugling ist er natürlich ein Milchtrinker.*

Dies hat ihn erstaunlicherweise nicht davon abgehalten, unter anderem Getreide und Vollkorn als natürliche Nahrung zu empfehlen, wofür es Gebiss-technisch überhaupt keine Belege gibt. Unabhängig davon wurden aber die anthropologischen Annahmen von Evers in den letzten Jahrzehnten vollständig widerlegt: Der Mensch war zu 99% seiner Entwicklungszeit überwiegend Fleisch-Fresser.

Die starke Zunahme ernährungsbedingter Stoffwechselkrankheiten sah Evers in der Denaturierung unserer Nahrungsmittel und in dem Verlust wichtiger essentieller Inhaltsstoffe begründet (zum Beispiel Rohmilch versus pasteurisierte, ultrahocherhitzte Milch, Vollkornbrot versus Weißbrot).

Eine wirksame Prophylaxe und Therapie dieser Zivilisationskrankheiten ließe sich nach Meinung von Joseph Evers durch eine natürliche, das heißt von chemischen Rückständen freie Ernährung, erreichen. Damit ist er im Einklang mit zahlreichen anderen vegetarischen Ernährungsexperten, zum Beispiel Bruker, Kollath, Waerland.

Das Wesentliche der Evers-Diät ist, jedes Lebensmittel

- so natürlich wie möglich zu belassen und
- so frisch wie möglich zu genießen.

Joseph Evers hat seine Diät bei einer Vielzahl von Multiple-Sklerose-Patienten (MS) angewandt und konnte dabei einen positiven Einfluss auf den Verlauf der Erkrankung beobachten[847]. Da ein positiver Effekt bei einer chronischen Nervenerkrankung beobachtet werden konnte, wurde vermutet, dass auch Erfolge bei anderen neurologischen Erkrankungen – zum Beispiel Migräne – erzielt werden können. Allerdings wird Ähnliches auch von anderen Ernährungsprogrammen behauptet. Beispielsweise berichtet Wolfgang Lutz bezüglich seiner kohlenhydratarmen und sehr fleischreichen Ernährung von Erfolgen bei MS[848] und Epilepsie.

---

[846] Evers, Joseph: Vergleichende Anatomie und Instinkt, http://www.tierversuchsgegner.org/Gesundheit/evers/

[847] Evers, Joseph: Die Heilung der Stoffwechselkrankheiten durch die Evers-Diät als Beweis für die Richtigkeit dieser Therapie, http://www.tierversuchsgegner.org/Gesundheit/Multiple.Sklerose.html

[848] Lutz, Wolfgang: Leben ohne Brot, 14. Auflage, 1998, Seite 152 ff

Maßnahmen

Evers behauptet, dass sich zwischen der geographischen Verteilung der MS und den Ernährungsgewohnheiten gewisse Parallelen zeigen: Relativ niedrig ist die MS-Häufigkeit in den Mittelmeerländern, noch seltener tritt sie in China auf.

In diesen Ländern wird angeblich sehr viel Gemüse verzehrt, außerdem sollen diese Küchen geprägt sein von pflanzlichen Ölen (Olivenöl bzw. Soja-/Sesamöl). Statt Fleisch und Wurstwaren wird hier angeblich eher Fisch gegessen. Dass sich die Küche in China unter anderem dadurch auszeichnet, dass weder Milch noch Weizen verzehrt werden, schien Evers keine Überlegung wert zu sein.

Eine relativ hohe MS-Häufigkeit soll dagegen in Deutschland, England, Schweiz, USA, Kanada anzutreffen sein. Hier spielen Gemüse und pflanzliche Öle angeblich eine eher untergeordnete Rolle, dafür sollen mehr Milch/Milchprodukte und Fleisch bzw. Wurst verzehrt werden.

Allerdings ist in diesen Ländern die Bedeutung von Industrieprodukten (Fertigkost, Fast Food,...) sehr hoch. Der Zuckerkonsum hat mittlerweile fast absurde Ausmaße angenommen. Pflanzliche Fette kommen recht häufig zum Einsatz und haben tierische Fette wie Butter sehr weit verdrängt.

Maßnahmen

Basenbildende Diäten

Säuren und Basen

Säuren sind chemische Verbindungen, die das positiv geladene Wasserstoffion (H+) enthalten, während Basen durch negativ geladene OH-Gruppen (OH-) gekennzeichnet sind. Trifft nun ein (H+)-Säuremolekül auf ein entsprechendes (OH-)-Basenmolekül, reagieren sie chemisch aufeinander und bilden zusammen das neutrale Wassermolekül H_2O und weitere neutrale Salze. Chemisch wird die Reaktion wie folgt zusammengefasst:

- Säure + Base = Salz + Wasser

Der pH-Wert ist Maß für die Konzentration von Wasserstoff- bzw. OH-Ionen in einer Substanz. Die Messskala reicht von 1 bis 14, dabei steht 1 für den stärksten Säuregrad – die meisten (H+)-Ionen – und 14 für den höchsten basischen Wert – die meisten (OH-)-Ionen.

Bei einem pH-Wert von 7 ist eine Substanz neutral, das heißt Säuren und Basen liegen in einem ausgewogenen Verhältnis vor und neutralisieren sich gegenseitig.

Anorganische und organische Säuren

In der Chemie werden anorganische Säuren von organischen Säuren unterschieden.

Die "Organische Chemie" ist die Chemie der Kohlenwasserstoffe.

Unter organischen Säuren versteht man Carbonsäuren, die aus den 3 Elementen Kohlenstoff (C), Sauerstoff (O) und Wasserstoff (H) bestehen, das heißt, organische Säuren sind Verbindungen aus den 3 genannten Elementen, die sauer reagieren (zum Beispiel die Essigsäure: $C_2H_4O_2$).

Organische Säuren finden sich in der lebenden Natur (daher der Begriff "organisch"). Ausnahmen bezüglich dieser Einteilung sind Kohlensäure, Blausäure, (Iso)-Cyansäure, (Iso)-Thiocyansäure, diese zählen auch zu den anorganischen Säuren.

Anorganische Säuren werden in der Regel aus der nicht lebenden Natur, zum Beispiel aus Mineralien gewonnen. Auch hier gibt es wesentliche Ausnahmen, denn selbst bei der Magensäure des Menschen handelt es sich um Salzsäure, das heißt einer anorganischen Säure.

Beispiele sind:

- Schwefelsäure (H_2SO_4)

- Salpetersäure
- Salzsäure

Wertigkeit und Stärke von Säuren

Man unterscheidet die Säuren nach der Anzahl der (H+)-Ionen, die ein Ausgangsmolekül abspalten kann und nennt das die Wertigkeit einer Säure. Salzsäure (HCl) ist demnach einwertig, Schwefelsäure (H_2SO_4) zweiwertig und die Phosphorsäure (H_3PO_4) dreiwertig.

Eine weitere Unterscheidung liegt in der so genannten Säurestärke. Als stark bezeichnet man eine Säure, wenn sie (H+)-Ionen zu einem sehr hohen Anteil abspalten kann. Ein Beispiel einer starken Säure ist die Salzsäure.

Als schwach bezeichnet man eine Säure, wenn sie (H+)-Ionen zu einem sehr geringen Anteil abspalten (und damit elektrisch dissoziieren) kann. Ein Beispiel einer schwachen Säure ist die Essigsäure, noch schwächer ist die Kohlensäure.

Nach Auffassung der Ionisation haben alle (organischen und anorganischen) Säuren einen gemeinsamen Bestandteil: die Wasserstoff-Ionen (H+-Ionen) und einen Säurerest, der ebenfalls ionisiert. Analog bestehen auch die Basen aus einem allen Basen gemeinsamen Bestandteil, den Hydroxylgruppen-Ionen (OH--Ionen) und einem Basenrest, der bei den anorganischen Basen von einem Metall oder von einer Gruppe, die wie ein Metall reagiert, gebildet wird.

Gemäß der obigen Stärkendefinition zeigt sich eine Säure, die stark ionisiert, also in Lösung stark elektrisch dissoziiert, in ihrer Wirkung als stärkere Säure gegenüber einer anderen, die schächer ionisiert. Analog werden auch die Basen nach ihrer Ionisation klassifiziert.

Die Stärke einer Säure bzw. einer Base ist ausschlaggebend für die Löslichkeit der von ihr gebildeten Salze. Eine stärkere Säure zerlegt das Salz einer schwächeren Säure und zieht dabei den basischen Teil des Salzes an sich.

Der menschliche Säure-Basen-Haushalt[849]

Alle wesentlichen biochemischen und physiologischen Prozesse im menschlichen Körper sind an einen bestimmten pH-Wert gebunden. Um das pH-Niveau in bestimmten Grenzen aufrechtzuerhalten, verfügt der Organismus über ein Regulationssystem, welches als Säure-Basen-Haushalt bezeichnet wird.

---

[849] Darstellung in Anlehnung an: Schaub, Stefan: Ernährung + Verdauung = Gesundheit – Die Fundamente des Gesundbleibens, 2004

Maßnahmen

In den Säure-Basen-Haushalt sind verschiedene Organe eingebunden, die untereinander in Beziehung stehen. Dazu zählen insbesondere die Niere, die Lunge, das Blut und intrazelluläre Kompartimente.

Für den pH-Ausgleich sorgen so genannte Puffersysteme. Diese bestehen aus sauren und basischen Komponenten, nämlich schwachen Säuren und korrenspondierenden Basen, die sich in einem chemischen Gleichgewicht befinden. Je nach Zugabe von Säuren oder Basen ändert sich das Konzentrationsverhältnis der Kompontenten des Puffersystems, der pH-Wert bleibt jedoch weiterhin in definierten Grenzen konstant.

Der Organismus des Menschen ist insbesondere auf einen konstanten Blut-pH-Wert angewiesen. Dabei kann der pH-Wert des Blutes zwischen 7,32 und 7,45 schwanken. Entscheidend für die Einhaltung der Grenzwerte ist die Pufferkapazität des Organismus. Gäbe es diese nicht, würde jedes säurehaltige Lebensmittel oder jede größere körperliche Anstrengung den pH-Wert unter Norm senken.

Bei starken körperlichen Anstrengungen entstehen zum Beispiel sowohl Milchsäure als auch CO_2 (Kohlendioxyd). Beide führen zu einem Absinken des pH-Wertes im Blut. Es ist dabei die Aufgabe der Puffersysteme, zu verhindern, dass der pH-Wert in die eine oder andere Richtung entgleist.

Die physiologisch erlaubten Normalwerte im Blut sind:

- pH im venösen Blut: 7,32 bis 7,43
- pH im arteriellen Blut: 7,35 bis 7,45

Das Blut muss also die Eigenschaft haben, das Säure-Basen-Gleichgewicht in einer engen Schwankungsbreite zu halten. Dafür stehen die folgenden Puffersysteme zur Verfügung:

- Phosphatpuffer 5% (Pufferung über Phosphat-Mineralstoffe)
- Proteinatpuffer 7% (Pufferung über Eiweißverbindungen)
- Hämoglobinpuffer 35% (Pufferung über den roten Blutfarbstoff, der CO2 aufnehmen kann)
- Bicarbonatpuffer 53% (Pufferung über Natriumbikarbonat)

Das wichtigste Puffersystem des Blutes ist folglich das Kohlensäure-Bikarbonatpuffersystem. Die weiteren Puffersysteme wie zum Beispiel die Hämoglobin- und Phosphatpuffer sind an das Kohlensäure-Bikarbonat-Puffersystem gekoppelt.

Daneben produziert der Mensch eine ganze Reihe an Verdauungssäften mit unterschiedlichen pH-Werten, die bereits für eine frühzeitige Nahrungspufferung sorgen:

Maßnahmen

- Speichel: pH-Wert nicht unter 6,34
- Magensäure: pH-Wert 1 bis 2
- Gallenflüssigkeit: pH-Wert 7,5 bis 8,8
- Bauchspeichel-Sekret pH-Wert 7,5 bis 8,8
- Darmsäfte pH-Wert 7,5 bis 8,8

Ein dauerhafter pH-Wert im Mund unter 6 wird die Zähne schädigen. Wird eine sehr saure Nahrung aufgenommen, so muss der Körper entsprechend viel Speichel produzieren um die Nahrung noch im Mund den üblichen physiologischen Verhältnissen anzugleichen. Aus diesem Grund erhöht der Verzehr von saurem Obst spürbar die Speichelproduktion.

Für die Produktion von Magensäure spaltet der Körper Kochsalz in Säuren und Basen. Dabei gewinnt er die Menge an Basen (Natriumbikarbonat), die er im Zwölffinger- und Dünndarm zur Neutralisation des sauren Magenbreis benötigt (siehe die obige Aufstellung der Verdauungssäfte).

Bei der Magensaftproduktion wird aus NaCl (Kochsalz) Salzsäure gebildet. Dabei spaltet sich das Chlorid vom Natrium ab. Die chemische Formel lautet:

- $NaCl + CO_2 + H_2O = NaHCO_3 + HCl$ (Natriumbikarbonat + Salzsäure)

Mit anderen Worten: Es entsteht Salzsäure und das basische Natriumbikarbonat. Letzteres wird in die Blutbahn aufgenommen und in Form von Natriumbikarbonat im Bikarbonatpuffer gespeichert. Auf diese Weise steht für die produzierte Magensäure im Körper immer genau dieselbe Menge Base zur Verfügung, die dieser später wieder zur Neutralisierung benötigt. Die Neutralisation erfolgt über das basische Sekret der Bauchspeicheldrüse. Die im Magen abgegebene Säure, welche die Speise stark ansäuert, entspricht der Menge der im Darm abgegebenen Basen, welche den sauren Speisebrei wieder neutralisiert.

Wenn der Speisebrei aus dem Magen in den Zwölffinger- und Dünndarm gelangt, wird sofort Base zugegeben. Der pH-Wert im Dünndarm muss mindestens 8 erreichen, sonst kann die Spaltung der Nahrungsmittel durch die Verdauungsenzyme nicht erfolgen, da die Enzyme erst ab pH 8 wirksam werden. Der Organismus wird also alles daran setzen, im Darm einen pH-Wert von 8 zu erreichen.

Ernährung und Säure-Basen-Haushalt – die "klassische Sicht"

Ernährungsfaktoren beeinflussen gemäß der "klassischen Sicht" in unterschiedlicher Weise den Säure-Basen-Haushalt des Organismus. Kern der Vorstellung ist dabei, dass organische Säuren im Körper reibungslos verbrannt und ausgeschieden werden und deshalb im Rahmen der Säure-Basen-Bilanz keine Rolle spielen.

Maßnahmen

Gemäß dieser Vorstellung kommt es also nicht darauf an, ob ein Nahrungsmittel vor Aufnahme in den Mund sauer oder basisch ist, sondern nur darauf, was nach Abschluss des Verdauungsprozesses davon im Körper übrig bleibt. Beispielsweise enthält eine saure Zitrone (pH-Wert 1 bis 2) sowohl Zitronensäure als auch basische Mineralstoffe. Die Zitronensäure kann angeblich leicht ausgeschieden werden, sodass zum Schluss die Basen überwiegen. Demgegenüber soll ein zunächst basisches Lebensmittel wie Fleisch (pH-Wert 7,4) im Körper stark säurebildend sein. Gemäß der klassischen Sicht ist also nicht der Geschmack eines Lebensmittels ausschlaggebend, sondern dessen organische Wirkung.

Säuren entstehen gemäß dieser Vorstellung dagegen vorwiegend beim Abbau der schwefelhaltigen (Methionin und Cystein) und kationischen (Lysin, Arginin) Aminosäuren. Vor allem Nahrungsmittel tierischen Ursprungs wie Fleisch und Eier enthalten hohe Mengen dieser Verbindungen, weshalb sie im Rahmen der "klassischen Sicht" als stark säurebildend eingestuft werden. Dagegen führt der Stoffwechsel anionischer Aminosäuren (Glutamat, Aspartat) wie auch der Abbau der Salze organischer Säuren (zum Beispiel Laktat, Citrat, Malat) zur Bildung von Basenäquivalenten in Form von (OH-)-Ionen. Ein Großteil der pflanzlichen Nahrungsmittel, besonders Gemüse und Obst, weist gemäß dieser Theorie einen hohen Gehalt an organischen Säuren auf, weshalb diese Lebensmittelgruppen als stark basenbildend gelten. Fette und Kohlenhydrate führen dagegen angeblich zu keiner Nettobelastung des Organismus mit Säuren oder Basen. Zwar entstehen im Zuge des oxidativen Endabbaus erhebliche Mengen an CO_2, die zu Kohlensäure reagieren. Allerdings wird dieses über die Lunge wieder abgeatmet, so dass die Säure-Basen-Bilanz gemäß dieser "klassischen Sicht" ausgeglichen bleibt.

Bei einer in Deutschland üblichen Mischkost fällt gemäß den Berechnungen der "klassischen Sicht" pro Tag ein Säureüberschuss von etwa 50 mmol an. Dieser wird normalerweise problemlos über die Nieren ausgeschieden. Die hohe Ausscheidungskapazität der Niere (1.000 mmol/Tag) kann selbst bei einer extrem einseitigen, proteinbetonten Ernährung nicht ausgeschöpft werden. Eine ernährungsbedingte Störung des Säure-Basengleichgewichts, das heißt eine klinisch manifeste Übersäuerung (Azidose) ist deshalb gemäß der "klassischen Sicht" auch langfristig auszuschließen.

Ernährung und Säure-Basen-Haushalt – die "Remer/Manz-Sicht"

Daneben wurden eine Reihe von Studien publiziert, insbesondere von Thomas Remer und Friedrich Manz vom Institut für Kinderernährung, Universität Dortmund, die zeigen sollen, dass die oben ausgeführte und in vielen Lehrbüchern wiedergegebene Darstellung eine starke Vereinfachung und in wesentlichen Punkten unzutreffend ist. Die Ergebnisse zeigen unter anderem, dass – wie erwartet – eine starke Erhöhung der Säureausscheidung im Urin nicht zu einer pH-Wert-Änderung des

Maßnahmen

Plasmas führt. Auffallend ist allerdings, dass bei Versuchstieren selbst dann noch eine erhöhte Säureexkretion über den Urin messbar ist, wenn die Säurebelastung durch die Nahrung bereits unterbleibt. Dies spricht gemäß den genannten Autoren dafür, dass Säuren in Körperbereichen zurückgehalten werden[850][851][852], obwohl überschießende und nachhaltige Reaktionen zu den normalen physiologischen Maßnahmen des menschlichen Körpers gehören.

Ein im Zusammenhang mit dem Säure-Basen-Haushalt besonders häufig diskutierter Aspekt ist der des Bindegewebsstoffwechsels. Mit einem Anteil von etwa einem Drittel des gesamten Körpervolumens ist dieser Gewebetyp in allen Organen zu finden. Er besteht zu einem hohen Anteil aus sulfatreichen Glucosaminoglycanen. Änderungen des pH-Werts beeinflussen die physikochemischen Eigenschaften der Glucosaminoglykane, indem sie die Ladungsverhältnisse innerhalb der Moleküle ändern. Nach Ansicht mancher Alternativmediziner fungiert das Bindegewebe als „Säurespeicher". Unter langfristiger Säurebelastung sollen sich – so die Vorstellung – die Ladungsverhältnisse innerhalb der Glucosaminoglycane derart ändern, dass die Wasserbindungskapazität und Elastizität des Gewebes abnimmt. Damit in Zusammenhang werden verschiedene Erkrankungen gebracht, insbesondere rheumatische Beschwerden. Allerdings existieren bislang keine naturwissenschaftlichen Beweise für diese These.

Im Rahmen der Remer/Manz-Sicht wird die Säurebelastung einer Mahlzeit über die Säure-Ausscheidung der Niere ermittelt und zwar für einen Zeitraum über 24 Stunden. Die dabei ermittelten Werte (potenzielle Säurebelastung der Niere: PRAL) werden auf Grund von bestimmten Eigenschaften der Nahrung abgeschätzt, vor allem:

- Die chemische Zusammensetzung der Nahrung, insbesondere der Protein-, Chlorid-, Phosphor-, Natrium-, Calcium- und Magnesiumgehalt.
- Die unterschiedliche Absorptionsrate bestimmter Nährstoffe im Darm.
- Die Bildung von Sulfat bei der Verstoffwechselung von schwefelhaltigen Aminosäuren.
- Der Dissoziationsgrad von Phosphor bei pH 7,4.
- Die Ionenwertigkeit von Calcium und Magnesium.

---

[850] Remer T, Manz F: Potential renal acid load of foods and its influence on urine pH. J Am Diet Assoc. 1995 Jul;95(7):791-7.
[851] Remer T: Influence of nutrition on acid-base balance--metabolic aspects. Eur J Nutr. 2001 Oct;40(5):214-20
[852] Remer T: Influence of diet on acid-base balance. Semin Dial. 2000 Jul-Aug;13(4):221-6

Maßnahmen

Die errechnete potenzielle Säurebelastung der Niere (innerhalb eines Zeitraums von 24 Stunden) ergibt dann gemäß Remer/Manz zusammen mit einer über den Tag relativ konstanten Ausscheidungsrate organischer Säuren (die bei Gesunden zur Körperoberfläche bzw. zum Körpergewicht proportional ist) über die Nieren die tägliche Netto-Säureausscheidung.

Die Thesen von Remer und Manz sind wesentlich in die Argumentation und Marketingaktivitäten von Anbietern von Nahrungsmittelergänzungen wie Basica eingeflossen. Auf deren Website findet sich dann auch ein Säure-Basen-Rechner, mit dem man die Säurebelastung einer beliebig zusammengestellten Mahlzeit errechnen kann[853].

Anbei einige auswählte Werte für jeweils 100 g einer Speise oder eines Getränks:

Wirkung von Nahrungsmitteln auf den Säure-Basen-Haushalt

Nahrungsmittel	Säureüberschuss	Basenüberschuss
Rotwein		2,4
Espresso		2,3
Zitronensaft		2,5
Hühnerei	8,2	
Eigelb	23,4	
Vollmilch, pasteurisiert	0,7	
Rumpsteak	8,8	
Lachs	9,4	
Ölsardinen	13,5	
Hartkäse	19,2	
Broccoli		1,2
Feldsalat		5,0
Essiggurken		1,6
Spinat		14,0
Sauerkraut		3,0
Tomaten		3,1

---

[853] Basica: Säure-Basen-Rechner, http://www.basica.de/rechner.htm

Äpfel		2,2
Feigen, getrocknet		18,0
Mango		3,3
Schwarze Johannisbeeren		6,5
Weintrauben		3,9
Zitronen		2,6
Apfelessig		2,3
Petersilie		12,0
Rohrzucker, braun		1,2
Zucker, weiß	0,0	0,0
Honig		0,3
Bitterschokolade	0,4	
Milchschokolade	2,4	
Roggenbrot	4,1	

Aus der Liste erkennt man sofort: Zahlreiche Lebensmittel, die unmittelbar als säurehaltig eingeschätzt werden, sind gemäß der Aufstellung basenbildend und umgekehrt. Das Lebensmittel, welches bezüglich Säurebildung an erster Stelle steht ist das keineswegs sauer schmeckende Eigelb (Volksmund: "das Gelbe vom Ei"), während andere stark saure und pur genossen zum Teil fast toxisch wirkende Lebensmittel wie Apfelessig angeblich basenbildend sind. Darüber hinaus werden Genussmittel wie Espresso, diverse alkoholische Getränke und brauner Rohrzucker als basenbildend genannt. Und schließlich wird Spinat als besonders basenbildend geführt, während andere Quellen auf Grund des hohen Oxalsäureanteils zu Zurückhaltung mahnen.

Ernährung und Säure-Basen-Haushalt – die "Schaub-Sicht"

Der Naturheilkundler Stefan Schaub zweifelt bereits die wichtigste Grundannahme der "klassischen Sicht" an, nämlich dass organische Säuren im Körper keinen Schaden anrichten und rückstandslos verbrannt werden[854]:

---

[854] Schaub, Stefan: Ernährung + Verdauung = Gesundheit – Die Fundamente des Gesundbleibens, 2004

Maßnahmen

> *Chemiker und Ernährungsfachleute alter Schule sind der Meinung, Frucht-, Zitrus-, Milch- und Essigsäuren usw. seien organische Säuren, die im Organismus zu Kohlendioxyd und Wasser verbrannt würden und daher keinen Schaden anrichteten.*
>
> *Der Chemiker Fred Koch erwidert darauf: Dies ist der größte Irrtum aller Zeiten. Ehe diese Säuren an die Stellen gelangen, wo sie verbrannt werden, haben sie den Schaden durch Entzug von Mineralstoffen aus den Organen bereits angerichtet. Eine Säure wie die Zitronen- oder Milchsäure kann weder in der Mundhöhle noch in der Speiseröhre noch im Magen, Zwölffinger- oder Dünndarm verbrannt werden. Sie kann erst verbrannt werden, wenn sie über den Blutkreislauf in die Zellen gelangt ist. Nur dort findet überhaupt eine Verbrennung statt. Wer etwas von Physiologie versteht, wird das ohne weiteres feststellen.*

Diese Auffassung scheint insoweit plausibel zu sein, als dass stark säurehaltige Lebensmittel den Zahnschmelz angreifen können. Aus diesem Grund empfehlen Zahnärzte mittlerweile, nach einer Obstmahlzeit mit dem Zähneputzen zu warten, weil die mechanische Reibung der Zahnbürste dann Schaden anrichten könnte. Es ist also offenkundig, dass die Säure bereits an den Zähnen zu einem Mineralstoffverlust geführt hat. Es kann deshalb nicht ausgeschlossen werden, dass dies für weitere im Rahmen der Verdauung beteiligte Körperorgane (angefangen von der Speiseröhre) – auch wenn man diese im Vergleich zu den Zähnen weniger gut beobachten kann – ebenso gilt.

Aber Stefan Schaub zweifelt darüber hinaus auch die Aussagekraft einer erhöhten Säureausscheidung über die Niere an[855]:

> *Wenn wir – und das ist der springende Punkt – mit einer Speise irgendwelche Säuren zuführen, zum Beispiel Milch- oder Fruchtsäure, stören wir das Gleichgewicht zwischen Säuren und Basen. Für die Produktion von Magensäure spaltet der Körper Kochsalz in Säuren und Basen. Dabei gewinnt er die Menge an Basen (Natriumbikarbonat), die er im Zwölffinger- und Dünndarm zur Neutralisation des sauren Magenbreis benötigt. Sind diese Basenreserven durch zuviel saure Nahrung aufgebraucht, muss der Organismus auf andere Basenlieferanten zurückgreifen. Im Körper sind dies Kalzium-, Phosphor- und Magnesiumverbindungen, also Mineralstoffe. Zuerst nimmt der Körper diese aus den niederen Geweben (Bindegewebe), später aus den dichteren (Knorpel und Knochen). Konsumiert ein Mensch über lange Jahre reichlich saure Produkte wie Joghurt, Orangensaft oder oxalsäurehaltige Nahrungsmittel wie Spinat, Rhabarber, Tomaten, Randen (rote Beete), Spargel und Soja, so greift der Organismus auf die knöchernen Mineral-*

---

[855] Schaub, Stefan: Ernährung + Verdauung = Gesundheit – Die Fundamente des Gesundbleibens, 2004

> stoffdepots zurück. Bandscheibenzerfall und die Degeneration von Gelenken und Knochen stehen unserer Meinung nach in direktem Zusammenhang damit. Erste Anzeichen einer latenten Übersäuerung können Wadenkrämpfe, Hexenschuss, aber auch sauer riechende Ausdünstungen (Käsefüße) sein.
>
> ...
>
> Wie die Untersuchungsergebnisse von Dr. Rumler zeigen, scheidet der Körper bei einer Übersäuerung durch Frucht-, Milch-, Wein- und Essigsäure vermehrt Vitamin C und Kalzium aus. So ist die Zufuhr von Vitamin-C-haltigen, aber sauren Früchten und Säften nicht nur sinnlos, weil der Organismus das Vitamin unter diesen Umständen gar nicht verwerten kann, sondern auch noch schädlich, da sie zu einem übermäßigen Mineralstoffverlust sowie zu Kalziummangel führt. Dies erklärt, warum es zur Verwirrung über säure- und basenüberschüssige Nahrungsmittel kommt. Wenn Kalzium mit einer Säure reagiert, bildet es ein schwer lösliches Salz. Dieses wird über die Nieren ausgeschieden; wegen der im Harn enthaltenen Mineralstoffe wird dieser alkalisch. Es ist wohl einer der größten Irrtümer in der Fachliteratur, wenn behauptet wird, ein basischer Urin bedeute, dass der Organismus auch basisch sei. Der im Harn angezeigte Basenüberschuss ist in der Tat und Wahrheit ein Basenverlust. Wird der Urin nach dem Verzehr von sauren Nahrungsmitteln basisch, verlassen die Mineralstoffe (die Basen) den Körper und gehen buchstäblich den Lokus hinunter. So verschiebt sich der Säure-Basen-Haushalts des Körpers auf die saure Seite.

Mit anderen Worten: Ein saurer Urin ist für Stefan Schaub ein Zeichen einer Säure-Ausscheidung und damit eines Säure-Verlustes und nicht wie es die anderen Theorien nahe legen ein Zeichen einer Übersäuerung des Körpers. Umgekehrt ist für ihn ein zum Basischen hin tendierender Harn ein Zeichen für eine Basen-Ausscheidung und damit eines Basen-Verlustes.

William L. Wolcott drückt dies wie folgt aus[856]:

> Denn es ist zum Beispiel so, dass wir bei den üblichen Messungen des Säure-Basen-Haushalts nicht beurteilen können, ob die Werte, die wir sehen, ein Ausdruck des Problems sind, oder einen Versuch des Körpers darstellen, sich gegen ein Problem zu wehren.
>
> Wenn wir zum Beispiel eine Übersäuerung feststellen, dann wissen wir damit noch nicht, ob diese Ausdruck eines Ungleichgewichts ist, das wir bekämpfen sollten, oder ob wir hier nicht vielmehr den Versuch des Körpers sehen, sich gegen einen zu stark alkalischen Zustand irgendwo im Körper zu wehren; ob es sich also um

---

[856] Wolcott, William L. und Fahey, Trish: Essen, was mein Körper braucht; Metabolic Typing - die passende Ernährung für jeden Stoffwechseltyp, 2. Auflage, 2002, Seite 284

Maßnahmen

> einen Abwehrversuch handelt, den wir zunichte machen, wenn wir gegen diese „Übersäuerung" vorgehen, weil wir aus unseren Messungen die falschen Schlüsse gezogen haben.

Dass solche Auffassungen in vieler Hinsicht plausibel sind, zeigt sich auch an einem anderen Phänomen. Säuren werden nämlich nicht nur über den Harn ausgeschieden, sondern speziell bei hoher Säurebelastung zum Teil auch über die Haut. Es ist aber längst bekannt, dass säurehaltige Lebensmittel das Hautbild verschlechtern und Krankheiten wie Neurodermitis ungünstig beeinflussen können. Beispielsweise wird im Medizin-Netz dazu ausgeführt[857]:

> *Daneben können Säuren in der Nahrung den Zustand der Haut ungünstig beeinflußen. Bei Säuglingen und Kleinkindern ist bekannt, dass empfindliche Kinder auf Fruchtsäuren (Saft, Orangen) mit Wundwerden reagieren können. Ahnlich verhält es sich beim Neurodermitiskranken. Eine säurereiche Ernährung (Fruchtsäuren aus Obst, Konservierungssäuren, sowie raffinierter Zucker, der zu Säure verstoffwechselt wird) kann das Hautbild verschlechtern.*

Geradezu berüchtigt sind Neurodermitis-Anfälle nach dem Genuss von roten und säurehaltigen Früchten wie etwa Erdbeeren. Auf den Hinweis in obigem Link bezüglich der Verstoffwechselung von Zucker zu Säure werde ich im folgenden Abschnitt näher eingehen.

Eine Studie mit Kindern und Jugendlichen deutet darüber hinaus an, dass deren Knochendichte weniger durch eine Basennahrung oder eine hohe Kalzium-Aufnahme sondern in erster Linie durch einen hohen Proteinkonsum günstig beeinflusst wird, ausgerechnet jenem Nahrungsbestandteil, der gemäß Remer und Manz in erster Linie für die heutige Übersäuerungsproblematik verantwortlich sein soll[858]. Aus einer weiteren Studie kann der Schluss gezogen werden, dass eine Kalzium-Versorgung über den Verzehr von Käse günstiger auf die Knochendichte von Kindern wirkt, als die Zugabe von Kalzium und Vitamin D in Form von Nahrungsergänzungsmitteln, obwohl gerade Käse auf Grund des hohen Proteinanteils in den Säure-Basen-Rechnern als besonders säurebildend und damit vorgeblich knochenschädigend ausgewiesen wird[859]. Epidemiologische Studien scheinen folglich eher zu Ergebnissen zu kommen, die im Widerspruch zur Basen-Theorie stehen.

---

[857] Medizin-netz.de: Neurodermitis, http://www.medizin-netz.de/icenter/neurodermitis.htm

[858] Alexy U, Remer T, Manz F, Neu CM, Schoenau E: Long-term protein intake and dietary potential renal acid load are associated with bone modeling and remodeling at the proximal radius in healthy children, American Journal of Clinical Nutrition, Vol. 82, No. 5, 1107-1114, November 2005

[859] Cheng S et al.: Effects of calcium, dairy product, and vitamin D supplementation on bone mass accrual and body composition in 10-12-y-old girls: a 2-y randomized trial, American Journal of Clinical Nutrition, Vol. 82, No. 5, 1115-1126, November 2005

Maßnahmen

Beeinflussung des Säure-Basen-Haushalts durch Mikroorganismen

Mikroorganismen wie Bakterien, Pilzen und Hefen sind in der Lage, Kohlenhydrate zu verstoffwechseln und Alkohol bzw. Säuren auszuscheiden. Am bekanntesten ist dieser Effekt wohl aus der Sauermilchproduktion: Bakterien vergären den Milchzucker zu Milchsäure.

Bei der Alkoholvergärung dient der Zucker bestimmten Hefezellen als Nahrung, ein Stoffwechselprodukt ist schließlich der Alkohol. Der Alkohol ist aber häufig nur ein Zwischenprodukt der Natur. Er dient wiederum anderen Kleinstlebewesen – den Essigbakterien – als Nahrungsvorrat. Diese Bakterien nehmen den Alkohol auf und verdauen ihn schließlich zu Essigsäure. Dabei vermehren sie sich permanent. Dieser Umwandlungsprozess von Alkohol in Essig funktioniert allerdings nur, wenn ausreichend Sauerstoff vorhanden ist, den diese Bakterien sozusagen atmen. Wissenschaftlich ausgedrückt handelt es sich dabei um eine biologische Oxidation von Alkohol. Essig kann deshalb auch nur entstehen, wenn ständig Sauerstoff an die Alkohollösung herankommt, was sowohl bei der Alkoholproduktion (dort ist eine Oxidation zu vermeiden) als auch Essigherstellung von Bedeutung ist.

Die Säureproduktion von Mikroorganismen im Körper kann erheblich zu einer ungünstigen Säure-Basen-Bilanz beitragen und zum Teil direkte Säureschäden verursachen. Beispielsweise entstehen Zahnschäden nicht direkt durch Zuckerkonsum, sondern durch die bakterielle Umwandlung von kohlenhydrathaltigen Speiseresten in Milchsäure in der Mundhöhle. Die Milchsäure greift dann den Zahnschmelz an.

Ähnliche Prozesse können bei einer Überwucherung des Darms mit Bakterien oder Pilzen entstehen. Die Mikroorganismen produzieren dabei Alkohol oder organische Säuren, die zum Teil im Urin nachgewiesen werden können, zu nennen sind hierbei insbesondere Weinsäure, Zitraäpfelsäure, 3-Methyläpfelsäure, 3-Oxoglutarinsäure, Phenylkarbonsäure, Carboxyzitrinsäure, Dihydroxyphenylpropionsäure, Furandikarbonsäure und Hydroxymethylbrenzschleimsäure.

Anders als es etwa im Basica-Säure-Basen-Rechner[860] dargestellt wird, können Kohlenhydrate im Körper indirekt über Mikroorganismen stark säurebildend wirken. Dabei ist zu berücksichtigen, dass sich die Mikroorganismen im Rahmen der Kohlenhydratverstoffwechselung stark vermehren können, was erheblich zur ungünstigen Säurebilanz beitragen kann. Ferner ist davon auszugehen, dass – ähnlich wie es bei den Zähnen ist – die Mikroorganismen umliegendes Gewebe direkt schwächen und entzünden können.

---

[860] Basica: Säure-Basen-Rechner, http://www.basica.de/rechner.htm

Maßnahmen

Eine Überwucherung des Darms mit entsprechenden Mikroorganismen wird üblicherweise durch starke Blähungen begleitet, da die Bakterien, Pilze und Hefen bei der Kohlenhydratverstoffwechselung Kohlendioxyd (CO_2) produzieren.

Zucker ist ein reines Produkt ohne weitere Inhaltsstoffe. Bei der Verstoffwechselung im Körper werden aber weitere Nährstoffe (zum Beispiel Vitamine) benötigt. Aus diesem Grund gilt Zucker als Nährstoffräuber. Zusammen mit der potenziellen Gefahr einer begleitenden Säurebildung durch Mikroorganismen muss ganz klar festgehalten werden, dass zuckerhaltige (und generell stark kohlenhydrathaltige) Speisen erheblich zu einem ungünstigen Säure-Basen-Verhältnis beitragen können.

Säure-Basen-Verhältnis und Migräne-Diät

Viele Migränepatienten reagieren auf zahlreiche Lebensmittel empfindlich. Unter diesen befindet sich üblicherweise eine ganze Reihe von Produkten, die gemäß Remer/Manz positiv zur Säure/Basen-Bilanz beitragen sollen:

- Fermentierte, angesäuerte Produkte
- Zitrusfrüchte
- Bananen
- Rotwein, Bier

Allergien gehören zu den bekannten Migräne-Komorbiditäten. Häufig treten dabei Atemprobleme und Hautausschläge auf. Gerade starke Obstsäuren, die zum Teil über die Haut ausgeschieden werden, können bei vielen Betroffenen quälenden Juckreiz auslösen.

Migränepatienten kann auf Grund ihrer generellen Empfindlichkeit nur geraten werden, auf starke Reize in der Nahrung möglichst zu verzichten. Dazu zählen neben Genussmitteln, stark gesalzenen, gesüßten und gewürzten Nahrungsmitteln insbesondere auch alle Lebensmittel, die bereits geschmacklich sehr sauer wirken.

Für Migräne-Patienten ist es deshalb weniger relevant, ob ein seit Millionen Jahren vom Menschen in Mengen verspeistes, geschmacklich nicht saures Lebensmittel im Körper auf Grund einer komplexen und für Laien nicht nachvollziehbaren Argumentation im Körper dann doch säurebildend ist, sondern in erster Linie, ob das Produkt bereits auf der Zunge sauer schmeckt oder nicht.

Maßnahmen

Die Mersch-Diät

Bei der Mersch-Diät handelt es sich weniger um eine klar definierte Verhaltensrichtlinie, sondern mehr um ein Bündel von Maßnahmen, wobei es im Wesentlichen Ihnen überlassen ist, was Sie davon wirklich umsetzen wollen und was nicht.

Unverzichtbar sind eigentlich nur 3 Punkte aus der Maßnahmenliste:

- **Meiden von Unverträglichkeiten**

   Wenn Sie Rotwein nicht vertragen, dann müssen Sie diesen meiden. Wenn Sie sich vor Fisch ekeln, dann gilt das Gleiche: Essen Sie nichts, was Sie nicht vertragen oder nicht mögen.

- **Kohlenhydratarm**

   Die vorgeschlagene Migränediät ist kohlenhydratarm und damit Insulin-sparend. Auf diese Weise können Sie besonders effizient Ihren Blutzuckerspiegel und Ihr Hormonsystem stabilisieren. Dabei ist es Ihnen überlassen, welche Form der kohlenhydratarmen Diät Sie bevorzugen. Bitte beachten Sie jedoch die Anmerkungen im entsprechenden Abschnitt.

- **Meiden von Glutamat und Aspartam**

   Es besteht der Verdacht, dass beide Stoffe das Gehirn schädigen können[861][862][863][864]. Darüber hinaus haben verschiedene Untersuchungen gezeigt, dass der Glutamatspiegel im Blut umso mehr steigt, je weniger Kohlenhydrate gleichzeitig verzehrt werden. Im Rahmen einer kohlenhydratarmen Diät ist deshalb das Meiden von Glutamat besonders angesagt.

   Ferner sollten nach Möglichkeit auch alle anderen Lebensmittelzusätze (zum Beispiel Konservierungsstoffe) gemieden werden.

---

[861] FASEB: Evaluation of the health aspects of certain glutamates as food ingredients. FDA/NTIS-Report, Washington 1980

[862] Graham TE et al.: Glutamate ingestion: the plasma and muscle free amino acid pools of resting humans. Am J Physiology: Endocrinology and Metabolismn 2000;278:E83-89

[863] Stegink LD et al.: Effect of sucrose ingestion on plasma glutamate concentrations in humans administered monosodium-l-glutamate. Am J Clinical Nutrition 1986;43:510-515

[864] Thomas, Christiane, Vom Leckerbissen zum Nervengift, http://www.naturel.biz/vom_leckerbissen_zum_nervengift.htm

Maßnahmen

Die Diät basiert insgesamt auf den folgenden Prinzipien:

Meiden von Unverträglichkeiten

Alle Lebensmittel, gegenüber denen bei Ihnen eine eindeutige Unverträglichkeit besteht, sind zu meiden. Reagieren Sie zum Beispiel auf Milchzucker-haltige Lebensmittel mit Blähungen und Durchfall, dann sind solche Lebensmittel zu meiden.

Das gleiche gilt für alle Lebensmittel oder auch Zubereitungsformen, gegen die Sie ein Ekelgefühl entwickeln. Ekeln Sie sich beispielsweise vor Austern oder Spiegeleiern, dann sollten Sie diese Lebensmittel meiden, egal wie viele wertvolle Nährstoffe diese enthalten oder wie stark Ihnen andere diese empfohlen haben mögen.

Bevorzugen Sie Lebensmittel, die Ihnen im Rahmen der empfohlenen Auswahl schmecken.

Kohlenhydratarm

Die Migränediät ist kohlenhydratarm. Dies dient insbesondere der hormonellen Beruhigung und der Vermeidung von zu starken Energie- und Blutzuckerspiegelschwankungen.

Dabei stehen verschiedene Alternativen zur Verfügung, die je nach Verträglichkeit, Schwere der Erkrankung und Vorlieben in Frage kommen, zum Beispiel:

- Beschränkung der Kohlenhydrate auf täglich 6 BE (Lutz-Diät)
- Beschränkung auf Kohlenhydrate mit niedriger glykämischer Last (LOGI, GLYX, Montignac-Methode, Dr. Rieglers Migräne Diät usw.)
- Ketogen (ketogene Diät, Atkins-Diät)

Weitere Informationen zu kohlenhydratarmen Diäten finden sich im Abschnitt *Kohlenhydratarme Diäten* auf Seite 317.

Sollten Sie unter sehr schwerer Migräne leiden, insbesondere auch begleitet von einer starken Aura, dann kann es ratsam sein, die Kohlenhydratzufuhr sehr stark einzuschränken und eventuell sogar eine gewisse Zeit lang ketogen zu leben. Dies sollte allerdings in Abstimmung mit Ihrem Arzt erfolgen.

Bitte beachten Sie, dass es bei der Einhaltung von kohlenhydratarmen Diäten zu gravierenden Stoffwechselumstellungen im Körper kommen kann und wird. Eine kohlenhydratarme Diät kann deshalb in Einzelfällen und speziell in den ersten Wochen und Monaten – ähnlich wie manche Medikamente – starke Nebenwirkungen auslösen. Ich empfehle Ihnen deshalb, die Reduzierung der Kohlenhydrate langsam und Schritt- für Schritt vorzunehmen.

Maßnahmen

Sollten Sie unter einer vorhandenen Autoimmunerkrankung leiden (zum Beispiel Hashimoto, Morbus Crohn) dann empfehle ich Ihnen, solche diätischen Maßnahmen nur mit ärztlicher Unterstützung und der gebotenen Vorsicht durchzuführen. Ferner sollten Sie in diesem Fall das Buch von Wolfgang Lutz: "Leben ohne Brot"[865] penibel studieren und regelrecht unter dem Kopfkissen liegen haben.

Aktivieren der Ketolyse-Fähigkeit

Eine ergänzende und spezifische Eigenschaft der Mersch-Diät ist die Ketolyse-Aktivierung. Sollten Sie sich für eine ketogene Diät oder die Lutz-Diät entscheiden und bei letzterer häufig geringe Kohlenhydratmengen pro Tag aufnehmen, dann können Sie diesen Abschnitt überlesen, denn dann ist Ihre Diät automatisch Ketolyse-aktivierend.

Auch die Atkins-Diät beginnt mit einer Aktivierung der Ketolyse-Fähigkeit des Gehirns, indem in Phase I der Diät explizit der Status der Ketose angestrebt wird. Es ist denkbar, dass die Herstellung der Ketolyse-Fähigkeit das eigentliche Erfolgsgeheimnis der Atkins-Diät ist. Es ist aber auch vorstellbar, dass diese Fähigkeit durch starre Essenspläne in der letzten Phase der Atkins-Diät wieder verloren geht, so dass das Gewicht bei einigen Anwendern wieder ansteigt.

Mit der Ketolyse-Aktivierung ist etwas anderes als der Zustand der Ketose gemeint.

Viele Menschen trainieren ihr Stresssystem und ihre Herz-Kreislauf-Funktionen durch regelmäßigen Ausdauersport. Daneben wird sich ausgewogen ernährt. Die Ausgewogenheit bedeutet aber meist nicht nur, dass ein bestimmtes Verhältnis der Hauptnährstoffe insgesamt angestrebt wird, sondern sogar pro Mahlzeit. Beispielsweise gibt die Sears-Diät ein solches optimales Verhältnis für alle Mahlzeiten vor.

Es wird Migräne-Patienten häufig empfohlen, einen möglichst regelmäßigen Tagesablauf einzuhalten und vor allem keine Mahlzeiten auszulassen. Das ist die sicherste Methode, um die Ketolyse-Fähigkeit des Gehirns zu unterbinden und es vollständig glucoseabhängig zu machen.

Bei der Ketolyse-Aktivierung wird nun versucht, eine einmal erreichte Ketolyse-Fähigkeit des Gehirns durch regelmäßiges Training zu erhalten. Konkret kann dies so aussehen, dass sie immer mal wieder ketogene Tage in ihre Diät integrieren, zum Beispiel in dem Sie den ganzen Tag nur kohlenhydratarmes Gemüse mit Butter oder auch nur Fleisch, Fisch, Eier, Fett und etwas Gemüse zu sich nehmen und dabei insgesamt nicht mehr als 20 g Kohlenhydrate aufnehmen. Das Prinzip ist also nicht die tägliche Regelmäßigkeit, sondern das Trainieren von Unregelmäßigkeit. Für unsere Vorfahren war Unregelmäßigkeit die Regel.

---

[865] Lutz, Wolfgang: Leben ohne Brot, 14. Auflage, 1998

Maßnahmen

Wenn Sie hin und wieder Tage zum Aktivieren der Ketolyse-Fähigkeit Ihres Gehirns einlegen, trainieren Sie gleichzeitig Ihre Fähigkeit, einmal längere Zeit ganz ohne Nahrung zu bleiben, was Teil der persönlichen Fitness ist.

Natürlich wird Ihnen dies umso leichter fallen, je kohlenhydratärmer Sie sich sonst ernähren. Unvermittelte ketogene Tage innerhalb einer Pizza-Pudding-Cola-Diät sind zwar prinzipiell auch möglich, werden aber nicht empfohlen.

Auf der anderen Seite ist es mit diesem Prinzip durchaus möglich, im Rahmen der Mersch-Diät ein oder zwei Stücke Kuchen zu essen und diese „Sünde" durch das Einlegen von Ketolyse-Aktivierungstagen wieder auszugleichen.

Sobald Ihr Gehirn wieder ausreichend ketolysefähig ist, kann es bei Bedarf unmittelbar von Ketonkörpern Gebrauch machen, so dass es erst gar nicht zu zerebralen Energiekrisen wie Migräne kommt.

Sollten Ihnen die eingelegten Tage zur Ketolyse-Aktivierung schwer fallen und Sie dann eventuell sogar Migräne bekommen, ist das ein untrügliches Zeichen, dass Ihr Stoffwechsel dafür noch nicht bereit ist. Entweder Sie versuchen es dann mit einer längeren ketogenen Phase, oder Sie müssen noch etwas Geduld haben und sich dem Ziel noch langsamer nähern. Das Trainieren der Ketolyse-Fähigkeit des Gehirns ist in erster Linie als eine Erhaltensmaßnahme für Langzeitanwender zu verstehen.

Selbstverständlich sollten Sie Ihren Arzt konsultieren, ob ketogene Tage für Sie aus gesundheitlichen Gründen überhaupt in Frage kommen. Dies gilt umso mehr, wenn Sie unter Stoffwechselkrankheiten wie Diabetes oder Autoimmunerkrankungen leiden.

Säurearm

Die Diät sollte vorzugsweise säurearm sein. Der Begriff "säurearm" unterscheidet sich aber im Rahmen dieser Diät von der häufig vorzufindenden Behauptung, dass Obst und Gemüse im Körper basenbildend und Fleisch, Fisch und Eier säurebildend sind. Säurearm bedeutet hier, dass die Ausgangsspeise vom pH-Wert nur eine geringe (oder gar keine) Säure aufweist.

Bei Gemüse (welches üblicherweise säurearm ist) sollten Sie sich bei stark Oxalsäure-haltigen Sorten (insbesondere Spinat, Rhabarber, Sauerampfer, und eingeschränkt auch Rote Rübe und Grünkohl) zurückhalten.

Eine einfache Übersicht über säurereiche und säurearme Lebensmittel findet sich bei der Schaub-Kost[866].

---

[866] Naturheilt.com: Kohlenhydrat- und säurearme Ernährung nach Milly und Paul Schaub, http://www.naturheilt.com/Inhalt/Schaub-Kost.htm

Maßnahmen

Ballaststoffarm

Der Mensch zeichnet sich gegenüber anderen Primaten durch ein großes Gehirn bei vergleichsweise schwachen Verdauungsorganen aus. Migräniker haben häufig ein leistungsfähiges Gehirn und leiden gleichzeitig unter diversen Verdauungsschwächen. Es ist deshalb besonders wichtig, in erster Linie Nahrung aufzunehmen, die nicht zu ballaststoffreich ist und in Teilen schon außerhalb des Organismus aufgeschlüsselt wurde (zum Beispiel durch Garen).

Der polnische Mediziner Jan Kwasniewski äußert sich wie folgt dazu[867]:

> Ich ... halte Ballaststoffe wahrheitsgemäß für einen Bestandteil, der vom menschlichen Organismus überhaupt nicht verdaut und assimiliert wird, also für den Menschen ungenießbar und in der Ernährung unnütz ist.

Und weiter[868]:

> Es ist nicht vernünftig, den Verdauungstrakt zu Tätigkeiten zu zwingen, die gut und gern außerhalb dieses Systems erfolgen können. Er spart dann Energie...

Migräniker sind in der Regel stressbelastet und sollten deshalb Lebensmittel meiden, die zusätzlich „belasten".

Ballaststoffreiche Diäten werden häufig zwecks Reduzierung eines Dickdarmkrebs-Risikos empfohlen. Allerdings konnte eine solche Wirkung in epidemiologischen Studien nicht nachgewiesen werden. Stattdessen deutet sich an, dass ein hoher Konsum an gesättigten Milchfetten eine protektive Wirkung besitzt[869].

Histaminarm

Im Rahmen der Migränediät sollten Sie speziell in der Anfangszeit stark histaminhaltige Speisen und Zubereitungen meiden.

Dazu zählen vor allem:

- Alkoholische Getränke, insbesondere Rotwein und Champagner
- Käse, insbesondere lang gereifter Hartkäse wie Emmentaler oder Parmesan
- Schokolade und Kakao

---

[867] Kwasniewsi, Jan: Optimal Essen, 2. Auflage, 2000
[868] Ebenda, Seite 47
[869] Larsson SC, Bergkvist L, Wolk A: High-fat dairy food and conjugated linoleic acid intakes in relation to colorectal cancer incidence in the Swedish Mammography Cohort, American Journal of Clinical Nutrition, Vol. 82, No. 4, 894-900, October 2005

Maßnahmen

- Rohwurstsorten, wie zum Beispiel Salami
- Nüsse, insbesondere Walnüsse
- Tomaten und Tomatenketchup
- Sauerkraut und andere milchsauer eingelegte Gemüsesorten
- Spinat
- Fischzubereitungen wie zum Beispiel Fischkonserven
- Gelegentlich Obst, insbesondere sehr reife Tomaten, Erdbeeren, Himbeeren usw..
- Rotweinessig

Ein Problem besteht darin, dass der Histamingehalt von gleichen/ähnlichen Nahrungsmitteln sehr stark schwanken kann. Beispielsweise sind beim Emmentaler Käse Werte zwischen 1mg und 250mg pro 100g Ware festgestellt worden. Aus diesem Grund wird empfohlen, sich bei Unsicherheit vorsichtig an eine bestimmte Sorte/Marke heranzutasten.

Weitere Informationen finden Sie im Abschnitt *Histamine* auf Seite 272.

Tyraminarm

Migränebetroffene sollten in der Regel stark Tyramin-haltige Lebensmittel meiden.

Eine sehr hohe Konzentration an Tyramin ist in gelbem Hartkäse enthalten.

Gelegentlich werden bei Depressionen und Migräne auch so genannte MAO-Hemmer zur Prophylaxe eingesetzt. Diese hemmen das Enzym Monoaminoxidase (MAO). In diesem Fall muss auf Lebensmittel, die sehr viel Tyramin enthalten, penibel verzichtet werden, weil es sonst zu lebensgefährlichen Blutdruckschwankungen kommen kann.

Tyramin-reiche Lebensmittel sind häufig auch reich an Histamin.

Natürliche Fette und günstiges Omega3/Omega6-Verhältnis

Im Rahmen der Migränediät sollten natürliche, ungehärtete Fette bevorzugt werden. Die Priorität sollte bei den folgenden Fetten liegen:

- Fette von Fischen
- Fette von Tieren
- Fette aus Eiern

Maßnahmen

- Milchfett (zum Beispiel Butter)
- Olivenöl
- Kokosfett

Insbesondere sollte auf ein günstiges Omega3/Omega6-Verhältnis geachtet werden. Öle wie Sonnenblumenöl, Distelöl, Maisöl und andere Öle mit einem sehr hohen Omega6-Anteil sind nach Möglichkeit zu meiden. Das gleiche gilt für die meisten Margarinen.

Es sollten ausreichend tierische Fette aufgenommen werden, um für einen zufrieden stellenden Vitamin-D-Status zu sorgen. Dies ist insbesondere deshalb von Bedeutung, da Migränebetroffene oftmals direkte Sonneneinstrahlungen nicht vertragen und deshalb – speziell in unserer Gegend – kaum Vitamin D über die Haut produzieren.

Meiden von Zusatzstoffen / Geschmacksverstärkern / Konservierungsstoffen

Essen Sie natürlich und meiden Sie Lebensmittel mit problematischen Zusatzstoffen wie

- Glutamat
- Aspartam
- Nitritpökelsalz
- Benzoesäure
- Carageen
- und anderen Geschmackverstärkern oder Konservierungsstoffen.

Bevorzugen Sie frische oder tiefgekühlte Produkte und meiden Sie nach Möglichkeit Fertigprodukte.

Meiden von Getreideprodukten

Kohlenhydratarme Diäten führen normalerweise automatisch zu einer Reduzierung des Getreidekonsums.

Bei Migräne kann es darüber hinaus Sinn machen, alle glutenhaltigen Getreidearten

- Weizen
- Roggen
- Gerste

Maßnahmen

- Hafer
- Dinkel
- Kamut
- Einkorn
- Emmer
- Grünkern
- Triticale

zu meiden. Bei Gluten handelt es sich um den so genannten Getreidekleber.

Viele Migränepatienten vertragen keine Vollkornprodukte. Als Gründe kommen Ballaststoffe, die im Vollkorn enthaltenen Antinutritiva und ein möglicher Pilzbefall in Frage. Weitere Erläuterungen finden sich im Abschnitt *Gluten, Antinutritiva, Pilzbefall* auf Seite 280.

Im Rahmen der Migränediät ist Vollkorn nach Möglichkeit zu meiden, es sei denn, Sie vertragen Vollkorn problemlos. Weißmehl ist bei entsprechender Verträglichkeit dagegen gelegentlich und in kleineren Mengen (Ausnahme: vorhandene Glutenunverträglichkeit) erlaubt.

Reduzieren von Rohkost

Im Rahmen der Migränediät sind Speisen vorzugsweise gegart zu genießen, das heißt zum Beispiel gekocht, gedünstet, gegrillt, gebraten. Stark geräucherte oder frittierte Lebensmittel sollten Sie nach Möglichkeit meiden.

Die Empfehlung zum Garen gilt für alle pflanzlichen und tierischen Lebensmittel.

Tiere schützen sich gegenüber Feinden vorzugsweise durch Bewegung, scharfe Krallen und Zähne und weniger durch den Einsatz von starken Giften, so dass ein roher (zum Beispiel Steak Tartar) oder halbroher Genuss (zum Beispiel englisch gegrillt) eher möglich ist.

Es spricht zwar nichts dagegen, je nach Verträglichkeit ein Essen gelegentlich mit einem kleinen Rohkostsalat zu beginnen, gerade aber in der Anfangszeit wird im Rahmen der Diät von großen Rohkostplatten abgeraten[870][871].

---

[870] Koebnick C: Consequences of a long-term raw food diet on body weight and menstruation: Results of a questionnaire survey. Annals of Nutrition and Metabolism 1999/43/ pages 69 – 79

[871] Pirlet K: Zur Problematik der Vollwerternährung, Erfahrungsheilkunde 1992/5/ pages 345 – 356

Maßnahmen

Meiden von Alkohol

Alkohol ist – insbesondere in der Anfangszeit – zu meiden.

Vorsicht bei typischen Migränetriggern

Manche Lebensmittel werden von Migränepatienten besonders häufig als möglicher Migränetrigger genannt. Es wird deshalb empfohlen, sich bezüglich diesen Nahrungsmitteln speziell in der Anfangszeit zurückzuhalten und die Nahrungsauswahl dann sukzessive (nach Verträglichkeit und Geschmack) auszuweiten.

Besonders häufig werden folgende Nahrungsmittel als Migräne-Triggerfaktoren angegeben:

- Alkohol (insbesondere Rotwein und Sekt)
- Molkereiprodukte (insbesondere Hartkäse)
- Zitrusfrüchte
- Schokolade
- frittierte und geräucherte Nahrungsmittel
- verschiedene Gemüsesorten
- Tee
- Kaffee
- Getreideprodukte
- Meeresfrüchte

Gewürzarm

Gewürze enthalten häufig starke Säuren (zum Beispiel Salicylsäure) und empfindliche Menschen reagieren auf manche Gewürze mit allergischen Reaktionen.

Im Rahmen der Migränediät sollten Sie ihre Speisen nicht zu stark würzen und salzen. Allerdings sollte die Salzzufuhr insgesamt ausreichend sein. Zu einer ausgesprochen natriumarmen Diät wird – außer es liegt bei Ihnen eine klare medizinische Indikation vor – nicht geraten.

Reduzieren von kalorischen Getränken

Kalorische Getränke, insbesondere solche die Zucker enthalten (auch Naturzucker in Obstsäften), sollten Sie meiden bzw. stark reduzieren. Es spricht bei vorhandener Verträglichkeit sicherlich kaum etwas dagegen, zu einem Essen mal ein Glas

Maßnahmen

Obstsaft zu trinken, bei dem einen Glas sollte es dann aber bleiben. Die Ausführungen zu kohlenhydratarm sind unbedingt zu berücksichtigen.

Empfohlene Lebensmittel

Es macht keinen Sinn, ganz bestimmte Lebensmittel zu empfehlen, da sich die Wahl Die Lebensmittel sollten Ihnen schmecken und bekommen.

Unabhängig davon gibt es Nahrungsmittelgruppen, die mehr oder weniger zu empfehlen sind.

Insbesondere sind Lebensmittel zu bevorzugen,

- die unseren klimatischen Verhältnissen entsprechen,
- die Sie in der Wildnis mit einfachen Waffen allein oder zusammen mit anderen in unserer Gegend jagen oder sammeln könnten und
- die ausreichend Kalorien liefern.

Hervorzuheben sind dabei besonders:

- Fleisch (inklusive Fett, Innereien, Knochenmark)
- Fisch
- natürliche Fette (siehe obige Aufstellung)
- Eier
- Gemüse, Salate, Pilze, Wurzeln, gegebenenfalls etwas Obst.

Erweiterungen wie zum Beispiel Milchprodukte erfolgen in Abhängigkeit der Verträglichkeit.

Maßnahmen

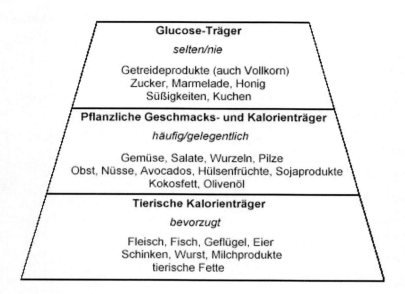

Abbildung 13: Mersch-Diät-Pyramide

Manchmal reicht ein Reduzieren der Kohlenhydratzufuhr und das Meiden von Zucker und Getreide allein schon aus, um deutliche Verbesserungen zu erzielen, in anderen Fällen müssen gegebenenfalls weitere Lebensmittel (zum Beispiel Molkereiprodukte, histaminreiche Lebensmittel) gemieden werden. Auch kann in manchen (sehr schweren) Fällen eine langfristige Umstellung auf den Hungerstoffwechsel (Fett statt Kohlenhydrate, Ketonkörperproduktion, Ketose) sinnvoll sein.

Empfohlene Getränke und Trinkmenge

Bei Getränken steht Wasser an erster Stelle, wobei Wasser mit üblicher Mineralstoffzusammensetzung (wie in Leitungswasser, Bächen und Flüssen) stark mineralstoffhaltigen und/oder kohlensäurehaltigen Wässern vorzuziehen ist.

An Heißgetränken empfehle ich je nach Verträglichkeit/Geschmack und in sinnvollen Mengen Kaffee oder schwarzen Tee und gegebenenfalls milde Kräutertees wie Rooibos-Tee. Der regelmäßige Genuss von medizinischen Teesorten wie Kamillentee ist zu meiden, es sei denn, es liegt eine medizinische Indikation oder Verordnung vor.

Ferner können je nach Verträglichkeit auch Suppen genossen werden (allerdings natürlich zubereitet und ohne Geschmacksverstärker).

Maßnahmen

Die aufgenommene Flüssigkeitsmenge sollte sich nach dem persönlichen Durstempfinden richten.

Sowohl eine zu große als auch zu kleine Flüssigkeitsmenge kann bei Migräne problematisch sein. Eine typische Richtgröße für die tägliche Flüssigkeitszufuhr (die je nach Gesundheitszustand, Körpergröße, Tätigkeit oder Umgebung erheblich schwanken kann) ist 1,5 Liter.

Beispielgerichte

Wenn Sie gerne selber kochen, dann empfehle ich Ihnen, sich ein Low-Carb-Kochbuch zuzulegen und die Gerichte gemäß den sonstigen Empfehlungen der Mersch-Migräne-Diät auszuwählen oder zu modifizieren, zum Beispiel:

- Rückert, Edeltraud: Die Erfolgsdiät. Das Kochbuch nach Low Carb, 2005
- Fischer E, Lenz C, Muliar D: Low Carb Kochbuch, 2005

Bei den folgenden Gerichten handelt es sich dagegen eher um Ideensammlungen, wie Sie sich im Rahmen der Mersch-Diät und Low-Carb ohne großen Aufwand etwa im Hotel oder unterwegs ernähren können.

Frühstück/auf die Schnelle:

- Eier (Spiegel, Rühr, gekochte, harte) mit Speck, Schinken, Toast, Butter, Tomaten, Kaffee mit Sahne
- Brötchen (Weißmehl) mit Butter und mehrere Scheiben Auflage (zum Beispiel Lyoner Wurst/Mortadella, Schinken, Käse), Kaffee
- Lachs, Aufschnitt, Kaffee
- Toast mit Leberwurst, Kaffee
- Roastbeef, Bratkartoffeln, Kaffee
- Bismarckheringe, Rollmöpse, Rote Beete, Kaffee mit Sahne
- Strammer Max mit wenig Brot
- Ölsardinen, Oliven mit Kern
- Thunfisch, Brokkoli, Olivenöl
- Gemüsegericht mit viel Butter

Unterwegs:

- Burgerking: BigKing XXL oder Triple Whopper, Wasser
- Wienerwald: 1/2 Hähnchen mit Salat, Gemüse, Wasser

Maßnahmen

- Steakhouse: Ribeye Steak medium, Folienkartoffel mit Butter, Wasser
- Italiener: Dorade mit Gemüse und Kartoffeln, Olivenöl, Cappuccino
- Italiener: Saltimbocca a la Romana, Gemüse, Wasser, Cappuccino
- Italiener: Italienischer Salat (mit Eiern, Käse, Schinken) mit Olivenöl, Wasser, Cappuccino
- Italiener: Mozzarella mit Tomaten, Basilikum, Olivenöl, Wasser, Cappuccino
- Nordsee: Lachs oder Scholle mit Gemüse oder Brat/Salzkartoffeln, Wasser
- Allgemein: Matjes Hausfrauenart mit Pellkartoffeln, Wasser
- Allgemein: Brötchen mit Butter und Tartar, Kräuter, Wasser
- Allgemein: Frankfurter Würstchen mit Sauerkraut, Wasser
- Bürgerlich: Scholle Finkenwerder, Bratkartoffeln, Wasser, Tee
- Bürgerlich: Schweinefilet oder Kotelett, Gemüse, Wasser

Maßnahmen

Heilfasten

Entgiftung versus Ketose

Hinter Heilfasten im Zusammenhang mit Migräne steht oft die Theorie, dass bei fehlender Nahrungsaufnahme nur noch wenige Giftstoffe aufgenommen werden.

> Wer heilfastet der entgiftet, und diese Entgiftung sorgt dann für ein Ausbleiben der Migräneanfälle.

Beim Heilfasten handelt es sich nicht um eine Ernährungsmaßnahme, sondern um eine kurzzeitige Heilmaßnahme. Ähnlich wie bei Darmsanierungen gibt es kein wirkliches Langzeitkonzept. In beiden Fällen ist es das Ziel, den Betroffenen nach Beendigung der Heilmaßnahme schrittweise wieder zu einer "gesunden" ausgewogenen Ernährung zurückzuführen, obwohl möglicherweise gerade diese "gesunde" ausgewogene Ernährung zur Erkrankung geführt hat.

Allerdings muss auch aus einem anderen Grund die Frage gestellt werden, ob überhaupt die Theorie der Entgiftung richtig ist.

Wie im Ursachen-Teil (siehe Abschnitt *Sie sind leistungsfähiger als Sie glauben* auf Seite 160) dargestellt wurde, besitzt der menschliche Körper 2 verschiedene Stoffwechselarten:

- den schnellen Kohlenhydratstoffwechsel (Netzbetrieb)
- den langsameren Fettstoffwechsel (Batteriebetrieb)

Der Mensch ist dafür konstruiert, in der Wildnis unter widrigen Bedingungen überleben zu können. Durch sein Geschick hat er sich gegenüber vielen Widersachern durchsetzen können, so dass er heute der uneingeschränkte Herrscher der Natur ist. Es ist vor dem Hintergrund prähistorischer Eiszeiten und Trockenperioden davon auszugehen, dass die Bedingungen, die zur Menschwerdung führten, extrem schwierig waren. Gerade diese enormen Schwierigkeiten waren ein Anreiz für die geistige Weiterentwicklung. Nahrung wird es unter diesen Bedingungen nicht immer wie in der heutigen Zeit im Überfluss gegeben haben, sondern Fasten war ein natürlicher Zustand. Wir können deshalb davon ausgehen, dass der Mensch nur gelegentlich an der "Steckdose" hing und stattdessen häufig die Energieversorgung des "Batteriebetriebs" nutzte.

Betrachtet man das Heilfasten einmal vom Stoffwechsel her, dann lassen sich Entgiftungsprozesse kaum nachweisen, stattdessen aber eine gravierende Stoffwechselumstellung: Das erste, was sehr bald nach Fastenbeginn eintritt, ist die Ketose, genau die Stoffwechsellage, die in der ketogenen Ernährung bei Epilepsie ausgenutzt wird. Ab diesem Zeitpunkt basiert die Energieversorgung des Fastenden auf dem Fettstoffwechsel (Batteriebetrieb) und er nimmt ab.

Bevor die Ketose nach mehreren Fastentagen eintritt, leidet der Fastende in der Regel unter deutlichen Unterzuckerungszuständen, begleitet von einer Aktivierung der Stresshormone Adrenalin und Cortisol. In dieser Zeit besteht ein deutlich erhöhtes Risiko für Migräneanfälle.

Kommt es zu solchen Migräneanfällen, dann behaupten manche Heilpraktiker oder Ärzte, dies sei bereits ein Zeichen einer beginnenden Entgiftung. Allein: Dies sind Vermutungen, die sich – im Gegensatz zum Erreichen des ketogenen Zustands – nur schwerlich durch eindeutige Messwerte (Blutbild, Urinprobe,...) werden verifizieren lassen.

Entschlacken durch Ketose

Eine weitere Behauptung von Vertretern des Heilfastens ist, dass Heilfasten so genannte Schlacken aus dem Körper entfernt und deshalb nicht nur die Gesundheit, sondern sogar die Langlebigkeit fördert. Schulmediziner halten dagegen, dass es solche Schlacken im Körper nicht gebe bzw. sich solche bislang nie haben nachweisen lassen.

Dies könnte sich möglicherweise bald ändern. Denn mittlerweile ist sich die Forschung sicher, dass nicht-funktionelle, zerstörte „Junk"-Proteine im Alterungsprozess der Zelle eine wichtige Rolle spielen. Offenkundig wird die Zelle durch eine zunehmende Anzahl an Junk-Proteinen regelrecht „verschlackt".

Daneben wurde ein Prozess mit dem Namen Chaperone-mediated Autophagy (CMA) entdeckt[872], der in der Lage ist, einen erheblichen Teil der funktionslosen und zerstörten Proteine aus den Zellkernen zu entfernen. Chaperone-mediated Autophagy schwächt sich mit dem Alter zunehmend ab bzw. wird in seiner Funktion ineffizienter[873]. Einige Forscher sehen darin eine wesentliche Ursache für den Alterungsprozess.

Es konnte allerdings beobachtet werden, dass sich der CMA-Prozess während längerer Hungerphasen und bei oxidativem Stress aktiviert[874]. Schließlich wurde

---

[872] Cuervo et al.: Reactivating Chaperone-mediated Autophagy: the advantages of preserving a selective autophagy, http://www.gen.cam.ac.uk/sens2/ppts/Cuervo.ppt

[873] Cuervo AM, Dice JF: Age-related decline in chaperone-mediated autophagy, J Biol Chem. 2000 Oct 6;275(40):31505-13

[874] Kiffin R, Christian C, Knecht E, Cuervo AM: Activation of Chaperone-mediated Autophagy during Oxidative Stress, Mol Biol Cell. 2004 November; 15(11): 4829–4840

festgestellt, dass Ketonkörper den Chaperone-mediated Autophagy-Prozess aktivieren[875].

Daraus kann insgesamt gefolgert werden, dass

- es zelluläre Schlacken in Form von zerstörten Proteinen gibt,
- Fasten in der Lage ist, diese Schlacken verstärkt aus den Zellen zu entfernen (über eine Aktivierung der Chaperone-mediated Autophagy) und
- die Aktivierung der Chaperone-mediated Autophagy durch Ketonkörper erfolgt.

Mit anderen Worten: Fasten entschlackt die Zellen, jede andere Diät mit ketogenen Phasen allerdings offenkundig ebenso.

Da während einer Migräneattacke durch die Leber vemehrt Ketonkörper produziert werden[876] und auch oxidativer Stress nicht auszuschließen ist[877], scheint eine solche Art der Selbstreinigung auch verstärkt während Migräneattacken stattzufinden.

Ketolyse-Aktivierung durch Fasten

Fasten hat aber möglicherweise noch eine weitere, langfristig wirkende Eigenschaft: Es reaktiviert die Ketolyse-Fähigkeit des Gehirns.

Denn spätestens am 5. Tag einer Fastenkur wird das Gehirn die Ketonkörperverarbeitenden Enzyme so weit aufgebaut haben, dass der größere Teil der zerebralen Energiegewinnung durch die Verwertung von Ketonkörpern erfolgt.

Leider gibt es keinerlei Untersuchungen darüber, wie lange eine solche Reaktivierung nach Beendigung einer ketogenen Phase und Übergang zu einer kohlenhydrat- und kalorienreichen Ernährung besteht bleibt.

Berichtete Langzeiterfolge nach Beendigung einer Fastenkur oder einer ketogenen Diät lassen aber vermuten, dass nach einer mehrwöchigen ketogenen Phase die unmittelbare oder zumindest umgehend wiederherstellbare Ketolyse-Fähigkeit des Gehirns durchaus noch für mehrere Monate erhalten bleiben kann.

---

[875] Finn PF, Dice JF: Ketone bodies stimulate chaperone-mediated autophagy, J Biol Chem. 2005 Jul 8;280(27):25864-70. Epub 2005 May 9

[876] Shaw SW, Johnson RH, Keogh HJ: Metabolic changes during glucose tolerance tests in migraine attacks, J Neurol Sci. 1977 Aug;33(1-2):51-9

[877] Mitchell GA, Kassovska-Bratinova S, Boukaftane Y, Robert MF, Wang SP, Ashmarina L, Lambert M, Lapierre P, Potier E: Medical aspects of ketone body metabolism, Clin Invest Med. 1995 Jun;18(3):193-216

Maßnahmen

F. X. Mayr Kur

Die F.X. Mayr Kur wird bei Migräne recht häufig als Therapie-Maßnahme empfohlen und angewendet. Beispielsweise gehört sie als fester Bestandteil zum Therapieprogramm der Migräneklinik Königsstein[878].

Der österreichische Arzt F. X. Mayr war der Meinung, dass der Schlüssel zu Gesundheit und Wohlbefinden in einer gesunden, leistungsfähigen Verdauung liegt und entwickelte aufgrund dieser Erkenntnis ein Ernährungskonzept, welches den Darm von Grund auf regenerieren und den Weg zu einer natürlichen und bewussteren Lebensweise zeigen soll. Semmeln und frische Milch sind die Helfer bei dieser Variante des Fastens.

Franz Xaver Mayr beobachtete als Verdauungsspezialist während seiner 30-jährigen Praxis als Kurarzt in Karlsbad, dass sich der Gesundheitszustand und die Figur der Patient(inn)en durch die Darmreinigung mit Karlsbader Wasser, verbunden mit einer Schonkost, sichtbar verbessern konnte. Mayr wies darauf hin, dass auch aus guten Nahrungsmitteln unbekömmliche Nährstoffe entstehen, wenn die Verdauungsorgane überlastet sind. Er entwickelte eine Diagnostik der Gesundheit, mit der festgestellt werden kann, welche Produkte einem Menschen zuträglich sind.

Die Eckpfeiler seiner Kur nannte F. X. Mayr die drei "S":

- Schonung
- Säuberung
- Schulung

Die Schonung geschieht durch einen Verzicht auf schwerverdauliche und ballaststoffreiche Lebensmittel, in der Anfangszeit werden ausschließlich trockene Semmeln mit Milch eingespeichelt. Dieser Kau- und Einspeichelvorgang stellt gleichzeitig die Schulung dar, nämlich Lebensmittel so im Mund vorzubereiten, dass sie von den Verdauungsorganen auch problemlos verdaut werden können. Unterstützt wird die Kur durch eine Darmsäuberung mittels Salzen. Diese soll gleichzeitig der Entgiftung des Körpers dienen[879].

Im Gegensatz zu vielen anderen Heilfastenprogrammen hat die F.X. Mayr-Kur ein Konzept für die Ernährung nach Abschluss der Kur. Dazu wird die Ernährung während der Kur sukzessive wieder aufgebaut. Viele Lehren von F.X. Mayr werden allerdings heute in Frage gestellt, und viele positive Effekte seiner Kur lassen sich auch anders erklären.

---

[878] Migräne-Klinik Königstein: Willkommen, http://www.migraene-klinik.de/
[879] Heilfastenkur.de: Heilfasten, http://www.heilfastenkur.de/

Maßnahmen

Wer sollte nicht fasten?

- Personen, die unter Binge Eating, Anorexia oder Bulimie leiden sollten besser nicht in Eigenregie fasten – zu groß ist die Gefahr, das bestehende Suchtproblem insbesondere nach Abschluss des Fastens noch zu verstärken.
- Wer regelmäßig Medikamente einnehmen muss, sollte vor Beginn einer Fastenkur in jedem Fall seinen Arzt konsultieren.
- Während einer Schwangerschaft sollte auf keinen Fall eine Fastenkur durchgeführt werden.
- Auch Fastenkuren in der Entwicklungsphase (insbesondere Pubertät) sind nicht ratsam.
- Tuberkulose-Patienten, Krebskranke und Personen, die an einer Überfunktion der Schilddrüsen leiden, dürfen nicht fasten. Denn bei schweren zehrenden Krankheiten ist der Organismus nicht mehr in der Lage, richtig auf den Fasten-Reiz zu reagieren und verliert noch mehr an Substanz.
- Ebenfalls nicht geeignet ist das Fasten bei chronischen Entzündungen und Geschwüren des Magens.
- Personen mit Lebererkrankungen sollten nicht fasten. Denn während der Fastenzeit muss die Leber die gesamte Energie für das Gehirn produzieren, entweder Glucose über die Glukoneogenese oder Ketonkörper über die Ketogenese. Beides könnte eine Überforderung für eine vorgeschädigte Leber sein.
- Frisch operierte Personen oder Personen, die gerade eine schwere Infektionskrankheit hinter sich haben, sollten nicht fasten. Hier gelten die gleichen Anmerkungen, wie bei schweren zehrenden Krankheiten.
- Für Menschen, die bereits an Altersschwäche, Abmagerung und schwerer Erschöpfung leiden, ist das Fasten ebenfalls nicht erlaubt, da eine solche Kur den geschwächten Organismus noch weiter schwächen würde.

Manche Migräniker sind energetisch erschöpft, haben Probleme mit der Schilddrüse, leiden unter Magen- und Darmstörungen und nehmen häufig und regelmäßig Medikamente ein. In diesen Fällen sind kalorische Fastenmaßnahmen nicht sinnvoll. Auch hier kann es Sinn machen, alternativ über ein Kohlenhydrat-Fasten nachzudenken, was in der strengen Form den entscheidenden Effekt genauso liefern kann: das Erreichen des Zustands der Ketose.

Maßnahmen

Darmsanierungen

Nicht selten wird die Auffassung vertreten, dass Migräne aus dem Darm kommt. Dabei wird zum Beispiel als Ursache angenommen, dass der Darm etwa

- durch unverdaute Nahrung belastet oder
- von Bakterien/Pilzen (zum Beispiel Candida Albicans[880]) befallen

ist. In diesem Fall wird dann eine Darmsanierung empfohlen, zum Beispiel im 1. Fall eine FX Mayr-Kur oder im 2. Fall eine Anti-Pilz-Diät (eine spezielle kohlenhydratarme Ernährung).

Die Vorstellung ist in beiden Fällen, dass durch den kranken Darm Giftstoffe und Allergene ins Blut dringen, die letztendlich dann Migräneanfälle triggern können. Andere Auffassungen sind, dass im Darm wohnende Bakterien oder Pilze einen Nährstoffmangel beim Patienten hervorrufen können, der dann (zum Beispiel in Form einer Hypoglykämie) auch Migräneanfälle auslösen kann.

Letztendlich liegt hier also eine ähnliche Vorstellung wie bei Auslassdiäten vor, nur dass die Allergene und Giftstoffe nicht durch die Nahrung aufgenommen werden (und folglich in einer Auslassdiät gemieden werden können), sondern dass diese ständig durch den Darm selbst produziert werden.

Ausführlicher wird das Thema im Abschnitt *Befall mit Mikroorganismen* auf Seite 293 abgehandelt.

Ein Nachteil von Darmsanierungen ist, dass diese oft als einmalige Heilmaßnahme angesehen werden. Ziel ist es, den Betroffenen danach wieder schrittweise zu einer "gesunden" ausgewogenen Ernährung zurückzuführen. Dabei war es meist die "gesunde" ausgewogene Ernährung davor, die zur Erkrankung führte.

Anders als bei Ernährungsumstellungen liegt kein wirklich langfristiges Konzept vor. Aus diesem Grund haben Darmsanierungen oft mehr Ähnlichkeiten mit Crash-Diäten als mit Umstellungen auf eine andere Ernährungsweise. Man kann sie deshalb auch nur schwerlich den Ernährungsmaßnahmen zurechnen. Ohne ein langfristiges anschließendes Migräne-Ernährungskonzept steht zu befürchten, dass die Maßnahmen nur eine begrenzte Nachwirkzeit haben werden.

---

[880] candida.de: Deutsche Candida Hilfe e.V., http://www.candida.de/

Maßnahmen

Sport

Ausdauersport als Migräneprophylaxe

Leichter Ausdauersport kann nachweislich eine positive Wirkung auf Migräne haben[881].

Sport kann eine stabilisierende Wirkung auf die Hormonlage haben[882] [883], die Sauerstoffaufnahme verbessern und allgemein die Konstitution des Betroffenen verbessern. Ferner kann Sport dafür sorgen, dass überschüssige, mit der Nahrung aufgenommene Kohlenhydrate verbraucht und die Fettspeicher mobilisiert werden. Auf diese Punkte wird im Abschnitt *Stress* auf Seite 257 näher eingegangen.

Aus all diesen Gründen kann Ausdauersport eine sehr wichtige Lebensstilmaßnahme zur Verbesserung einer Migräne sein.

Allerdings sollten Migränepatienten mit Vorsicht an das Thema herangehen: Jedes Zuviel, jede Erschöpfung, jede dadurch ausgelöste Unterzuckerung kann zu Migräneattacken führen. Deshalb sollten die Leichtigkeit und der Spaßfaktor stets im Vordergrund stehen, gegebenenfalls sind leichtere Sportarten wie Nordic Walking oder Schwimmen vorzuziehen.

Alltagssport als Migräneprophylaxe

Eine sinnvolle Maßnahme kann auch Alltagssport sein. Hierbei handelt es sich um einen zeitweiligen bewussten Verzicht auf einige Bequemlichkeiten des Alltagslebens und weitere Aktivitäten.

Beispiele sind:

- Treppe statt Rolltreppe oder Fahrstuhl nutzen.
- Ein Stück zu Fuß gehen statt das Auto zu benutzen.
- Mit dem Fahrrad zur Arbeit fahren.

---

[881] Medizinauskunft.de: Körperliches Training gegen Migräneattacken, http://www.medizinauskunft.de/artikel/diagnose/krankheiten/09_08_migraene.php

[882] Strobel, G: Wechselwirkungen zwischen Katecholaminen, Beta-Adrenozeptoren, akuter körperlicher Belastung und Training, 2002, http://www.zeitschrift-sportmedizin.de/images/heft0402/a02_0402.pdf

[883] Thor S, Boldt F, Völker K, Wessinghage T, Neumann G: Vor- und Nachteile von Ausdauersport und Konditionsaufbau, 2000, http://www2.lifeline.de/yavivo/GesundesLeben/10Sport/Konditionsaufbau/30vorteile.html

Maßnahmen

- Das Handtuch nach dem Abtrocknen kräftig auswringen.
- Auf den Zehenspitzen oder mal auf der Ferse durch die Wohnung gehen.
- Zu einem Musikstück tanzen.
- Mit den Kindern oder dem Hund herumtollen.
- Sex.

Untersuchungen haben ergeben, dass sich auf diese Weise eine sehr hohe Fitness erreichen lässt[884].

Migräne und Krafttraining

Der Sportmediziner Kurt Moosburger führt zu den körperlichen Wirkungen von Kraftsport aus[885]:

> *Am effizientesten lassen sich Fettpölsterchen mit Krafttraining abbauen. Umso mehr ist es verwunderlich, dass fast immer nur von einem Ausdauertraining, noch dazu von einem "Training mit Fettverbrennungspuls" gesprochen wird, wenn es um ein "Abspecken" geht. Dass Krafttraining, bezogen auf den Zeitaufwand, effektiver ist, ist nicht nur seit 20 Jahren durch wissenschaftliche Studien nachgewiesen, sondern zeigt sich auch im Trainingsalltag. Hier kommt vor allem der "Nachbrenneffekt" zur Geltung, das heißt die Muskulatur verbrennt nach dem Training noch viele Stunden lang mehr Fett als sonst. Wer seine Figur "verbessern" will, sprich seinen Body "stylen" oder "straffen" will – zwei Begriffe, die vor allem von Damen gern verwendet werden -, kommt um ein Ganzkörper-Krafttraining nicht herum. Aber es muss ausreichend intensiv sein – ein "homöopathisches Damentraining" mit einerseits zu geringen Widerständen, sprich unzureichender Intensität und unnötigen, da ineffektiven Übungen andererseits, wie man es immer wieder in Fitnessstudios beobachten kann, bringt nichts – weder für die Kraft, noch für die Figur.*

Dieser von ihm erwähnte und für die Fettverbrennung sicherlich günstige "Nachbrenneffekt" des Krafttrainings kann sich bei Migräne aber als ausgesprochen ungünstig erweisen, da damit der Gesamt-Energieverbrauch nachhaltig weiter erhöht wird und der/die Betroffene noch leichter in Energiekrisen geraten kann, unter denen speziell das Gehirn erheblich in Mitleidenschaft gezogen werden und mit Migräneattacken reagieren kann.

---

[884] Morehouse, Laurence E. und Gross, Leonard: Fitness für Faule – Das weltraumgetestete Gesundheitsprogramm, 1980

[885] Moosburger, Kurt A.: Abspecken,
http://gin.uibk.ac.at/thema/sportundernaehrung/interview.html

Maßnahmen

Medikamente zur Migräneprophylaxe führen in der Regel zu einer signifikanten Gewichtszunahme, was nichts anderes heißt, als dass dem Körper mehr Energie zur Verfügung steht als verbraucht wird. Die bei Migräne hochwirksamen Beta-Blocker senken sogar nachweislich den Gesamtenergieverbrauch des Körpers und tragen auch über diese Eigenschaft dazu bei, dass das Gehirn weniger häufig in Energiekrisen gerät. Eine langfristige Zunahme des Gesamtenergieverbrauchs – zum Beispiel durch Krafttraining – bei unverändertem Ernährungsverhalten scheint deshalb bei Migräne wenig ratsam zu sein.

Änderung der Verhütungsmethode

Zwar liegen keine Studien vor, die schlüssig belegen, dass die Pille Migräne direkt verursacht, allerdings bestehen insbesondere bei Östrogen-haltigen Pillen sehr viele Verdachtsmomente.

Beispielsweise finden sich auf zahlreichen Beipackzetteln hormoneller Kontrazeptiva Hinweise der folgenden Art:

> *Gründe für das sofortige Absetzen: Kopfschmerzen die erstmalig migräneartig oder häufiger ungewohnt stark auftreten, plötzliche Empfindungs-, Wahrnehmungsstörungen (Seh-, Hörstörungen) sowie Bewegungsstörungen, insbesondere Lähmungen (mögliche erste Anzeichen eines Schlaganfalls), ...*

Eine epidemiologische Studie mit Daten aus den Niederlanden kam zu dem Ergebnis, dass die von der Studie erfassten Frauen mit Migräne doppelt so häufig orale Kontrazeptiva einnahmen wie Frauen ohne Migräne[886].

Eine norwegische epidemiologische Studie (Head-HUNT) unter 13.944 gebärfähigen Frauen kam zu den folgenden Ergebnissen[887]:

- Frauen, die östrogenhaltige orale Kontrazeptiva (Pille) einnahmen, litten durchschnittlich 1,4-mal so häufig unter Migräneattacken und 1,2-mal so häufig unter Spannungskopfschmerzen.

- Dabei schien die Höhe der Östrogendosis keinen Einfluss auf die Kopfschmerzhäufigkeit zu haben, die erhöhte Anfälligkeit für Kopfschmerzen war sowohl bei der Pille als auch der Mikro-Pille vorhanden.

- Kein Zusammenhang zur Kopfschmerzhäufigkeit konnte bei der Nutzung reiner Gestagen-Präparate (Mini-Pille) festgestellt werden.

Eine Metanalyse über 14 Studien errechnete ein um den Faktor 8,7 erhöhtes Risiko für Frauen mit Migräne, die orale Kontrazeptiva einnahmen, einen Schlaganfall zu erleiden[888].

Eine weitere Untersuchung[889] ergab, dass Frauen mit Migräne[890]

---

[886] Scher AI et al.: Cardiovascular risk factors and migraine – The GEM population-based study, NEUROLOGY 2005;64:614-620

[887] Aegidius K, Zwart JA, Hagen K, Schei B, Stovner LJ: Oral contraceptives and increased headache prevalence – The Head-HUNT Study, Neurology 2006;66:349-353

[888] Ärzte-Zeitung: Metaanalyse: Migräne steigert Apoplexie-Risiko, http://www.aerztezeitung.de/docs/2005/01/19/008a1401.asp?cat=/medizin

Maßnahmen

> ein größeres Risiko besitzen, tiefe Läsionen der weißen Hirnsubstanz (DWML) zu entwickeln als weibliche Kontrollpersonen. Die Anzahl der DWML korrelierte mit der Frequenz, in der Migräneanfälle auftraten. Dieses Phänomen war unabhängig von der Art der Migräne: sowohl bei Migräne mit Aura als auch bei Migräne ohne Aura war die Anzahl der DWML erhöht. Dies galt jedoch nicht für männliche Patienten: Hier konnte bezüglich der Häufigkeit der DWML kein Unterschied zu Kontrollpersonen festgestellt werden.

Auch dies könnte unter Berücksichtigung des gleichzeitig deutlich erhöhten Schlaganfallrisikos auf einen Zusammenhang mit der Einnahme oraler Kontrazeptiva bei Frauen hindeuten.

Menstruelle Migräne ohne Aura wird häufig durch den prämenstruellen Östrogenabfall verursacht, Migräne mit Aura dagegen durch zu hohe Östrogenkonzentrationen. Dies legt besonders nahe, dass eine Migräne mit Aura durch die regelmäßige Einnahme östrogenhaltiger Kontrazeptiva entscheidend gefördert werden kann. Auf Grund des deutlich erhöhten Schlaganfallrisikos sind deshalb bei Migräne mit Aura östrogenhaltige Kontrazeptiva (auch mit geringer Östrogendosierung) kontraindiziert (verboten).

Bei menstrueller Migräne ohne Aura kann dagegen der umgekehrte Weg beschritten werden. Hier können manche Frauen Linderung erzielen, in dem sie die Pille mehrere Monate lang durchnehmen (sofern dies für das entsprechende Präparat zulässig ist) und hierdurch den monatlichen Hormoneinbruch vermeiden.

Versucht werden kann auch der Einsatz einer östrogenfreien Minipille.

Da bei Migräne das Hormonsystem beteiligt ist, kann es von Vorteil sein, möglichst auf hormonelle Eingriffe zu verzichten und auf andere Weise zu verhüten.

Weitere Informationen finden sich im Abschnitt *Hormonelle Faktoren* auf Seite 230.

---

[889] Kruit MC, van Buchem MA, Hofman PAM, et al. Migraine as a risk factor for subclinical brain lesions. JAMA. 2004;291:427-434.

[890] JournalMED: Migräne: Ursache für Läsionen bestimmter Hirnregionen? http://www.journalmed.de/newsview.php?id=3501

Maßnahmen

Rauchverzicht

Migränepatienten reagieren üblicherweise sehr empfindlich auf Zigarettenrauch. Grundsätzlich ist deshalb für Migränebetroffene zu empfehlen, Passivrauchen zu vermeiden (sofern dies möglich ist).

Allerdings gibt es auch Hinweise, dass aktives Rauchen für Migräniker ungünstig ist.

Eine epidemiologische Studie mit Daten aus den Niederlanden kam zu dem Ergebnis, dass unter den Migränepatienten der Anteil der Raucher um 43 Prozent höher als in der Kontrollgruppe war[891]. Hieraus könnte abgeleitet werden, dass Zigarettenrauchen das Risiko, Migräneanfälle zu erleiden, erhöht.

Die CARDIA-Studie (Coronary Artery Risk Development in Young Adults) konnte zeigen, dass das relative Risiko für Migräneattacken bei jungen rauchenden Erwachsenen erhöht ist[892].

Die im Abschnitt *Änderung der Verhütungsmethode* auf Seite 390 gemachten Anmerkungen zum erhöhten Schlaganfallrisiko gelten für das Rauchen ebenfalls. Insbesondere ist bekannt, dass die Kombination von Anti-Baby-Pille und Rauchen das Schlaganfallrisiko signifikant erhöht. Dies gilt speziell für Migräne mit Aura.

Hartmut Göbel et al. führen dazu aus[893]:

> *Dennoch besteht statistisch insbesondere für junge Betroffene mit Migräne mit Aura ein um den Faktor 3 erhöhtes Risiko, einen Schlaganfall zu erleiden. Andere Risikofaktoren für Durchblutungsstörungen können dieses Risiko noch beträchtlich steigern. Die gleichzeitige Einnahme einer östrogenhaltigen Pille zur Empfängnisverhütung erhöht das relative Risiko um den Faktor 7, zusätzlicher Nikotingenuß um den Faktor 36!*

Grundsätzlich kann deshalb nur empfohlen werden, bei Migräne auf Rauchen zu verzichten.

---

[891] Scher AI et al.: Cardiovascular risk factors and migraine – The GEM population-based study, NEUROLOGY 2005;64:614-620

[892] Hozawa A, Houston T, Steffes MW, Widome R, Williams OD, Iribarren C, Pletcher MJ, Daviglus ML, Carr JJ, Jacobs DR Jr.: The association of cigarette smoking with self-reported disease before middle age: The Coronary Artery Risk Development in Young Adults (CARDIA) study, Prev Med. 2006 Feb 7

[893] Göbel H, Heinze A, Heinze-Kuhne K: Die Morgendämmerung der Migräne: Die Auraphase, http://www.migraeneliga-deutschland.de/die-auraphase.htm

Maßnahmen

Entspannungstechniken

Progressive Muskelrelaxation nach Jacobson

Es konnte mehrfach wissenschaftlich bestätigt werden, dass sich die progressive Muskelrelaxation nach Jacobson positiv auf die Migräne auswirken kann.

Das Grundprinzip der progressiven Muskelrelaxation besteht darin, Muskeln erst für sieben bis zehn Sekunden anzuspannen und anschließend dieselben Muskeln für 20 bis 30 Sekunden bewusst zu entspannen. Während der gesamten Übung ist darauf zu achten, stets ruhig weiterzuatmen. Außerdem sollte man immer seine volle Konzentration auf die Muskeln richten, mit denen gerade gearbeitet wird.

Bei regelmäßigem Training zu Hause kann auf Dauer erlernt werden, in Stress-Situationen Verspannungen, die sonst möglicherweise Migräneattacken nach sich ziehen würden, bewusst entgegenzuwirken. Der große Vorteil der Muskelrelaxation ist, dass sie in jeder Alltagssituation, also auch im Auto oder am Arbeitsplatz, anwendbar ist. Das Verfahren ist auch dem autogenen Training überlegen, welches bei Migräne deutlich schwächer wirksam ist.

Biofeedback

Ebenfalls wirksam, aber sehr viel aufwendiger sind Biofeedback-Verfahren. Hier wird mit speziellen Geräten zum Beispiel die Muskelspannung von Kau- und Nackenmuskulatur oder die Weite von Kopfgefäßen erfasst und der Patient lernt, diese willentlich zu verändern.

Das Interessante hierbei ist, dass es mit Biofeedback möglich ist, willentlich Funktionen zu beeinflussen (zum Beispiel Pulsschlag, Hautspannung, etc.), die normalerweise vom autonomen Nervensystem kontrolliert werden. Biofeedbackverfahren sind deshalb theoretisch in der Lage, direkt in den Bereich einzugreifen (vegetatives und hormonelles System), wo die eigentliche zur Migräne führende Regelungsstörung vermutet wird.

Sonstige Maßnahmen

An dieser Stelle sollen einige weitere Lebensstilmaßnahmen aufgeführt werden, die einer Migräne ein Stück entgegen wirken können. Die Liste erhebt keinen Anspruch auf Vollständigkeit.

Übungen für die Wirbelsäule

Viele Migräniker sind chronisch verspannt. In der Regel ist dies eine Folge von chronischem Stress und häufigen Fehl- und Zwangshaltungen. Wie im Ursachen-Teil dargestellt wurde, ist chronischer Stress in der heutigen Zeit häufig eine direkte Folge von Fehlernährung und chronischer Hypoglykämie.

Stress bewirkt die Anspannung der haltenden Muskulatur (gegebenenfalls müssen im Kampf Schläge abgewehrt werden), die in chronischen Fällen in der Folge dann chronisch verspannt. In schweren Fällen können weitere Schäden bis hin zu Bandscheibenvorfällen die Folge sein.

Auch wenn es mehr Sinn macht, zunächst die eigentliche Stressursache anzugehen und nach Möglichkeit zu eliminieren, kann der Versuch einer gezielten Entspannung der Skelettmuskulatur und Stärkung der Wirbelsäule hilfreich sein. Denn letztendlich verursachen eine verspannte Muskulatur und gegebenenfalls damit zusammenhängende ständige Schmerzen weiteren Stress, wodurch sich eine Migräneerkrankung weiter chronifizieren und sich dadurch eventuell zu einer chronischen oder gar transformierten Migräne weiterentwickeln kann[894].

Sinnvolle Verfahren können unter anderem sein:

- Yoga[895]

- Van-dong-Übungen

   Diese Übungen wurden von dem chinesischen Arzt Do Thanh Kiem entwickelt und sind Bestandteil seiner Ong Song-Heilmethode[896].

---

[894] Bigal ME, Rapoport AM, Sheftell FD, Tepper SJ, Lipton RB: Chronic migraine is an earlier stage of transformed migraine in adults, Neurology 2005;65:1556-1561

[895] Lusk, Julie T.: Schreibtisch-Yoga – Entspannung für Workaholics, 1998

[896] Leitner, Andreas und Kiem, Do Thanh: Wie wär's ohne Migräne? Ong Song – die neue ganzheitliche Therapie für Kopfschmerzpatienten, München, 2004, Seite 132 ff

Übungen für das Gesicht

Speziell bei chronischer oder transformierter Migräne bzw. bei Migräne, die in Kombination mit Spannungskopfschmerzen auftritt, kann auch eine Behandlung mit dem aus der Schönheitschirurgie bekannten Gift Botox eine Option sein. Dahinter steht der Gedanke, dass einem Teil der Schmerzen eine verspannte Gesichtsmuskulatur zu Grunde liegt.

Allerdings können Sie unter Umständen auch mit eigenen Übungen solchen Verspannungen entgegenwirken, zum Beispiel mit dem Anti-Falten-Programm von Benita Cantieni[897].

Auch hierbei handelt es sich um keine eigentliche Heilmaßnahme, sondern um einen Beitrag, Ihrer chronischen Erkrankung insgesamt entgegenzuwirken.

Übungen für den Kreislauf

Hilfreich kann neben Sport auch ein gezieltes Kreislauftraining sein, zum Beispiel durch:

- Wechselduschen
- Kneipp-Anwendungen
- Trockenbürsten
- usw.

Auch hier gilt: Nicht übertreiben! Auch Sauna gehört zu den Kreislauf trainierenden Maßnahmen, stellt aber für die meisten Migräniker eher eine Überforderung dar und ist deshalb kontraindiziert.

Reduzierung von äußerem Stress

Migräniker leiden unter zu viel Stress, darauf deuten allein schon die ganz häufig deutlich erhöhten Cortisol-Spiegel hin[898]. Wie im Ursachen-Teil dargestellt wurde, entspringt bei den meisten Betroffenen der bedeutendere Teil davon vermutlich inneren Stoffwechselmechanismen.

Allerdings können bedeutende Stress-Anteile auch durch äußeren Stress verursacht werden. In der Regel kann ein Betroffener das nicht selbst beurteilen, da er nur merkt, dass ihn eine äußere Situation belastet (zum Beispiel ein Konflikt, eine

---

[897] Cantieni, Benita: Faceforming – Das Anti-Falten-Programm für Ihr Gesicht, 2002
[898] Ziegler DK et al.: Circadian rhythms of plasma cortisol in migraine, J Neurol Neurosurg Psychiatry. 1979 Aug;42(8):741-8

Maßnahmen

bevorstehende Prüfung, der Verlust einer nahe stehenden Person, starker Lärm am Arbeitsplatz, Mobbing usw.), aber nicht weiß, inwieweit diese Belastung nur deshalb vorhanden ist, weil der Körper bereits von innen permanent gestresst wird und das Stresssystem deshalb über keine Kapazitäten für den äußeren Stress mehr verfügt. So ist auffällig, dass chronisch kranke Menschen ganz offenkundig mit äußerem Stress viel schlechter zu Recht kommen als Gesunde.

Äußerer Stress kann auch dadurch verursacht werden, dass man ständig aus realen oder irrealen Gründen mit einer Angst machenden Situation konfrontiert wird, gegen die man kein geeignetes Verhaltensmuster hat.

Sinnvoll können deshalb unter anderem auch folgende Maßnahmen sein:

- Persönlichkeitstraining und –stärkung (zum Beispiel über psychotherapeutische Maßnahmen, Kampfsporttraining und vieles andere mehr)
- Regelmäßige und gezielte Entspannung, eventuell unter zu Hilfenahme von Verfahren wie autogenes Training.
- Konfliktbewältigung, eventuell auch Meiden von Konflikten.
- Regelmäßige Pausen zur Entspannung, mal an die frische Luft gehen, Lachen, ausreichend und vor allem nachts schlafen.

5 Fragen und Antworten

Experten vermuten, dass die Prävalenz von Migräne in den letzten Jahrzehnten deshalb so stark zugenommen hat, weil Kinder wie Erwachsene heute viel stärker den Faktoren ausgesetzt sind, die Migräne auslösen. Deshalb kommt es häufiger zu Kopfschmerzattacken[899]. Ist dies der entscheidende Grund?

Sicherlich ist es richtig, dass es heute eine ganze Reihe an Reizen gibt, denen Erwachsene und Kinder ausgesetzt sind. Auf der anderen Seite wachsen sehr viele Kinder relativ sicher und behütet auf und bekommen trotzdem sehr frühzeitig Migräne.

Viel entscheidender ist aber, dass Migräne ja häufig gar nicht durch Reize wie Fernsehen oder Computer-Spiel ausgelöst wird, sondern vorzugsweise in der Entspannungsphase auftritt. Ferner sind die stärksten Trigger immer noch Allerwelts-Trigger, die man üblicherweise nicht richtig abstellen kann. Auf meiner Website www.miginfo.de gaben bei einer Befragung mehr als 70% aller Teilnehmer (von mehr als 850 Stimmen) an, dass ihre Migräne sehr stark auf Wetterveränderungen reagiert. Kritisch ist auch der Zeitraum nach einer sportlichen Leistung oder der Beginn des Wochenendes nach einer arbeitsreichen Woche.

Das deutet alles sehr stark darauf hin, dass eher energetische und hormonelle Vorgänge im Vordergrund stehen und nicht die Anzahl der individuellen Trigger. Wenn dies so stimmen würde wie behauptet, dann müssten die Migräneattacken viel stärker den neuen belastenden Faktoren zuordbar sein und das sind sie eben nicht.

Ferner sollte nicht übersehen werden, dass es neben der Migräne eine weitere und noch viel stärkere Epidemie gibt: Typ-2-Diabetes. Auch hier werden immer mehr und immer jüngere Menschen krank.

Gute Theorien sollten nach Möglichkeit einfach sein. Und es wirkt wenig plausibel, wenn man für Diabetes mehrheitlich falsche Ernährung und Bewegungsmangel als Ursache für die Entwicklung ausmacht und dann bei Migräne nach ganz anderen Gründen sucht.

Das Problem ist einfach, dass die Schulmedizin eine falsche Migräne-Theorie verfolgt. Die neurologische Migräne-Theorie der Schulmedizin lässt Erklärungen über falsche Ernährung und Bewegungsmangel nicht wirklich zu. Erst wenn dieses

---

[899] FOCUS Online: Migräne – Umweltfaktoren als Auslöser,
http://focus.msn.de/D/DG/DGA/DGAF/DGAF06/DGAF06B/dgaf06b.htm

Fragen und Antworten

Problem gelöst ist, wird man in der Lage sein, nach gemeinsamen plausiblen Ursachen für beide Epidemien, Migräne und Typ-2-Diabetes, zu suchen.

Fragen und Antworten

Es wird häufig behauptet, dass Migräniker besonders intelligent und schnell im Kopf seien. Eine gängige Äußerung ist zum Beispiel, dass Migräniker einen „Porsche im Kopf" hätten. Ist das tatsächlich so?

Nein, das ist eindeutig nicht der Fall.

Einerseits ist bezüglich einer solchen Behauptung nie ein Nachweis geführt worden, sie ist also in keiner Weise evidenzbasiert.

Daneben könnte sie aber auch nur statistisch richtig sein, also in der Form, dass Migräniker im Durchschnitt einen etwas höheren Intelligenzquotienten (IQ) haben, als der Rest der Bevölkerung. Dann wären aber unter der großen Zahl der Migräniker trotzdem immer noch sehr viele mit einem IQ, der in den Bereich des Schwachsinns gehören würde. Ich wüsste nicht, wie man für solche Personen erklären will, dass sie einen „Porsche im Kopf" haben.

Andere Untersuchungen deuten auch eher in die andere Richtung. Denn offenkundig tritt Migräne in sozial schwachen Schichten häufiger auf als beim Rest der Bevölkerung. In sozial schwachen Schichten wird man Menschen mit einem „Porsche im Kopf" eher seltener antreffen.

Eine weitere Studie kam zu dem Ergebnis, dass Migräniker auf visuelle Reize deutlich verzögert reagieren, wobei der Grad der Verzögerung mit der Häufigkeit der Attacken korreliert[900]. Auch diese Beobachtung bestätigt nicht gerade die Porsche-These.

Es gibt aber noch ein anderes gewichtiges Argument, was dagegen spricht: Bis zur Pubertät leiden ungefähr gleich viele Jungen wie Mädchen unter Migräne, nach der Pubertät dagegen 3x so viele Frauen wie Männer. Wie will man diesen plötzlichen Intelligenzschub bei den Frauen erklären, der sonderbarerweise dann während der Schwangerschaft auch wieder verschwindet?

Auch hier ist wieder das Problem, dass die Schulmedizin nach neurologischen Begründungen sucht. Das ist ein Fehler. Darüber lässt sich Migräne leider nicht erklären.

---

[900] Riva D, Aggio F, Vago C, Nichelli F, Andreucci E, Paruta N, D'Arrigo S, Pantaleoni C & Bulgheroni S: Cognitive and behavioural effects of migraine in childhood and adolescence. Cephalalgia 2006. London. ISSN 0333-1024, doi:10.1111/j.1468-2982.2006.01072.x

Manche alternativen Mediziner behaupten, Migräne könne auch von Amalganfüllungen oder wurzelbehandelten Zähnen kommen und empfehlen, die Amalganfüllungen zu ersetzen, manchmal sogar wurzelbehandelte Zähne ziehen zu lassen. Andere diagnostizieren Spannungsverhältnisse im Kiefer und verordnen dann zum Beispiel eine Aufbissschiene. Machen diese Maßnahmen Sinn?

Es handelt sich hierbei um ein gutes Beispiel, wie wenig ganzheitlich die Vorgehensweise in der Medizin ist.

Natürlich können alle diese Dinge eine gewisse Rolle spielen, aber es ist wesentlich vernünftiger, zunächst einmal nach einfacheren und nahe liegenden Ursachen zu suchen, für deren Behandlung weniger starke, belastende und kostspielige Eingriffe erforderlich sind.

Ein Arzt sollte immer den Gesamtzustand des Patienten berücksichtigen. Wenn jemand zum Beispiel starkes Übergewicht hat, dann ist das etwas, was bei einer Erkrankung wie Migräne unbedingt berücksichtigt werden muss[901]. Eine einfache Ausrichtung auf eine genetische neurologische Erkrankung ohne Berücksichtigung der sonstigen Stoffwechselverhältnisse und mit ganz Migräne-spezifischen Medikamenten macht keinen Sinn.

Es gibt den Spruch: „Einem geschenkten Gaul schaut man nicht ins Maul." Damit wird angesprochen, dass man früher Alter und Zustand eines Pferdes ganz wesentlich an dessen Zähnen ablas.

Wenn nun ein Patient eine ganze Reihe Amalganplomben im Mund hat, dann sollte man sich zunächst weniger auf das Amalgan, sondern mehr auf die Tatsache konzentrieren, dass hier erhebliche Zahnschäden vorliegen. Dies gilt umso mehr, wenn auch noch etliche Zähne wurzelbehandelt sind.

Da wir heutzutage über hochleistungsfähige Methoden der Zahnhygiene verfügen (Fluor-Zahncremes, Mundduschen, elektrische Zahnbürsten, Zahnseide usw.) über die unsere Vorfahren nicht verfügten, kann ein solcher Befund nur bedeuten, dass der Patient sich so ernährt, dass massive Zahnschäden entstehen konnten. Und das heißt in aller Regel: Er isst viel mehr Kohlenhydrate als sein Gebiss und folglich auch der restliche Körper vertragen.

Etwas Ähnliches gilt für das nächtliche Knirschen. Ganz häufig handelt es sich hierbei um eine Aggressivitäts-Reaktion als Folge von nächtlichen Unterzuckerungen bzw. anderen energetischen Problemen. Bevor man also wieder nur mit sehr teuren

---

[901] Peres MF, Lerario DD, Garrido AB, Zukerman E: Primary headaches in obese patients. Arq Neuropsiquiatr. 2005 Dec;63(4):931-933. Epub 2005 Dec 15

Fragen und Antworten

Mechanismen die Symptome behandelt, sollte man erst einmal auf die Suche nach den Ursachen gehen.

Fragen und Antworten

Wenn ich bei einem Arzt meinen Blutzucker habe überprüfe lassen und dieser normal war, kann ich dann trotzdem unter Hypoglykämie leiden?

Ja, denn meist wird beim Arzt entweder nur der Nüchternblutzucker (also ein einmaliger statischer Wert) gemessen oder ein 2-stündiger Glucose-Toleranz-Test durchgeführt. Letzterer ist aber auf Diabetes ausgerichtet und wird bei Migränikern eher zu hohe als zu niedrige Blutzuckerwerte liefern[902]. Mögliche aussagekräftige Resultate könnte ein 5- oder 6-stündiger erweiterter Glucose-Toleranz-Test liefern, aber dieser ist

- für Migräniker sehr belastend (keine Nahrungsaufnahme über 5 – 6 Stunden),
- in normalen Praxen kaum durchführbar (keine Zeit, kein Budget),
- oft gleichfalls wenig aussagekräftig, da die weiter unten erwähnte natürliche Stressreaktion des Organismus die Resultate verfälschen kann.

Ein Problem bei dem Thema Hypoglykämie ist, dass die Medizin einen wenig tauglichen statischen Hypoglykämie-Begriff verwendet[903]:

> *Hypoglykämie ist eine Unterzuckerung, bei der der Blutzuckerspiegel auf Werte unter 50 mg/dl absinkt.*

Leider berücksichtigt diese nicht, dass die Stresshormone in der Lage sind, den Blutzucker binnen kurzer Zeit anzuheben. Das müssen sie auch können, sonst könnte man zum Beispiel noch nicht einmal schneller laufen (= Stress).

Normalerweise wird der Blutzucker im Rahmen der Blutzucker-Homöostase durch Insulin und Glucagon reguliert. Nur in Ausnahmesituationen (= Stress) greifen die Stresshormone in größerem Stil ein.

Wenn nun der Blutzuckerspiegel noch relativ hoch ist (also sagen wir mal bei 80 mg/dl), aber recht schnell fällt, dann weiß der Hypothalamus im Gehirn, dass die Glucagon-Reaktion zu langsam sein wird. Außerdem will er sich auf diese nicht allein verlassen, denn selbst ist der Mann. Er befürchtet also, dass es demnächst eine massive Hypoglykämie (d. h. Blutzucker < 50 mg/dl) geben wird, und dann wird es ja für ihn selbst eng, seine eigene Versorgung ist dann möglicherweise gefährdet und er kann dann gar nichts mehr machen. Also greift er mit massiven Mitteln ein und das geschieht nun einmal über die Ausschüttung der Stresshormone. Diese sorgen dann dafür, dass der Blutzuckerspiegel wieder angehoben wird oder zumindest nicht zu weit fällt.

---

[902] Rainero I et al, Insulin sensitivity is impaired in patients with migraine, Cephalalgia, 2005 Aug;25(8):593-7

[903] Medizinfo.de: Hypoglykämie, http://www.medizinfo.de/diabetes/diatyp3.htm

Fragen und Antworten

Leider hat das für die betroffene Person sehr starke Auswirkungen. Wenn man in diesem Moment den Blutzuckerspiegel messen würde, wäre der Blutzuckerwert möglicherweise noch normal, die Person leidet aber gegebenenfalls unter Verspannungen, beschleunigtem Puls, kurzfristig erhöhtem Blutdruck oder gar Angst- und Panikattacken[904].

Ich habe deshalb versucht, die sehr statische und limitierte Hypoglykämiedefinition der Schulmedizin durch eine andere, meines Erachtens zutreffendere Definition zu ersetzen:

> *Dynamische Hypoglykämie-Definition:*
>
> *Hypoglykämie ist die fehlende Fähigkeit des Organismus, einen Blutzuckerspiegel in Ruhe ohne abnorme Ausschüttung der Stresshormone Adrenalin und Cortisol und ohne eine zusätzliche Nahrungsaufnahme innerhalb enger Grenzen halten zu können.*
>
> *Es liegt folglich auch dann Hypoglykämie vor, wenn der Blutzucker oberhalb 60 mg/dl ist, aber nur durch den massiven Einsatz der Stresshormone oder eine zusätzliche Nahrungsaufnahme auf diesem Wert gehalten werden kann.*

Weitere Ausführungen dazu finden sich im Abschnitt *Was ist Hypoglykämie?* auf Seite 148.

---

[904] Morschitzky H: Vegetatives Nervensystem – Stoffwechsel, http://www.panik-attacken.de/angst/veg-stoff.html

Fragen und Antworten

Andere Autoren bezweifeln, dass Blutzuckerveränderungen allein eine Migräne triggern können. Beispielsweise schreibt Hartmut Göbel[905]:

> Dabei ist weniger der Abfall des Blutglukosespiegels für die Triggerung verantwortlich. So zeigt sich beispielsweise bei Patienten mit einem Diabetes mellitus, dass Blutzuckerveränderungen nur schwach mit der Triggerung von Migräneattacken korreliert sind. Vielmehr müssen weitere Nahrungsbestandteile, insbesondere die Elektrolytkonzentration und die Konzentration von freien Fettsäuren, als bedeutsam in der Generierung von Migräneattacken angesehen werden. Wahrscheinlich ist auch nicht ein einzelner Faktor verantwortlich zu machen, sondern die gesamte metabolische Situation und die physiologischen Prozesse.

Spricht nicht deshalb einiges dafür, dass die Blutzuckerschwankungen nur eine untergeordnete Rolle spielen?

Nein. Grundsätzlich hat ein akuter niedriger Blutzuckerspiegel nichts mit chronischer Hypoglykämie – in dem Sinne wie sie im Buch definiert wird – zu tun. Bei chronischer Hypoglykämie müssen nicht einmal niedrige Blutzuckerwerte entstehen. Entscheidend ist, dass es zu einer langfristigen Überlastung und Schädigung des vegetativen Nervensystems kommt, weil die sympathische Komponente ständig mit der Stützung des Blutzuckerspiegels beschäftigt ist, dabei in Konflikt mit dem Parasympathicus gerät und/oder sich erschöpft. Diese Probleme haben nichts mit einer genetischen Reizverarbeitungsstörung zu tun, sondern sind in den meisten Fällen Folge einer ungeeigneten Ernährung bezüglich der gegebenen genetischen Ausstattung des Betroffenen.

Es gibt Migräniker, deren Migräne nach Ausbruch einer Typ-2-Diabetes-Erkrankung schwächer wird oder gar verschwindet. Wenn der Blutzuckerspiegel sich auf einem höheren Niveau einpendelt hat und die Stresshormone diesen nicht mehr mehrere Male am Tag stabilisieren müssen, dann können sich die hormonellen und vegetativen Funktionen wieder beruhigen. Das Gleiche gilt für den Rat, möglichst regelmäßig und oft pro Tag zu essen. Auch hierdurch lässt sich das Betriebssystem des Menschen zeitweilig beruhigen, da nun die Nahrungsmittel den Blutzucker stützen und nicht mehr die Stresshormone. Da bei dieser Methode die Nahrungsaufnahme willentlich und mit Plan geschieht, könnte man salopp auch sagen: Die Regulierung des Blutzuckerspiegels erfolgt nicht mehr mit tatkräftiger Unterstützung der autonomen Zentren, sondern der Großhirnrinde, wodurch erstere entlastet werden.

---

[905] Göbel, Hartmut: Die Kopfschmerzen, 2003, Seite 256

Fragen und Antworten

Ernährungswissenschaftler sind der Meinung, dass die weltweite Adipositas-Epidemie durch eine zu hohe Kalorienaufnahme bei gleichzeitiger Bewegungsarmut als Folge unserer sitzenden Lebensweise verursacht wird. Sie empfehlen deshalb als Gegenmaßnahmen eine energiearme, fettarme und ballaststoffreiche Ernährung und verstärkte sportliche Betätigungen. Werden diese Maßnahmen greifen?

Ich bin diesbezüglich äußerst skeptisch. Wir müssen hier ganz klar den aufgeklärten Einzelnen, der bereit ist, für seine Gesundheit eine ganze Menge Dinge zu tun, von der breiten Masse unterscheiden.

Wenn Sie den ganzen Tag einer Arbeit nachgehen, dann macht das einen Sinn, denn Sie wollen ja Geld verdienen. Wenn Sie erschöpft von der Arbeit nach Hause kommen, eventuell noch Ihren Haushalt führen müssen, möglicherweise sogar Kopf-, Rücken- oder Beinschmerzen haben, dann dürfte die Motivation für zusätzliche Bewegung gleich Null sein. Wenn Sie nur mit dem Fahrrad zur Arbeit kommen können, dann macht das Fahrradfahren unmittelbar Sinn, wenn Sie nach der Arbeit noch ein Stück mit dem Fahrrad fahren sollen, nur um sich zu bewegen, damit sie nicht zu dick werden, dann macht das unmittelbar keinen Sinn. Die meisten Menschen werden so etwas nicht akzeptieren. Sie werden ja auch keinen Fernseher akzeptieren, der nur dann reibungslos funktioniert, wenn sie ihn mindestens 1 Stunde pro Tag betreiben.

Die Adipositas-Epidemie hat eine ganz andere Ursache und man wird mehr Erfolg haben, wenn man die eigentliche Ursache adressiert.

Ernährungsberater empfehlen eine sehr kohlenhydratreiche Ernährung, die gleichzeitig arm an Fett sein soll. Der Fettanteil in der Nahrung sollte 30% an den Nahrungskalorien nicht überschreiten, der Kohlenhydratanteil sollte typischerweise mindestens 50 oder 60% an den Gesamtkalorien erreichen.

Low-Carb-Befürworter halten dagegen, dass eine solche Ernährung ein Problem auf der Insulin-Seite hat. Eine typische Begründung ist die Folgende[906]:

> *Viele und besonders die stark verarbeiteten kohlenhydrathaltigen Nahrungsmittel (Zucker, Weißmehl etc.) provozieren, dass große Mengen an Insulin ausgeschüttet werden. ... Weil Insulin außerdem den Fettabbau hemmt, können keine Fette aus den Depots mobilisiert werden, solange der Insulinspiegel erhöht ist. Das erschwert die Gewichtsreduktion.*

Mit anderen Worten: Kohlenhydratreiche Speisen erhöhen den Insulinspiegel, und so lange dieser erhöht ist, kann kein Fettabbau stattfinden, eher ein Fetteinbau.

---

[906] Opoku-Afari, Clifford: Die Diät-Katastrophe. Über das Kohlenhydrat-Kartell, süße Machenschaften und Wege aus dem Diätendschungel, 2006, Seite 25 f

Fragen und Antworten

Metabolisches Syndrom, Übergewicht und Diabetes werden gemäß dieser Auffassung folgerichtig als Insulinkrankheiten eingestuft.

Demgegenüber behaupten klassisch ausgebildete Ernährungsberater, dass die geschilderte Insulinreaktion überhaupt kein Problem darstelle, sondern ganz natürlich sei. Wenn die Nahrung halbwegs verdaut ist, dann sinke der Insulinspiegel auf den Ausgangswert zurück, der Insulin-Gegenspieler Glucagon gewinne die Oberhand und der sorge bei ausbleibenden Mahlzeiten unter anderem dafür, dass die Lipolyse (Fettabbau) angestoßen wird. Übergewicht und die daraus folgende Insulin-Resistenz können gemäß dieser Auffassung nur entstehen, wenn ständig zu viele Kalorien aufgenommen werden. Und da Fett die meisten Kalorien hat, wäre die beste Gegenmaßnahme, weniger Fett zu essen.

Beide Auffassungen haben zum Teil Recht und übersehen doch die eigentliche Ursache des Problems: Den Gehirnstoffwechsel.

Nahrung ist heute überall, ständig, preiswert und ohne Anstrengung verfügbar. Die Kombination aus kohlenhydratreicher Ernährung und fehlenden Hungerphasen aber führt dazu, dass das Gehirn ausschließlich von Glucose lebt und die Fähigkeit zur Ketolyse, das heißt zur Nutzung von Ketonkörpern bzw. des Fettspeichers des Körpers, verliert. Mit anderen Worten: Das Gehirn wird glucoseabhängig.

Dies hat gravierende Auswirkungen. Denn wenn Sie jetzt bei normaler Arbeit Hunger bekommen, dann liegt das bei bewegungsarmer Tätigkeit in erster Linie daran, dass das Gehirn nach zusätzlicher Energie verlangt. Natürlich können Sie mit einer Mahlzeit nicht genau den Bedarf abdecken, meist essen Sie etwas mehr als notwendig wäre. Dieses „zu viel" landet dann aber – speziell wenn Sie einen effizienten Insulinstoffwechsel haben – im Fettspeicher. Dies wäre – wie auch klassische Ernährungsberater richtigerweise anmerken – allein noch kein Problem, denn wenn Sie eine zeitlang nichts gegessen haben, dann könnten Sie ja den Fettspeicher mobilisieren und davon leben. So ähnlich ist es ja auch bei Ihrem Handy: Wenn es Nahrung benötigt, steckt es in der Steckdose, und die dabei zu viel getankte Energie wird in der Batterie abgelegt. Später können Sie das Handy ohne Netz betreiben, wobei sich der Speicher wieder sukzessive entleert.

Beim Menschen gibt es jedoch einen gravierenden Unterschied: Die Fettspeicher können nicht für ein glucoseabhängiges Gehirn verwendet werden. Wenn Sie also eine zeitlang nichts gegessen haben, dann wird sich irgendwann das Gehirn melden und weitere Energie fordern. Also werden Sie wieder eine Mahlzeit zu sich nehmen, wobei alles das, was Sie zuviel gegessen haben, im Fettspeicher landet. Die Situation wird umso ausgeprägter sein, je weniger Bewegung Sie haben und je bedeutender der für das Gehirn aufzuwendende Anteil an der gesamten Körperenergie ist.

Fragen und Antworten

Wie Sie sehen, wird diese Person immer dicker, ohne dass sie etwas dafür kann. Sie weiß nicht, dass es im Körper diese sonderbare Asymmetrie gibt, die überschüssige Kohlenhydrate, die das Gehirn später einmal gebrauchen könnte, als Fett abgespeichert, wodurch sie für das Gehirn unbrauchbar werden. Natürlich könnte diese Person jetzt beginnen, Sport zu betreiben und versuchen, das angesammelte Fett abzuarbeiten. Aber wer macht das schon? Würden Sie erwarten, dass die angebliche Krone der Schöpfung soviel Handsteuerung benötigt? So haben Sie sich irgendwie nicht Ihr Leben vorgestellt.

Die Erklärung der Übergewichtsproblematik über den Gehirnstoffwechsel hat viele Vorteile.

- Einerseits vermeidet sie Begründungen über Nährstoffe und komplexe Hormonreaktionen und konzentriert sich wieder auf den Hauptsinn der Nahrung: Ausreichende Kalorien für den Betrieb zu liefern. Nahrung besteht aus Wasser, Kohlenhydraten, Proteinen, Fetten, Vitaminen, Mineralstoffen, Spurenelementen und weiteren Inhaltsstoffen, doch letztendlich sind alle diese Bestandteile sekundär gegenüber dem Brennwert der Nahrung.

- Andererseits erläutert sie, warum Menschen zu viele Kalorien aufnehmen. Denn dafür gibt es ja zunächst keinen ersichtlichen Grund. Auch Löwen liegen eine zeitlang in der Steppe herum und gehen erst dann wieder auf die Jagd, wenn es erforderlich ist. Es ist auch kaum vorstellbar, dass sich Affen, umringt von reifen Bananenstauden, ohne Grund maßlos überfressen und in der Folge zu dick und diabetisch werden.

Es gibt aber noch ein anderes Problem. Die Anthropologie hat herausgearbeit, dass wir Menschen im Vergleich zu anderen Primaten ein großes Gehirn und vergleichsweise schwache Verdauungsorgane haben. Unser Gehirn benötigt einen ständigen kräftigen Energiestrom von ungefähr 25% der gesamten Ruheenergie, die über die schwächlichen Verdauungsorgane bereitgestellt werden muss.

Wenn Sie nun beruflich viel Stress haben, dann ist bei Ihnen der Sympathicus aktiviert und es wird viel Adrenalin ausgeschüttet und das bedeutet: Ihre Verdauungsfunktionen sind noch schwächer als ohnehin schon. Meistens haben Sie auch keine ausreichend langen Pausen, um den Sympathicus wieder zu beruhigen. Wenn Sie jetzt einen Energiemangel verspüren, müssten Sie quasi im Stress bei reduzierten Verdauungsfunktionen und in einem relativ engen Zeitfenster etwas zu sich nehmen. Wenn Sie dann schon etwas älter sind und noch schwächere Verdauungsorgane haben, dann werden Sie in einer solchen Situation ballaststoffreiche Lebensmittel ohnehin nicht mehr vertragen. Das Einzige was dann praktisch noch geht und was verdaut wird, ohne dass Sie zu müde werden bzw. es zu Blähungen und Bauchschmerzen kommt, sind ballaststoffarme Lebensmittel, zum Beispiel eine Tafel Schokolade oder ein Weißmehlbrötchen mit einer Auflage. Wenn Sie bei der Arbeit eher geistig als körperlich gefordert sind, werden Sie zwangsläufig zu stark kohlenhydrathaltigen Lebensmitteln greifen, denn in erster Linie hat jetzt Ihr Gehirn zu wenig Energie und zwar Glucose. Die Folge ist: Sie werden mehr und mehr zu Zucker und Weißmehl greifen. Das hat nichts mit bösem Willen oder Dummheit zu tun: Das ist eine direkte Folge der modernen Lebensweise.

Aus all diesen Gründen glaube ich, dass die Empfehlungen der Ernährungswissenschaft in der Praxis nicht umsetzbar sein werden: Menschen kann man in der heutigen Arbeitswelt nicht mit ballaststoffreichen und energiearmen Lebensmitteln ernähren.

Außerdem widerspricht so etwas grundsätzlichen ökonomischen Gesetzen. Alles in der Natur drängt nach Effizienz, nach besserer Verwertung von Energie. Es ist überhaupt nicht nachvollziehbar, warum man auf eine bessere Energiequelle verzichten und stattdessen mit einer deutlich schwächeren vorlieb nehmen soll, warum man sich energiearm ernähren soll, wenn man überall viel Energie angeboten bekommt. Dies würde man schließlich bei seinem Auto auch nicht machen.

Wenn Affen die Wahl hätten zwischen Bananen, die sie in 10 Minuten essen können und die dann Enerige für 5 Stunden geben, und einer anderen Frucht, für deren Verzehr sie 1 Stunde benötigen, welche aber nur für 3 Stunden Energie spenden, dann werden sie sich für die Bananen entscheiden.

Ich bin überzeugt, dass das eigentliche Problem die Glucose-Abhängigkeit des Gehirns ist. Die meisten Stoffwechselfachleute tun so, als sei diese gottgegeben. Ich bezweifle dies aber. Es gibt einige sehr überzeugende Argumente dafür, dass das Gehirn des Menschen in der Steinzeit nicht glucoseabhängig war und dies erst im Neolithikum geworden ist. Das Gehirn von Säuglingen gewinnt seine Energie zu einem ganz erheblichen Anteil aus Ketonkörpern und im Hungerstoffwechsel schaltet das Gehirn nach wenigen Tagen ohnehin auf die Nutzung von Ketonkörpern um. Die Funktion, Fettspeicher des Körpers zur Energiegewinnung zu nutzen, ist also grundsätzlich im menschlichen Gehirn verankert und vorhanden.

Mir scheint es deshalb, dass die Low-Carb-Befürworter die besseren Lösungsansätze für die weltweite Adipositas-Epidemie haben. Eine Kalorie kann nicht eine Kalorie sein, wenn ein mächtiges Organ (das Gehirn) unter den heute üblichen Ernährungsbedingungen ganz entscheidend anders versorgt wird, als alle anderen großen Körperorgane, und hierdurch für erhebliche Unruhe im Energiestoffwechsel bis hin zur Nichtaustauschbarkeit von Energieträgern sorgt.

Die Adipositas-Epidemie wird offenkundig maßgeblich durch eine Schwäche im Kohlenhydratstoffwechsel ausgelöst, und die Lösung besteht nach meiner Auffassung in einer Stärkung des Fettstoffwechsels, insbesondere durch Reaktivierung der Ketolyse-Fähigkeit.

Fragen und Antworten

Wie immer in solchen Fällen, können natürlich auch medikamentöse Lösungen angestrebt werden. Dies wird aber entscheidend davon abhängen, ob es der Pharmaindustrie gelingt, die entwickelten Wirkstoffe zu patentieren.

6 Statistiken

Kohlenhydrat-Intoleranz-Test

852 Personen hatten bis Ende Februar 2006 den Test auf Kohlenhydrat-Intoleranz[907] auf www.miginfo.de durchgeführt.

Fragen und Antworten

Kohlenhydrat-Intoleranz-Test

Fragen	Antworten	%
1. Neigen Sie zu Migräne bei ausgelassenen Mahlzeiten oder wenn Sie lange auf das Essen warten müssen?	435	51,06
2. Werden Sie nervös und fühlen sich unwohl, wenn Sie sich in einem Fast-Food-Restaurant oder in einer Kantine in eine Schlange stellen müssen, um zu warten, dass Sie bedient werden?	241	28,29
3. Bekommen Sie häufig Migräne, wenn Sie mal länger als üblich schlafen?	461	54,11
4. Bekommen Sie besonders häufig am Wochenende Migräne?	399	46,83
5. Bekommen Sie häufig Migräne in der Entspannungsphase nach dem Stress?	477	55,99
6. Bekommen Sie häufig einige Zeit nach zusätzlichen Anstrengungen (z. B. Sport) Migräne?	376	44,13
7. Müssen Sie häufige kleine Zwischenmahlzeiten einlegen, um nicht in der Leistung nachzulassen?	402	47,18
8. Essen Sie gerne und oft Süßigkeiten und generell viele Kohlenhydrate?	579	67,96
9. Vertragen Sie Fett sehr schlecht?	277	32,51

---

[907] migraeneinformation.de: Testen Sie auf Kohlenhydrat-Intoleranz, http://www.miginfo.de/molmain/main.php?docid=691

Statistiken

10. Sind Sie eher zu dünn und können nicht richtig zunehmen, egal wieviel Sie essen?	155	18,19
11. Haben Sie Übergewicht?	285	33,45
12. Werden Sie nach dem Essen häufig müde und schläf-	536	62,91
13. Werden Sie ca. 2 Stunden nach einer Mahlzeit häufig müde, unruhig, hungrig, schwindelig oder bekommen Kopfschmerzen?	232	27,23
14. Leiden Sie unter Stimmungsschwankungen: mal überschwänglich, mal eher depressiv?	483	56,69
15. Bekommen Sie häufig des Nachts Migräne?	332	38,97
16. Haben Sie häufige Heißhungeranfälle?	368	43,19
17. Sind Sie nicht richtig stressbelastbar, wenn Sie nicht regelmäßig etwas essen?	434	50,94
18. Leiden Sie unter häufigen depressiven Verstimmun-	352	41,31
19. Sind Sie süchtig nach Süßigkeiten, Zigaretten, Koffein oder anderen anregenden Substanzen?	385	45,19
20. Sind Sie wetterfühlig und Ihre Migräne reagiert auf Wetterwechsel?	601	70,54

Kommentar:

Im Schnitt wurden 9,17 Fragen mit Ja beantwortet, ein Ergebnis, welches bereits eine sehr starke Indikation auf Kohlenhydrat-Intoleranz darstellt.

Mehr als 70% der Befragten gaben an, dass ihre Migräne auf Wetterveränderungen reagiert.

Mehr als 2/3 aller Teilnehmer gaben an, dass sie gerne und oft Süßigkeiten und generell viele Kohlenhydrate essen!

Bewertung der Fragen

1. Sie haben angekreuzt, dass Sie leicht Migräne bei ausgelassenen Mahlzeiten bekommen können. Dies ist ein klares Anzeichen dafür, dass ihr Blutzuckerspiegel nicht ausreichend stabil und ihr Stresssystem überlastet ist.
2. Sie haben angekreuzt, dass Sie nervös werden und sich unwohl fühlen, wenn Sie sich in einem Fast-Food-Restaurant oder in einer Kantine in eine Schlange

stellen müssen, um zu warten, dass Sie bedient werden. Dies ist ein sehr deutliches Anzeichen, dass Sie unter Hypoglykämien leiden.

3. Sie haben angekreuzt, dass Sie morgens häufig mit Migräne aufwachen, wenn Sie mal länger schlafen. Dies kann auf eine Unterzuckerungsproblematik hindeuten, auch in diesem Fall könnten Sie es einmal mit einer Reduzierung der Kohlenhydrataufnahme versuchen.

4. Sie haben angekreuzt, dass Sie besonders häufig am Wochenende Migräne bekommen. Die Wochenendmigräne fällt unter die so genannte Entspannungsmigräne, die in der Entspannungsphase auftritt, wenn die Stresshormone heruntergefahren werden. Dies kann ein Anzeichen einer zu Grunde liegenden Hypoglykämie sein.

5. Sie haben angekreuzt, dass Sie häufig Migräne in der Entspannungsphase nach dem Stress bekommen. Dies kann auf eine Unterzuckerungsproblematik hindeuten, denn nach dem Stress werden körperliche Prozesse zur internen Glukosebereitstellung heruntergefahren, wodurch Sie speziell bei ausgelassenen Mahlzeiten empfänglich für eine Hypoglykämie sein können.

6. Sie haben angeben, dass Sie häufig nach dem Sport oder Anstrengungen Migräne bekommen. Dies kann ein Anzeichen für Hypoglykämie sein. In diesem Fall kann es ratsam sein, nach der Anstrengung sofort etwas zu essen, damit nicht fehlende Nahrungsaufnahme, nachlassende Glukoseversorgung durch Entspannung und Erschöpfung ihren Blutzuckerspiegel zu schnell fallen lassen.

7. Sie haben angegeben, dass Sie häufige kleine Zwischenmahlzeiten einlegen müssen, um nicht in der Leistung nachzulassen. Dies ist ein klares Anzeichen dafür, dass ihr Blutzuckerspiegel nicht ausreichend stabil ist.

8. Sie haben angegeben, dass Sie gerne und oft Süßigkeiten und generell viele Kohlenhydrate essen. Dies kann durch die dann erfolgenden Insulinausschüttungen eine hohe Belastung für Ihr Hormonsystem darstellen, was indirekt ihre Migräne verursachen kann.

9. Sie haben angegeben, dass Sie Fett schlecht vertragen. Dies kann auf einen zu hohen Konsum an Kohlenhydraten hindeuten.

10. Sie haben angegeben, dass Sie eher zu dünn sind und nicht richtig zunehmen können, egal wie viel Sie essen. Dies kann andeuten, dass sie weniger Kohlenhydrate und mehr Fette und Proteine verzehren sollten.

11. Sie haben angekreuzt, dass Sie Übergewicht haben. Dies kann bereits auf eine Kohlenhydratunverträglichkeit hindeuten.

12. Sie haben angekreuzt, dass Sie nach dem Essen häufig müde und schläfrig werden. Dies kann bedeuten, dass Sie etwas in der Nahrung nicht vertragen (zu

hoher Anstieg des Blutzuckerspiegels [postprandiale Hyperglykämie], Unverträglichkeit gegen Histamin, Glutamat u.v.a.m.). Postprandiale Hyperglykämie kann ein Risikofaktor für eine ganze Reihe von Folgeerkrankungen wie Bluthochdruck, Arteriosklerose usw. sein.

13. Sie haben angegeben, dass Sie ca. 2 Stunden nach einer Mahlzeit häufig müde, unruhig, hungrig, schwindelig werden oder Kopfschmerzen bekommen. Dies deutet auf eine zu hohe Insulinausschüttung mit Hypoglykämien in der Folge hin.

14. Sie haben angekreuzt, dass Sie unter Stimmungsschwankungen: mal überschwänglich, mal eher depressiv leiden. Dies kann auf starke Blutzuckerschwankungen und in der Folge auf starke Schwankungen bei kritischen Neurotransmittern wie Serotonin hindeuten.

15. Sie haben angekreuzt, dass Sie häufig in der Nacht Migräne bekommen. Dies kann sehr deutlich auf eine Unterzuckerungsproblematik hindeuten, speziell da in der Nacht fehlende Nahrungsaufnahme und Entspannung zusammenkommen.

16. Sie haben angekreuzt, dass Sie unter häufigen Heißhungeranfällen leiden. Dies ist ein klares Anzeichen für häufige Unterzuckerungen.

17. Sie haben angekreuzt, dass Sie nicht richtig stressbelastbar sind, wenn Sie nicht regelmäßig etwas essen. Dies ist ein klares Anzeichen dafür, dass ihr Blutzuckerspiegel nicht ausreichend stabil und ihr Stresssystem überlastet ist.

18. Sie haben angekreuzt, dass Sie unter häufigen depressiven Verstimmungen leiden. Dies kann auf starke Blutzuckerschwankungen und in der Folge auf starke Schwankungen bei kritischen Neurotransmittern wie Serotonin hindeuten. Sie sollten prüfen, ob Sie ausreichend Proteine zu sich nehmen.

19. Sie haben angekreuzt, dass Sie süchtig sind nach Süßigkeiten, Zigaretten, Koffein oder anderen anregenden Substanzen. Das deutet auf eine Serotonin-Problematik hin, die häufig mit einer Blutzuckerproblematik einhergeht.

20. Sie haben angegeben, dass Sie wetterempfindlich sind. Dies kann auf eine generelle Überlastung des vegetativen/hormonellen Systems (zum Beispiel durch Stress und/oder Hypoglykämien) hindeuten. Sie können das vegetative/hormonelle System durch Ausdauersport, geeignete Ernährung und Entspannungsverfahren trainieren und entlasten.

Statistiken

Migräne bei Stress und Entspannung

Frage: Wann haben Sie bevorzugt Migräne?

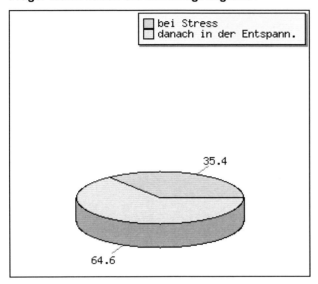

Abbildung 14: Migräne bei Stress und Entspannung

Kommentar:

Fast 2/3 aller Umfrageteilnehmer gaben an, dass sie Migräne eher in der Entspannungsphase nach dem Stress bekommen.

7 Literatur

[1] Aegidius K, Zwart JA, Hagen K, Schei B, Stovner LJ: Oral contraceptives and increased headache prevalence - The Head-HUNT Study, Neurology 2006;66:349-353

[2] Agatston, Arthur: Die South Beach Diät, 2004

[3] Aiello LC, Wheeler P: The expensive-tissue hypothesis: the brain and the digestive system in human and primate evolution, Curr Anthropol 1995 36:199-221

[4] Aiello, Leslie C: Brains and guts in human evolution: The Expensive Tissue Hypothesis. Braz. J. Genet. [online]. Mar. 1997, vol.20, no.1 [cited 02 February 2006] Available from World Wide Web: <http://www.scielo.br/scielo.php?script=sci_arttext&pid=S0100-84551997000100023&lng=en&nrm=iso>. ISSN 0100-8455

[5] AIKF: Hungergefühle 2: <AIKF> - Lösung, http://www.aikf.ch/web_detail/d_ern_uebergewicht_hunger_2.htm

[6] Alexy U, Remer T, Manz F, Neu CM, Schoenau E: Long-term protein intake and dietary potential renal acid load are associated with bone modeling and remodeling at the proximal radius in healthy children, American Journal of Clinical Nutrition, Vol. 82, No. 5, 1107-1114, November 2005

[7] Alexy U, Sichert-Hellert W, Kersting M: Fifteen-year time trends in energy and macronutrient intake in German children and adolescents: results of the DONALD study, Br J Nutr 2002;87:595-604

[8] Alstadhaug, KB, Salvesen, R & Bekkelund, SI: Seasonal variation in migraine. Cephalalgia 25 (10), 811-816. doi: 10.1111/j.1468-2982.2005.01018.x

[9] Amand, R. Paul St.: Diets For Hypoglycemia, http://www.fibromyalgiatreatment.com/Research_HGdiet.htm

[10] Amand, R. Paul St.: Hypoglycemia, http://www.fibromyalgiatreatment.com/hypoglycemia.htm

[11] Andrews, Robert C. and Walker, Brian R.: Glucocorticoids and insulin resistance - old hormones, new targets, Clinical Science (1999) 96, pages 513-23

[12] Anthony M: Biochemical indices of sympathetic activity in migraine, Cephalalgia. 1981 Jun;1(2):83-9

[13] Anthony M: Role of individual free fatty acids in migraine, Res Clin Stud Headache. 1978;6:110-6

[14] Anttila P, Metsahonkala L, Sillanpaa M: School start and occurrence of headache, Pediatrics. 1999 Jun;103(6):e80

[15] Anzola GP et al.: Shunt-Associated Migraine Responds Favorably to Atrial Septal Repair. A Case-Control Study, Stroke 2005, doi:10.1161/01.STR.0000199082.07317.43

[16] AOK: Die biochemische Beziehungskiste, http://www.aok.de/bund/monats_spezial/spezial0603/chemie.php

[17] Arndt, Klaus und Korte, Stephan: Die Anabole Diät - Ketogene Ernährung für Bodybuilder, 3. Auflage, 2001

Literatur

[18] Ärzte-Zeitung: Metaanalyse: Migräne steigert Apoplexie-Risiko, http://www.aerztezeitung.de/docs/2005/01/19/008a1401.asp?cat=/medizin

[19] Ärzte-Zeitung: Untersuchung auf Schwangerschafts-Diabetes gefordert, 08.12.2004, http://www.aerztezeitung.de/docs/2004/12/08/224a1901.asp?cat=/medizin

[20] Ärztliche Praxis: Migräne und Depression: Zwei Seiten einer Medaille?, http://www.aerztlichepraxis.de/artikel?number=1055777160

[21] Atkins, Robert C.: Die neue Atkins-Diät - Abnehmen ohne Hunger, 2004

[22] Atkins, Robert C.: Dr. Atkins' Gesundheitsrevolution - Länger und gesünder leben, 1989

[23] Audette, Ray: Neanderthin - Eat Like a Caveman to Achieve a Lean, Strong, Healthy Body, 1999

[24] Aurora, Sheena K., Kori, Shashidhar H., Barrodale, Pat, McDonald, Susan A. & Haseley, David (2006). Gastric Stasis in Migraine: More Than Just a Paroxysmal Abnormality During a Migraine Attack. Headache: The Journal of Head and Face Pain 46 (1), 57-63. doi: 10.1111/j.1526-4610.2006.00311.x

[25] Bahra A, Walsh M, Menon S, Goadsby PJ; Does chronic daily headache arise de novo in association with regular use of analgesics? Headache 2003;43:179-190

[26] Barbanti P et al.: Dopamine and migraine: does Parkinson's disease modify migraine course? Cephalalgia 2000 (20) 720-723

[27] Barbaresi WJ et. al.: Archives of Pediatrics and Adolescent Medicine, How Common is Attention-Deficit/Hyperactivity Disorder? Incidence in a Population-Based Birth Cohort in Rochester, Minn. Arch Pediatr Adolesc Med 2002 Mar;156(3):217-24

[28] Barzel US: The skeleton as an ion exchange: implications for the role of acid-base imbalance in the genesis of osteoporosis, J Bone Miner Res. 1995; 10: 1431-36

[29] Basica: Säure-Basen-Rechner, http://www.basica.de/rechner.htm

[30] BBC News: Atkins diet 'may help epilepsy', 10.12.2003, http://news.bbc.co.uk/1/hi/health/3303669.stm

[31] Benavides J, Gimenez C, Valdivieso F, Mayor F: Effect of phenylalanine metabolites on the activities of enzymes of ketone-body utilization in brain of suckling rats, Biochem J. 1976 November 15; 160(2): 217-222

[32] Berilgen M et al., Comparison of the effects of amitriptyline and flunarizine on weight gain and serum leptin, C peptide and insulin levels when used as migraine preventive treatment, Cephalalgia. 2005 Nov;25(11):1048-53

[33] Better Health Channel: Headache and diet, http://www.betterhealth.vic.gov.au/bhcv2/bhcarticles.nsf/pages/Headache_and_diet?OpenDocument

[34] Bigal ME, Rapoport AM, Sheftell FD, Tepper SJ, Lipton RB: Chronic migraine is an earlier stage of transformed migraine in adults, Neurology 2005;65:1556-1561

[35] Blech, Jörg: Die Krankheitserfinder, 2005

[36] Blech, Jörg: Heillose Medizin, 2005

[37] Bocquet-Appel, Jean-Pierre and Naji, Stephan: American cemeteries data corroborate a Neolithic demographic transition on a world-wide scale, Current Anthropology, 2006, 47:1.

Literatur

[38] Boska MD, Welch KM, Schultz L, Nelson J: Effects of the anti-migraine drug sumatriptan on muscle energy metabolism: relationship to side-effects, Cephalalgia. 2000 Feb;20(1):39-44

[39] Brainard JB: Angiotensin and aldosterone elevation in salt-induced migraine. Headache 1981;21:222-6

[40] Brand-Miller J, Foster-Powell K, Burani J: The new Glucose Revolution Life Plan, 2004

[41] Branston NM, Ladds A, Symon L, Wang AD: Comparison of the effects of ischaemia on early components of the somatosensory evoked potential in brainstem, thalamus, and cerebral cortex. J Cereb Blood Flow Metab, 1984, 4; 68-81

[42] Braun, Stefanie: Abwechselungsreiche Diät bei Migräne, Stuttgart, 2000

[43] Buchholz AC, Schoeller DA: Is a calorie a calorie? American Journal of Clinical Nutrition, Vol. 79, No. 5, 899S-906S, May 2004

[44] Budd, Martin L: Low Blood Sugar (Hypoglycemia) - The 20th Century Epidemic?, New York, 1981

[45] Budd, Martin: Diets to help Migraine - The nutritional approach to managing migraine, 1997

[46] Caers IL, Amery WK: Migräne: eine klinische Erscheinungsform zerebraler Hypoxie? In: Hofferberth B, Brune G (Hrsg.): Calcium-Antagonisten in der Neurologie, Berlin, 1988

[47] Cantieni, Benita: Faceforming - Das Anti-Falten-Programm für Ihr Gesicht, 2002

[48] Cara L et al: Milling and processing of wheat and other cereals affect their capacity to inhibit pancreatic lipase in vitro, Journal of Food Science 1992/57/ pages 466 - 469

[49] CDC: Current Trends Prevalence of Chronic Migraine Headaches, 1991, http://www.cdc.gov/mmwr/preview/mmwrhtml/00001982.htm

[50] CDC: Diabetes Prevalence Among American Indians and Alaska Natives and the Overall Population --- United States, 1994--2002, 2003, http://www.cdc.gov/mmwr/preview/mmwrhtml/mm5230a3.htm

[51] Ceriello A. Impaired glucose tolerance and cardiovascular disease: the possible role of post-prandial hyperglycemia. Am Heart J. 2004;147:803-807

[52] Chang CL, Donaghy M, Poulter N: Migraine and stroke in young women - case-control study. The World Health Organisation Collaborative Study of Cardiovascular Disease and Steroid Hormone Contraception, Br Med J 1999; 318: 13-8

[53] Cheng S et al.: Effects of calcium, dairy product, and vitamin D supplementation on bone mass accrual and body composition in 10-12-y-old girls: a 2-y randomized trial, American Journal of Clinical Nutrition, Vol. 82, No. 5, 1115-1126, November 2005

[54] Chilson CN, Brown SJ: Role of botulinum toxin type a in the prophylactic treatment of migraine headaches, Ann Pharmacother. 2005 Dec;39(12):2081-5. Epub 2005 Nov 1

[55] Choct M, Annison G: The inhibition of nutrient digestion by wheat pentosans, British Journal of Nutrition 1992/67/ pages 123 - 132

[56] Cirillo M, Stellato D, Lombardi C, De Santo NG, Covelli V. Headache and cardiovascular risk factors: positive association with hypertension. Headache 1999; 39: 409-16

[57] Cluster-Kopfschmerz-Selbsthilfe: Trigger als Auslöser von Cluster-Kopfschmerz, http://www.clusterkopfschmerz-selbsthilfe.de/Trigger/trigger.html

[58] Complex Carbohydrate Intolerance Information Center: http://www.preventcci.com/

[59] Connolly V, Unwin N, Sherriff P, Bilous R, Kelly W.: Diabetes prevalence and socioeconomic status: a population based study showing increased prevalence of type 2 diabetes mellitus in deprived areas, J Epidemiol Community Health. 2000 Mar;54(3):173-7

[60] Cordain L et al: Modulation of immune function by dietary lectins in rheumatoid arthritis. British Journal of Nutrition 2000/83/ pages 207 - 217

[61] Cordain, Loren: Das Getreide - Zweischneidiges Schwert der Menschheit, 2004

[62] Cordain, Loren: The Paleo Diet - Lose Weight and Get Healthy by Eating the Food You Were Designed to Eat, 2002

[63] Critchley M. Migraine Lancet 1933;1:123-6

[64] Cuervo AM et al.: Reactivating Chaperone-mediated Autophagy: the advantages of preserving a selective autophagy, http://www.gen.cam.ac.uk/sens2/ppts/Cuervo.ppt

[65] Cuervo AM, Dice JF: Age-related decline in chaperone-mediated autophagy, J Biol Chem. 2000 Oct 6;275(40):31505-13

[66] Curzon G, Joseph MH, Knott PJ: Effects of immobilization and food deprivation on rat brain tryptophan metabolism, 1972; J Neurochem 19: 1967-1974

[67] Dahmen N, Kasten M, Wieczorek S, Gencik M, Epplen JT, Ullrich B. Increased frequency of migraine in narcoleptic patients: a confirmatory study. Cephalalgia 2003;23:14-19

[68] Dalsgaard, Mads K.: Brain food: the cerebral metabolic response to exercise, Physiological News, Issue 53 - Winter 2003, http://www.physoc.org/publications/pn/issuepdf/53/29.pdf

[69] Davis JM, Alderson NL, Welsh RS: Serotonin and central nervous system fatigue: nutritional considerations, American Journal of Clinical Nutrition, Vol. 72, No. 2, 573S-578s, August 2000

[70] Defeat Diabetes: Sugar Consumption on Rise Worldwide, From 74 Calories to 2000 Calories, Obesity Research, November 2003, http://www.defeatdiabetes.org/Articles/sugar031227.htm

[71] Delta Gym: Die Kehrseite der Medaille: Der Jojo-Effekt, http://www.delta-gym.ch/Ernaehrung/gesund/hungern.htm

[72] Der-Kleine-Hoffleith.de: Ketongenese, Lipoproteine, http://www.der-kleine-hoffleith.de/biochemie/Prak%20ketogenese.pdf

[73] Dethlefsen, Thorwald und Dahlke, Rüdiger: Krankheit als Weg, 2000

[74] Deutsche Epilepsievereinigung: Vorgefühl (Aura), http://www.epilepsie.sh/Vorgef_hl.89.0.html

[75] Deutsche Gesellschaft für Ernährung e.V.: Die neuen 10 Regeln der DGE, http://www.dge.de/modules.php?name=News&file=article&sid=428

[76] Deutsche Gesellschaft für Neurologie (DGN): Therapie der Migräne, http://www.dgn.org/97.0.html

[77] Deutscher Ketarier & Selbsthilfeverein: Anwendungsgebiet Epilepsie, http://www.ketarier.de/anwendungsgebiete/epilepsie.html

[78] Dexter JD, Roberts J, Byer JA. The five hour glucose tolerance test and effect of low sucrose diet in migraine. Headache 1978;18:91-4

Literatur

[79] Diabetesinfo: Insulin-Gegenspieler: Glucagon, http://www.einsteiger.diabetesinfo.de/grundlagen/antagonisten.php

[80] Diamond, Jared: Arm und Reich. Die Schicksale menschlicher Gesellschaften, 7. Auflage, 2000

[81] Diamond, Jared: Der dritte Schimpanse. Evolution und Zukunft des Menschen, 6. Auflage, 1998

[82] Diamond, Jared: Kollaps. Warum Gesellschaften überleben oder untergehen, 8. Auflage, 2005

[83] Dias F.F., Mehta D., Tekchandani H.K.: High Fructose Syrup, http://www.pfionline.com/features/additives/add3/add3.html

[84] Diener, Hans-Christoph: Kopfschmerzen - Was gibt es Neues 2004? http://www.aerztekammer-bw.de/25/10praxis/88arzneimitteltherapie/0408a.pdf

[85] Diener, Hans-Christoph: Migräne - Taschenatlas spezial, 2002

[86] Dignan F, Abu-Arafeh I, Russell G: The prognosis of childhood abdominal migraine, Arch Dis Child 2001;84:415-418

[87] DMKG: Kopfschmerz-Kalender, http://www.dmkg.de/patient/ks_kal.pdf

[88] DMKG: Migräne und Ernährung, http://www.dmkg.de/patient/ernaehrung.pdf

[89] DMKG: Stillen schützt Frauen vor Migräne, http://www.dmkg.de/presse/pres62.htm

[90] DMKG: Therapie der Migräneattacke und Migräneprophylaxe, 2000, http://www.dmkg.org/thera/konse.htm

[91] Doctor's Guide: Study Shows That Migraine Prevalence Tripled in Young Children, 1996, http://www.pslgroup.com/dg/2047e.htm

[92] D'Onofrio F, Cologno D, Buzzi MG, Petretta V, Caltagirone C, Casucci G, Bussone G: Adult abdominal migraine: a new syndrome or sporadic feature of migraine headache? A case report. Eur J Neurol. 2006 Jan;13(1):85-88

[93] Dubois, Lise: Diet in childhood - A social and behavioural perspective, http://www.stat.gouv.qc.ca/publications/sante/pdf_colloques/ISSBD_2002_Ottawa/ISSBD_3-08-02/ISSBD02_QLSCD_LDubois_et-al.pdf

[94] Ebinger F, Kruse M, Just U, Rating D: Cardiorespiratory regulation in migraine. Results in children and adolescents and review of the literature, Cephalalgia. 2006 Mar;26(3):295-309

[95] ECARF: Histaminintoleranz, http://www.ecarf.org/fileadmin/ecarf/downloads/histamin_intoleranz_2005_de.pdf

[96] Egger J, Carter CM, Graham PJ, Gumley D, Soothill JF: A controlled trial of oligoantigenic diet treatment in the hypercinetic syndrome. Lancet 1985; i:540-45

[97] Egger J, Carter CM, Soothill JF, Wilson J: Oligoantigenic diet treatment of children with epilepsy and migraine. J Pediatr 1989;114:51-8

[98] Egger J, Carter CM, Wilson J, et al.: Is migraine food allergy? A double-blind controlled trial of oligoantigenic diet treatment. Lancet 1983;ii:865-9

[99] Elmadfa I, Aign W, Muskat E, Fritsche D: Die große GU Nährwert Kalorien Tabelle, Neuausgabe 2004/05

[100] Enig MD, Fallon S: Die Wahrheit über gesättigte Fette, http://www.westonaprice.org/knowyourfats/skinny_de.html

[101] Epilepsie-informationen.de: Die neuen Antiepileptika, http://www.epilepsie-informationen.de/Neue%20Medikamente.htm

[102] Ertresvag JM, Zwart JA, Helde G, Johnsen HJ, Bovim G: Headache and transient focal neurological symptoms during pregnancy, a prospective cohort, Acta Neurol Scand. 2005;111:233-237

[103] EUFIC: Die Basics: Hintergrundinformationen zu Fetten, http://www.eufic.org/de/quickfacts/fats_chapter.htm

[104] Evers, Joseph: Die Heilung der Stoffwechselkrankheiten durch die Evers-Diät als Beweis für die Richtigkeit dieser Therapie, http://www.tierversuchsgegner.org/Gesundheit/Multiple.Sklerose.html

[105] Evers, Joseph: Vergleichende Anatomie und Instinkt, http://www.tierversuchsgegner.org/Gesundheit/evers/

[106] Facchinetti F, Neri I, Martignoni E, Fioroni L, Nappi G, Genazzani AR: The association of menstrual migraine with the premenstrual syndrome, Cephalalgia. 1993 Dec;13(6):422-5

[107] Fallon S, Enig MD: Guts and Grease - The Diet of Native Americans, http://www.westonaprice.org/traditional_diets/native_americans.html

[108] FASEB: Evaluation of the health aspects of certain glutamates as food ingredients. FDA/NTIS-Report, Washington 1980

[109] Fasmer OB, Oedegaard KJ: Are Migraines and Bipolar Disorder Related? Psychiatric Times, August 2002, Vol. XIX, Issue 8, http://www.psychiatrictimes.com/p020848.html

[110] Feminist Women's Health Center: Menstrual Cycles: What Really Happens in those 28 Days?!, http://www.fwhc.org/health/moon.htm

[111] Fernstrom JD and Wurtman RJ: Brain serotonin content: increase following ingestion of a carbohydrate diet, Science 1971; 174: 1023-1025

[112] Fernstrom JD et al: Short-term neuroendocrine effects of a large oral dose of monosodium glutamate in fasting male subjects, Journal of Clinical Endocrinology and Metabolism 1996/81; pages 184-191

[113] Fernstrom JD: Acute and chronic effects of protein and carbohydrate ingestion on brain tryptophan levels and serotonin synthesis, Nutr Rev 1986; 44: 25-36

[114] Ferrero S et al.: Increased frequency of migraine among women with endometriosis. Human Reproduction. Doi: 10.1093/humnrep/deh537

[115] Finn PF, Dice JF: Ketone bodies stimulate chaperone-mediated autophagy, J Biol Chem. 2005 Jul 8;280(27):25864-70. Epub 2005 May 9

[116] Fischer E, Lenz C, Muliar D: Low Carb Kochbuch, 2005

[117] FOCUS Online: Migräne - Umweltfaktoren als Auslöser, http://focus.msn.de/D/DG/DGA/DGAF/DGAF06/DGAF06B/dgaf06b.htm

[118] Foster GD et al.: A Randomized Trial of a Low-Carbohydrate Diet for Obesity, N Engl J Med. 2003 May 22;348(21):2082-2090

[119] Foster-Powell K, Holt SHA, Brand-Miller JC: International table of glycemic index and glycemic load values: 2002, American Journal of Clinical Nutrition, Vol. 76, No. 1, 5-56, 2002

Literatur

[120] Fukao T, Song XQ, Mitchell GA, Yamaguchi S, Sukegawa K, Orii T, Kondo N: Enzymes of ketone body utilization in human tissues: protein and messenger RNA levels of succinyl-coenzyme A (CoA):3-ketoacid CoA transferase and mitochondrial and cytosolic acetoacetyl-CoA thiolases, Pediatr Res. 1997 Oct;42(4):498-502

[121] Gasbarrini A, De Luca A, Fiore G, et al.: Beneficial effects of Helicobacter pylori eradication on migraine. Hepatogastroenterology 1998;45:765-70

[122] GesundheitPro.de: Angina Pectoris, http://www.gesundheitpro.de/A050829ANONI013084

[123] Gittleman, Ann Louise et al: Ernährung nach dem Stoffwechseltyp - Die innere Weisheit des Körpers nutzen, 2. Auflage, 2003

[124] Glanz BL, Venkatesan A, Schur PH, et al., Prevalence of Migraine in Patients with Systemic Lupus Erythematosus, Headache 2001;41:285-289

[125] GlaxoSmithKline: Mit Medikamenten vorbeugen, http://www.migraene-info.de/behandlung/vorbeugen.html

[126] GlaxoSmithKline: Warum es Migränekranke so schwer haben, http://www.migraene-info.de/krankheitsbild/warumschwer.html

[127] Göbel H, Heinze A, Heinze-Kuhne K: Die Morgendämmerung der Migräne: Die Auraphase, http://www.migraeneliga-deutschland.de/die-auraphase.htm

[128] Göbel, Hartmut et al.: Schlüssel zum Migräne-Erbgut entdeckt, http://www.schmerzklinik.de/Microsoft_Word_-_PI_Migraenegen_gefunden_31-08-05__02_.doc_DiKonietzko_182.pdf

[129] Göbel, Hartmut, Das Atkins-Risiko: Experten, http://www.atkins-risiko.de/experten.html

[130] Göbel, Hartmut: Die Kopfschmerzen, 2003

[131] Göbel, Hartmut: Kursbuch Migräne, 2003

[132] Göbel, Hartmut: Migräne - Verhalten, http://www.migraene-schule.de/html/verhalten.html

[133] Goldstein, DJ, Wilson, MG, Ascroft, RC, al-Banna, M: Effectiveness of fluoxetine therapy in bulimia nervosa regardless of comorbid depression. International Journal of Eating Disorders 1999, 25(1),19-27

[134] Gondar Design Science: Chemical equations in biology, http://www.purchon.com/chemistry/chemical.htm

[135] Gonder, Ulrike: Fett - Unterhaltsames und Informatives über fette Lügen und mehrfach ungesättigte Versprechungen, Stuttgart, 2004

[136] Gotoh F, Komatsumoto S, Araki N, Gomi S: Noradrenergic nervous activity in migraine, Arch Neurol. 1984 Sep;41(9):951-5

[137] Graham TE et al.: Glutamate ingestion: the plasma and muscle free amino acid pools of resting humans. Am J Physiology: Endocrinology and Metabolismn 2000;278:E83-89

[138] Grant EC: Food allergies and migraine. Lancet 1979;i:966-9

[139] Greene AE, Todorova MT, McGowan R, Seyfried TN: Caloric restriction inhibits seizure susceptibility in epileptic EL mice by reducing blood glucose, Epilepsia 2001 Nov;42(11):1371-8

[140] Grillparzer, Marion: Die GLYX-Diät - Abnehmen mit Glücksgefühlen, 10. Auflage, 2003

Literatur

[141] Gupta VK: Migraine associated hypotension and autonomic ganglionitis. Letter in Neurology, 1997, 49, 1186

[142] Gupta, Vinod: Silent or non-clinical infarct-like lesions in the posterior circulation territory in migraine: brain hypoperfusion or hyperperfusion?, Brain 2006 129(1):E39; doi:10.1093/brain/awh697

[143] Guyuron, Bahman et al.: Surgical Treatment of Migraine Headaches, Plastic and Reconstructive Surgery, June 2002, Vol. 109, No. 7, pp. 2183-2189

[144] Haas, Robert: Die Dr. Haas Leistungsdiät, München, 1989

[145] Hain TC: Migraine Associated Vertigo (MAV), http://www.dizziness-and-balance.com/disorders/central/migraine/mav.html

[146] Handicap Network: Migräne, http://www.handicap-network.de/handicap/Glossar/glossarm.htm

[147] Hanington E: Preliminary report on tyramine headache. Br Med J 1967;2:550-1

[148] Harle DE, Evans BJ: The correlation between migraine headache and refractive errors, Optom Vis Sci. 2006 Feb;83(2):82-7

[149] Hasselbalch SG, Knudsen GM, Jakobsen J, Hageman LP, Holm S, Paulson OB: Blood-brain barrier permeability of glucose and ketone bodies during short-term starvation in humans, Am J Physiol. 1995 Jun;268(6 Pt 1):E1161-6

[150] Hasselmark L, Malmgren R, Hannerz J: Effect of a carbohydrate-rich diet, low in protein-tryptophan, in classic and common migraine. Cephalalgia 1987;7:87-92

[151] Haut SR, Bigal ME, Lipton RB: Chronic disorders with episodic manifestations: focus on epilepsy and migraine, Lancet Neurol. 2006 Feb;5(2):148-57

[152] Heilfastenkur.de: Heilfasten, http://www.heilfastenkur.de/

[153] Heller Richard F., Heller Rachael F.: Die Fressbremse - Schluss mit Übergewicht bei Kohlenhydratsucht, München, 2001

[154] Hering-Hanit, R & Gadoth, N: Caffeine-induced headache in children and adolescents, Cephalalgia 23 (5), 2003, pages 332-335. doi: 10.1046/j.1468-2982.2003.00576.x

[155] Hilal M, Oral contraception and carbohydrate metabolism--the physiopathological explanation, Contracept Fertil Sex (Paris). 1985 Dec;13(12):1213-7

[156] Hirata AE et al.: MSG-obese rats develop glucose intolerance and insulin resistance to peripheral glucose uptake, Brazilian Journal of Medical & Biological Research 1997/30; pages 671 - 674

[157] Hockaday JM, Williamson DH, Whitty CW: Blood-group levels and fatty-acid metabolism in migraine related to fasting, Lancet. 1971 Jun 5;1(7710):1153-6

[158] Hoeck, Anna-Dorothea: Häufige Fehlannahmen im derzeitigen Verständnis der Fibromyalgie, http://www.fibromyalgie-forum.de/hoeck_04.html

[159] Homborg, Arne: Schokolade & Kakao, http://www.theobroma-cacao.de/

[160] Horn F, Moc I, Schneider N, Grillhösl C, Berghold S, Lindenmeier, G: Biochemie des Menschen - Das Lehrbuch für das Medizinstudium, Stuttgart, 3. Auflage, 2005

[161] Horowitz JF, Mora-Rodriguez R, Byerley LO, Coyle EF. Lipolytic suppression following carbohydrate ingestion limits fat oxidation. Am J Physiol 1997;273:E768-75

Literatur

[162] Hozawa A, Houston T, Steffes MW, Widome R, Williams OD, Iribarren C, Pletcher MJ, Daviglus ML, Carr JJ, Jacobs DR Jr.: The association of cigarette smoking with self-reported disease before middle age: The Coronary Artery Risk Development in Young Adults (CARDIA) study, Prev Med. 2006 Feb 7

[163] Hsu LK, Crisp AH, Kalucy RS, Koval J, Chen CN, Carruthers M, Zilkha KJ: Early morning migraine. Nocturnal plasma levels of catecholamines, tryptophan, glucose, and free fatty acids and sleep encephalographs, Lancet. 1977 Feb 26;1(8009):447-51

[164] Hughs EC, Gott PS, Weinstein RC, Binggeli R: Migraine: a diagnostic test for etiology of food sensitivity by a nutritionally supported fast and confirmed by long-term report. Ann Allergy 1985;55:28-32

[165] Ifergane G, Buskila D, Simiseshvely N, Zeev K & Cohen H. Prevalence of fibromyalgia syndrome in migraine patients. Cephalalgia 2005. London. ISSN 0333-1024

[166] Igis: Internationaler Glutamat Informationsdienst, http://www.glutamat.info/

[167] Jäncke, Lutz: Die Evolution des Gehirns, http://www.psychologie.unizh.ch/neuropsy/Lehre/WS0506/ETH/ETH2-Evolution-Gehirn.pdf

[168] Jarisch, Reinhard: Histamin-Intoleranz, Histamin und Seekrankheit, 2004

[169] Jenzer, Gerhard: Migräne-Bereitschaft - Übererregbares Gehirn, http://www.neurohelp.ch/migraene_bereitschaft_gehirn.htm

[170] Jenzer, Gerhard: Migräne-Bereitschaft, http://www.neurohelp.ch/migraene_bereitschaft.htm

[171] Jenzer, Gerhard: Migränevorbeugung - Allgemeine Massnahmen , http://www.neurohelp.ch/migraene_bereitschaft.htm

[172] Jenzer, Gerhard: Neues Migräne-Verständnis - "Warum gerade ich - was mache ich falsch?", http://www.neurohelp.ch/migraene_wer.htm

[173] Jochims, Inke: Ausstieg aus der Zuckersucht, 2004

[174] Jochims, Inke: Zucker und Bulimie, 2003

[175] Johns, Donald R: Migraine Provoked by Aspartame, New England Journal of Medicine, Volume 314, August 14, 1986, page 456

[176] Jones R, Lydeard S: Irritable bowel syndrome in the general population, BMJ. 1992 Jan 11;304(6819):87-90

[177] Jost WH, Selbach O: Migräne bei Frauen, http://www.stiftung-kopfschmerz.de/article.php?sid=148

[178] JournalMED: Migräne: Ursache für Läsionen bestimmter Hirnregionen? http://www.journalmed.de/newsview.php?id=3501

[179] Jowett, Nigel I: Severe weight loss after withdrawal of chronic pizotifen treatment, J Neurol Neurosurg Psychiatry 1998;65:137 (July)

[180] Kangasniemi P, Falck B, Langvik V-A, Hyyppa MT: Levotryptophan treatment in migraine. Headache 1978;18:161-6

[181] Kayan A, Hood JD: Neuro-otological manifestations of migraine. Brain 107:1123, 1984

[182] Kelman L, Rains JC: Headache and sleep: examination of sleep patterns and complaints in a large clinical sample of migraineurs, Headache. 2005 Jul-Aug;45(7):904-10

[183] Kernan WN, Inzucchi SE, Viscoli CM, Brass LM, Bravata DM, Horwitz RI: Insulin resistance and risk for stroke, Neurology 2002; 59: 809-15

[184] Kerr D, Sherwin RS, Pavalkis F, et al.: Effect of caffeine on the recognition of and responses to hypoglycemia in humans. Ann Intern Med 119:799-804, 1993

[185] Kiffin R, Christian C, Knecht E, Cuervo AM: Activation of Chaperone-mediated Autophagy during Oxidative Stress, Mol Biol Cell. 2004 November; 15(11): 4829-4840

[186] King MW, Marchesini S: Fatty Acid Oxidation and Ketone Bodies, http://www.med.unibs.it/~marchesi/fatox.html

[187] Kirsch JR, D'Alecy LG: Hypoxia induced preferential ketone utilization by rat brain slices, Stroke. 1984 Mar-Apr;15(2):319-23

[188] Klopstock Thomas, Dichgans Martin, Gasser Thomas: Genetik der Migräne, http://www.dmkg.org/archb/genetik.htm

[189] Koba H. et al.: Migraine Update, Nippon Rinsho. 2005 Oct;63(10):1733-41

[190] Koch, Klaus: Ernährungsempfehlungen ohne Gewähr, http://www.evibase.de/texte/rahmen_text.htm?/texte/sz/texte/ernaehrungsempfehlungen_ohne.htm

[191] Koebnick C: Consequences of a long-term raw food diet on body weight and menstruation: Results of a questionnaire survey. Annals of Nutrition and Metabolism 1999/43/ pages 69 - 79

[192] Koehler SM, Glaros A: The effect of aspartame on migraine headache. Headache 1988;28:10-3

[193] Köppl F, Krutzinna C: Wieviel Fleisch ist unvermeidbar?, http://www.vegetarierbund.de/nv/nv_2003_1__Lacto-Vegetarismus,_Wieviel_Fleisch_ist_unvermeidbar.html

[194] Kossoff EH, Krauss GL, McGrogan JR, Freeman JM: Efficacy of the Atkins diet as therapy for intractable epilepsy. Neurology. 2003;61: 1789-1791

[195] Krech III, Shepard: The Ecological Indian: Myth and History, 1999

[196] Krieger JW, Sitren HS, Daniels MJ, Langkamp-Henken B: Effects of variation in protein and carbohydrate intake on body mass and composition during energy restriction: a meta-regression, American Journal of Clinical Nutrition, Vol. 83, No. 2, 260-274, February 2006

[197] Kröner-Herwig B et al.: Are migraineurs hypersensitive? - A test of the stimuls processing disorder hypothesis, European Journal of Pain (2005)

[198] Kropp P, Gerber WD: Slow cortical potentials in migraine. Predictive value and possible novel therapeutic strategies to prevent an attack, Funct Neurol. 2005 Oct-Dec;20(4):193-7

[199] Kruit MC, Launer LJ, Ferrari MD, van Buchem MA: Brain Stem and Cerebellar Hyperintense Lesions in Migraine, Stroke 2006, doi:10.1161/01.STR.0000206446.26702.e9

[200] Kruit MC, van Buchem MA, Hofman PAM, et al. Migraine as a risk factor for subclinical brain lesions. JAMA. 2004;291:427-434

[201] Kunz, Martin: Satt und schlank mit der Volumetrics-Diät, 3. Auflage, 2005

[202] Kuritsky A, Ziegler D, Hassanein R.: Vertigo, motion sickness and migraine. Headache 21, 227-231, 1981

Literatur

[203] Kurth T, Holtmann G, Neufang-Hüber J, Gerken G & Diener H-C. Prevalence of unexplained upper abdominal symptoms in patients with migraine. Cephalalgia 2005. London

[204] Kwasniewsi, Jan: Optimal Essen, 2. Auflage, 2000

[205] Lanzi G, Termine C, Rossi M, Ferrari Ginevra O, D'Arrigo S, Amica I et al.: Are vascular disorders more prevalent in the relatives of children and adolescents with migraine? Cephalalgia 2003; 23: 887-91

[206] Larsson SC, Bergkvist L, Wolk A: High-fat dairy food and conjugated linoleic acid intakes in relation to colorectal cancer incidence in the Swedish Mammography Cohort, American Journal of Clinical Nutrition, Vol. 82, No. 4, 894-900, October 2005

[207] Latinovic R, Gulliford M, Ridsdale L: Headache and migraine in primary care: consultation, prescription, and referral rates in a large population, Journal of Neurology, Neurosurgery, and Psychiatry 2006;77:385-387; doi:10.1136/jnnp.2005.073221

[208] Laudon Meyer E, Waldenlind E, Marcus C: Diminished nocturnal lipolysis in cluster headache - A sign of central sympathetic dysregulation?, NEUROLOGY 2003;61:1250-1254

[209] Lavigne GJ, Montplaisir JY: Restless legs syndrome and sleep bruxism: prevalence and association among Canadians, Sleep. 1994 Dec;17(8):739-43

[210] Leira R, Rodriguez R: Diet and migraine, Rev Neurol. 1996 May;24(129):534-8

[211] Leitner, Andreas und Kiem, Do Thanh: Wie wär's ohne Migräne? Ong Song - die neue ganzheitliche Therapie für Kopfschmerzpatienten, München, 2004

[212] Leone M, Maltempo C, Gritti A, Bussone G: The insulin tolerance test and ovine corticotrophin-releasing-hormone test in episodic cluster headache. II: Comparison with low back pain patients, Cephalalgia. 1994 Oct;14(5):357-64; discussion 318-9

[213] Leone M, Zappacosta BM, Valentini S, Colangelo AM, Bussone G: The insulin tolerance test and the ovine corticotrophin-releasing hormone test in episodic cluster headache, Cephalalgia. 1991 Dec;11(6):269-74

[214] LeResche L et al.: Relationship of pain and symptoms to pubertal development in adolescents, Pain. 2005 Nov;118(1-2):201-9. Epub 2005 Oct 5.

[215] Lind L, Berne C, Lithell H: Prevalence of insulin resistance in essential hypertension, J Hypertens 1995; 13: 1457-62

[216] Lindeberg et al.: Age relations of cardiovascular risk factors in a traditional Melanesian society: the Kitava Study, American Journal of Clinical Nutrition 1997; 66 (4); pages 845 - 82

[217] Lindsay DB, Setchell BP: The oxidation of glucose, ketone bodies and acetate by the brain of normal and ketonaemic sheep, The Journal of Physiology, 1976 Vol 259, Issue 3 801-823

[218] Lipton RB, Newman LC, Solomon S; Aspartame and headache. N Engl J Med 1988;318:1200-1

[219] Lipton RB, Pan J. Is migraine a progressive brain disease? JAMA. 2004;291:493-494

[220] Lipton RB, Stewart WF, Reed M, Diamond S: Migraine's impact today - Burden of illness, patterns of care, Vol 109 / No 1 / January 2001 / Postgraduate Medicine

[221] Littlewood, JT et al: Red wine as a cause of migraine, Lancet 1988/1/S.558-559^

Literatur

[222] Lochs, H: Hungerstoffwechsel, http://www.dgem.de/termine/berlin2003/lochs.pdf

[223] Löffler, Georg und Petrides, Petro E.: Biochemie und Pathobiochemie, 7. Auflage, 2003

[224] Loma Linda University: Migraine Headache Study, http://www.ics.uci.edu/~bic/migraines/

[225] Lorenz-Meyer, H: Ernährung und innere Umwelt, http://www.dccv.de/bauchredner/br97_1/br97_1_ernaehrung_und_innere_umwelt.pdf

[226] Low, Rodolfo: Migraine - The Breakthrough Study That Explains What Causes it and How it Can be Completely Prevented Through Diet, 1987

[227] Ludvigsson P, Hesdorffer D, Olafsson E, Kjartansson O, Hauser WA: Migraine with aura is a risk factor for unprovoked seizures in children, Ann Neurol. 2006 Jan;59(1):210-3

[228] Lusk, Julie T.: Schreibtisch-Yoga - Entspannung für Workaholics, 1998

[229] Lutz, Wolfgang: Leben ohne Brot, 14. Auflage, 1998

[230] Mady MA, et al.: The ketogenic diet: adolescents can do it, too. Epilepsia. 2003;44: 847-851

[231] Maffetone, Philip: The Maffetone Method - The Holistic, Low-Stress, No-Pain Way to Exceptional Fitness, 2000

[232] Maggioni F, Ruffatti S, Dainese F, Mainardi F, Zanchin G: Weight variations in the prophylactic therapy of primary headaches: 6-month follow-up, J Headache Pain. 2005 Sep;6(4):322-4

[233] Mahmood T, Romans S, Silverstone T.: Prevalence of migraine in bipolar disorder, J Affect Disord. 1999 Jan-Mar;52(1-3):239-41

[234] Mantis JG, Centeno NA, Todorova MT, McGowan R, Seyfried TN: Management of multifactorial idiopathic epilepsy in EL mice with caloric restriction and the ketogenic diet: role of glucose and ketone bodies, Nutr Metab (Lond). 2004; 1: 11

[235] Marsters JB, Mortimer MJ, Hay KM: Glucose and diet in the fasting migraineur, Headache 1986; 26: 243-7

[236] Martin VT et al.: Defining the Relationship Between Ovarian Hormones and Migraine Headache, Headache: The Journal of Head and Face Pain, 2005, 45 (9), 1190-1201

[237] Martins KM, Bordini CA, Bigal ME, Speciali JG: Migraine in the elderly: a comparison with migraine in young adults, Headache. 2006 Feb;46(2):312-6

[238] Mathes, Judith: Mumiengeschichten, http://www.judithmathes.de/aegypten/totkult/mumien.html

[239] Matthieu JM, Boulat O: Ketotic hypoglycemia in children, Rev Med Suisse Romande. 2002 Dec;122(12):640-4

[240] Mavropoulos JC, Yancy WS, Hepburn J, Westman EC: The effects of a low-carbohydrate, ketogenic diet on the polycystic ovary syndrome: A pilot study, Nutr Metab (Lond). 2005; 2: 35

[241] May A, Bahra A, Büchel C, Frackowiak RSJ, Goadsby PJ: Hypothalamic activation in cluster headache attacks. Lancet 1998 351: 275-278

[242] May A, Bahra A, Büchel C, Frackowiak RSJ, Goadsby PJ: PET and MRA findings in cluster headache and MRA in experimental pain. Neurology 2000;55:1328-1335

[243] May A, Goadsby, PJ: Hypothalamic Involvement and Activation in Cluster Headache, Current Pain and Headache Reports 2001, 5:60-66

Literatur

[244] Mayer, Karl C.: Angststörungen. Die Ursachen - und körperliche Erkrankungen die ausgeschlossen werden müssen, http://www.neuro24.de/a6.htm

[245] Mayer, Karl C.: Cluster Kopfschmerz, http://www.neuro24.de/ks2.htm

[246] Mayer, Karl C.: Migräne Pathogenese, http://www.neuro24.de/migraenetabell.htm

[247] Mayer, Karl C.: Ursachen der Panikstörung, http://www.neuro24.de/a6.htm

[248] Mayer, Karl C.: Vegetatives Nervensystem, http://www.neuro24.de/vegetatives_nervensystem.htm

[249] MayoClinic.com: Rebound headache: The cost of overmedication, http://www.cnn.com/HEALTH/library/HQ/01292.html

[250] McCance, Widdowson EM: Mineral metabolism of healthy adults on white and brown bread dietaries. Journal of Physiology 1942/101/ pages 44 - 85

[251] McCarthy LC et al., Single-nucleotide polymorphism alleles in the insulin receptor gene are associated with typical migraine, Genomics 2001 Dec;78(3):135-49

[252] MEDCEU: Migraines and Migraine Management, http://www.medceu.com/course-no-test.cfm?CID=799

[253] Medical Tribune: Histamin-Intoleranz, http://www.medical-tribune.at/dynasite.cfm?dssid=4133&dsmid=59317&dspaid=396908

[254] Medizinauskunft.de: Körperliches Training gegen Migräneattacken, http://www.medizinauskunft.de/artikel/diagnose/krankheiten/09_08_migraene.php

[255] Medizinfo.de: Endokrinologie - Zielzellensuche, http://www.medizinfo.de/endokrinologie/anatomie/zielzellensuche.htm

[256] Medizinfo.de: Ernährung und Arzneimittelwirkung, http://www.medizinfo.de/arzneimittel/pharmakokinetik/ernaehrung.shtml

[257] Medizinfo.de: Hypoglykämie, http://www.medizinfo.de/diabetes/diatyp3.htm

[258] Medizinfo.de: Migräne erhöht Schlaganfall-Risiko, http://www.medizinfo.de/schlaganfall/nachmigraene.htm

[259] Medizinfo.de: Migräne und ihre Ursachen, http://www.medizinfo.de/schmerz/migraene/migraene1.htm

[260] Medizin-netz.de: Neurodermitis, http://www.medizin-netz.de/icenter/neurodermitis.htm

[261] Medknowledge: CGRP-Antagonisten: neue Therapie bei Migräne, Kopfschmerzen, http://www.medknowledge.de/neu/2004/I-2004-9-crgp-antagonisten.htm

[262] Melhado E, Maciel Jr JA, Guerreiro CA. Headaches during pregnancy in women with a prior history of menstrual headaches. Arq Neuropsiquiatr. 2005 Dec;63(4):934-940. Epub 2005 Dec 15

[263] Mensink M, Blaak EE, Corpeleijn E, Saris WH, de Bruin TW, Feskens EJ: Lifestyle intervention according to general recommendations improves glucose tolerance, Obes Res 2003; 11: 1588-96

[264] MerckMedicus Modules: Migraine - Epidemiology, http://www.merckmedicus.com/pp/us/hcp/diseasemodules/migraine/epidemiology.jsp

[265] Mercola, Joseph: Many Migraine Sufferers Undertreated - What Can You Do For Migraines?, http://www.mercola.com/2001/sep/29/migraine_treatment.htm

Literatur

[266] Mersch, Peter: Eine Migräne-Geschichte, 2004, http://www.miginfo.de/molmain/main.php?docid=46

[267] Meuser F, Meissner U: Verfahrenstechnische Maßnahmen zur Verbesserung des Phytatabbaus bei der Vollkornbrotherstellung. Ernährung/Nutrition 1987/11/ pages 102 - 109

[268] MIDAS: About Migraine,http://www.midas-migraine.net/About_Migraine/

[269] migraeneinformation.de: Ermitteln Sie Ihren Kopfschmerztyp!, http://www.miginfo.de/molmain/main.php?docid=759

[270] migraeneinformation.de: Haben Sie den Eindruck, dass die Anzahl Ihrer Migräneanfälle durch Triptane zugenommen hat? http://www.miginfo.de/index.php?molgo=triptanumfrage

[271] migraeneinformation.de: Migräne-Kalender, http://www.miginfo.de/molmain/main.php?docid=678

[272] migraeneinformation.de: Migräne-Prophylaxe - Medikamentöse Therapie, http://www.miginfo.de/molmain/main.php?docid=57

[273] migraeneinformation.de: Testen Sie auf Kohlenhydrat-Intoleranz, http://www.miginfo.de/molmain/main.php?docid=691

[274] migraeneinformation.de: Trigger-Kalender, http://www.miginfo.de/molmain/main.php?docid=704

[275] Migräne-Klinik Königstein: Willkommen, http://www.migraene-klinik.de/

[276] Migräneliga: 10 goldene Regeln für Migräne-Patienten, http://www.migraeneliga.de/regeln.htm

[277] Migräneliga: Unsere Ziele, http://www.migraeneliga.de/ziele.htm

[278] Millan R, Trujillo B, Tene C: Subcutaneous histamine in migraine prophylaxis. Initial effects and long-term outcome. Neurologia. 2006 Mar;21(2):55-9

[279] Minot GR: The role of a low carbohydrate diet in the treatment of migraine and headache. Med Clin N Am 1923; 7: 715

[280] Mitchell GA, Kassovska-Bratinova S, Boukaftane Y, Robert MF, Wang SP, Ashmarina L, Lambert M, Lapierre P, Potier E: Medical aspects of ketone body metabolism, Clin Invest Med. 1995 Jun;18(3):193-216

[281] Mokdad AH, Bowman BA, Ford ES, et al. Prevalence of obesity, diabetes, and obesity related health risk factors, 2001. JAMA 2003:289;76-79

[282] Monro J, Brostoff J, Carini C, Zilkha K: Food allergy in migraine. Lancet 1980;ii:1-4

[283] Montignac, Michel: Die Montignac-Methode, 4. Auflage, 2002

[284] Moosburger, Kurt A.: Abspecken, http://gin.uibk.ac.at/thema/sportundernaehrung/interview.html

[285] Morehouse, Laurence E. und Gross, Leonard: Fitness für Faule - Das weltraumgetestete Gesundheitsprogramm, 1980

[286] Morris AAM: Cerebral ketone body metabolism, Journal of Inherited Metabolic Disease, Volume 28, Issue 2, Apr 2005, Pages 109 - 121

[287] Morschitzky H: Vegetatives Nervensystem - Stoffwechsel, http://www.panik-attacken.de/angst/veg-stoff.html

Literatur

[288] MSD: Ernährung und Migräne, http://migraene.msd.de/wissen/ausl/erna_1320.html

[289] MSD: Genetische Ursachen, http://migraene.msd.de/wissen/ursa/gene_1230.html

[290] MSD: Wie entsteht Migräne?, http://migraene.msd.de/wissen/ursa/wiee_1210.html

[291] Muiesan ML, Padovani A, Salvetti M, Monteduro C, Poisa P, Bonzi B, Paini A, Cottini E, Agosti C, Castellano M, Rizzoni D, Vignolo A, Agabiti-Rosei E: Headache: Prevalence and relationship with office or ambulatory blood pressure in a general population sample (the Vobarno Study), Blood Press. 2006;15(1):14-9

[292] Muldoon MF et al.: The Metabolic Syndrom is associated with reduced central serotonergic responsitiviy in healthy community volunteers, Journal of Clinical Endocrinology & Metabolism, http://jcem.endojournals.org/cgi/rapidpdf/jc.2005-1654v1.pdf

[293] Müller, Sven-David und Raschke, Karin: Das Kalorien-Nährwert-Lexikon, 2. Auflage, 2004

[294] Mumenthaler M.: Epilepsie und Migräne, http://www.medicalforum.ch/pdf/pdf_d/2002/2002-07/2002-07-297.PDF

[295] Murphy P, Likhodii S, Nylen K, Burnham WM: The antidepressant properties of the ketogenic diet. Biol Psychiatry. 2004;56: 981-983

[296] Musehold J: Alkyl-Resorcine in Nutzpflanzen - Versuch einer biologischen Bewertung unter besonderer Berücksichtigung von Getreide. Getreide, Mehl, Brot 1980/34/ pages 304 - 306

[297] Music M, Babic N, Masic I: Hematological-biocemical tests in patient with migraine, Med Arh. 2006;60(1):41-3

[298] Nagy, Tamás: Vollwertkost: Wiederbelebungsversuche, EU.L.E.n-Spiegel 4-5/2004

[299] Nappi RE et al.: Estradiol supplementation modulates neuroendocrine response to M-chlorophenylpiperazine in menstrual status migrainosus triggered by oral contraception-free interval, Human Reproduction 2005 20(12):3423-3428

[300] Nappi RE, Sances G, Brundu B, Ghiotto N, Detaddei S, Biancardi C, Polatti F, Nappi G: Neuroendocrine response to the serotonin agonist M-chlorophenylpiperazine in women with menstrual status migrainosus, Neuroendocrinology. 2003;78:52-60

[301] Naturheilt.com: Kohlenhydrat- und säurearme Ernährung nach Milly und Paul Schaub, http://www.naturheilt.com/Inhalt/Schaub-Kost.htm

[302] Nehlig A: Brain uptake and metabolism of ketone bodies in animal models, Prostaglandins Leukot Essent Fatty Acids. 2004 Mar;70(3):265-75

[303] Netdoktor.at: Hypoglykämie - Unterzucker bei Nicht-Diabetikern, http://www.netdoktor.at/krankheiten/fakta/hypoglykamie_ohne_diabetes.htm

[304] Neurotransmitter.net: Migraine Genetic Research, http://www.neurotransmitter.net/migrainegenetic.html

[305] Niijima A et al.: Cephalic-phase insulin release induced by taste stimulus of monosodium glutamate (umami taste), Physiology & Behaviour 1990/48; pages 905-908

[306] Ninan PT: The functional anatomy, neurochemistry, and pharmacology of anxiety, J Clin Psychiatry. 1999;60 Suppl 22:12-7

[307] Nybo L, Secher NH: Cerebral perturbations provoked by prolonged exercise, Prog. Neurobiology 2004, 72: 223- 261

[308] Nyholt DR et al.; Genomewide significant linkage to migrainous headache on chromosome 5q21, Am J Hum Genet 2005;77:500-512

[309] NYM: Who Gets Migraine Headaches?, http://www.nym.org/healthinfo/docs/097/doc97risks.html

[310] Oberbeil, Klaus: Die Zuckerfalle - Wie uns das weiße Kristall dick und krank macht und was wir dagegen tun können, 2. Auflage, 2004

[311] Oksanen, A. et al.: Leisure activities in adolescents with headache, Acta Paediatrica, Volume 94, Number 5, May 2005, pp. 609-615(7)

[312] Opoku-Afari, Clifford: Die Diät-Katastrophe. Über das Kohlenhydrat-Kartell, süße Machenschaften und Wege aus dem Diätendschungel, 2006

[313] ORNL: ORNL Finds Common Genetic Cause For Epilepsy, Migraine, http://www.eurekalert.org/pub_releases/1997-01/ORNL-OFCG-200197.php

[314] Ostrov, Ricki: Kopfschmerzen & Migräne - Rezepte und Ratschläge für ein schmerzfreies Leben, Frankfurt/Main, 2001

[315] Ottman R, Lipton R: Comorbidity of migraine and epilepsy, Neurology. 1994 Nov;44(11):2105-10

[316] Overeem S, van Vliet JA, Lammers GJ, Zitman FG, Swaab DF, Ferrari MD: The hypothalamus in episodic brain disorders, Lancet Neurol. 2002 Nov;1(7):437-44

[317] Pakalnis A, Colvin A, Gibson J: Co-morbidity of behavioral disorders in pediatric migraine. Presented at the XI Congress of the International Headache Society in Rome, Italy, September 14, 2003

[318] Pan JW, Bebin EM, Chu WJ, and Hetherington HP: Ketosis and epilepsy: 31P spectroscopic imaging at 4.1T, Epilepsia 1999; 40(6):703-707

[319] Pan JW, Rothman TL, Behar KL, Stein DT, Hetherington HP: Human brain beta-hydroxybutyrate and lactate increase in fasting-induced ketosis, J Cereb Blood Flow Metab. 2000 Oct;20(10):1502-7

[320] Papandreou O et al.: Serum S100ß Protein in Children With Acute Recurrent Headache: A Potentially Useful Marker for Migraine, Headache: The Journal of Head and Face Pain 45 (10), 2005, pages 1313-1316. doi: 10.1111/j.1526-4610.2005.00263.x

[321] Patel MS, Johnson CA, Rajan R, Owen OE: The metabolism of ketone bodies in developing human brain: development of ketone-body-utilizing enzymes and ketone bodies as precursors for lipid synthesis, J Neurochem 1975 Dec;25(6):905-8

[322] Patel MS, Owen OE: Lipogenesis from ketone bodies in rat brain. Evidence for conversion of acetoacetate into acetyl-coenzyme A in the cytosol, Biochem J. 1976 June 15; 156(3): 603-607

[323] Pena LA, Brecher CW, Marshak DR: beta-Amyloid regulates gene expression of glial trophic substance S100 beta in C6 glioma and primary astrocyte cultures, Brain Res Mol Brain Res. 1995 Dec 1;34(1):118-26

[324] Penzel, Thomas: Narkolepsie, http://web.uni-marburg.de/sleep//dgsm/rat/narkolep.html

[325] Peres MF, Lerario DD, Garrido AB, Zukerman E: Primary headaches in obese patients. Arq Neuropsiquiatr. 2005 Dec;63(4):931-933. Epub 2005 Dec 15

[326] Peres MFP et al., Hypothalamic involvement in chronic migraine, J Neurol Neurosurg Psychiatry 2001;71:747-751

Literatur

[327] Peres MFP, Rozen TD: Melatonin in the preventive treatment of chronic cluster headache. Cephalalgia 2001; 21:993-995. London. ISSN 0333-1024

[328] Peres MFP, Stiles MA, Siow HC, Silberstein SD: Excessive daytime sleepiness in migraine patients, Journal of Neurology, Neurosurgery, and Psychiatry 2005;76:1467-1468; doi:10.1136/jnnp.2005.062497

[329] Peres MFP, Zuckermann E, da Cunha Tanuri F, Moreira FR, Cipolla-Neto J: Melatonin, 3 mg, is effective for migraine prevention. Neurology 2004; 63: 757

[330] Peres MFP, Zukerman E, Young WB, Silberstein SD: Fatigue in chronic migraine patients, Cephalalgia. 2002 Nov;22(9):720-4

[331] Perkine JE, Hartje J: Diet and migraine: a review of the literature. J Am Diet Assoc 1983;83:459-63

[332] Peroutka SJ, Migraine: A Chronic Sympathetic Nervous System Disorder, Headache 44(1):53-64, 2004

[333] Pfeifer HH, Thiele EA: Low-glycemic-index treatment: a liberalized ketogenic diet for treatment of intractable epilepsy. Neurology. 2005 Dec 13;65(11):1810-2

[334] Pfizer: Ursachen der Migräne und Auslöser, http://www.migraene-online.de/patienten/kompakt/ursachen.htm

[335] PHPAB: ADHD - Attetion Deficit Hyperactivity Disorder, http://phpab.org/ADHDReport/ADHDReport.htm

[336] Pick, Marcelle: Estrogen dominance - Is it real?, http://www.womentowomen.com/menopause/estrogendominance.asp

[337] Pirlet K: Zur Problematik der Vollwerternährung, Erfahrungsheilkunde 1992/5/ pages 345 - 356

[338] Platte, Petra und Korenke, Christoph: Epilepsie: Neue Chancen mit der ketogenen Diät, 2005

[339] Plesman, Jurriaan: The Serotonin Connection, The Hypoglycemic Health Association of Australia, http://www.hypoglycemia.asn.au/articles/serotonin_connection.html

[340] Pollmer U, Fock A, Gonder U, Haug K: Prost Mahlzeit! Krank durch gesunde Ernährung, Köln, 1. Auflage, 2001

[341] Pollmer, Udo et al.: Erstes Steinzeitmärchen - Unsere Vorfahren aßen fettbewusst, EU.L.E.n-Spiegel 5-6/2005, pages 4-7

[342] Pollmer, Udo et al.: Fünftes Steinzeitmärchen - Unsere Vorfahren aßen nur unverarbeitete Naturkost, EU.L.E.n-Spiegel 5-6/2005, pages 19-21

[343] Pollmer, Udo et al.: Weißmehl: so alt wie das Brot, EU.L.E.n-Spiegel 1/2001

[344] Pollmer, Udo et al.: Zweites Steinzeitmärchen - Unsere Vorfahren aßen meistens Steaks, EU.L.E.n-Spiegel 5-6/2005, pages 7-12

[345] Pollmer, Udo und Warmuth, Susanne: Lexikon der populären Ernährungsirrtümer, 6. Auflage, 2002

[346] Pollmer, Udo: Vorsicht Falle: Glutamat im Tierversuch, EU.L.E.n-Spiegel 4-5/2004

[347] Pothmann, R et al.: Kopfschmerzbehandlung bei Kindern, http://kinderschmerz.org/?action=download&id=3

[348] Price WA: Nutrition and Physical Degeneration, 1939

[349] Prinzhausen, Jan: LOGI und Low Carb in der Sporternährung, 2005
[350] Prionforschungsgruppe Göttingen: Die Kernspintomographie (MRT), http://www.cjd-goettingen.de/angeh_diagnose2.htm
[351] Psychologie Heute: Trotzköpfe leiden oft unter Migräne, http://www.psychologie-heute.de/news/dietexte/gesundht/031010z2.php
[352] Pusztai A et al.: Antinutritive effects of wheat-germ agglutinin and other N-acethylglucosamine-specific lectins, British Journal of Nutrition 1993/70/ pages 313 - 321
[353] Quach TT, Rose C, Duchemin AM, Schwartz JC: Glycogenolysis induced by serotonin in brain: identification of a new class of receptor, Nature. 1982 Jul 22;298(5872):373-5
[354] Queiroz LP, Barea LM, Blank N: An epidemiological study of headache in Florianopolis, Brazil, Cephalalgia. 2006 Feb;26(2):122-7
[355] Radke A, Lempert T, Gresty MA et al.: Migraine and Meniere's disease: Is there a link? Neurology 59, 11, 1700-1704, 2002
[356] Rainero I et al., Insulin sensitivity is impaired in patients with migraine, Cephalalgia, 2005 Aug;25(8):593-7
[357] Ratner D, Shoshani E, Dubnov B: Milk protein-free diet for nonseasonal asthma and migraine in lactase-deficient patients. Isr J Med Sci 1983;19:806-9
[358] Reddy ST, Wang CY, Sakhaee K, Brinkley L, Pak CY: Effect of low-carbohydrate high-protein diets on acid-base balance, stone-forming propensity, and calcium metabolism, Am J Kidney Dis (2002) 40:265-274
[359] Remer T, Manz F: High meat diet, acid-base status and calcium retention. J Nutr. 2003 Oct;133(10):3239; author reply 3240.
[360] Remer T, Manz F: Paleolithic diet, sweet potato eaters, and potential renal acid load. Am J Clin Nutr. 2003 Oct;78(4):802-3; author reply 803-4. No abstract available.
[361] Remer T, Manz F: Potential renal acid load of foods and its influence on urine pH. J Am Diet Assoc. 1995 Jul;95(7):791-7.
[362] Remer T: Estimates of renal net acid excretion and bone health. Am J Clin Nutr. 2004 Sep;80(3):786; author reply 786-7.
[363] Remer T: Influence of diet on acid-base balance. Semin Dial. 2000 Jul-Aug;13(4):221-6.
[364] Remer T: Influence of nutrition on acid-base balance--metabolic aspects. Eur J Nutr. 2001 Oct;40(5):214-20.
[365] Renneberg E, Renneberg H: Erfahrungen zur Schmerzbeseitigung durch Ernährungsänderung, http://www.renneberg-online.de/
[366] Reploeg MD, Goebel JA: Migraine-associated dizziness: Patient characteristics and management options. Otol Neurotol 23:364-371, 2002
[367] Riegler, Ewald: Dr. Rieglers Migräne Diät - Schmerzfrei ohne Medikamente, Wien, 1984
[368] Riva D, Aggio F, Vago C, Nichelli F, Andreucci E, Paruta N, D'Arrigo S, Pantaleoni C & Bulgheroni S: Cognitive and behavioural effects of migraine in childhood and adolescence. Cephalalgia 2006. London. ISSN 0333-1024, doi:10.1111/j.1468-2982.2006.01072.x
[369] Robert, Teri: Living Well With Migraine Disease and Headaches, 2005

Literatur

[370] Roberts HJ: Aspartame and Headache, Letter to the Editor. Neurology, 1995, Volume 45, page 1631

[371] Roberts HJ: Migraine and Related Vascular Headaches Due to Diabetogenic Hyperinsulinism Headache 1967, July,41-62

[372] Roberts HJ: Spontaneous leg cramps and "restless legs" due to diabetogenic (functional) hyperinsulinism: A basis for rational therapy. J Med Assoc 60(5):29-31, 1973

[373] Röhrig, Ingo: Diabetes und Stoffwechselentgleisung (Diabetische Ketoazidose), http://www.netdoktor.de/krankheiten/fakta/diabetische_ketoazidose.htm

[374] Romano, SJ, Halmi, KA, Sarkar, NP, Koke, SC, Lee, JS: A placebo-controlled study of fluoxetine in continued treatment of bulimia nervosa after successful acute fluoxetine treatment. American Journal of Psychiatry 2002, 159(1), 96-102

[375] Rowland AS, Umbach DM, Catoe KE, Stallone L, Long S, Rabiner D, Naftel AJ, Panke D, Faulk R, Sandler DP: Studying the Epidemiology of Attention-Deficit Hyperactivity Disorder: Screening Method and Pilot Results. Can J Psychiatry 2001 Dec;46(10):931-40

[376] Rückert, Edeltraud: Die Erfolgsdiät. Das Kochbuch nach Low Carb, 2005

[377] Rudnick, Darleen: Epilepsy in Cats and Dogs - A Growing Concern, http://www.c2cdr.org/health_epilepsy.html

[378] Ruprecht, Wilhelm: Das süße Gut oder: Sind die Bedürfnisse der Menschen unersättlich?, 2001, http://www.mpg.de/bilderBerichteDokumente/multimedial/mpForschung/2001/heft02/mpf 01_2_036_041.pdf

[379] Ryan AS, Nicklas BF, Berman DM: Hormone Replacement Therapy, Insulin Sensitivity, and Abdominal Obesity in Postmenopausal Women, Diabetes Care 25:127-133, 2002

[380] Sacks, Oliver: Migräne, 1994

[381] Sahota PK, Dexter JD: Sleep and headache syndromes: a clinical review, Headache. 1990 Mar;30(4):227

[382] Samaha FF et al.: Low-Carbohydrate as Compared with a Low-Fat Diet in Severe Obesity, N Engl J Med. 2003 May 22;348(21):2074-2081

[383] Sandberg A-S et al: Iron absorbtion from bread in humans. Journal of Nutrition 1992/122/ pages 442 - 449

[384] Sandberg A-S, Svanberg U: Phytate hydrolysis by phytase in cereals. Journal of Food Science 1991/56/ pages 1330 - 1334

[385] Sandberg A-S: Antinutrient effects of phytate. Ernährung/Nutrition 1994/18/ pages 429 - 432

[386] Sauter, Simone: Diabetes mellitus - Erbkrankheit oder Frage des Lebensstils?, http://www.humanmedizin-goettingen.de/aktuelles/medizintag_04/genetik.pdf

[387] SCDiet.de: Die spezielle Kohlenhydratdiät (SCD), http://www.scdiet.de/

[388] SCDiet.org: SCD Web Library, http://www.scdiet.org/

[389] Schaechter JD, Wurtman RJ: Serotonin release varies with brain tryptophan levels, brain Res 1990; 532: 203-210

[390] Schaible, Hans-Georg: Migräne - ein sinnloser Kopfschmerz? http://idw-online.de/pages/de/news147546

[391] Schaub, Milly und Schaub, Paul: Fundamente des Gesundbleibens, 12. Auflage, 1999

[392] Schaub, Stefan: Ernährung + Verdauung = Gesundheit - Die Fundamente des Gesundbleibens, 2004

[393] Schellenberg, Rüdiger: "Der Porsche gibt Gas, das Fass ist voll!", http://www.migraene-kopfschmerzen.de/bro.htm

[394] Scher AI et al.: Cardiovascular risk factors and migraine - The GEM population-based study, NEUROLOGY 2005;64:614-620

[395] Schleip, Thilo: Fructose-Intoleranz: Wenn Fruchtzucker krank macht, 2005

[396] Schleip, Thilo: Histamin-Intoleranz, 2004

[397] Schleip, Thilo: Laktose-Intoleranz: Wenn Milchzucker krank macht, 2005

[398] Schmerzklinik am Arkauwald: Unser Informationsservice zum Thema Migräne, http://www.1-migraene.de/

[399] Schmerzklinik Kiel: IHS Classification ICHD-II, http://www.ihs-klassifikation.de/

[400] Schneider, Reto U.: Das Experiment - Ohne Beilage bitte, http://www-x.nzz.ch/folio/archiv/2005/07/articles/experiment.html

[401] Schwerzmann M et al.: Prevalence and size of directly detected patent foramen ovale in migraine with aura, Neurology. 2005 Nov 8;65(9):1415-8. Epub 2005 Sep 7

[402] Sears, Barry und Lawren, Bill: Das Optimum: Die Sears-Diät - Für optimale körperliche und geistige Leistungsfähigkeit, München, 4. Auflage, 2002

[403] Seifert, Siegfried: Ernährung und Verhalten an der Schwelle zum Dritten Jahrtausend, 2001

[404] Selby G, Lance JW: Observations on 500 cases of migraine and allied vascular disorders. J. Neurol Neurosurg Psych 23:23, 1960

[405] Seyfried TN, Mukherjee P: Targeting energy metabolism in brain cancer: review and hypothesis. Nutr Metab (Lond). 2005; 2: 30

[406] Seyfried TN, Sanderson TM, El-Abbadi MM, McGowan R, Mukherjee P: Role of glucose and ketone bodies in the metabolic control of experimental brain cancer, Br J Cancer. 2003 Oct 6;89(7):1375-82

[407] Shanks RG: Wirkungsmechanimus der Beta-Blocker bei der Migräne. In: Pffaffenrath V, Sjaastad O, Carroll JD (Hrsg): Migräne und Beta-Blocker, München, 1985

[408] Shaw SW, Johnson RH, Keogh HJ: Metabolic changes during glucose tolerance tests in migraine attacks, J Neurol Sci. 1977 Aug;33(1-2):51-9

[409] Sheftell FD, Bigal, ME: Headache and Psychiatric Comorbidity, Psychiatric Times; November 2004; Vol. XXIII; Issue 13

[410] Siedentopp, Uwe: Die Anti-Pilz-Diät, http://www.candida.de/pages/service/diaet.html

[411] Sigurdsson, Gunnar: Vitamin D status appears more important than high calcium intake for maintaining calcium metabolism, JAMA.2005; 294:2336-2341

[412] Silberstein SD, Lipton RB: Headache and epilepsy, In: Ettinger AB and Devinsky O, eds. Managing epilepsy and co-existing disorders. Boston: Butterworth-Heinemann; 2002;239-254

[413] Silberstein SD, Lipton RB: Migraine & Epilepsy, http://professionals.epilepsy.com/page/migraine.html

[414] Sillanpaa M, Anttila P: Increasing prevalence of headache in 7-year-old schoolchildren, Headache. 1996 Sep;36(8):466-70

[415] Simonsohn, Barbara: Das ADS - Syndrom,http://www.balance-online.de/texte/116.htm

[416] Sinha SR, Kossoff EH: The ketogenic diet. Neurologist. 2005;11: 161-170

[417] Sirven J, et al.: The ketogenic diet for intractable epilepsy in adults: preliminary results. Epilepsia. 1999;40: 1721-726

[418] Skultetyova I et al.: Neurotoxic lesions induced by monosodium glutamate result in increased adenopituitary proopiomelanocortin gene expression and decreased corticosterone clearance in rats, Neuroendocrinology 1998/67; pages 412-420

[419] Smith I, Kellow AH, Hanington E: A clinical and biochemical correlation between tyramine and migraine headache. Headache 1970;10:43-51

[420] Smith, Elizabeth: A True Help for Migraine Headaches associated with Menstrual Cycles, http://www.migraine101.com/

[421] Sparaco, M, Feleppa, M, Lipton, RB, Rapoport, AM & Bigal, ME; Mitochondrial dysfunction and migraine: evidence and hypotheses, Cephalalgia 2005, doi: 10.1111/j.1468-2982.2005.01059.x

[422] Speiseoele.com: Fleisch - in der Fettsäurenzusammensetzung besser als sein Ruf, http://www.speiseoele.com/Fleisch_Fisch/Fleisch.htm

[423] Spence JD, Wong DG, Melendez LJ, Nichol PM, Brown JD: Increased prevalence of mitral valve prolapse in patients with migraine, Can Med Assoc J. 1984 Dec 15;131(12):1457-60

[424] Speth JD, Spielmann KA: Energy source, protein metabolism, and hunter-gatherer subsistence strategies, Journal of Anthropological Archaeology 1983/2/pages 1-32

[425] Split W, Szydlowska M: Headaches in non insulin-dependent diabetes mellitus, Funct Neurol 1997; 12: 327-32

[426] Stefansson V: The Fat of the Land, 1956

[427] Stegink LD et al.: Effect of sucrose ingestion on plasma glutamate concentrations in humans administered monosodium-l-glutamate. Am J Clinical Nutrition 1986;43:510-515

[428] Steward, H. Leighton et al.: Zucker-Knacker: Das Ernährungskonzept der Zukunft, 1999

[429] Stewart WF, Bigal ME, Kolodner K, Dowson A, Liberman JN, Lipton RB: Familial risk of migraine - Variation by proband age at onset and headache severity, Neurology 2006;66:344-348

[430] Stoica E, Enulescu O, Propranolol corrects the abnormal catecholamine response to light during migraine, Eur Neurol. 1990;30(1):19-22

[431] Strackharn, Klaus: Nie wieder Migräne!, München, 2000

[432] Strahlman, R. Scott: Can Ketosis Help Migraine Sufferers? A Case Report. Headache: The Journal of Head and Face Pain. Volume 46 Page 182 - January 2006. doi:10.1111/j.1526-4610.2006.00321_5.x

[433] Strobel, G: Wechselwirkungen zwischen Katecholaminen, Beta-Adrenozeptoren, akuter körperlicher Belastung und Training, 2002, http://www.zeitschrift-sportmedizin.de/images/heft0402/a02_0402.pdf

[434] Strunz, Ulrich Th.: Die Diät, 2004

Literatur

[435] Summ, Ursula: Trennkost für Berufstätige. Schnell und einfach, 2004

[436] Thomas, Christiane, Vom Leckerbissen zum Nervengift, http://www.naturel.biz/vom_leckerbissen_zum_nervengift.htm

[437] Thor S, Boldt F, Völker K, Wessinghage T, Neumann G: Vor- und Nachteile von Ausdauersport und Konditionsaufbau, 2000, http://www2.lifeline.de/yavivo/GesundesLeben/10Sport/Konditionsaufbau/30vorteile.html

[438] Todt U, Dichgans M, Jurkat-Rott K, Heinze A, Zifarelli G, Koenderink JB, Goebel I, Zumbroich V, Stiller A, Ramirez A, Friedrich T, Göbel H, Kubisch C: Rare missense variants in ATP1A2 in families with clustering of common forms of migraine, Hum Mutat. 2005 Oct;26(4):315-21

[439] Troost, Todd: Headache and Metabolic Disorder, http://imigraine.net/other/meta.html

[440] Tzourio C, Iglesias S, Hubert JB, Visy JM, Alperovitch A: Tehindrazanarivelo A et al. Migraine and risk of ischaemic stroke: a case-control study, Br Med J 1993; 307: 289-92

[441] UMMC: Who Gets Migraine Headaches?, http://www.umm.edu/patiented/articles/who_gets_migraine_headaches_000097_4.htm

[442] Unge G, Malmgren R, Olsson P, et al.: Effects of dietary protein-tryptophan restriction upon 5-HT uptake by platelets and clinical symptoms in migraine-like headache. Cephalalgia 1983;3:213-8

[443] Universität Oldenburg: Mechanismen der synaptischen Kommunikation, http://www.uni-oldenburg.de/presse/f-aktuell/01-nervenzellen.html

[444] Universität Regensburg: Patienten Service - Kopfschmerz Ambulanz, http://www.uni-regensburg.de/Fakultaeten/Medizin/Neurologie/patienten/ks2.html

[445] Van der Auwera I, Wera S, Van Leuven F, Henderson ST: A ketogenic diet reduces amyloid beta 40 and 42 in a mouse model of Alzheimer's disease, Nutrition & Metabolism 2005, 2:28 doi:10.1186/1743-7075-2-28

[446] Veech RL, Chance B, Kashiwaya Y, Lardy HA, Cahill GF Jr.: Ketone bodies, potential therapeutic uses, IUBMB Life. 2001 Apr;51(4):241-7

[447] Veech RL: The therapeutic implications of ketone bodies: the effects of ketone bodies in pathological conditions: ketosis, ketogenic diet, redox states, insulin resistance, and mitochondrial metabolism, Prostaglandins Leukot Essent Fatty Acids. 2004 Mar;70(3):309-19

[448] Virtanen R, Aromaa M, Rautava P, Metsahonkala L, Anttila P, Helenius H, Sillanpaa M: Changes in headache prevalence between pre-school and pre-pubertal ages, Cephalalgia. 2002 Apr;22(3):179-85

[449] Vollborn, Marita und Georgescu, Vlad: Die Gesundheitsmafia, 2005

[450] Wadley G, Martin A: The origins of agriculture - a biological perspective and a new hypothesis, Journal of Australasian College of Nutrional and Environmental Medicine Vol 19 No. 1; April 2000; pages 3 - 12

[451] Waldmann A, Koschizke JW, Leitzmann C, Hahn A: German Vegan Study: Diet, Life-Style Factors, and Cardiovascular Risk Profile, Annals of Nutrition and Metabolism 2005;49:366-372 (DOI: 10.1159/000088888)

[452] Walsh, BT, Agras, WS, Devlin, MJ, Fairburn, CG, Wilson, GT, Kahn, C, Chally: Fluoxetine for bulimia nervosa following poor response to psychotherapy. American Journal of Psychiatry 2000, 157(8):1332-4

Literatur

[453] Wammes-van der Heijden EA, Tijssen CC & Egberts ACG. Right-to-left shunt and migraine: the strength of the relationship. Cephalalgia 2005. London. ISSN 0333-1024

[454] Wandmaker, Helmut: Die Rundumschläge Dr. M. O. Brukers, http://www.roh-vegan.de/artikel/Bruker.htm

[455] Watanabe H, Kuwabara T, Ohkubo M, Tsuji S, Yuasa T: Elevation of cerebral lactate detected by localized 1H-magnetic resonance spectroscopy in migraine during the interictal period, Neurology. 1996 Oct;47(4):1093-5

[456] Weiss, Thomas: Fibromyalgie - Das erfolgreiche Ernährungsprogramm, München, 2003

[457] Weiss, Thomas: Funktionelle Störungen, http://www.weiss.de/32.0.html

[458] Weiss, Thomas: Heißhunger und Schwächegefühle, http://www.weiss.de/356.0.html

[459] Werbach, Melvyn R.: Nutritional Influences on Illness - Restless Legs Syndrome, http://www.tldp.com/issue/179/restless_legs_syndrome.htm

[460] Wikipedia: 5-HT receptor, http://en.wikipedia.org/wiki/5-HT_receptor

[461] Wikipedia: 5-HT-Rezeptor, http://de.wikipedia.org/wiki/ 5-HT-Rezeptor

[462] Wikipedia: Angst essen Seele auf: http://de.wikipedia.org/wiki/Angst_essen_Seele_auf

[463] Wikipedia: Biogene Amine, http://de.wikipedia.org/wiki/Biogenes_Amin

[464] Wikipedia: Blutzucker, http://de.wikipedia.org/wiki/Blutzucker

[465] Wikipedia: Cortisol, http://en.wikipedia.org/wiki/Cortisol (Englisch)

[466] Wikipedia: Erbkrankheit, http://de.wikipedia.org/wiki/Erbkrankheit

[467] Wikipedia: Fleisch, http://de.wikipedia.org/wiki/Fleisch

[468] Wikipedia: Fruktosemalabsorption, http://de.wikipedia.org/wiki/Fruktosemalabsorption

[469] Wikipedia: Glucagon, http://de.wikipedia.org/wiki/Glucagon

[470] Wikipedia: Glukoneogenese, http://de.wikipedia.org/wiki/Glukoneogenese

[471] Wikipedia: Hormon, http://de.wikipedia.org/wiki/Hormon

[472] Wikipedia: Hormonsystem, http://de.wikipedia.org/wiki/Hormonsystem

[473] Wikipedia: Hypoglykämie, http://de.wikipedia.org/wiki/Hypoglyk%C3%A4mie#Symptome

[474] Wikipedia: Hypothalamus, http://de.wikipedia.org/wiki/Hypothalamus

[475] Wikipedia: Jarisch-Herxheimer-Reaktion, http://de.wikipedia.org/wiki/Jarisch-Herxheimer-Reaktion

[476] Wikipedia: Katecholamin, http://de.wikipedia.org/wiki/Katecholamin

[477] Wikipedia: Ketoazidose, http://de.wikipedia.org/wiki/Ketoazidose

[478] Wikipedia: Ketose, http://de.wikipedia.org/wiki/Ketose

[479] Wikipedia: Laktoseintoleranz, http://de.wikipedia.org/wiki/Laktoseintoleranz

[480] Wikipedia: Migräne, http://de.wikipedia.org/wiki/Migr%C3%A4ne

[481] Wikipedia: Mutterkorn, http://de.wikipedia.org/wiki/Mutterkorn

[482] Wikipedia: Narkolepsie, http://de.wikipedia.org/wiki/Narkolepsie

[483] Wikipedia: Orale Glucose-Toleranz, http://de.wikipedia.org/wiki/OGTT

Literatur

[484] Wikipedia: Prädynastik (Ägypten), http://de.wikipedia.org/wiki/Pr%C3%A4dynastik_%28%C3%84gypten%29

[485] Wikipedia: Rezeptor, http://de.wikipedia.org/wiki/Rezeptor

[486] Wikipedia: Selective serotonin reuptake inhibitor, http://en.wikipedia.org/wiki/Selective_serotonin_reuptake_inhibitor

[487] Wikipedia: Serotonin, http://de.wikipedia.org/wiki/Serotonin

[488] Wikipedia: Sumer, http://de.wikipedia.org/wiki/Sumer

[489] Wikipedia: Trennkost, http://de.wikipedia.org/wiki/Trennkost

[490] Wilkinson CF Jr.: Recurrent migrainoid headaches associated with spontaneous hypoglycemia. Am J Med Sci 1949;218:209-12.

[491] Wissenschaft.de: Fett bewahrt kindliches Hirn vor Epilepsieschäden, 01.03.2003, http://www.wissenschaft.de/wissen/news/203887

[492] Wissenschaft.de: Fettreiche Diät hilft gegen Epilepsie, 04.10.2001, http://www.wissenschaft.de/wissen/news/151876.html

[493] Wolcott, William L. und Fahey, Trish: Essen, was mein Körper braucht; Metabolic Typing - die passende Ernährung für jeden Stoffwechseltyp, 2. Auflage, 2002

[494] Wolff, Dörten: Nahrung statt Medizin - Die Impuls Therapie, 2005

[495] Worm, Nicolai: Die LOGI-Methode - Glücklich und schlank, 3. Auflage, 2003

[496] Worm, Nicolai: Syndrom X oder Ein Mammut auf den Teller! Mit Steinzeitdiät aus der Ernährungsfalle, Bern, 2000

[497] Worm, Nicolai: Täglich Fleisch - Auch der Mensch braucht artgerechte Ernährung, 2001

[498] Worm, Nicolai: Unterschiede zu Atkins, Glyx & Co, http://www.logi-methode.de/unterschiede-zu-anderen-ernaehrungsformen.html

[499] Wurtman JJ: The anorexia of aging: a problem not restricted to calorie intake, Neurobiol Aging. 1988 Jan-Feb;9(1):22-3

[500] Wurtman RJ, Wurtman JJ: Brain serotonin, carbohydrate-craving, obesity and depression, Obes Res. 1995 Nov;3 Suppl 4:477S-480S

[501] Wurtman RJ, Wurtman JJ: Carbohydrates and depression, Scientific American 1989 Jan 68-75

[502] Yoon MS, Katsarava Z, Liedert B, Krobot KJ, Diener HC, Limmroth V: Company reference estimates for productivity loss due to migraine and productivity gains using rizatriptan 10 mg in Germany, Int J Clin Pract. 2006 Mar;60(3):295-9

[503] Yudkin, John: Süß aber gefährlich - Der Zucker-Report, 2. Auflage, 1996

[504] Zahavi I, Chagnac A, Hering R, Davidovich S, Kuritzky A: Prevalence of Raynaud's phenomenon in patients with migraine, Arch Intern Med; Vol. 144 No. 4, April 1, 1984

[505] Zeit.de: Mehr Hirn mit Fisch, http://www.zeit.de/online/2006/08/aaas_fisch

[506] Zhang N et al.: Purification and characterization of a new class of insect alpha-amylase inhibitors from barley. Cereal Chemistry 1997/74/ pages 119 - 122

[507] Ziegler DK et al.: Circadian rhythms of plasma cortisol in migraine, J Neurol Neurosurg Psychiatry. 1979 Aug;42(8):741-8

[508] Zilberter Tanya: Ketosis: Mystery or Misconception?
http://bestlowcarbs.com/article1067.html

[509] Zimmer, Dieter E, Der hämmernde Terror im Kopf - Falsche Diagnosen und veraltete Therapien lassen Migränepatienten unnötig leiden, 1999,
http://www.schmerzklinik.de/Die_Zeit.htm

[510] Zohsel K, Hohmeister J, Oelkers-Ax R, Flor H, Hermann C: Quantitative sensory testing in children with migraine: Preliminary evidence for enhanced sensitivity to painful stimuli especially in girls, Pain. 2006 Feb 20

Index

5

5-HIE	248
5-HT	28, 86, 271
5HT$_{1B/1D}$-Rezeptor	100
5HT$_{2B}$-Rezeptor	99
5-HTP	252
5-Hydroxyindolessigsäure	248

A

Abdominelle Migräne	81
Acetaldehyd	281, 282
Acetaldehydrogenase	283
Acetat	283
Acetylcholin	284
Acetyl-CoA	176, 187
Ackerbau und Viehzucht	137, 138
ACTH	98, 257
ADH	288
Adipositas	56
Adipozyoten	178
Adiuretin	288
Adrenalin	19, 63, 66, 98, 128, 149, 156, 175, 178, 184, 191, 192, 207, 209, 217, 231, 237, 240, 257, 260, 261, 266, 311
Adrenocorticotropes Hormon	98, 257
ADS	123, 214, 336
Aggression	213
Aids	107
Aiello, Leslie	41, 46, 49
Akne	80
Alanin	184
Algen	276
Alkaloide	280
Alkohol	xiii, 239, 240, 281, 376
Alkoholdehydrogenase	281
Alkohol-Kater	282
Alkoholresorbtion	281
Alkoholvergärung	285, 293, 366
Allergene	270
Allergien	4, 112, 256, 346, 347

Index

Alltagssport	387
Altsteinzeit	139
Alzheimer	134
Amalganfüllungen	400
Aminosäuren	176, 183
Amitriptylin	15, 69, 211, 221, 274
Ammoniak	182
Amylase	82
Anabole Diät	59, 322
Angina Pectoris	12, 63, 127, 211
Angst	203
Angstattacken	403
Angststörung	4, 111, 233
Anitepileptika	284
Anorexia	385
Anorganische Säure	355
Anpassungsstörung	x
Anspannungsphase	217
Anthropologie	40
Antidepressiva	248
Antiepileptika	xii, 114, 276, 278, 320, 322, 337
Anti-Falten-Programm	395
Antinutritiva	142, 280
Anti-Pilz-Diät	295, 386
Arachidonsäure	177
Arbeitsteilung	139
Arginin	359
Arterielles Blut	357
Arterien	286
Aspartam	72, 279, 368, 374
Aspartat	359
Aspirin	258
ASS	258, 303
Asthma	112
Atemnot	347
Atenolol	209, 211
Atkins, Robert C.	72
Atkins-Diät	190, 317, 322, 330, 369
Atmung	285
Atmungskette	176, 179
ATP	179
Aufbissschiene	400
Aufladetage	323
Aufmerksamkeits-Defizit-Syndrom	123
Aufregung	203
Augenmuskellähmung	80
Augenzittern	80
Auraphase	74
Aura-Symptome	79
Ausdauersport	234, 261, 312, 387
Auslassdiäten	314, 345

Index

Auslöser	6, 254, 265, 269
Ausschlussdiagnose	9, 77
Ausschlussdiäten	345
Autogenes Training	313
Autoimmun-Erkrankung	320, 322, 337
Autonomes Nervensystem	95, 96, 98, 204, 278, 284, 300, 393
Azidose	359

B

Bakterien	293, 366
Ballaststoffarm	372
Ballaststoffe	220, 294, 343
Bandscheibenvorfall	13
Barbiturat	319
Basen	355
Basenbildend	359, 371
Basen-Verlust	364
Basenwert	355
Basilarisarterie	80
Bauchmigräne	81
Bauchspeicheldrüse	22
Bauchspeicheldrüsenentzündung	82
Bauchspeichel-Sekret	358
Beispielgerichte	379
Benzoesäure	374
Beta1-Rezeptor	209
Beta2-Rezeptor	209
Beta-Blocker	5, 31, 68, 91, 100, 120, 128, 208, 209, 211, 217, 220, 243, 258, 260, 311, 389
Beta-Endorphin	98, 258
Beta-Ketoacyl-CoA-Transferase	179
Beta-Oxidation	47, 179
Beta-Rezeptor	68, 209
Betriebssystem	8, 18, 152
Bevölkerungsexplosion	140
Bewusstseinsveränderungen	80
Bewusstseinsverlust	80
Bicarbonatpuffer	357
Bindegewebe	360
Binge Eating	385
Bio-Diäten	348
Biofeedback	393
Biogene Amine	271, 280
Bipolare Störungen	30, 64, 111, 248
Bisoprolol	209
Blutbild	322
Blutdruck	98
Blutgerinnsel	286
Blut-Hirn-Schranke	5, 86, 92, 209, 211, 247, 253, 278

Index

Bluthochdruck	222, 232
Blutmenge	263
Blut-pH-Wert	12
Blutplättchen	100, 246, 282
Blutzucker	148, 156
Blutzucker-Homöostase	148, 402
Blutzuckerschwankungen	13
Blutzuckerspiegel	18, 311, 324
Botox	305, 395
Botulinum Toxin	305
Bruker, Max Otto	351, 353
Bulimie	127, 338, 385
Burn-out	260
Butalbital	319

C

Calcitonin-gene-related-Peptid	85
Calcium	288
Calcium-Antagonist	128
Candida Albicans	386
Carageen	374
Carbonsäure	355
Carnitin	185
Carnivore	41
CDH	83
CFS	112, 153
CGRP	85
Chaperone-mediated Autophagy	382
Chemische Belastungen	269
Chlorid	288
Cholesterin	178, 223, 314, 331, 336, 341
Chrom	220
Chronic Daily Headache	83
Chronic Fatique Syndrome	153
Chronifizierung	11
Chronische Hypoglykämie	144
Chronische Migräne	83, 395
Chronische stabile Angina pectoris	128
Chronischer Stress	20
Chronisches Erschöpfungssyndrom	112
Cinnarizin	128
Circumventrikuläre Organe	278
Citrat	359
Citratzyklus	176, 179
Cluster	119
Cluster-Kopfschmerz	76, 119, 206, 252, 274
CMA	382
Coffein	280

Index

Cola	304
Colitis Ulcerosa	113
Computerbildschirm	297
Cortical Spreading Depression	36, 88, 197
Corticoide	218
Corticosteroide	218, 291
Corticotropin- Releasinghormon	98, 257
Cortisol	19, 26, 36, 63, 66, 98, 149, 156, 174, 184, 191, 197, 207, 217, 231, 237, 238, 243, 257, 264, 266, 278, 311, 323, 341, 395
Cortisol-Spiegel	92
CRH	98, 257
CSD	36, 88, 197
CT	77
CVO	278
Cystein	359

D

Darmnervensystem	206
Darmpilz	345
Darmsäfte	358
Darmschleimhaut	270
Dauerstress	258, 264, 315
DCCV	295
Depressionen	4, 10, 64, 111, 206, 226, 233, 271, 318
Deutsche Crohn Colitis-Vereinigung	295
Deutsche Gesellschaft für Ernährung	146
Deutsche Migräne- und Kopfschmerzgesellschaft	130
DGE	146
Diabetes	xiv, 10, 113, 156, 174, 226, 234, 323
Diagnose	77
Diaminooxidase-Hemmung	272
Diaminoxidase	272
Dickdarmkrebs	372
DiPasquale-Diät	322
Disstress	257
Disulfiram	282
DMKG	130, 225
DOA	272
Dopamin	123, 271, 284
Doppelbilder	80
Down-Syndrom	134
Dr. Rieglers Migräne Diät	327, 369
Drehschwindel	112
Dünndarm	358
DWML	391

E

EEG	77
Egger	346
Eicosanoide	258
Eigenmaßnahmen	308
Eisprung	7
Eiszeit	139
Eiweißverzuckerung	19, 207, 239
EKG	77
Elektroenzephalogramm	77
Elektrokardiogramm	77
Elektrolyte	284, 288, 290
Elektrolythaushalt	288, 291
Elektromagnetische Felder	297
Eliminationsdiät	269
Empfängnisverhütungsmittel	79
Endogener Migränegenerator	93
Endokrines System	8, 230
Endokrinologie	9
Endometriose	4, 10, 113
Energetische/funktionelle Störung	10, 65, 70, 90
Energiestoffwechsel	176
ENS	206, 278
Enteric Nervous System	206, 278
Enterisches Nervensystem	206
Entgiftung	381
Entspannungsphase	4, 64, 66, 207, 210, 215, 217, 218, 260, 265
E-Nummern	275
Enzyminhibitoren	280
Epidemiologie	102
Epilepsie	xii, 4, 10, 39, 111, 114, 197, 318, 327, 336, 381
Episode	119
Erbkrankheit	vii, 3, 225
Erblindung	80
Ergotamin	120, 303
Erinnerungsverluste	81
Ernährung	314
Ernährungsberatung	xiii, 307
Ernährungswissenschaft	xiv, 69, 330
Erschöpfung	4
Erworbene Disposition	132
Erythrozyten	179, 263
Ess-Brech-Sucht	127
Essentielle Kohlenhydrate	338
Essigbakterien	366
Essigsäure	282, 356, 366
Eustress	257
Evers-Diät	352
Excessive Daytime Sleepiness	112

# Index

Expensive-Tissue-Hypothese	46, 49
Expensive-Tissue-Ketosis-Hypothese	53

F

F.X. Mayr-Kur	295, 384, 386
Familiäre hemiplegische Migräne	81
Fasten	233
Fehlhaltungen	305, 394
Fett	330, 333
Fettarme Diäten	338
Fett-Eiweiß-Diät	63
Fettgewebe	177
Fettsäuren	333
Fettverbrennung	193
Fibromyalgie	4, 10, 64, 112, 124
Fioricet	319
Flavonoide	275
Fleischfresser	41
Fleischkonsum	110
Flimmerskotom	79, 88
Flunarizin	15, 69, 128, 211, 221
Fluoxetin	101, 127, 248
Flüssigkeitsmenge	379
Formaldehyd	285, 286
Fruchtzucker	182, 294
Fructose	182, 294
Fructose-Intoleranz	294
Frühstück	379
Fruktosemalabsorption	294
Frustrationstoleranz	214
FSH,	241
Fungizide	281
Funktionelle Hypoglykämie	148
Funktionelle Störung	151
Fuselöle	283

G

GABA	278, 283
Gabapentin	212, 320
Galaktose	182
Gallenflüssigkeit	358
GammaAminoButterAcid	283
Gärungsprozesse	293
Gefäßerweiterung	85
Gefühlsstörungen	79

Index

Gegenregulation	270
Gehirntumor	318
Gehstörungen	80
Gelenkschäden	142
Gene	ix
Genetik	130
Genetische Disposition	130, 226
Genussmittel	304
Geruchsbelastung	297
Geruchsempfindlichkeit	79
Geschmacksverstärker	286, 374, 378
Gesichtsfeldausfälle	80
Gesichtsmuskulatur	305
Gesundheitssystem	xv
Getreide	138
Getreidekleber	276, 280, 375
Gewichtszunahme	6, 15, 211
Gewöhnung	270
Gicht	122
GL	325
Gleichgewichtsstörungen	80
Glucagon	17, 19, 64, 149, 174, 178, 181, 183, 311, 402
Glückshormon	88
Glucocorticoid	98, 218, 257
Glucosaminoglykane	360
Glucose	19, 182, 317, 321
Glucose-Intoleranz	65, 144, 154, 170, 222, 236, 278
Glucose-Toleranz	14, 66, 121
Glucose-Toleranz-Test	36, 121, 155, 197, 233, 402
Glühwein	281
Glukoneogenese	19, 21, 47, 55, 60, 66, 67, 98, 118, 171, 182, 186, 217, 219, 238, 239, 240, 243, 257, 266, 282, 285, 342
Glukose-Intoleranz	66
Glutamat	72, 275, 277, 278, 280, 283, 348, 359, 368, 374
Glutamin	276
Glutaminsäure	275
Gluten	142, 255, 276, 280, 343, 348, 374
Glutenunverträglichkeit	280
Glycerin	36, 183, 197
Glykämische Last	325, 343
Glykämischer Index	324
Glykogen	35, 169, 170, 176, 195, 239, 323
Glykogenolyse	182, 183, 186, 195
Glykogenspeicher	182
Glykogensynthese	182, 183
Glykolyse	182, 318
GLYX-Diät	327, 369
Grog	281
Grundnahrungsmittel	347
GTT	155, 233, 234

Index

H

H. pylori-Infektionen	112
Habituation	23, 33, 204, 208
Halbseitenlähmungen	79
Halswirbelsäule	13, 305
Hämoglobinpuffer	357
Handy	297
Harndrang	74
Harnsäure	122, 322
Harnstoff	176, 182
Hartkäse	289
Hefe	350
Heilfasten	317, 381
Heilung	x, 131
Heißhunger	203
Heißhungeranfall	127, 243
Hemiplegie	81
Hepatitis	282
Hexenkult	142
High Fat-Diät	322
Hirnanhangdrüse	263, 284
Hirninfarkt	81
Hirnstamm	84, 94, 156, 175, 204, 258, 300, 305
Histamin	72, 272, 309, 372
Hochglykämische Kohlenhydrate	17, 69, 99
Homöopathie	303
Hörminderung	80
Hormon-Ersatz-Therapie	244
Hormonschwankungen	230
Hormonsystem	8, 18, 98, 152, 204, 230, 258, 265, 266, 267, 278, 300, 310, 341, 368, 391
Hungerstoffwechsel	50, 58, 170
Hydrocortison	218
Hyperglykämie	222
Hyperinsulinismus	16, 66, 72, 236
Hyperkalzämie	290
Hyperlipidämie	222
Hyperparathyreoidismus	290
Hyperthyreose	290
Hypertonie	222
Hypoglykämie	19, 20, 64, 66, 121, 125, 126, 128, 144, 222, 311, 402, 404
Hypoglykämie (Definition)	148
Hypoglykämie-Symptome	155
Hypolipidämie	222
Hypophyse	98, 204, 218, 257, 263, 278
Hypothalamus	9, 84, 98, 120, 152, 156, 174, 175, 204, 207, 218, 230, 240, 242, 257, 264, 266, 278, 288, 291, 299, 300, 305
Hypotonie	111, 222
Hypoxie	13, 37, 38, 199

I

IARC	287
Ibuprofen	258, 303
IHS	75, 241
IHS-Klassifikation	241
IHS-Kopfschmerz-Kategorien	75
Imigran	319
Immunsystem	8
Innere Uhr	120
Instabile Angina pectoris	128
Insulin	14, 17, 19, 28, 36, 64, 142, 144, 149, 174, 178, 198, 230, 232, 244, 247, 263, 266, 279, 309, 311, 321, 322, 323, 368, 402, 413
Insulin-Resistenz	222, 234, 244, 278
Insulin-Rezeptor	233
Insulin-Rezeptor-Gen	15, 227
Insulin-Sensitivität	14, 63, 67, 92, 222, 232, 264
International Agency for Research on Cancer	287
International Headache Society	75, 241
Intoleranz gegenüber komplexen Kohlenhydraten	295
Intrinsische sympathicomimetische Aktivität	69, 209
Ionisation	356
Irritable Bowel Syndrome	113
ISA	69, 209
ISA-Beta-Blocker	209, 211
Ischämie	13, 38, 199

J

Jäger und Sammler	63, 137, 138, 185, 269
Joggen	312
Junk-Food	104, 108

K

Kalium	284, 288
Kalzium	288
Kalziumaufnahme	288
Kardiovaskuläre Risikofaktoren	133
Karlsbader Wasser,	384
Katecholamine	26, 67, 149, 192, 209, 217, 237, 242, 259, 261
Ketoazidose	186
Ketogene Diät	39, 72, 116, 190, 197, 317, 328, 337, 344, 369, 381
Ketogenese	186
Ketolyse	35, 37, 38, 39, 195, 198
Ketolyse-Fähigkeit	58, 60, 383

Index

Ketonkörper	35, 39, 50, 179, 189, 195, 317, 321, 378, 383
Ketose	60, 118, 189, 317, 320, 321, 336, 378, 381, 383, 385
Ketostix	317
Klassische Migräne	79
Kneipp-Anwendungen	395
Knochendichte	289
Kochsalz	276, 288, 358
Koffein	319
Kohlendioxyd	283, 357, 367
Kohlenhydratanteil	317
Kohlenhydratarme Diät	317
Kohlenhydrat-Intoleranz	144
Kohlenhydratkonsum	317
Kohlenhydratreduzierte Diät	317, 329
Kohlenhydratreiche Diäten	338
Kohlenhydrat-Sucht	144
Kohlensäure	355
Kohlensäure-Bikarbonatpuffersystem	357
Kohlenstoff	355
Kohlenwasserstoffe	355
Kollath, Werner	353
Koma	81
Kombinationskopfschmerz	76
Komorbidität	3, 30, 111, 232, 248
Konservierungsstoffe	368, 374
Kontaktallergen	286
Kontrazeptiva	xiii, 132, 245, 390
Kopfschmerzkalender	254, 315
Kopfschmerzphase	74
Kopfschmerztest	76
Kopfschmerztypen	75
Koronare Herzkreislauferkrankungen	15
Koronarspasmen	129
Körper	2
Kortison	219, 223, 238
Kraftsport	388
Krafttraining	388
Kreislauftraining	395
Kunstdünger	348
Kwasniewski, Jan	322

L

Lähmungserscheinungen	80
Laktat	183, 359
Laktose	294
Laktose-Intoleranz	294, 343
Laktovegetabile Vollwertkost	351
Lärmbelastung	297

Index

Lärmempfindlichkeit	79
Läsionen	133, 391
L-Aspartyl-L-Phenylalaninmethylester	279
LC-Diät	317
Lebenserwartung	142
Lebensmittelindustrie	330
Lebensmittelzusatz	275, 347, 348, 368
Lebensstil	ix, xiv
Lebensstiländerungen	308
Lebensstilfaktor	xi
Leber	281
Leberzirrhose	282
Leistungssport	341
Lektine	280
Licht	252
Lichtempfindlichkeit	78
Lichtreize	297
Likör	281
Linolensäure	177
Linolsäure	177
Lipase	192
Lipidtropfen	178
Lipogenese	47, 178, 283
Lipolyse	47, 63, 121, 178, 186, 193
Lithium	120
Loch in der Herzscheidewand	112, 286, 306
LOGI-Methode	72, 327, 369
Loma Linda University	341
Low Carb-Diät	126, 317, 321
Low-Glycemic-Index-Diät	72, 327
Lupus Erythematodes	112
Lutz, Wolfgang	72
Lutz-Diät	190, 295, 322, 328, 369
Lysin	359

M

Magen/Darmprobleme	256
Magenbeschwerden	4, 64, 111
Magenbitter	284
Magenentleerung	23
Magensäure	358
Magnesium	284, 288, 289
Magnet-Resonanz-Tomographie	77
Malat	359
Manie	213
Manisch-depressive Krankheit	111
MAO	101, 373
MAO-Hemmer	101, 271, 373

Index

Martin-Budd-Diät	327
Mastzellen	100
Medikamenten-induzierter Kopfschmerz	302, 303
Medikamentenübergebrauchskopfschmerz	302
Melatonin	232, 251
Menopause	5, 68, 231, 300
Menstruation	6, 115, 241, 300
Menstruations-assoziierte Migräne	4, 230, 241
Menstruationsbeschwerden	256
Menstruationskrämpfe	246
Menstruationszyklus	27, 68
Menstruelle Migräne	4, 25, 230, 241, 341, 391
Mersch-Diät	368
Mesolithikum	139
Metamizol	274
Methionin	359
Methysergid	31
Metoclopramid	274
Metoprolol	209, 260
Migraine accompagné	79
Migräne mit Aura	79
Migräne mit verlängerter Aura	80
Migräne ohne Aura	78
Migräne-Aura ohne Kopfschmerz	80
Migränebehandlung	307
Migräne-Gene	227
Migränegenerator	84, 93
Migränekalender	6, 310
Migräneklinik Königsstein	384
Migränepersönlichkeit	298
Migräne-Prävalenz	viii, xiii, 4, 5, 68, 69, 108
Migräneprophylaktika	6
Migräneprophylaxe	307, 336
Migräneverhinderung	307
Migränöser Infarkt	81
MIK	302, 303
Mikroben	271
Mikroorganismen	271, 293, 366
Mikropille	391
Milch	143
Milchkonsum	289
Milchsäure	357, 366
Milchzucker	182, 294, 366
Mineralocorticoide	218
Missempfindungen	80
Mitralklappenprolaps-Syndrom	112
Mittelalter	142
Mittlere Steinzeit	139
MKPS	112
Moclobemid	101, 271
Model-Krankheit	112

Index

Monoaminoxidase	101, 373
Montignac-Methode	327, 369
Morbus Crohn	113
Morbus Cushing	113, 239
Morbus Raynaud	112, 124
MRT	77
MS	353
MÜK	302
Multiple Sklerose	226, 353
Mumien	142
Mundschleimhaut	281
Mutterkorn	141, 281
Mutterkornextrakte	303
Muttermilch	289

N

Nacken	305
Nadolol	209, 211
Nahrungsmittelabhängigkeiten	237
Nahrungsmittelallergien	269
Nahrungsmittelunverträglichkeit	152, 309
Naramig	319
Narkolepsie	112, 153, 206
Nase	306
Natrium	284, 288
Natriumglutamat	255
Nebenniere	240
Nebennierenhormone	218
Nebennierenmark	98, 258
Nebennierenrinde	98, 263
Nebennierenrindeninsuffizienz	290
Neolithische Revolution	137
Neonlicht	297
Nervosität	256
Nervus Trigeminus	84
Netto-Säureausscheidung	361
Neurodermitis	365
Neurogene Entzündung	84
Neurologie	3
Neurologisch-verhaltensmedizinische Migränetheorie	87
Neurotransmitter	11, 257
Nichtsteroidale Analgetika	258
Niedriger Blutdruck	111, 222
Nitritpökelsalz	374
Nitro-Präparate	128
Noradrenalin	26, 98, 121, 192, 209, 217, 257
Nordic Walking	312, 387
Nutra-Sweet	279

Index

Nystatin	345

O

Oberbauchbeschwerden	111
OH-Gruppen	355
Ohnmacht	96
Ohrgeräusche	80
Okzipitallappen	133
Oligoantigene Diät	346
Omega3	349, 374
Omega6	349, 374
Ong Song	394
Ophthalmoplegische Migräne	80
Opiate	303
Optimale Diät von Jan Kwasniewski	322
Organische Chemie	355
Organische Säure	355
Osteoporose	289
Östrogen	25, 67, 115, 223, 241, 244, 266, 391
Ovo-lakto-vegetabile Vollwerkost	351
Oxalacetat	188
Oxalsäure	371

P

Paläolithikum	139
Panik	203
Panikattacken	4, 22, 111, 203, 213, 256, 403
Pankreatitis	82
Paracetamol	319
Paradies	138
Parasympathicus	64, 67, 206, 218, 262, 263, 311
Parkinson	113
Paroxetin	101
Paroxysmale Hemikranie	76
Passivrauchen	392
Patent Foramen Ovale	13, 97, 112
Pathogenese	25
Pathomechanismus	12
PC	305
PCOS	244, 318
Pflanzenfresser	40, 41
PFO	13, 97, 112, 128, 286, 306
Phosphat	288
Phosphatpuffer	357
PH-Wert	355

Phytine	280
Pille	80, 132, 390
Pilze	293
Pizotifen	31, 99, 211, 221, 248, 252
Pleistozän	139
PMS	111, 245
Polyphenole	275, 280
Polyurie	74
Polyzystisches Ovarsyndrom	244
Porsche im Kopf	104, 399
Portionsgröße	325
Postprandiale Hyperglykämie	148
Postprandiale Hypoglykämie	148
Potenzielle Säurebelastung der Niere	360
PRAL	360
Prämenstruelles Syndrom	111, 245
Prävalenz	397
Prävention	xv
Prednisolon	219
Prednison	219
Primärer Kopfschmerz	76
Prinzmetal Angina	129
Progesteron	26, 27, 67, 223, 241, 243
Progressive Muskelrelaxation nach Jacobson	313, 393
Propranolol	120, 209, 260
Prostaglandine	21, 63, 240, 242, 258, 264, 286
Proteinatpuffer	357
Psyche	2, 9
Psychische Störungen	113
Psychogene Störung	151
Psychose	213
Psychosomatik	2
Psychosomatische Erkrankung	90, 298
Psycho-vegetative Regulationsstörungen	64
Pubertät	4, 231, 300, 341, 385, 399
Pudding-Vegetarismus	351
Pulsschlag	98

R

Rauchen	392
Raynaud-Syndrom	124
Reaktive Hypoglykämie	148
Rebound Headache	302, 303
Recurrence	93
Reizdarm	4, 10, 64, 113, 151
Reizverarbeitung	87
Reizverarbeitungsstörung	3, 14, 23, 32, 64, 208, 215
Reizwiederholung	32

Index

Relativitätstheorie	71
Remer/Manz	359
Renneberg-Diät	122
Reserpin	250
Restless-Leg-Syndrom	126
Retinale Migräne	80
Rheuma	xiv, 113, 226
RLS	126
Rohkost	375
Roh-vegane Ernährung	351
Rotationsdiät	269
Rötungen	347
Rotwein	275
Rückbildungsphase	74

S

Salicylsäure	376
Salzhaushalt	288
Salzsäure	356, 358
Säuberung	384
Sauermilch	366
Sauerstoff	120, 263, 355
Sauna	215, 395
Säurearm	371
Säure-Basen-Gleichgewicht	357
Säure-Basen-Haushalt	356
Säurebildend	359, 367, 371
Säuregrad	355
Säuren	355
Säurestärke	356
Säure-Verlust	364
SCD	295
Schädlingsbekämpfung	348
Schadstoffbelastung	348
Schadstoffe	348
Schaub-Kost	362
Schilddrüsenerkrankungen	113
Schilddrüsenhormone	184
Schilddrüsenprobleme	256
Schlaf- und Wachrhythmus	310
Schlaganfall	81, 111, 232, 233, 390
Schleimhautschwellungen	347
Schmerzmittelmissbrauch	81
Schokolade	275, 280, 304
Schonkost	384
Schonung	384
Schulung	384
Schwangerschaft	5, 68, 212, 231, 239, 300, 385

Index

Schwangerschaftsdiabetes	16, 145
Schwangerschaftsstreifen	239
Schwankschwindel	112
Schwefelsäure	355
Schwimmen	312, 387
Sears-Diät	328, 340
Sehstörungen	79
Sekt	281
Sekundärer Kopfschmerz	76
Selective Serotonin Reuptake Inhibitor	101, 248
Selektive Serotoninrezeptor-Agonisten	259
Sensibilitätsstörungen	80
Serotonin	22, 28, 86, 93, 99, 123, 195, 204, 237, 240, 246, 258, 264, 271, 280, 282, 336, 339
Serotonin-Agonist	99
Serotonin-Antagonist	31, 99, 211, 248
Serotonin-Speicher	99
Serotonin-Spiegel	99
Serotonin-Syndrom	101
Serotonin-Theorie	86
Serum S100 Beta-Protein	134
Sex	215
Sexualhormone	230
Sonnenlicht	252, 339
South Beach-Diät	322
Spannungskopfschmerz	76
Specific Carbohydrate Diet	295
Speichel	358
Sport	6, 215, 339
Sportmedizin	339
Sprachstörungen	79, 80
Sprue	142, 276, 280
SSRI	101, 127, 248
Stammhirn	94
Stärkehaltig	142
Status migraenosus	26, 81, 238, 244
Stimmungsschwankungen	237
Stoffwechselprodukte	293
Stoffwechselumstellung	381
Stress	203, 257, 264, 311
Stresshormone	19, 257
Striae	239
Stricken	305
Strunz-Diät	327
Stumme Infarkte	133
Sympathicus	64, 67, 98, 175, 206, 218, 258, 260, 263, 284, 285, 311
Sympathische Erschöpfung	218
Symptomfreiheit	131
Synapsen	283
Syndrom X	222
Syndrom Y	222
Systemischer Lupus Erythematodes	112

Index

T

Tageszeiten	216
Tender Points	124
Testosteron	223
Theobromin	280
Thomapyrin	303
Thrombose	263, 286
Thrombozyten	86, 100, 246, 250, 282
Timolol	209
Tinnitus	80
Topiramat	xii, 212, 320
Transformierte Migräne	83, 395
Transzendentale Meditation	313
Tranylcypromin	271
Traubenzucker	182, 324
Traurigkeit	203
Triacylglycerine	180
Trigeminusnerv	64, 84, 90, 93, 258
Trigger	6, 145, 154, 254, 265, 269, 310, 314, 345, 376, 397
Triggerkalender	310
Triglyceride	180, 322
Triptan	9, 101, 120, 134, 145, 259, 303
Trockenbürsten	395
Trotzverhalten	213
Tryptophan	28, 99, 247, 280
Typ-2-Diabetes	397, 404
Tyramin	72, 271, 280, 348, 373

U

Übergewicht	142, 256, 329
Übersäuerung	284, 359, 364
Ultraschall-Doppler-Sonografie	77
Umami	276
Umweltbelastungen	297
Umweltfaktoren	228
Ungehärtete Fette	373
Unheilbarkeit	131
Untergewicht	256, 329
Unterzuckerung	144
Unverträglichkeiten	269, 346, 368, 369

V

Valproinsäure	xii, xiii, 114, 211, 320

Van-dong-Übungen	394
Vaskuläre Theorie	85
Vasokonstriktion	259
Vasopressin	284
Vasospastische Angina	129
Vegane Ernährung	343, 351
Vegetarier	343
Vegetarische Ernährung	351
Vegetative Dystonie	64, 151, 218
Vegetatives Nervensystem	8, 18, 64, 95, 96, 98, 152, 204, 217, 257, 258, 265, 266, 267, 278, 284, 300
Venöses Blut	357
Verapamil	128, 274
Vergiftungen	269
Verhaltensänderung	xvi
Verspannungen	305
Verstädterung	140
Vertebro-basiläre Migräne	80
Very Low Density Lipoprotein	180
Vitamin D	288, 290, 374
VLDL	180
Vollkorn	280, 338, 343, 350, 375
Vorbotenphase	74

W

Wachstumshormone	323
Waerland, Are	353
Wandern	215, 312
Wasserhaushalt	288
Wasserstoff	355
Wasserstoffion	355
Wechselduschen	395
Weiße Hirnsubstanz	391
Weißmehl	339
Wertigkeit einer Säure	356
Wetterwechsel	4, 7, 66, 397
Wiederkehrkopfschmerz	93
Wirbelsäule	394
Wurzelbehandelte Zähne	400

Y

Yoga	394
Yoghurt	294

Index

Z

Zahnschäden	142, 366
Zahnschmelz	366
Zigarettenrauch	285, 392
Zivilisationserkrankung	x
Zöliakie	142, 255, 276, 280, 299
Zone-Diät	328
Zucker	109, 280, 339
Zuckerersatzstoff	279
Zuckerkonsum	110
Zusatzstoffe	374
Zwangshaltungen	394
Zwölffingerdarm	358